Hochschuldidaktik der Pflege und Gesundheitsfachberufe

Karl-Heinz Sahmel
Hrsg.

Hochschuldidaktik der Pflege und Gesundheits- fachberufe

Mit 26 Abbildungen

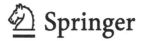 Springer

Herausgeber
Karl-Heinz Sahmel
Limburgerhof
Deutschland

ISBN 978-3-662-54874-5   ISBN 978-3-662-54875-2   (eBook)
https://doi.org/10.1007/978-3-662-54875-2

Die Deutsche Nationalbibliothek verzeichnet diese Publikation in der Deutschen Nationalbibliografie;
detaillierte bibliografische Daten sind im Internet über http://dnb.d-nb.de abrufbar.

Umschlaggestaltung: deblik Berlin
Fotonachweis Umschlag: © Adobe Stock, Studying in college, pressmaster, 82779442

Gedruckt auf säurefreiem und chlorfrei gebleichtem Papier

Springer ist Teil von Springer Nature
Die eingetragene Gesellschaft ist Springer-Verlag GmbH Deutschland
Die Anschrift der Gesellschaft ist: Heidelberger Platz 3, 14197 Berlin, Germany

Vorwort

Der Wissenschaftsrat hat 2012 mit Blick auf die komplexer werdenden Anforderungen im Gesundheits-, Pflege- und Therapiebereich die Auffassung vertreten „dass eine Weiterentwicklung der für die Gesundheitsfachberufe üblichen Ausbildung an berufsbildenden Schulen nicht ausreicht, um die erforderlichen Fähigkeiten und Kompetenzen zu vermitteln. Der Wissenschaftsrat empfiehlt daher, **das in komplexen Aufgabenbereichen der Pflege, der Therapieberufe und der Geburtshilfe tätige Personal künftig an Hochschulen auszubilden.** Die hochschulische Ausbildung sollte in erster Linie in Form von primärqualifizierenden, patientenorientierten Studiengängen mit dem Ziel eines zur unmittelbaren Tätigkeit befähigenden Bachelor-Abschlusses erfolgen. Vor dem Hintergrund der üblichen Größe multidisziplinärer Teams hält es der Wissenschaftsrat für sinnvoll, 10 % bis 20 % eines Ausbildungsjahrgangs in den hier betrachteten Gesundheitsfachberufen akademisch zu qualifizieren." (Wissenschaftsrat 2012, S. 8, Hervorh. im Orig.)

Nun hat also neben der Akademisierung der Pflege, die Anfang der 1990er-Jahre einsetzte, auch die Akademisierung der Therapieberufe und der Geburtshilfe Fahrt aufgenommen (Borgetto 2015). Allerdings geht es nicht nur darum, die Gesundheitsberufe „neu zu denken", wie die Robert Bosch-Stiftung 2013 vorschlug. Sondern nunmehr beginnen die Schwierigkeiten der Abstimmung zwischen den traditionellen beruflichen Ausbildungen und den unterschiedlichen Studienformen – neben der grundständigen auch den verschiedenen dualen Formen –, die sich vor allem durch die unterschiedlichen Rechtsgrundlagen ergeben (Dielmann 2015; Igl 2015).

Als mindestens so wichtig wie die Erörterung der institutionellen und rechtlichen Rahmenbedingungen erweist sich die Frage nach der **Legitimation** der Akademisierung. Warum soll die Ausbildung in den Pflege- und Gesundheitsberufen (zumindest teilweise) in das tertiäre Bildungssystem überführt werden? „Das zentrale Ziel der Akademisierung der Gesundheitsberufe liegt in der Verbesserung der Qualität beruflichen Handelns und somit der Verbesserung der gesundheitlichen Versorgung der Bevölkerung" (Friedrichs und Schaub 2011, S. 3). Darüber hinaus könnte es durch die Akademisierung statt der bisherigen Berufsausbildung zu einer zentralen Veränderung in der **Haltung** der Fachkräfte kommen: Es „kann erwartet werden, dass sie mit den in der akademischen Ausbildung erworbenen Kompetenzen und der daraus resultierenden stärkeren reflexiven Haltung noch qualifizierter arbeiten als dies mit einer Fachschulausbildung möglich ist. Ziel des Studiums ist die Befähigung der Absolventinnen und Absolventen zur eigenständigen Anwendung und Produktion wissenschaftlicher Erkenntnisse; gleichzeitig sollen sie in der Lage sein, eingesetzte Methoden kritisch zu reflektieren. Dies macht einen wesentlichen Teil des Mehrwerts aus, der eine hochschulische Ausbildung von einer klassischen Berufsausbildung unterscheidet. Die Studierenden werden durch das Studium befähigt, besser mit Unwägbarkeiten, Ungewissheit und konkurrierenden Deutungen komplexer Fragestellungen umzugehen. Die wissenschaftliche Urteilsfähigkeit ist Voraussetzung dafür, komplizierte Sachverhalte zu analysieren und zu bewerten sowie im Berufsalltag von Routine geprägtes professionelles Denken und Handeln in Frage zu stellen. Dies sind Fähigkeiten, die für die spätere vielschichtige berufliche Tätigkeit gewünscht werden und erforderlich sind, um mit komplexen Situationen umzugehen." (Friedrichs und Schaub 2011, 3f.).

Ist also die Akademisierung in den Gesundheitsfachberufen in den letzten Jahren deutlich vorangeschritten, so erweist es sich als notwendig, diese Prozesse in den Blick der **Hochschul-didaktik** zu nehmen. Ein Anknüpfen an die etablierte Forschung und Praxis etwa in US-amerikanischen Hochschulen erscheint angesichts der sehr unterschiedlichen Traditionen äußerst schwierig (Billings und Helstead 2016). Vielmehr ist hier Pionierarbeit zu leisten. Systematische hochschuldidaktische Forschung in Bezug auf pflegerische und therapeutische Berufe steckt noch in den Kinderschuhen. Nauerth et al. haben erstmals 2012 in einem Sammelband Beiträge einer Fachtagung vorgelegt, auf der sich verschiedene Experten mit Aspekten des Lehrens und Lernens in sich entwickelnden Studiengängen befasst haben.

Ebenfalls 2012 hat Reiber die Programmatik einer künftigen Hochschuldidaktik für gesundheitsbezogene Studiengänge vorgelegt (Reiber 2012a; 2012b). Bezüglich der **Zielsetzungen** einer Hochschuldidaktik schlägt sie vor: „Die Ziele von Hochschulbildung lassen sich in drei Dimensionen differenzieren: Fachbezogene Kompetenzen, die sich auf die Disziplin selbst beziehen; berufsorientierte Kompetenzen, die auf Beschäftigungsfähigkeit abzielen sowie gesellschaftsrelevante Kompetenzen wie sie im klassischen Sinne unter 'Bildung' gefasst wurden." (Reiber 2012a, 18).

Hülsken-Giesler hat 2013 **Kernelemente** einer Hochschuldidaktik auf der Basis der Pflegedidaktik zur Diskussion gestellt, welche auch auf andere Gesundheits- und Therapieberufe übertragen werden können:

- Wissenschaftsorientierung
  Als relativ junge Disziplinen erstreben Pflege- und Therapiewissenschaften die fundierte Analyse ihres jeweiligen Handlungsfeldes und des gesellschaftlichen Umfeldes der beruflich Tätigen. Dabei geht es stets auch um eine kritische Auseinandersetzung mit den gesellschaftlichen Rahmenbedingungen. Das System mit den wichtigen Dimensionen Politik/Macht und Ökonomie/Geld bedroht zunehmend die Möglichkeiten autonomen Handelns im Feld (Remmers 2000, S. 37ff.).
- Professionsorientierung
  Das Studium soll einen konstitutiven Beitrag zur Professionalisierung liefern. Dabei könnte sich in Abgrenzung oder im Gegensatz zur „Praxisorientierung" fachschulisch geprägter Ausbildung in der hochschulischen Ausbildung ein Professionsverständnis entwickeln, das zentral um eine doppelte Handlungslogik kreist: das universale Regelwissen (Evidenzbasierung) muss mit der unmittelbaren Lebenswelt des Klienten (hermeneutisches Fallverstehen) vermittelt werden (Hülsken-Giesler 2013, S. 73f.). Allerdings ist der diesbezügliche Diskussionsprozess noch nicht abgeschlossen.
- Subjektorientierung
  Das Subjekt – und dies haben Meueler (1998) für die Erwachsenenbildung und Ertl-Schmuck (2000) für die Pflegedidaktik ausführlich rekonstruiert – droht zunehmend durch das System eingeschränkt zu werden. Diese Prozesse lassen sich auf den Ebenen der Klienten, der Fachkräfte im Gesundheitswesen und der Lehrenden und der Lernenden in diesem Bereich konstatieren. Will Hochschuldidaktik diesen Tendenzen entgegenwirken, muss sie Wissenschaftskritik „leisten, die darauf abzielt, entsprechende Wissensformen wissenschaftlich verfügbar zu machen" (Hülsken-Giesler 2013, S. 81).
- Bildungsorientierung
  Hierbei ist ein kritisches Verständnis von Bildung zugrunde zu legen (Sahmel 2017). Um Bildung zu ermöglichen, müssen entsprechend ausgerichtete Ansätze auf die Reflexion der gesellschaftlichen Rahmenbedingungen pflegerischer und therapeutischer Praxis und der institutionalisierten Bildungsprozesse zielen. Für die Hochschuldidaktik „wird

es in den kommenden Jahren darum gehen müssen, diese grundlegenden Vorarbeiten mit Blick auf hochschulische Bildungsziele auszudifferenzieren und zu konkretisieren" (Hülsken-Giesler 2013, S. 81).

Damit ist die Programmatik des vorliegenden Buches zur Hochschuldidaktik der Pflege- und Gesundheitsberufe umrissen.

Das Buch hat **vier Teile**.

Im **ersten Teil** – verfasst von **Karl-Heinz Sahmel** – geht es um einen Umriss der aktuellen Diskussion um Hochschuldidaktik. Eine kritische Rezeption zeigt diese Debatte in einem deutlichen Spannungsverhältnis zwischen traditionellen didaktischen Überlegungen und konstruktivistischem Denken.

In **Kapitel 1** wird das hochschuldidaktische Postulat „from teaching to learning" analysiert. Zusammen mit dem grundlegenden Wandel der Hochschulen durch den sog. ´Bologna-Prozess´ sollten diese beiden zentralen Aspekte die Ausgangspunkte für die Entwicklung des Selbstverständnisses von an der Hochschule Lehrenden darstellen.

In **Kapitel 2** werden die wichtigsten Aspekte didaktischen Handelns in der Hochschule: Lehren, Beraten und Prüfen ausführlich rekonstruiert.

In **Kapitel 3** geht es um spezielle Probleme des Lehrens an der Hochschule, so die Veranstaltungsplanung, Methoden und Medien, schwierige Lehr- und Lernsituationen sowie Notwendigkeit und Grenzen der Evaluation von Hochschullehre.

Im **zweiten Teil** werden studiengangbezogene Besonderheiten der Hochschullehre im Gesundheits- und Pflegebereich rekonstruiert. Dabei bot sich eine chronologische Abfolge an.

Verglichen mit der internationalen Entwicklung hat die Akademisierung in Pflege- und Gesundheitsberufen in Deutschland erst spät eingesetzt. Erst initiiert durch die Denkschrift der Robert Bosch-Stiftung (1992) wurden in den 1990er-Jahren relativ schnell Studiengänge für Leitungskräfte und Lehrende in der Pflege vornehmlich an Fachhochschulen eingerichtet.

In **Kapitel 4** zeichnet **Karl-Heinz Sahmel** die Entwicklung der Pflegelehrer-Bildung in Deutschland von ihren Anfängen bis zur gegenwärtigen Unübersichtlichkeit nach.

In **Kapitel 5** rekonstruiert **Wolfram Burkhardt** die Entwicklung der Studiengänge des Pflege- und Gesundheitsmanagements an Hochschulen zwischen Betriebswirtschaftslehre, Wirtschaftswissenschaften, Gesundheit und Pflege.

Ein nächster Schub der Akademisierung ergab sich 2003 durch die Modellklauseln im reformierten Krankenpflegegesetz und im neuen Altenpflegegesetz; nunmehr konnten duale und grundständige Pflege-Studiengänge errichtet werden.

In **Kapitel 6** gehen **Bernd Reuschenbach** und **Ingrid Darmann-Finck** auf die Entwicklung der verschiedenen Formen der Pflegestudiengänge in Deutschland ein und legen Ergebnisse der ersten Evaluationsforschung vor.

Schließlich wurde 2009 mit dem Gesetz zur Einführung einer Modellklausel der Berufsgesetze der Hebammen, Logopäden, Physiotherapeuten und Ergotherapeuten auch der Erwerb eines Berufsabschlusses in einem Heilberuf an einer Hochschule möglich (Dielmann 2015, S. 238), was in diesem Sektor zu deutlichen Akademisierungsbestrebungen geführt hat.

In **Kapitel 7** stellt **Friederike zu Sayn-Wittgenstein** Entwicklungsstand und Perspektiven der Akademisierung im Hebammenwesen vor.

In **Kapitel 8** analysiert **Ursula Walkenhorst** die Entwicklung der akademischen Lehre in der Ergotherapie.

Holger Ahrens diskutiert in **Kapitel 9** Gestaltungsmerkmale einer Hochschuldidaktik der Physiotherapie.

In **Kapitel 10** rekonstruiert **Julia Siegmüller** differenziert die Hochschulentwicklung in der Logopädie.

Anschließend wird ein Blick in unsere deutschsprachigen Nachbarländer geworfen.

In **Kapitel 11** geht **Elke Steudter** ausführlich auf die Entwicklung von Pflege und Hochschulausbildung in der Schweiz ein.

Christa Them, Jutta Wetzlmair und **Eva Schulc** stellen in **Kapitel 12** die beschlossene Bildungspyramide von Pflegeberufen in Österreich vor, die in den kommenden Jahren ein einheitliches System von der Pflegeassistenz bis zum Doktorat der Pflegewissenschaft ergeben soll.

Im **dritten Teil** des Buches geht es um ausgewählte innovative Ansätze der Hochschullehre im Bereich Pflege und Gesundheit. Hier hätten noch viele aktuell in der Entwicklung befindliche Projekte vorgestellt werden können, was aber den Rahmen dieses Buches deutlich gesprengt hätte.

In **Kapitel 13** stellt **Uta Oelke** zentrale Aspekte des Szenischen Lernens an der Hochschule vor.

In **Kapitel 14** erörtern **Elske Ammenwerth** und **Christiane Kreyer** wichtige Dimensionen von digitalen Lernwelten in der Pflege.

Benjamin David Rapphold und **Theresa Scherer** stellen in **Kapitel 15** das Curriculum eines Pflegestudiengangs vor, das vollständig auf Problemorientiertes Lernen ausgerichtet worden ist.

In **Kapitel 16** erörtert **Mechthild Löwenstein** Aspekte kompetenzorientierten Lehrens und Lernens mit Lernportfolio an Hochschulen.

In **Kapitel 17** stellt **Nadin Dütthorn** das Konzept des Forschenden Lehrens und Lernens vor und bezieht es auf die praktischen Phasen des Pflegepädagogik-Studiums.

Damit ist ein Bezug hergestellt zu **Kapitel 18**, in dem **Karl-Heinz Sahmel** und **Armin Leibig** Lernen und Lernbegleitung in Praxisphasen des Pflegestudiums thematisieren und Ergebnisse der Messung von Kompetenzen in einem Praxissemester Pflegepädagogik vorstellen.

Im **vierten Teil** des Buches geht es um die Studierenden in Pflege- und Gesundheitsberufen im Spannungsfeld von Studium, Arbeit und Privatleben.

Karl-Heinz Sahmel und **Yvonne Zenz** erörtern in **Kapitel 19** Aspekte des Lernens an der Hochschule unter den Ansprüchen der Erwachsenenbildung und stellen dabei die vielschichtige Perspektive von Studierenden vor, die sich mit etlichen Herausforderungen auseinandersetzen müssen.

Eine Bemerkung zum gendergerechten Sprachgebrauch: In diesem Buch wird oftmals bei geschlechtsspezifischen Begriffen die maskuline Schreibweise gewählt. Dies soll lediglich der besseren Lesbarkeit dienen und nicht als Diskriminierung verstanden werden.

Am Schluss bleibt es mir als Herausgeber dieses Buches, **Dank** zu sagen.

Ich danke allen Autorinnen und Autoren für die vielfältigen Beiträge, die sicherlich die Hochschuldidaktik der Pflege und Gesundheitsberufe auf einen neuen Weg bringen werden.

Ich danke dem Präsidenten der Hochschule Ludwigshafen am Rhein, Herrn Prof. Dr. Peter Mudra für die unkomplizierte Bereitstellung einer studentischen Hilfskraft zu Forschungszwecken.

Ich danke meiner studentischen Hilfskraft, Frau Annekathrin Braun, die den Prozess der Entwicklung und Gestaltung des Bandes aufmerksam begleitet hat.

Ich danke meinem Kollegen Armin Leibig und meiner Kollegin Yvonne Zenz für vielfältige Diskussionen und fachliche Anregungen.

Ich danke Frau Sarah Busch und Frau Gisela Schmitt vom Springer Verlag Heidelberg für das Vertrauen, mir die Herausgabe dieses Buches zu übertragen, und für ihre Unterstützung bei der Fertigstellung des Bandes.

Schließlich – aber nicht zuletzt – danke ich meiner Frau Ute für vielfältige Hilfen – und für ihre Geduld.

Prof. Dr. Karl-Heinz Sahmel
Limburgerhof im März 2017

Literatur
Billings, D. M. & Halstead, J. A. (2016). *Teaching in Nursing. A Guide to Faculty,* 5. Aufl. St. Louis:Elsevier.
Borgetto, B. (2015). Zwischenbilanz und aktuelle Entwicklungen in der Akademisierung der Therapieberufe. In: J. Pundt & K. Kälble (Hrsg.). *Gesundheitsberufe und gesundheitsbezogene Bildungskonzepte.* 2015. Bremen: Apollon University Press. 265–290.
Dielmann. G. (2015). Neue Berufe zwischen Medizin und Pflege – Bedarfe und Regelungsnotwendigkeiten. In: J. Pundt & K. Kälble (Hrsg.). *Gesundheitsberufe und gesundheitsbezogene Bildungskonzepte.* 2015, Bremen: Apollon University Press. 229–263.
Ertl-Schmuck, R. (2000). *Pflegedidaktik unter subjekttheoretischer Perspektive.* Frankfurt/M.: Mabuse.
Friedrichs, A. & Schaub, H.-A. (2011). Akademisierung der Gesundheitsberufe – Bilanz und Zukunftsperspektive, GMS *Zeitschrift für Medizinische Ausbildung, 28, 4,* 1–13.
Hülsken-Giesler, M. (2013). Hochschuldidaktik – eine Einführung. In: R. Ertl-Schmuck & U.Greb (Hrsg.). *Pflegedidaktische Handlungsfelder.* Weinheim, Basel: Beltz Juventa, 66–89.

Igl, G. (2015) Situation und aktuelle rechtliche Entwicklungen im Bereich der Gesundheitsberufe. In: J. Pundt & K. Kälble. *Gesundheitsberufe und gesundheitsbezogene Bildungskonzepte.*2015, Bremen: Apollon University Press.107–137.

Meueler, E. (1998). *Die Türen des Käfigs. Wege zum Subjekt in der Erwachsenenbildung,* 2. Aufl. Stuttgart: Klett-Cotta.

Nauerth, A., Walkenhorst, U. & Heyden, R. von der (Hrsg.) (2012). *Hochschuldidaktik in pflegerischen und therapeutischen Studiengängen.* Beiträge zur Fachtagung am 19. Mai 2010 in Bielefeld. Münster: LiIT.

Pundt, J. & Kälble, K. (Hrsg.) (2015): *Gesundheitsberufe und gesundheitsbezogene Bildungskonzepte.* Bremen: Apollon University Press.

Reiber, K. (2012a). Kompetenzentwicklung durch forschendes Lernen in pflege- und gesundheitsbezogenen Studiengängen. In: Nauerth et al. (Hrsg.) 2012. *Hochschuldidaktik in pflegerischen und therapeutischen Studiengängen.* Beiträge zur Fachtagung am 19. Mai 2010 in Bielefeld. Münster: LiIT. 17–27.

Reiber, K. (2012 b). Hochschuldidaktik für gesundheitsbezogene Studiengänge. Eine theoretische Grundlegung, Tübingen. *Tübinger Beiträge zur Hochschuldidaktik, 8/1.*

Remmers, H. (2000). *Pflegerisches Handeln. Wissenschafts- und Ethikdiskurse zur Konturierung der Pflegewissenschaft.* Bern: Huber.

Robert-Bosch-Stiftung (1992). *Pflege braucht Eliten. Denkschrift der „Kommission der Robert Bosch Stiftung zur Hochschulausbildung für Lehr- und Leitungskräfte in der Pflege" mit systematischer Begründung und Materialien.* Gerlingen:Schattauer.

Robert-Bosch-Stiftung (2013). *Gesundheitsberufe neu denken, Gesundheitsberufe neu regeln. Grundsätze und Perspektiven – eine Denkschrift.* Stuttgart

Sahmel, K.-H. (2017). Bildung im Wandel der Zeit. *pflegen:palliativ, 33,* 4–8.

Wissenschaftsrat (2012). *Empfehlungen zu hochschulischen Qualifikationen für das Gesundheitswesen.* Berlin: Drs.2411–12.

Inhaltsverzeichnis

I Allgemeine Hochschuldidaktik

1 Hochschullehrende und Hochschuldidaktik 3
Karl-Heinz Sahmel
1.1 Hochschuldidaktik als Disziplin 4
1.2 Bologna und der Wandel der Hochschulen 6
1.3 Zum Selbstverständnis eines an der Hochschule Lehrenden 8
Literatur... 13

2 Allgemeine Aspekte didaktischen Handelns in der Hochschule 15
Karl-Heinz Sahmel
2.1 Lehren 16
2.2 Beraten 20
2.3 Prüfen... 22
Literatur.. 26

3 Spezielle Probleme des Lehrens in der Hochschule 29
Karl-Heinz Sahmel
3.1 Die Veranstaltungsplanung 30
3.2 Methoden und Medien................................... 32
3.3 Schwierigkeiten in Lehr- und Lernsituationen 34
3.4 Die Evaluation der Hochschullehre – Notwendigkeit und Grenzen.................... 36
Literatur... 37

II Studiengangbezogene Besonderheiten der Hochschullehre im Gesundheits- und Pflegebereich

4 Die Entwicklung der Pflegelehrer-Bildung in Deutschland – Rückblick und Ausblick 41
Karl-Heinz Sahmel
4.1 Unterrichtsschwestern und Unterrichtspfleger 42
4.2 Die Akademisierung der Pflegepädagogik.. 43
4.3 Lehrerausbildung – Kritik und Wandel.. 44
4.4 Pflegelehrerbildung heute: Unübersichtlichkeit als Entwicklungschance? 46
Literatur... 50

5 Das Studium des Pflege- und Gesundheitsmanagements an Hochschulen 53
Wolfram Burkhardt
5.1 Die Entstehungskonstellation des Pflegemanagements in Deutschland 54
5.2 Die erste Phase der Entwicklung von Studiengängen des Pflegemanagements in Deutschland 55

5.3   Die zweite Phase der Entwicklung von Studiengängen des Pflegemanagements
        in Deutschland 58
        Literatur 61

6   **Pflege studieren – Intentionen, Strukturen und Erfahrungen** 63
        Bernd Reuschenbach, Ingrid Darmann-Finck
6.1   Intentionen und Qualifikationsziele 64
6.2   Strukturelle Konzeption von erstausbildenden Pflegestudiengängen 66
6.3   Konzeption und Durchführung der praktischen Studienphasen 70
6.4   Nutzen der hochschulischen Erstausbildung 71
6.5   Herausforderungen 73
        Literatur 74

7   **Entwicklung der Akademisierung des Hebammenwesens** 77
        Friederike zu Sayn-Wittgenstein
7.1   Einleitung 78
7.2   Gesundheitlicher Versorgungsauftrag 78
7.3   Ausgangspunkt - Ausbildung 78
7.4   Kontext der Akademisierung 79
7.5   Realisierungsgrad der Akademisierung 81
7.6   Wissenschaftsorientierung und Forschung 82
7.7   Schlussfolgerungen 83
        Literatur 83

8   **Hochschulisch ausbilden – Akademische Lehre in der Ergotherapie** 87
        Ursula Walkenhorst
8.1   Einleitung 88
8.2   Akademisierung der Gesundheitsberufe – Ergotherapie im Kontext bildungs-
        und berufspolitischer Entwicklungen 88
8.3   Akademisierungsphasen – der Versuch einer Systematisierung in den
        therapeutischen Gesundheitsberufen 89
8.4   Stand der Didaktikdiskussionen in den Gesundheitsberufen 91
8.5   Fachdidaktik Ergotherapie 92
8.6   Hochschulische Lehre als Basis eines akademischen Kompetenzprofils 93
8.7   Innovative Ansätze für ein verändertes Selbstverständnis 95
8.8   Ausblick 95
        Literatur 96

9   **Gestaltungsmerkmale einer Hochschuldidaktik der Physiotherapie** 99
        Holger Ahrens
9.1   Entwicklung zentraler Gegenstände der Physiotherapie 100
9.2   Physiotherapeutische Kernkompetenz 102
9.3   Aktuelle Bedingungen der physiotherapeutischen Arbeit 104
        Literatur 105

10   **Hochschulentwicklung in der Logopädie** 109
        Julia Siegmüller
10.1   Logopädie – eine Wissenschaftsdisziplin 110
10.2   Lehre in der Schulausbildung der Logopädie 111

10.3   Hochschullehre – ist das EBP und Clinical Reasoning? 112
10.4   Hochschuldidaktik in einer sich entwickelnden Wissenschaft 117
10.5   Die Realität: das gestufte Ausbildungssystem? 118
10.6   Fazit.. 118
       Literatur 118

11   Pflege und Hochschulbildung in der Schweiz 121
       Elke Steudter
11.1   Die Notwendigkeit der beruflichen Qualifizierung in der Pflege 122
11.2   Der Weg zur Pflegehochschule 124
11.3   Neupositionierung der Pflegepädagogik 126
11.4   Nachträglicher Titelerwerb 126
11.5   Unterschiede in der deutschen und der französischen Schweiz 127
11.6   Neue gesetzliche Rahmenbedingungen 127
11.7   Zukünftige Entwicklungen 128
       Literatur 129

12   Die Bildungspyramide der Pflegeberufe in Österreich 131
       Christa Them, Jutta Wetzlmair, Eva Schulc
12.1   Novelle zum Gesundheits- und Krankenpflegegesetz 132
12.2   Der Weg zur Akademisierung 133
12.3   Aktueller Stand der Pflegeausbildungen 133
12.4   Ausblick 138
       Literatur 139

III   Innovative Ansätze der Hochschullehre im Bereich Pflege und Gesundheit

13   Szenisches Lernen an der Hochschule 143
       Uta Oelke
13.1   Szenisches Spiel in der Hochschullehre 144
13.2   Szenisches Spiel als Lernform 147
13.3   Ein Beispiel: Das Seminar „Eigene Haltung zu chronischer Krankheit"
       mit Mitteln szenischen Spiels 149
       Literatur 151

14   Digitale Lernwelten in der Pflege 155
       Elske Ammenwerth, Christiane Kreyer
14.1   Digitale Technologien in der Pflege 156
14.2   Digitale Lernwelten in der Pflege 156
14.3   Voraussetzungen und Anforderungen für digitale Lernwelten 157
14.4   Szenarien des Einsatzes digitaler Lernwelten 158
14.5   Fazit 167
       Literatur 168

15   Der holistische PBL-Zyklus im Curriculum von heute............................171

Benjamin David Rapphold, Theresa Scherer

15.1   Das problembasierte Lernen 172

15.2   Evidenz zum problembasierten Lernen..172

15.3   Entstehung des problembasierten Lernens...173

15.4   Das PBL-Curriculum des Bachelorstudiengangs Pflege 174

15.5   Der holistische PBL-Zyklus 174

15.6   Das PBL-Tutorat 175

15.7   Systematische Bearbeitung der PBL-Aufgabe durch den Siebensprung...............176

15.8   Fähigkeitsanforderung mit problembasiertem Lernen..............................177

15.9   Evaluationsprozess...178

15.10   Ausblick: Interprofessionelles problembasiertes Lernen...........................179

        Literatur...179

16   Kompetenzorientiertes Lehren und Lernen mit Lernportfolios 183

Mechthild Löwenstein

16.1   Notwendigkeit pädagogischer Hochschulentwicklung 184

16.2   Lernkompetenz als zentrales Moment beruflicher Handlungskompetenz............185

16.3   Studierende – Subjekte individueller Lernprozesse.................................185

16.4   Was ist ein Lernportfolio? 186

16.5   Bedeutung der Metakognition im Portfolioprozess..................................187

16.6   Intentionen und Evaluation von Lernportfolios.....................................188

16.7   Portfolioarbeit – Prozess der Entstehung eines Lernportfolios.......................188

16.8   Realisierung von Prinzipien und Klärung der Kriterien..............................190

16.9   Inhalte der Lernportfolios 191

16.10   Herausforderungen und Stolpersteine 191

        Literatur...192

**17   Forschendes Lehren und Lernen am Beispiel pflegepädagogischer
        Kompetenzentwicklung**...195

Nadin Dütthorn

17.1   Einleitung..196

17.2   Pflegepädagogische Kompetenzanforderungen 196

17.3   Forschendes Lernen als divergentes hochschuldidaktisches Konzept................198

17.4   Fazit und Ausblick...205

        Literatur...207

18   Lernen und Lernbegleitung in Praxisphasen des Pflegestudiums 209

Karl-Heinz Sahmel, Armin Leibig

18.1   Theorie und Praxis im Pflegestudium..210

18.2   Praktika und Praxissemester 212

18.3   Kompetenzerwerb und Kompetenzmessung in einem Praxissemester
        Pflegepädagogik...214

        Literatur...220

IV   Studium – Arbeit – Privatleben

19   Studierende in Pflege- und Gesundheitsberufen vor besonderen Herausforderungen...223

Karl-Heinz Sahmel, Yvonne Zenz

19.1   Lernen an der Hochschule als Erwachsenenbildung 224

19.2   Daten über Studierende 226

19.3   Die Perspektive von Studierenden..229

19.4   Funktionalität als Ideal?...234

        Literatur....235

        Serviceteil 237

        Stichwortverzeichnis 238

Autorenverzeichnis

Ahrens, Holger, Dipl.Päd.
HAWK Hochschule Hildesheim
Goschentor 1
31134 Hildesheim
Deutschland

Ammenwerth, Elske, Prof. Dr.
UMIT Hall in Tirol
Eduard Wallnöfer Zentrum 1
6060 Hall in Tirol
Österreich

Burkhardt, Wolfram, Prof. Dr.
Frankfurt University of Applied Sciences
Fachbereich 4
Nibelungenplatz 1
60318 Frankfurt
Deutschland

Darmann-Finck, Ingrid, Prof. Dr.
Universität Bremen
Fachbereich 11: Human- und
Gesundheitswissenschaften
Lange Streifen 6
28357 Bremen
Deutschland

Dütthorn, Nadin, Prof. Dr.
FH Münster
Fachbereich Gesundheit
Leonardo-Campus 8
48149 Münster
Deutschland

Kreyer, Christiane, Dr.
UMIT Hall in Tirol
Eduard Wallnöfer Zentrum 1
6060 Hall in Tirol
Österreich

Leibig, Armin, MA
Hochschule Ludwigshafen am Rhein
Fachbereich Sozial- und Gesundheitswesen
Ernst-Boehe-Straße 4
67059 Ludwigshafen
Deutschland

Löwenstein, Mechthild, Prof. Dr.
Fakultät Soziale Arbeit
Gesundheit und Pflege
Flandernstr. 101
73732 Esslingen

Oelke, Uta, Prof. Dr.
Hochschule Hannover
Fakultät V
Abteilung Pflege und Gesundheit
Blumhardtstr. 2
30625 Hannover
Deutschland

Rapphold, Benjamin David, MScN, MME
Berner Fachhochschule
Fachbereich Gesundheit
Murtenstrasse 10
CH – 3008 Bern
Schweiz

Reuschenbach, Bernd, Prof. Dr.
Katholische Stiftungsfachhochschule München
Preysingstr. 83
D-81667 München
Deutschland

Sahmel, Karl-Heinz, Prof. Dr.
Hochschule Ludwigshafen am Rhein
Fachbereich Sozial- und Gesundheitswesen
Ernst-Boehe-Straße 4
67059 Ludwigshafen
Deutschland

Sayn-Wittgenstein-Hohenstein, Friederike, zu, Prof. Dr.
Hochschule Osnabrück
Fakultät Wirtschafts- und Sozialwissenschaften
Barbarastr. 24, Raum BA 0204
49076 Osnabrück
Schweiz

Scherer, Theresa, Prof.
Berner Fachhochschule
Fachbereich Gesundheit
Murtenstrasse 10
CH – 3008 Bern
Schweiz

Schulc, Eva, Ass.-Prof. Dr.
UMIT Hall in Tirol
Universität für Gesundheitswissenschaften,
Medizinische Informatik und Technik
Institut für Pflegewissenschaft
Eduard Wallnöfer Zentrum 1
6060 Hall in Tirol
Österreich

Siegmüller, Julia, Prof. Dr.
Europäische Fachhochschule Rostock
Fachbereich Angewandte
Gesundheitswissenschaften
Werftstraße 5
18057 Rostock
Deutschland

Steudter, Elke, Dr.
Kalaidos Fachhochschule Zürich
Departement Gesundheit
Pestalozzistrasse 5
CH - 8032 Zürich
Schweiz

Them, Christa, Prof. Dr.
UMIT Hall in Tirol
Universität für Gesundheitswissenschaften
Medizinische Informatik und Technik
Institut für Pflegewissenschaft
Eduard Wallnöfer Zentrum 1
6060 Hall in Tirol
Österreich

Walkenhorst, Ursula, Prof. Dr.
Universität Osnabrück
LE Gesundheitswissenschaft
Institut für Gesundheitsforschung und Bildung
Barbarastr. 22c
49076 Osnabrück
Deutschland

Wetzlmair, Jutta, BScN
UMIT Hall in Tirol
Universität für Gesundheitswissenschaften,
Medizinische Informatik und Technik
Institut für Pflegewissenschaft
Eduard Wallnöfer Zentrum 1
6060 Hall in Tirol
Österreich

Zenz, Yvonne, BA
Hochschule Ludwigshafen am Rhein
Fachbereich Sozial- und Gesundheitswesen
Ernst-Boehe-Straße 4
67059 Ludwigshafen
Deutschland

Allgemeine Hochschuldidaktik

Kapitel 1   Hochschullehrende und Hochschuldidaktik – 3
             Karl-Heinz Sahmel

Kapitel 2   Allgemeine Aspekte didaktischen Handelns
             in der Hochschule – 15
             Karl-Heinz Sahmel

Kapitel 3   Spezielle Probleme des Lehrens in der
             Hochschule – 29
             Karl-Heinz Sahmel

Hochschullehrende und Hochschuldidaktik

Karl-Heinz Sahmel

1.1   Hochschuldidaktik als Disziplin – 4

1.2   Bologna und der Wandel der Hochschulen – 6

1.3   Zum Selbstverständnis eines an der Hochschule
         Lehrenden – 8

         Literatur – 13

© Springer-Verlag GmbH Deutschland 2018
K.-H. Sahmel (Hrsg.), *Hochschuldidaktik der Pflege und Gesundheitsfachberufe*,
https://doi.org/10.1007/978-3-662-54875-2_1

1.1   Hochschuldidaktik als Disziplin

In der Regel haben Lehrende an Hochschulen kein Studium absolviert, in dem das Lehren im Zentrum steht. Während sich Studierende für das Lehramt an allgemeinbildenden Schulen und an berufsbildenden Schulen neben ihren Fächern bzw. Lernbereichen auch mit Fachdidaktik(en) und Erziehungs- und Bildungswissenschaften auseinandersetzen müssen und nach der universitären Phase noch ein Referendariat absolvieren, in dessen Zentrum die Gestaltung von Lernprozessen steht, wird man Hochschullehrer auf der Grundlage des erfolgreich abgeschlossenen wissenschaftlichen Studiums und anderer Qualifikationen, im universitären Bereich: Forschung und Habilitation, an Fachhochschulen: besondere Leistungen in der Praxis. Didaktische Qualifikationen erwirbt ein Hochschullehrer (sei es ein verbeamteter oder festangestellter oder ein Lehrbeauftragter) quasi en passant, es gehört zur Tätigkeit an der Hochschule eben dazu, zu lehren.

Zwar legen inzwischen immer mehr Hochschulen bei der Berufung von hauptamtlich Lehrenden wachsenden Wert auf Qualifikationen in der Lehre, aber hier existieren keine einheitlichen Standards. Einrichtungen der Hochschuldidaktik an einzelnen Hochschulen (oder in entsprechenden Verbünden) machen neu berufenen wie erfahrenen Lehrenden didaktische Angebote, die teilweise in Zertifikaten einmünden.

„Von einer systematischen und professionell durchgeführten Aus- und Weiterbildung der Lehrenden zum Themenbereich Lehren und Lernen an der Hochschule kann bislang nicht die Rede sein" (Winteler 2011, S. 9).

Hier zeigt sich ein deutlicher Widerspruch. Auf der einen Seite gibt es seit vielen Jahren Bestrebungen, die Prozesse des Lehrens und Lernens an Hochschulen systematisch zu erforschen und eine Disziplin **Hochschuldidaktik** zu etablieren (Huber 1995). Entsprechend haben sich viele hochschuldidaktische Einrichtungen inzwischen in der „Deutschen Gesellschaft für Hochschuldidaktik" zusammengeschlossen, die auch seit 1969 eine eigene Buchreihe *Blickpunkt Hochschuldidaktik* herausgibt (Schneider et al. 2009). Auf der anderen Seite offenbart ein Blick in gängige Publikationen zur Hochschuldidaktik, dass es sich hier eher um eine Praxis-Börse handelt.

Entsprechend der Nachfrage werden vornehmlich praxisorientierte Arbeiten angeboten. Es finden sich:
- Wintelers in erster Auflage 2004 (4. Aufl. 2011) erschienenes Buch *Professionell lehren und lernen* versteht sich als „ein Praxisbuch";
- Pfäffli (1. Aufl. 2005, 2. Aufl. 2015) bietet in ihrer *Hochschuldidaktik für den Aufbau von Wissen und Kompetenzen* eine Fülle von praktischen Gestaltungs-Tipps;
- Wörner bietet in seinem stark erfahrungsbezogenen Buch *Lehren an der Hochschule* (1. Aufl. 2006, 2. Aufl. 2008) eine „praxisbezogene Anleitung";
- unter dem Titel *Hochschuldidaktik* bieten Macke et al. (1. Aufl. 2008, 2. Aufl. 2012) nach der Erörterung von Grundlagenfragen vor allem Anregungen zur strategischen und methodischen Gestaltung von didaktischem Handeln an der Hochschule;
- Böss-Ostendorf und Senft liefern in ihrer *Einführung in die Hochschul-Lehre* (1. Aufl. 2010, 2. Aufl. 2014) einen „Didaktik-Coach" in Buchform;
- Rummler beschreibt in dem von ihr 2011 herausgegebenen Buch *Crashkurs Hochschuldidaktik* Elemente eines praxisbezogenen universitären Lehrgangs;
- Brendel gibt seit 2011 in der Reihe *Kompetent lehren* mehrere kleinere Bände zu hochschuldidaktischen Fragestellungen heraus, u.a. zur Reduktion von Stoff (Ritter-Manczek 2011), zu schwierigen Situationen in der Lehre (Schumacher 2011), zu kompetenzorientiertem Prüfen (Walzik 2012), zur Beratung von Studierenden (Thomann und Pawelleck 2013) und zur Betreuung von Abschlussarbeiten (Keller und Jörissen 2013);
- Brauer gibt in seinem sehr persönlich gehaltenen Buch *An der Hochschule lehren* (2014) eine Reihe von praktischen Ratschlägen und verrät „Tricks";
- Schneider und Mustafic (Hrsg.) versprechen *Gute Hochschullehre: Eine evidenzbasierte Orientierungshilfe* (2015), allerdings stehen auch im Zentrum ihrer Arbeit Interviews mit und Erfahrungsberichte von Experten;
- hinter Arns vielversprechendem Titel *Agile Hochschuldidaktik* (2016) verbergen sich

Erfahrungsberichte und Tipps zur Herstellung von guter Kommunikation im Rahmen hochschulischen Lehrens und Lernens;

- Ulrich hat 2016 seine fundierte (und lesbare) Dissertation zum Thema *Gute Lehre an der Hochschule* vorgelegt und bemüht sich darum, die theoretischen Ausführungen mit zahlreichen „Praxistipps" zu verbinden (Ulrich 2016).

Damit sind zunächst einige wesentliche Arbeiten zur Hochschuldidaktik aufgeführt, auf die sich der Verfasser des ersten Teils dieses Buches oftmals bezieht und die die These belegen, dass es in der Diskussion um Hochschuldidaktik wohl vornehmlich um die Weitergabe von möglichst vielen Tipps für gute Hochschullehre als um die Entwicklung einer eigenständigen wissenschaftlichen Disziplin geht.

Bedarf es überhaupt einer eigenständigen Didaktik des hochschulischen Lehrens und Lernens oder könnte sich Hochschuldidaktik an die bekannten und etablierten Theorien und Modelle der Allgemeinen Didaktik anschließen, die für alle Schul- und Ausbildungsformen aller Fächer und Fachgebiete aller Altersstufen entwickelt worden sind? Es gibt bekanntlich nicht „die" Allgemeine Didaktik, sondern Didaktik ist charakterisierbar als eine breite Diskussion, die seit etlichen Jahrzehnten vor allem durch drei Hauptlinien charakterisierbar ist (Terhart 2009; Sahmel 2015, S. 121ff.):

- technologisch ausgerichtete Konzepte zur Optimierung von Lernprozessen (in der Verantwortung der Lehrenden) stehen neben
- bildungstheoretisch ausgerichteten didaktischen Konzepten (die eher auf die Lerngegenstände ausgerichtet sind) und
- entweder subjektorientierten oder konstruktivistischen Konzepten, die den Focus auf die Lernenden richten.

Es geht also in der Didaktik um eine jeweilige Akzentsetzung: schwerpunktmäßig geht es entweder

- um den Lehrenden oder
- um die Gegenstände des Lehrens und Lernens oder
- um die Lernenden.

Das hier schon sichtbare Didaktische Dreieck wird weiter unten wieder aufgegriffen (▶ Abschn. 1.3).

Zunächst fällt auf, dass in den aufgeführten Arbeiten zur Hochschuldidaktik nur selten Bezug genommen wird auf den breiten Theorie-Diskurs in der Allgemeinen Didaktik. Wenn überhaupt, dann dringen besonders technologische oder konstruktivistische Theorie-Elemente in die hochschuldidaktische Argumentation ein, während bildungstheoretische Elemente oder solche, die sich etwa auf die breite Tradition der Erwachsenenbildung beziehen, eher unberücksichtigt bleiben. Dies fällt umso mehr auf, als auch Hochschuldidaktik selbstverständlich stets unter den Anspruch von Bildung gestellt wird (Ulrich 2016, S. 16).

Ohne sich mit Möglichkeiten und Grenzen dieses Ansatzes systematisch auseinander zu setzen (Gudjons 1997; Meyer 1987) postuliert etwa Pfäffli einen handlungsorientierten Ansatz der Hochschuldidaktik als Königsweg für praxisorientiertes Lernen, der helfen soll, die Kluft zwischen Wissen und Handeln zu überwinden (Pfäffli 2015, S. 204ff.). Ähnlich plädieren Macke et al. (2012, S. 21ff.) dafür, der Hochschuldidaktik ein handlungsorientiertes Fundament zu geben. Nach diesem Verständnis geht es sowohl um das individuelle Handeln des Lehrenden als auch um das gemeinsame Handeln von Lehrenden und Studierenden in der Hochschule:

» Lehren und Lernen sind individuelle Handlungen, die auf spezifische Intentionen, nämlich auf Lehr- und Lernziele als im Handeln angestrebte, relativ dauerhafte Veränderungen der internen Handlungsvoraussetzungen ausgerichtet sind.
Es werden Handlungsergebnisse angestrebt, die in der Form von Lernergebnissen erreicht werden müssen, weil ihr Erreichen im Allgemeinen überprüft wird und alles weitere Lernen darauf aufbaut.
Im Zentrum des gemeinsamen Handelns steht überwiegend fachliches Wissen.
Die Handlungssituation wird durch fachliche Kontexte bestimmt, nämlich durch eine Hochschule oder andere Institution, und durch die Fächer selbst (Macke et al. 2012, S. 55).

Dabei sollte zwar stets eine gelingende Kommunikation angestrebt werden – eine Forderung, die auch andere Autoren aufstellen (Winteler 2011, S. 75ff.;

Ulrich 2016, S. 76ff.) –, aber es sollte auch im Blick bleiben, dass es in hochschulischen Lehr-Lern-Prozessen zu kommunikativen Spannungen, Ambivalenzen und Brüchen kommen kann (Macke et al. 2012, S. 273).

Ähnlich wie in konstruktivistischen Ansätzen der Allgemeinen Didaktik spielen Erkenntnisse der Neurophysiologie zunehmend auch in der Hochschuldidaktik eine wichtige Rolle. Es scheint verführerisch, allgemeine Erkenntnisse über Gehirn und Lernen (Spitzer 2006; Roth 2011) auf alle konkreten Lehr- und Lernprozesse zu übertragen. Wissen um Lernhindernisse soll dann z. B. in effektive Lehrstrategien umgesetzt werden (Böss-Ostendorf und Senft 2014, S. 27ff.). Es geht um die Förderung des aktiven Lernens, das Ansprechen vieler Sinne, das Erkennen von und Eingehen auf die Entwicklung von Strategien gegen das Vergessen, um Wiederholen und Üben – altbekannte Themen aus dem Schulalltag, an denen sich viele Generationen von Lehrenden abgearbeitet haben – mit oder ohne Erkenntnisse aus der Hirnforschung. Leider ist der Weg von der Theorie in die Praxis gerade in Pädagogik und Didaktik oftmals sehr mühsam.

Ohne systematischen Bezug auf die hochschuldidaktische Diskussion findet sich in den hier vornehmlich herangezogenen Arbeiten vielfach eine deutliche Hinwendung der Perspektive von den Lehrenden zu den Lernenden. Dieser auch international breit thematisierte (Labhrain 2009) **„Shift from Teaching to Learning"** verweist auf „einen hochschuldidaktischen Trend, Hochschullehre stärker aus der Sicht der Lernenden zu denken. Im Vordergrund soll weniger die Vermittlung von (Wissens-) Inhalten stehen, sondern stärker die aktive Konstruktion bzw. das ′Entdecken′ von Wissen, etwa durch Lösen authentischer Problemstellungen oder forschendes Lernen ... Die Lernenden übernehmen dabei eine aktive Rolle bei der Erarbeitung des Wissens und tragen damit auch eine größere Verantwortung für den Lernprozess" (Zimmermann und Zellweger 2012, S. 9).

1.2   Bologna und der Wandel der Hochschulen

Es sollte allerdings nicht der Eindruck entstehen, als finde Lehren und Lernen nur zwischen Lehrenden und Studierenden quasi in einem luftleeren Raum

– genannt Hochschule – statt. Vielmehr hat gerade der gesellschaftliche und institutionelle Rahmen dieses Raumes einen herausragenden Einfluss auf das Geschehen im Inneren. Und hier ist es in den vergangenen Jahren zu einem grundlegenden Wandel gekommen, der mit dem Stichwort „Bologna-Prozess" umschrieben werden kann.

Es gibt in Deutschland, Österreich und der Schweiz unterschiedliche Formen von Hochschulen:
- Universitäten, überwiegend in staatlicher, aber auch in kirchlicher und privater Trägerschaft,
- Pädagogische Hochschulen, deren Zahl in den vergangenen Jahren in Deutschland stark zurückgegangen ist, z. T. durch Umbenennungen von PHs in „Universität" oder durch Zusammenschlüsse mit Universitäten,
- Fachhochschulen in öffentlicher, kirchlicher und privater Trägerschaft; hierzu gehören auch inzwischen als Duale Hochschulen die ehemaligen Berufsakademien.

In den 1960er-Jahren kam es in der Bundesrepublik Deutschland durch Umstrukturierungen (etwa die Umwandlung der Pädagogischen Akademien für die Lehrerbildung zu wissenschaftlichen Pädagogischen Hochschulen) und zahlreiche Neugründungen von Universitäten (etwa Bochum, Konstanz und Bielefeld) zu einem deutlichen Anwachsen von Studienplätzen. Da die Nachfrage dennoch weiter wuchs, kam es Anfang der 1970er-Jahre zur Gründung zahlreicher Integrierter Gesamthochschulen (Webler 1995).

Die hohen Erwartungen an eine grundlegende Reform der Hochschulen in Deutschland wurden allerdings nicht erfüllt.

» Die Epoche der dynamischen Hochschulreform zwischen Mitte der 1960er- und Mitte der 1970er-Jahre war durch die Bildungsexpansion, eine drastische Ausweitung der Staatstätigkeit und das Ende der Ordinarienuniversität gekennzeichnet. Die kleinteilige Deutsche Universität in humboldtianischem Geist ... war offensichtlich an ihr Ende gekommen. Gleichwohl wurde sie zwar durch zahlreiche pragmatische Reformen umgestaltet, denen aber ein gemeinsames Leitbild von ähnlich prägender Kraft fehlte. Weder die demokratisierte Paritätenhochschule der

Studenten- und Assistentenbewegung noch die differenzierte Ausbildungsmaschinerie der Integrierten Gesamthochschule kam auch nur in die Nähe einer hinreichenden Konsensfähigkeit, um als neue Wertvorstellung akzeptiert zu werden. Seit Mitte der 1970er-Jahre präsentierte sich die bundesdeutsche Hochschullandschaft daher als stagnierendes, von einer Vielzahl rechtlicher und administrativer Regelungen eingehegtes System, dem eine ideelle Mitte fehlte und das schnell erneut als reformresistent erschien (Bartz 2010, S. 25ff.).

Die Entwicklungen im Hochschulbereich wurden nach der „Wende" von einer sozial-liberalen zu einer konservativ-liberalen Regierungskoalition nur noch mäßig verändert; allein die Verwaltung von Hochschulen wuchs mit ihrem stetigen Ausbau. Durch das Hinzukommen der fünf neuen Bundesländer nach 1989 wurden die eigenständigen Hochschulen alle gemäß westlichen Vorgaben verändert und teilweise „abgewickelt".

Kam es schon seit den 1970er-Jahren zu einem kontinuierlichen Ausbau der Fachhochschulen neben den traditionellen Universitäten, so wurden beide Hochschulformen bei aller Annäherung und bleibenden Konkurrenz, die sich insbesondere bei der Forschung und dem Promotionsrecht der Universitäten zeigt, seit Ende der 1990er-Jahre durch einen europäischen Prozess stark beeinflusst, der seinen Ausgangspunkt in der Erklärung von europäischen Bildungsministern in der Pariser Sorbonne 1998 und in der Erklärung von **Bologna** aus dem Jahre 1999 nahm.

Eine wachsende Zahl europäischer Staaten beschloss eine Vereinheitlichung der Studienangebote an den Hochschulen durch

- die Einführung eines Systems vergleichbarer Abschlüsse in europäischen Hochschulen,
- die Vereinheitlichung der Studienstruktur in Form eines ersten berufsqualifizierenden Abschlusses des Studiums („Bachelor") und eines darauf aufbauenden zweiten Studiums, das mit dem „Master" abgeschlossen wird.
- Um die Vergleichbarkeit zu gewährleisten, wurde ein einheitliches System von Leistungspunkten für die Module der Studiengänge (ECTS) vereinbart.

- Darüber hinaus wurde für Studierende wie für Lehrende eine Verbesserung der Möglichkeiten des Austauschs durch vermehrte Auslandsaufenthalte beschlossen (BMBF o.J.).

In den folgenden Jahren kam es zu etlichen Folgekonferenzen der europäischen Bildungsminister, auf denen die Ziele überprüft und weitergehende Aspekte der Zusammenarbeit im Hochschulbereich thematisiert wurden.

Es ist hervorzuheben, dass es sich „völkerrechtlich gesehen … beim Bologna-Prozess nicht um Verträge (handelt), sondern um unverbindliche politische Willenserklärungen. Diese Unverbindlichkeit kaschiert den enormen Druck, dem sich alle europäischen Staaten durch den Bologna-Prozess ausgesetzt sehen" (Pongratz 2009, S. 10).

Schon bald wurde deutlich, dass neben der angestrebten Europäisierung und Förderung der Mobilität eine Reihe anderer Funktionen mit den Reformen verknüpft werden sollten. So ging es vor allem auch darum, die Studiendauer zu verkürzen, also sog. 'Langzeitstudierende' aus den Hochschulen zu drängen, die Zahl der Studienabbrecher deutlich zu verringern und die (insbesondere an den Universitäten) viel kritisierte curriculare Beliebigkeit zu reduzieren (Arnold 2011, S. 198ff.).

Insgesamt lässt sich die Bologna-Reform einordnen in eine ganze Reihe von **neoliberalen** Prozessen (Crouch 2011; Brown 2015). Der Einfluss des Staates auf den Hochschulbereich soll zugunsten der Wirtschaft eingeschränkt und Hochschulen sollen zu Wirtschaftsunternehmen werden. „Die gewachsene Bedeutung der Bildung geht mit einer ökonomischen Transformation des deutschen Bildungssystems einher. Auch wenn der ökonomische Zweck zum herrschenden Leitbild der Bildungspolitik wird, so beschreibt der Begriff der 'Ökonomisierung' diesen Prozess doch nur unzureichend. Im Kern geht es um die Durchsetzung marktwirtschaftlicher Anreiz- und Steuerungsprozesse in allen Bildungssektoren und um die Etablierung neuer Bildungsmärkte … Damit wird Bildung als öffentliches Gut grundlegend in Frage gestellt, was umso schwerer wiegt, weil diese grundlegende Neuausrichtung weitgehend ohne öffentliche Debatte und damit ohne politische Legitimation umgesetzt wird. Die von handfesten ökonomischen Interessen geleiteten Akteure marktwirtschaftlicher Modernisierung stützen sich auf institutionell geformte Sachzwänge internationaler Organisationen und die vermeintlichen Effizienz- und Funktionsgewinne neuer Bildungsstrukturen" (Ptak 2011, S. 119f.).

Interessanterweise ist es in den vergangenen Jahren trotz Expansion im Hochschulbereich zu einer Senkung der staatlichen Ausgaben im Bildungsbereich gekommen (Ptak 2011, S. 117). Hier verbirgt sich offensichtlich eine Tendenz zur Privatisierung auch im Hochschulbereich.

Gerade im Bereich der Akademisierung von Pflege- und Gesundheitsberufen sind neben den staatlichen Universitäten und Fachhochschulen eine ganze Reihe von evangelischen und katholischen sowie privaten Anbietern aktiv. Teilweise, weil die staatlichen Hochschulen in diesem Feld eher verzögert agiert haben, teilweise weil hier (etwa über Studiengebühren) auch finanzielle Gewinne zu erzielen sind. Zum Wandel in diesem Bereich gehört auch, dass es wie in der „normalen" Wirtschaft, auch hier zu Krisen und Zusammenschlüssen kommt.

Insbesondere die Ökonomisierung hat verhindert, dass die mit „Bologna" angestrebten Reformen erfolgreich waren. Der Erziehungswissenschaftler Dieter Lenzen, der selbst als Präsident von Universitäten in Berlin und Hamburg an der Umsetzung des Bologna-Prozesses beteiligt ist, erklärte in einer Streitschrift mit dem Titel „Bildung statt Bologna" (2014) den Bologna-Prozess als gescheitert. Statt Hochschulen zu „Fertigungsstraßen" für kompetente berufsfähige Absolventen zu deformieren, sei eine Rückbesinnung auf das Bildungsideal von Humboldt unerlässlich.

Vor dem Hintergrund ganz anderer Entwicklungen in den USA hat Martha C. Nussbaum vor einigen Jahren darauf hingewiesen, dass Demokratie und Bildung zusammengehören und der Ökonomie keine weitere Macht gegenüber der Pädagogik zugesprochen werden dürfe. Stattdessen müsse es in Bildungseinrichtungen um die Entwicklung von kritischem Bewusstsein gehen (Nussbaum 2012).

Mit Blick auf diese Entwicklungen sollte ein Hochschullehrer die Rahmenbedingungen von Lehre nicht einfach hinnehmen, sondern diese kritisch reflektieren. In Anlehnung an Pfäffli (2015, S. 112ff.) geht es dabei um folgende Fragen:

- Welches sind die Merkmale der Organisation des Trägers der Hochschule?

- Wie einflussreich sind Staat, Kirche oder privater Träger auf der Ebene der Fachbereiche bzw. Studiengänge?
- Welchen Einfluss nimmt „die Praxis" auf die Inhalte, welchen „die Wissenschaft"?
- Welches Profil wird von den Absolventen eines Studiengangs erwartet (meist ablesbar an vorgegebenen „Kompetenzen")?
- Wie sind Module und Kurse aufgebaut? Gibt es eine Dominanz des Wissens über Elementen wie Sozialkompetenz oder personale Kompetenz?
- Wie genau wird in Modulen das Lehren und Lernen festgelegt? Wie steht es um die „Freiheit der Lehre"?

Gerade wenn etwa – wie in diesem Buch dokumentiert - im Gesundheits- und Pflegebereich neue Studiengänge entwickelt werden, sollte man sich darüber verständigen, welche Freiräume des Lehrens und Lernens an der Hochschule vorgesehen werden sollen und inwieweit den (künftigen) Studierenden wie den Lehrenden möglichst exakte Vorschriften für die Lehr-Lernprozesse gemacht werden. Nicht immer sind die Vorgaben etwa von ministerieller Seite so starr, wie von den Lehrenden in den Entwicklungsprozessen für Studiengänge vermutet bzw. befürchtet wird. Außerdem haben die zuständigen Ministerien hier Befugnisse an Akkreditierungsagenturen abgegeben, mit denen ein (kollegialer) Austausch möglich ist bzw. sein sollte. Hier kommt es aber deutlich auf die Gestaltung dieser Diskurse durch die Beteiligten selbst an.

1.3 Zum Selbstverständnis eines an der Hochschule Lehrenden

Wer an einer Hochschule lehrt, sollte ein Bewusstsein von sich selbst entwickeln – nicht nur als Träger von bestimmten vorgegebenen Rollen, sondern im Sinne der eigenen Identität. Dies kann nur in Auseinandersetzung mit Anderen erfolgen – Kolleginnen und Kollegen, Studentinnen und Studenten, auch Vertreterinnen und Vertretern der Praxis – und stellt einen offenen Prozess dar. Dabei ist nicht unwichtig, welche Position ein Lehrender innerhalb der Institution einnimmt:

- Professor an einer Universität – eingestellt für Forschung und Lehre (im Umfang von 8 bis 9 Semesterwochenstunden/SWS),
- Professor an einer Fachhochschule – zumeist mit einem Lehrdeputat von 18 SWS,
- außerplanmäßiger Professor – mit sehr variablem Deputat,
- Lehrkraft für besondere Aufgaben mit einem sehr hohen Lehrdeputat (23 SWS),
- Wissenschaftlicher Assistent/Mitarbeiter, zumeist mit Assistenz- oder Verwaltungsaufgaben betraut und relativ geringer Lehrtätigkeit (2 bis 4 SWS),
- externe Lehrbeauftragte mit Lehrauftrag für bestimmte Bereiche (2 bis 4 SWS).

Je nach Position und Dauer der Zugehörigkeit zur Hochschule wird das Selbstverständnis in Bezug auf die Lehrtätigkeit sehr unterschiedlich ausgeprägt sein. Hier geht es nicht darum, diesbezügliche Vorschriften aufzustellen, sondern einen Denkanstoß für die Selbstreflexion als Lehrender zu geben.

Hilfreich in diesem Prozess könnte die Orientierung an einer alten didaktischen Grundvorstellung sein: dem „**Didaktischen Dreieck**" (◨ Abb. 1.1). Dieses lässt sich verschieden darstellen:

Offensichtlich zeigt sich schon in der jeweiligen Art der Darstellung des Dreiecks eine bestimmte Vorstellung:

- entweder es geht (wie im traditionellen Lehrverständnis) um den Lehrenden, der bestimmend ist,
- oder der Gegenstand wird nach oben gestellt, an dem sich Lehrender wie Lernende „abarbeiten" (wie vornehmlich in bildungstheoretischen Konzepten).

- oder schließlich (wie im moderneren etwa konstruktivistischen Verständnis) um den Lernenden, der an der Spitze des Geschehens steht.

Seit je wird in der Geschichte des Lernens davon ausgegangen, dass der Lernende (Schüler) für seine Auseinandersetzung mit den Gegenständen (Inhalten) stets eines Dritten, des Lehrenden bedarf. Gruschka weist in seiner grundlegenden Kritik am didaktischen Betrieb (2012, 87ff.) darauf hin, dass jeder beteiligte Faktor im didaktischen Dreieck einer kritischen Erörterung bedarf, was hier zugleich zum Anlass genommen wird, das Selbstverständnis der am Lehr-Lern-Prozess in der Hochschule Beteiligten zu schärfen.

Weder sind die Gegenstände des Lernens per se gegeben, noch wird den Lernenden durch die Gesellschaft wie durch die Institution (und auch die Didaktik) zugetraut/zugemutet, sich allein, eigenständig mit den Gegenständen auseinander zu setzen, sie sich anzueignen. Und schließlich: der Lehrende.

> » Er tritt auf als der Vermittler von Subjekt und Objekt. Von dieser Erwartung her bezieht er seine Legitimation: Er kennt, er beherrscht das Objekt. Er weiß zudem um die Wege der Objektaneignung und entsprechend richtet er die Schüler auf diese Wege aus. Er sucht nach der besten Möglichkeit, das didaktische Äquivalent für das Objekt zu konstruieren. Dafür ersinnt er die beim Lernen hilfreichen sozialen und sachlichen Beziehungsmuster des Unterrichts (Methoden) (Gruschka 2001, S. 101).

Allerdings ist sofort ein grundlegender Einspruch zu hören: „So müsste es sein, aber keine dieser

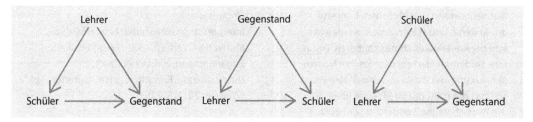

◨ **Abb. 1.1**   Didaktisches Dreieck (eigene Darstellung)

Voraussetzungen kann wirklich mit der Didaktik als gesichert gelten" (Gruschka 2001, S. 101).

Diesen skeptischen Einwand gilt es zu beachten, wenn etwa Böss-Ostendorf und Senft das von ihnen so genannte „Lehr-Lern-Dreieck" als ein „Kontaktmodell" der Hochschuldidaktik einführen (2014, S. 77ff.). In Anlehnung an Ruth Cohns Modell der „Themenzentrierten Interaktion" (Cohn und Terfurth 2007) soll das Dreieck als heuristisches Modell zur Selbstverständigung aller am Lehr-Lern-Prozess Beteiligten dienen, wenn stets auch kritisch die gesellschaftlichen Elemente von Fremdbestimmung und Macht zwischen Lehrenden und Studierenden thematisiert werden müssen.

- **Lehrender**

Zunächst also: der Lehrende. Der Dozent/die Dozentin – und hier ist es unbedingt notwendig, auf geschlechtsspezifische Unterschiede hinzuweisen – sollte gemäß der aktuellen hochschuldidaktischen Diskussion eine Grundhaltung entwickeln, die von **Wertschätzung** getragen ist.

Wörner nennt als wesentliche Voraussetzung für eine gute Lehrperson eine offene Grundhaltung. Offenheit bezeichnet „eine Haltung, die Sie gegenüber Ihren Studierenden einnehmen. D. h. ganz konkret: Offenheit für Fragen und Beiträge, für Einwände und Impulse der Teilnehmer. Offenheit für deren Aktivität und Anliegen" (Wörner 2008, S. 21). Daneben sollte der Lehrende eine Grundhaltung gegenüber den Studierenden entwickeln, die ihn als „Lernhelfer" sieht, „der Lernenden dabei hilft, Lernprozesse einzugehen, aufrechtzuerhalten und zu strukturieren" (Wörner 2008, S. 17).

Böss-Ostendorf und Senft empfehlen:

》 Bleiben Sie innerlich aufgeschlossen gegenüber Ihren Studenten. Begegnen sich beide Seiten mit Freundlichkeit, Aufmerksamkeit und ehrlichem Interesse am Anderen und seinen Zielen, werden alle von der Kontaktaufnahme profitieren. Wenn Ihre Studenten merken, dass Sie ihre Namen kennen und von Ihnen ´gesehen´ werden, steigert das nicht nur ihre Freude über die Wertschätzung, sondern es wird auch dazu führen, dass Sie offener miteinander kommunizieren können. Dann macht das

Lehren nicht nur mehr Spaß, es wird Ihnen auch besser gelingen, auf den Lernprozess der Studierenden zu achten (Böss-Ostendorf und Senft 2012, S. 98).

Ähnliche Aspekte betont Ulrich nach einer Befragung von Hochschullehrern: „Sie als Lehrperson sollten … neben ihrer fachlichen Expertise auch didaktische Kompetenzen aufweisen, aber auch enthusiastisch (begeisternd) und engagiert (Einsatz zeigen) sein. Sie haben eine Vorbildfunktion und bilden sich stetig weiter. … Ihre gute Durchführung umfasst eine professionelle Beziehungsgestaltung (Fairness, Respekt und Freundlichkeit, klares und konsistentes Auftreten), studentische Aktivierung und Motivierung … " (Ulrich 2016, S. 20).

Winteler, der sich ebenfalls auf offene Befragungen von Lehrenden (und Studierenden) bezieht, nähert sich der Frage, was gute Hochschullehre sei, folgendermaßen an:

》 Neben didaktischen Fertigkeiten werden vor allem Persönlichkeitsmerkmale wie Freundlichkeit sowie soziale Verhaltensmerkmale wie Kooperation und Motivierung als bedeutsam eingeschätzt. Gute Veranstaltungen werden über gutes Dozentenverhalten definiert. Dozenten betonen dabei mehr die fachlich-inhaltlichen Aspekte, Studierende dagegen die Art der Vermittlung der Studieninhalte (Winteler 2011, S. 21).

Und er fährt fort:

》 Effektive Hochschullehre hat zwei Dimensionen:
intellektuelle Begeisterung (Enthusiasmus, Fachkompetenz, Inspiration, Humor, interessante Darstellung, Klarheit, Organisation);
interpersonale Fähigkeiten bzw. effektive Motivation (Verfügbarkeit, Freundlichkeit, Zugänglichkeit, Hilfsbereitschaft, Unterstützung, Ermutigung, Herausforderung) (Winteler 2011, S. 22).

Die erste Sichtweise des Didaktischen Dreiecks, an dessen Spitze der Lehrende steht, findet sich sehr stark in der gängigen hochschuldidaktischen Literatur. Der Lehrende sollte ein hohes Maß an fachlicher Kompetenz verbinden mit persönlichem Engagement und sich stets auf den bzw. die Studierenden beziehen. Die Häufigkeit allerdings, mit der betont wird, dass Studierende zu motivieren sind (Ulrich 2016, S. 115ff.; Winteler 2011, S. 103), zeigt schon, dass der Lehrende als treibende Kraft verstanden wird, eher als dass es zu einem tatsächlichen Gleichgewicht kommt.

Der Erwachsenenbildner Meueler schlägt für Bildungsprozesse den Abschluss eines Lehr-Lern-Vertrages zwischen gleichberechtigten Subjekten vor (Meueler 1998, S. 229ff.; Böss-Ostendorf und Senft 2014, S. 209f.). Aufgabe des Lehrenden ist es dann, Anregungen zu geben „ohne zu bevormunden, in Rechnung zu stellen, dass die lernenden Erwachsenen selbst zu denken und sich richtig zu entscheiden in der Lage sind und gleichwohl dem Selberdenken mit Anforderungen und Provokationen als Lehrer zu Leibe zu rücken, in diesem Spannungsverhältnis wird sich Produktivität auf beiden Seiten entfalten" (Meueler 1998, S. 195).

So sympathisch die Idee des Gleichgewichts innerhalb von Bildungsveranstaltungen ist, so muss doch angesichts des Hochschulsystems, innerhalb dessen sich Lehren und Lernen abspielen, stets auch ein skeptischer Blick auf Abhängigkeiten und Fremdbestimmung gerichtet werden. Bei allen persönlichen Bezügen wird dem Lehrenden vom Hochschulsystem eine deutliche Machtposition zugewiesen, was sich insbesondere im Prüfungswesen zeigt (► Abschn. 3.3).

- **Gegenstand**

Außerdem steht dem angestrebten Gleichgewicht zwischen den Beteiligten oftmals entgegen, dass der Lernende sich als Fachmann für die Sache versteht bzw. ihm auch die entsprechende Expertenrolle sowohl von der Institution Hochschule als auch von den Studierenden zugesprochen wird. Wir sind bei der zweiten Sichtweise des Didaktischen Dreiecks. Die zentrale Frage, die sich aber sogleich auftut, lautet: Was ist eigentlich die Sache, der Gegenstand, um den es im Lehren und Lernen an der Hochschule geht?

Schon im schulischen Kontext ist nicht immer klar, was Gegenstand des Lehrens und Lernens sein

soll. Zwar wird seitens der Lehrpläne, Curricula und (vor allem) Lehrbücher den Lehrern (scheinbar) sehr genau vorgegeben, was zu lehren sei. Bei näherer Analyse (Sahmel 2015, S. 213ff.) wird aber deutlich, dass Auswahl und Schwerpunktsetzungen wie auch Methoden einen sehr großen Einfluss auf die Inhalte des Lehr-Lern-Prozesses nehmen. Hinzu kommt, dass lange nicht alles, was in der Schule gelehrt wird, auch von Schülerinnen und Schülern tatsächlich gelernt wird.

Diese Dilemmata vergrößern sich nun in der Hochschule. Was ist eigentlich Gegenstand der hochschulischen Lehr-Lern-Prozesse? Ist es „die Wissenschaft"? Es kann wohl schlecht darum gehen, dass in der Hochschullehre alle Aspekte menschlichen Wissens, die im geschichtlichen Verlauf in bestimmten Disziplinen überliefert, in Theorien systematisiert und in der Forschung ständig weiter entwickelt werden, an der Hochschule gelehrt werden. Die Unterschiede zwischen Naturwissenschaften, Geisteswissenschaften und Sozialwissenschaften schlagen sich zusätzlich im Selbstverständnis von Lehrenden wie Lernenden nieder (Ulrich 2016, 49ff.).

Vorausgesetzt, man kennt die entsprechenden relevanten Suchbegriffe, so mag zwar das Internet das größte Reservoir an wissenschaftlichen Einzelaspekten darstellen. Aber was davon soll an der Hochschule gelehrt werden? Über diese Auswahl entscheiden stets aufs Neue Wissenschaftlerinnen und Wissenschaftler, aber auch Politiker, Vertreter gesellschaftlicher Gruppen u.v.a.m., die sich bemühen, unterschiedliche wissenschaftliche Inhalte wie Paradigmata der jeweiligen Wissenschaft in die entsprechenden Lehrpläne bzw. Modulhandbücher der Studiengänge einzubringen. Mit dieser Vielfältigkeit ist zumindest prinzipiell gewährleistet, dass das Verständnis von dem, was als wissenschaftlich wesentlich gelten soll, von Hochschullehrer zu Hochschullehrer recht unterschiedlich sein dürfte, wenn auch Fachgesellschaften stets curriculare Standards für ihre Fächer festsetzen (oder zumindest empfehlen). Allerdings bedeutet dies nicht, dass das Lehren von Wissenschaft an der Hochschule auch alle Aspekte umfasst, die in der jeweiligen Wissenschaft relevant sind. In seiner Theorie der wissenschaftlichen Revolution hat Kuhn einen deutlichen Trend zum Bewahren des Überlieferten, zum Konservatismus in der Wissenschaft nachgewiesen (Kuhn 1973).

Wissenschaftler neigen dazu, ihre Sichtweise und ihre Erkenntnisse dogmatisch als wahr und unabänderlich anzusehen. Dabei vergessen sie schnell, dass neue Erkenntnisse stets durch kritische Auseinandersetzung mit älteren und etablierten Erkenntnissen entstanden sind bzw. entstehen. Bleibt diese Gewordenheit in der Hochschullehre unberücksichtigt, so werden auch Lernende/Studierende schnell dazu neigen, etwas für „wahr" zu halten, das doch nur einen Schritt innerhalb vielfältiger wissenschaftlicher Prozesse darstellt. Als „evident" ausgewiesene Erkenntnisse werden (vor)schnell aus den Diskursen der Wissenschaft herausgenommen. Entsprechend wird dann wissenschaftliches Lehren zur Verkündigung von Wahrheiten, was einem neuzeitlichen Verständnis von Wissenschaft grundlegend widerspricht (Hentig 2003, S. 174ff.).

Die Gegenstände des Lehrens an der Hochschule werden noch von einer anderen Seite angegriffen: von Seiten der **Praxis**. Die Attraktivität insbesondere von Fachhochschulen ist vor allem deshalb in den letzten Jahrzehnten stark angestiegen, weil hier der Anspruch der Praxisorientierung vertreten wird.

Aber es muss erneut gefragt werden: Was soll im Studium gelehrt bzw. gelernt werden? „Die" Praxis gibt es ebenso wenig wie „die" Wissenschaft. Und sollen nun alle Dimensionen „der" Praxis im Studium repräsentiert werden (ein Anspruch, der nicht einmal in der Ausbildung gestellt wird)? Oder geht es gerade darum, eine reflektierte, kritische Haltung gegenüber der Praxis zu entwickeln?

>> Eine hochschulgerechte Ausbildung sollte auf eine professionelle Handlungsfähigkeit in beruflichen Tätigkeitsfeldern zielen. Wie der Praxisbezug aber definiert wird, hängt vor allem von der Art und dem Umfang des angepeilten Aufgabenspektrums ab (Pfäffli 2015, S. 63).

So Pfäffli, die außerdem postuliert:

>> Absolventen und Absolventinnen von Hochschulen sollen selbständig, lösungsorientiert, verantwortungsvoll und innovativ handeln und mit verschiedenen Menschen und Gruppen, auch in einem interdisziplinären und interkulturellen Kontext,

kommunizieren und zusammenarbeiten können (Pfäffli 2015, S. 55).

Aber was wird aus Praxisorientierung, wenn sich gerade ein solch konstruktives Verständnis von Miteinander-Umgehen und Kooperieren in der Praxis **nicht** findet?

Offensichtlich werden die Gegenstände des Lehrens an der Hochschule sowohl seitens der Dimension Wissenschaftlichkeit als auch seitens der Forderung nach Praxisorientierung bei näherer Analyse eher frag- oder zumindest diskussionswürdig.

Vor diesem Hintergrund sollten auch die Aufgaben des Hochschullehrers bezüglich „Aufbereitung" des Stoffes thematisiert werden. Der Lehrende – so die gängige Vorstellung - soll das Thema „teilen und strukturieren", er soll „die Komplexität des Stoffes reduzieren und auswählen" (Böss-Ostendorf und Senft 2014, S. 119), also den Studierenden den Gegenstand „nahebringen". Ja, eine wichtige Aufgabe des Lehrenden an der Hochschule (Ritter-Mamczek 2011).

■ **Lernende**

Aber – und damit sind wir bei der dritten Variante des Didaktischen Dreiecks angekommen – es darf nicht vergessen werden, dass es die zentrale Aufgabe des Lernenden bleibt, eine Vermittlung zum Gegenstand herzustellen. Auf die Studierenden wird in diesem Buch in einem gesonderten Teil eingegangen (▶ Kap. 19), daher hier zunächst nur einige kurze Anmerkungen.

Der Begriff „Vermittlung" ist in sich widersprüchlich. Auf der einen Seite gilt der Lehrende als Vermittler zwischen Gegenstand und Lernendem – in diesem Verständnis gibt es Didaktik als „Vermittlungsdisziplin". Auf der anderen Seite muss sich jeder Lernende selbst mit den Gegenständen auseinandersetzen – und in diesem Zusammenhang findet „Vermittlung" statt (Türcke 1994). Pointiert erinnert Gruschka die Lehrenden daran, „dass dem Lernenden niemand das Lernen abnehmen kann, dass die Bildung immer die Aufgabe des Subjekts ist und damit die Vermittlung immer von ihm gegenüber einem Objekt zu leisten ist" (Gruschka 2002, S. 115).

In der bildungstheoretischen Didaktik hat Klafki diesen Prozess folgendermaßen beschrieben:

» Bildung ist der Inbegriff von Vorgängen, in denen sich die Inhalte einer dinglichen und geistigen Wirklichkeit ´erschließen´, und dieser Vorgang ist – von der anderen Seite her gesehen – nichts anderes als das Sich-Erschließen bzw. Erschlossenwerden eines Menschen für jene Inhalte und ihren Zusammenhang als Wirklichkeit (Klafki 1975, S. 43).

Und Meueler betont:

» Die entscheidenden Antriebe müssen von den Lernenden selbst ausgehen. Ist erst einmal zur Gewissheit geworden, dass das Lernen eine nicht erzwingbare Subjektleistung ist, die vom Lernenden selbst zu verantworten ist, werden die Aufgaben von LehrerInnen zugleich einfacher und schwieriger: Sie haben zum Lernen anzuregen, problemfor- mulierende sowie aktivierende Arbeitsformen zu entwickeln und die schwierige Kunst der Begleitung zu erlernen (Meueler 2001, S. 16).

Entsprechend formuliert Meueler in seiner Darstel- lung der eigenen Entwicklung als Erwachsenenbild- ner und Hochschullehrer, die er unter dem Titel *Lob des Scheiterns* veröffentlicht hat, ein anspruchsvol- les Grundverständnis subjektorientierter Didaktik:

» Für mich ist heute **Didaktik** nur als **kollegiales Gespräch** denkbar, in dem versuchte Praxis kritisch reflektiert und Ideen für eine denkbare neue Praxis produziert werden (Meueler 2001, S. 16, Hervorh. im Orig.).

Ein interessanter Anstoß für die Entwicklung des eigenen Selbstverständnisses als Hochschullehrer bzw. Hochschullehrerin.

Literatur

Arn, C. (2016). *Agile Hochschuldidaktik*. Weinheim, Basel: Beltz, Juventa.
Arnold, E. (2011). „… dass gestufte Studiengänge als Allheilmittel wirken würden, war im Ernst nicht zu erwarten …“, in: Lohmann et al. (Hrsg.) 2011, S. 196–207.
Bartz, O. (2010). Reform im Wachstum – Umbrüche im Hochschulsystem der Bundesrepublik Deutschland, in: R. Schneider & B. Szczyrba. (Hrsg.). *Hochschuldidaktik aufgefächert – vernetzte Hochschulbildung. Festschrift für Johannes Wildt*. Münster: LIT Verlag, S. 15–28.
BMBW (o-J.). *Der Bologna-Prozess – die Europäische Studienre- form*. https://www.bmbf.de/de/der-bologna-prozess-die- europaeische-studienreform-1038.html
Böss-Ostendorf, A. & Senft, H. (2014). *Einführung in die Hochschul-Lehre. Ein Didaktik-Coach*. 2. Aufl. Opladen, Toronto: Barbara Budrich, UTB.
Brauer, M. (2014). *An der Hochschule lehren. Praktische Ratschläge, Tricks und Lehrmethoden*. Berlin, Heidelberg: Springer VS.
Brown, W. (2015). *Die schleichende Revolution. Wie der Neoliberalismus die Demokratie zerstört*. Berlin: Suhrkamp.
Cohn, R. & Terfurth, C. (Hrsg.) (2007). *Lebendiges Lehren und Lernen. TZI macht Schule*. 5. Aufl. Stuttgart: Klett-Cotta.
Crouch, C. (2011). *Das befremdliche Überleben des Neoliberalis- mus*. Berlin: Suhrkamp.
Gruschka, A. (2002). *Didaktik. Das Kreuz mit der Vermittlung. Elf Einsprüche gegen den didaktischen Betrieb*. Wetzlar: Büchse der Pandora.
Hentig, H. von (2003). *Wissenschaft. Eine Kritik*. München. Wien: Hanser.
Himpele, K. (2011). Widersprüche des Bologna-Prozesses bei der Neuorganisation von Wissensvermittlung mit Blick auf den Arbeitsmarkt, in: Lohmann et al (Hrsg.) 2011, S. 167–187.
Huber, L. (Hrsg.) (1995). *Ausbildung und Sozialisation in der Hochschule, Enzyklopädie Erziehungswissenschaft, Band 10*. Stuttgart, Dresden: Klett.
Keller, E. B. & Jörissen, St. (2015). *Abschlussarbeiten im Studium anleiten, betreuen und bewerten*. Opladen, Toronto: Barbara Budrich, UTB.
Klafki, W. (1975). *Studien zur Bildungstheorie und Didaktik, 10. Aufl*. Weinheim, Basel: Beltz.
Kuhn, T. S. (1973). *Die Struktur wissenschaftlicher Revolutionen*. Frankfurt/M.: Suhrkamp.
Labhrainn, I. M. (2009). From teaching to learning: Challenges for Academic Staff Development, in: Schneider et al. (Hrsg.) 2009, S. 42–52.
Lenzen, D. (2014). *Bildung statt Bologna!*. Berlin: Ullstein.
Lohmann, I. et al. (Hrsg.) (2011). *Schöne neue Bildung? Zur Kritik der Universität der Gegenwart*. Bielefeld: transcript.
Macke, G. et al. (2012). *Hochschuldidaktik. Lehren – vortragen – prüfen – beraten*, 2. Aufl. Weinheim, Basel: Beltz.
Meueler, E. (1998). *Die Türen des Käfigs. Wege zum Subjekt in der Erwachsenenbildung*, 2. Aufl. Stuttgart: Klett-Cotta.
Meueler, E. (2001). *Lob des Scheiterns. Methoden- und Geschich- tenbuch zur Erwachsenenbildung an der Universität*. Balt- mannsweiler: Schneider Hohengehren.
Nussbaum, M. C. (2012). *Nicht für den Profit! Warum Demokratie Bildung braucht*. Überlingen: TibiaPress.
Pfäffli, B. K. (2015). *Lehren an Hochschulen. Eine Hochschuldi- daktik für den Aufbau von Wissen und Kompetenzen*. Bern: Haupt, UTB.

Pongratz, L. A. (2009). *Bildung im Bermuda-Dreieck: Bologna – Lissabon – Berlin. Eine Kritik der Bildungsreform*. Paderborn: Schöningh.

Ptak, R. (2011). Mehr und bessere Bildung durch Markt und Wettbewerb? Thesen zur politischen Ökonomie der aktuellen Bildungsdebatte, in: *Lohmann et al. (Hrsg.)* 2011, S. 105–120.

Ritter-Mamczek, B. (2011). *Stoff reduzieren. Methoden für die Lehrpraxis*. Opladen, Farmington Hills: Barbara Budrich, UTB.

Roth, G. (2011). *Bildung braucht Persönlichkeit. Wie Lernen gelingt*. Stuttgart: Klett-Cotta.

Rummler, M. (Hrsg.) (2011). *Crashkurs Hochschuldidaktik. Grundlagen und Methoden guter Lehre*. Weinheim, Basel: Beltz.

Sahmel, K.-H. (2015). *Lehrbuch Kritische Pflegepädagogik*. Bern: Hogrefe.

Schneider, M. & Mustafic, M. (Hrsg.) (2015). *Gute Hochschullehre: Eine evidenzbasierte Orientierungshilfe*. Berlin, Heidelberg: Springer.

Schneider, R. et al. (Hrsg.) (2009). *Wandel der Lehr- und Lernkulturen. 40 Jahre Blickpunkt Hochschuldidaktik*. Bielefeld: Bertelsmann.

Schumacher, E.-M. (2011). *Schwierige Situationen in der Lehre. Methoden der Kommunikation und Didaktik für die Lehrpraxis*. Opladen, Farmington Hills: Barbara Budrich, UTB.

Spitzer, M. (2006). *Lernen. Gehirnforschung und die Schule des Lebens*. Heidelberg: Spektrum.

Terhart, E. (2009). *Didaktik. Eine Einführung*. Stuttgart: Reclam.

Thomann, G. & Pawelleck, A. (2013). *Studierende beraten*. Opladen, Toronto: Barbara Budrich, UTB.

Türcke, C. (1994). *Vermittlung als Gott. Kritik des Didaktik-Kults*, 2. Aufl. Lüneburg: zu Klampen.

Ulrich, I. (2016). *Gute Lehre in der Hochschule. Praxistipps zur Planung und Gestaltung von Lehrveranstaltungen*. Wiesbaden: Springer.

Walzik, S. (2012). *Kompetenzorientiert prüfen. Leistungsbewertung an der Hochschule in Theorie und Praxis*. Opladen, Toronto: Barbara Budrich, UTB.

Webler, W.-D. (1995). Geschichte der Hochschule seit 1945, in: *Huber (Hrsg.) 2009*, S. 193–218.

Winteler, A. (2011). *Professionell lehren und lernen. Ein Praxisbuch*. 4. Aufl. Darmstadt: WBG.

Wörner, A. (2008). *Lehren an der Hochschule. Eine praxisbezogene Anleitung*. 2. Aufl. Wiesbaden: VS Verlag.

Zimmermann, T. & Zellweger, F. (Hrsg.) (2012). *Lernendenorientierung. Studierende im Fokus*. Bern: hep.

Allgemeine Aspekte didaktischen Handelns in der Hochschule

Karl-Heinz Sahmel

2.1   Lehren – 16

2.2   Beraten – 20

2.3   Prüfen – 22

Literatur – 26

© Springer-Verlag GmbH Deutschland 2018
K.-H. Sahmel (Hrsg.), *Hochschuldidaktik der Pflege und Gesundheitsfachberufe*,
https://doi.org/10.1007/978-3-662-54875-2_2

2.1 Lehren

Die älteste und heute zugleich umstrittenste Lehr-form an der Hochschule stellt die **Vorlesung** dar. Ursprünglich las der Lehrende an der Universität seinen Studierenden das von ihm geschriebene Manuskript vor, diese hörten aufmerksam zu und schrieben mit. Umstritten ist nun diese klassische Vorlesung, weil sie gemäß oben beschriebenem Wandel des Selbstverständnisses der Hochschuldidaktik als nicht mehr zeitgemäß gilt: Ein Wissender steht dem Unwissenden gegenüber und belehrt ihn.

Gemäß Döring stellt

» der Lehrvortrag eine Lehr- und Sozialform dar, in welcher
  a) größere Themenbereiche,
  b) in geschlossener, zusammenhängender Form,
  c) unter relativer psychologischer Abstimmung auf die Teilnehmer und
  d) bei Verwendung didaktischer Hilfsmittel (= Medien)
  behandelt werden können. Eine pauschale Kritik am Lehrvortrag, wie sie sich in der didaktischen Literatur häufig findet, ist … solange unberechtigt, als der Vortrag *nicht die einzige* oder *einseitig dominierende* Lehrform im didaktischen Repertoire (Programm) eines Dozenten darstellt (Döring 1990, S. 167; Hervorh. im Orig.).

Hinzu kommt, dass die oftmals beschworene Ineffektivität von Vorlesungen nicht eindeutig empirisch belegbar ist. Bligh „stellte mehrere Hundert empirische Studien zusammen, welche die Effektivität von Vorlesungen mit der Effektivität anderer Lehrformen vergleichen. Das Gesamtbild der Studien zeigt (ohne exakte Angabe von Effektstärken), dass Vorlesungen ebenso gut wie oder sogar besser als Diskussionen, Einzelarbeit, Projekte und multimediabasierte Lernformen zur Vermittlung von Wissen geeignet sind. Dies belegen 217 von 298 empirischen paarweisen Vergleichen zwischen Lehrformen. … Jedoch sind normal gestaltete Vorlesungen schlechter als andere Veranstaltungsformen dazu geeignet, Studierenden ein Verständnis komplexer Konzepte, anwendbare Fähigkeiten, Einstellungen, fachliches Interesse oder

soziale Kompetenzen zu vermitteln. Den Grenzen von Vorlesungen steht die Stärke gegenüber, dass in ihnen ein Dozierender sehr viele Studierende zugleich unterrichten kann, was in Seminaren oder Projekten so nicht der Fall ist. Daher ist die gängige Praxis durchaus sinnvoll, in Vorlesungen zunächst ökonomisch effizient eine Wissensgrundlage zu legen, auf die dann weiter reichende Lernprozesse in anderen Veranstaltungsformen aufbauen können" (Schneider und Mustafic 2015, S. 15).

Macke et al. kritisieren das deutliche Ungleich-gewicht, das durch eine Vorlesung hergestellt wird: „Eine Vorlesungssituation ist als Handlungssituation durch die Merkmale ´Ungleichgewicht der Handlungsspielräume´ und ´Asymmetrie der Beziehungen´ gekennzeichnet. Die Handlungsspielräume der Beteiligten sind unterschiedlich groß: Der Vortragende hat viele Handlungsalternativen, die er aktiv nutzen kann; den Hörern verbleiben nur wenige, überwiegend passiv-rezeptive Handlungsalternativen. Entsprechend asymmetrisch sind die interaktiv-kommunikativen Beziehungen zwischen Vortragenden und Hörern" (Macke et al. 2012, S. 107).

Der Vorlesung an der Hochschule ergeht es dabei ähnlich wie dem viel kritisierten Frontalunterricht an der Schule (Gudjons 2003): sie steht zwar unter dauerhafter Kritik, aber es geht nicht darum, diese Lehrform abzuschaffen, sondern sie zu reformieren – insbesondere angesichts stetig wachsender Überfüllungstendenzen von Hörsälen (Rummler 2014).

Brauer etwa erklärt auf der einen Seite: „Zweistündige Vorlesungen sind widersinnig. Niemand, auch Sie nicht, kann sich 90 Minuten lang auf ein und denselben Redner konzentrieren, selbst wenn es der beste Redner der Welt sein sollte. Unsere Aufnahmefähigkeit ist begrenzt. Dies gilt umso mehr, wenn wir unbeweglich an unserem Sitzplatz verharren und dadurch unsere physiologischen Aktivitäten reduzieren" (Brauer 2014, S. 53).

Auf der anderen Seite empfiehlt er pragmatisch die Einführung einer Pause in einer längeren Vorlesung; daneben sollte der Vortragende möglichst viele in der Rhetorik entwickelte Strategien einsetzen, möglichst frei sprechen, dafür sorgen, dass gute Sicht- und Hörverhältnisse herrschen, und das Sprechen durch visuelle Medien unterstützt wird (Brauer 2014, S. 54ff.).

Auch Winteler plädiert für gut strukturierte und interessant gestaltete Vorlesungen als **eine**

Lehrmethode und hebt hervor: „Die beiden Haupt-merkmale effektiver Vorlesungen sind **Klarheit** und **Enthusiasmus**. In der Vorlesung haben Sie eine sehr gute Gelegenheit, Ihr Interesse am Gegenstand des Studiums zu demonstrieren. Den Studenten Ihren persönlichen Enthusiasmus für die Sache zu vermit-teln, kann kein Buch oder anderes Medium jemals leisten. Enthusiasmus stimuliert das Interesse und interessierte Studierende lernen mehr und besser" (Winteler 2011, S. 130, Hervorh. im Orig.).

Allerdings geht in den Empfehlungen der hoch-schuldidaktischen Literatur relativ schnell die klas-sische Vorlesung in das **Lehr-Lern-Gespräch** über.

Macke et al. schlagen vor, dass der Vortragende sich auf das bestehende Ungleichgewicht und die nicht auflösbare Asymmetrie „einstellen und versu-chen (sollte), sie zu mildern. Sie sollten auf die Hörer eingehen, sie mit einbeziehen und ihnen deutlich machen, dass sie ihren Handlungsspielraum und die sich daraus ergebende Dominanz als Vortragender nicht über Gebühr ausnutzen wollen. Sie sollten sich Gedanken machen, wie sie die Situation der Hörer aufwerten können, um Ungleichgewicht und Asym-metrie erträglicher zu machen und zu vermeiden, dass die Hörer sich nicht ernst genommen fühlen und darauf enttäuscht, frustriert oder gar verärgert reagieren. Die Hörer sind neben dem vorzutragen-den Wissen der zweite, gleichgewichtige Bezugs-punkt des Handelns, auf den Vortragende sich vor-bereiten können" (Macke et al. 2012, S. 107).

Schon das **Fragen** ist ein erster Schritt zur Inter-aktion. „Fragen der Dozierenden an die Studie-renden bieten den Vorteil, dass sie im Vergleich zu anderen interaktiven Elementen relativ wenig Zeit kosten. Das Stellen von Fragen kann zudem unter Umständen lernförderlicher sein als das Vortragen von Aussagen" (Schneider und Mustafic 2015, S. 22).

Als Ideal scheint hier die **Sokratische Methode** auf. Der Nicht-Wissende, aber des Fragens Kundige, stellt seinen Schülern Fragen, nicht nach dem, was er schon weiß, sondern nach gemeinsam neu zu gewin-nenden Erkenntnissen. Diese ursprünglich philo-sophische Methode (Nelson 1975, S. 191ff.; Böhme 2002, S. 116ff.) ist in der Pädagogik oftmals erprobt (Wagenschein 1999, 2002) und kritisch hinterfragt worden (Fischer 2004, S. 83ff.).

Aber Philosophieren ist sicherlich nicht als Grundlage für moderne Lehre von Wissenschaften

in den Hochschulen anzusehen. Stattdessen muss darauf hingewiesen werden, dass schon in der Schule eine methodische Grundstruktur des Unter-richts feststellbar ist, die als „gelenktes Unterrichts-gespräch" in ihrer Monotonie massiv kritisiert wird (Meyer 1987, Bd. 2, S. 60ff.). Der Lehrer lenkt im Frontalunterricht die Schüler durch Fragen in die Richtung, die er vorher festgelegt hat. Die Leistung der Schüler in diesem Ritual besteht darin, stets die richtige Antwort auf die Frage des Lehrers zu geben. Irrtümer sind ausgeschlossen oder werden sanktioniert.

Döring, der das Lehrgespräch als eine wichtige Form des Lehrens sowohl in der Schule als auch in der Weiterbildung und Hochschule zugleich beibe-halten und reformieren möchte (Ähnlichkeiten zur Einschätzung der traditionellen Vorlesung werden sichtbar), unterscheidet zwei Spielarten:

a. Die **darstellend-entwickelnde** Lehrform, hier „überwiegt mehr der Vortrag des Dozenten, der jeweils einzelne Partien oder Sequenzen in geschlossener Form vorträgt, um dann jeweils durch Fragen und Impulse sicherzustellen, dass an Bekanntes angeknüpft wurde, dass Begriffe und Zusammenhänge verstanden, dass aufge-kommene Teilnehmer-Fragen beantwortet wurden, usw.

b. Bei der **fragend-entwickelnden** Form des Lehrgesprächs dominiert demgegenüber stärker die Impulsgebung und das Fragen durch den Dozenten. Die jeweiligen Teilnehmerbei-träge werden vom Lehrenden kurz ausgewertet, evtl. ergänzt, erläutert, korrigiert und kommen-tiert und bilden die Grundlage für den nächsten Denk- und Lernschritt, der wiederum durch Impuls und Frage des Dozenten ausgelöst wird" (Döring 1990, S. 179).

Döring unterscheidet dabei
- Lenkungsfragen,
- Aktivierungsfragen,
- Organisationsfragen,
- Informationsfragen und
- Kontrollfragen (Döring 1990, S. 182).

Eine didaktisch sinnvolle Frage, also eine solche, die den Lehr-Lernprozess tatsächlich voranbringen kann, hat Aebli folgendermaßen umschrieben:

» Der Lehrer, der eine Frage stellt, täuscht nicht vor, etwas nicht zu wissen, das er ganz genau weiß, und er fordert den Schüler nicht auf, über etwas Auskunft zu geben, das ihm unbekannt ist. Er fordert ihn ganz einfach auf, einen vorliegenden Gegenstand unter einem bestimmten Gesichtspunkt zu betrachten (Aebli 2001, S. 363f.).

Dies wäre nun auf die Hochschullehre zu übertragen. Fragen des Dozenten sollten auf das Denken der Studierenden bezogen sein. „Hochschullehrer, die erfolgreich lehren wollen, brauchen die Fähigkeit, ´provozieren´ zu können. Und zwar in der lateinischen Ursprungsbedeutung des Wortes. Sie müssen das Lernen ´hervorrufen´. Wer als Dozent geschickt provoziert, regt Lernprozesse an" (Böss-Ostendorf und Senft 2014, S. 24). Allerdings sollte dabei in der Praxis folgendes bedacht werden: „Ein zentrales Kriterium beim Stellen von Fragen ist eine angemessene Wartezeit – die Frage muss von den Studierenden verstanden und durchdacht werden, zugleich müssen sie sich trauen, aufzuzeigen. Diese Zeit wird von uns Lehrenden regelmäßig unterschätzt, insbesondere bei komplexen Fragen, da wir die Antwort schon kennen und als Präsentierende ein anderes Zeitempfinden haben: das studentische Schweigen kommt Lehrenden lang vor, verunsichert sie, und am Ende beantworten Lehrende die Frage teils selbst … Im Schnitt warten Lehrkräfte eine (!) Sekunde zur Beantwortung ihrer gestellten Frage …, was viel zu gering ist" (Ulrich 2016, 108).

Vorlesung und gelenktes Lehrgespräch stellen deutlich dozentenzentrierte Formen des Lehrens an der Hochschule dar. Will man den im theoretischen Diskurs der Hochschuldidaktik postulierten Schwenk vom Lehren zum Lernen (▶ Abschn. 1.1) auch praktisch nachvollziehen, so erweist sich sicherlich das **Seminar** als zeitgemäße hochschulische Lehr-Lern-Form.

Oftmals steht im Zentrum des hochschulischen Seminar-Alltags das **Studierenden-Referat**. Allerdings bestehen Referate „im Kern darin, dass Studierende die anderen Seminarteilnehmenden mittels eines Vortrags unterrichten. Häufig wird dieser in Form einer PowerPoint-Präsentation gehalten" (Schneider und Mustafic 2015, S. 45). Somit werden zwar einzelne Studierende in einer Lehrveranstaltung

aktiv und können ihre Präsentationsfähigkeiten trainieren. Aber sie bleiben – ggf. gemeinsam mit dem Lehrenden – in einer zentrierenden Rolle. Ob und wie weit Lernprozesse angeregt werden liegt – auch hier – an der Qualität des Vortrags, der Fragen und den Möglichkeiten der anschließenden Diskussion.

Hier soll eine Seminarform herausgegriffen werden, die in der hochschuldidaktischen Literatur – als „kooperatives Lernen" (Schneider und Mustafic 2015, S. 41; Winteler 2011, S. 140ff.) – ausführlich beschrieben und als besonders effektiv herausgestellt wird: die Arbeit von Studierenden in **Kleingruppen**.

Winteler bestimmt kooperatives Lernen (KL) als „das Lernen in sorgfältig strukturierten kleinen Gruppen, in denen Studierende zusammen arbeiten, um ihr eigenes Lernen und das Lernen der anderen Gruppenmitglieder zu maximieren, indem sie einander wechselseitig unterrichten (teaching is learning twice). Die Effektivität dieser Lehrmethode ist so gut belegt wie bei keiner anderen Methode. KL führt zu höherer individueller Leistung für alle Arten von Aufgaben" (Winteler 2011, S. 141).

Böss-Ostendorf und Senft verweisen darauf, dass Gruppen sehr wohl der Leitung bedürfen. „Die Teilnehmer erwarten von dem anwesenden Leiter, dass er den Prozess voranbringt" (Böss-Ostendorf und Senft 2014, S. 141). Und entsprechend warnt Döring: „Nichts wäre bedenklicher, ja gefährlicher, als anzunehmen, GA (Gruppenarbeit) würde sozusagen ´von sich aus´ laufen" (Döring 1990, S. 207). In Bezug auf die Leitung der Gruppe gibt es ein interessantes Spannungsverhältnis: Auf der einen Seite sollte der Dozent die Ziele der Gruppenarbeit im Blick behalten (Böss-Ostendorf und Senft 2014, S. 167ff.), die abgesprochenen bzw. vorgegebenen Rahmenbedingungen – Raum, Zeit, Informationsfluss – beachten (Böss-Ostendorf und Senft 2014, S. 179ff.) und die Kommunikationsprozesse im Verlauf der Gruppenarbeit in Gang halten (Böss-Ostendorf und Senft 2014, S. 180ff.). Auf der anderen Seite kann Gruppenarbeit dann als effektiv gelten, wenn möglichst viele Teilnehmerinnen und Teilnehmer möglichst große Lernerfolge erzielt haben. „Eine Gruppe, die effektiv arbeitet, erkennen Sie an folgenden Merkmalen:

- Sie versteht es, sich relativ selbständig mit konkreten Inhalten zu beschäftigen.
- Sie kämpft nicht ohne Not gegen den Lehrer oder einzelne Teilnehmer an.

- Sie befasst sich nicht allzu sehr mit Fantasien über ihre Mitglieder.
- Sie beschäftigt sich gerne mit ihren Arbeitsaufgaben. …
- Der effizienten Arbeitsgruppe gelingt ein Gedankenaustausch, bei dem durch die Teilnehmer und den Leiter viel von dem bekannt gemacht wird, was vorher unbekannt war" (Böss-Ostendorf und Senft 2014, S. 202).

Döring fasst die Herausforderungen für den Lehrenden im Prozess der Gruppenarbeit folgendermaßen zusammen: „Der Dozent wird auf dieser Ebene der Arbeit ganz entschieden gefordert. Er erscheint aber dennoch nicht als der Kontrolleur, Besserwisser …, sondern gibt sich als helfender Partner zu erkennen, der von seiner Position aus zwar Sach- und Person-Autorität verkörpert, der aber davon überzeugt ist, dass Teilnehmer und Dozenten gemeinsam ständig Lernende sind, dies sein müssen, soll im eigentlichen Sinne des Wortes ´soziales Lernen´ möglich und sinnvoll werden" (Döring 1990, S. 214).

Die Interaktion zwischen Lehrendem und Studierenden darf also während der Gruppenarbeit nicht aufhören und nach dieser Arbeitsphase muss diese methodische Form evaluiert werden. Dazu gehört sowohl die Beschäftigung mit Gefühlen, als auch mit Störungen – immer mit Blick auch auf künftige Lehr-Lernprozesse. Erfolgt dies nicht, so kann es so weit kommen, dass Studierende, die schon in der Schule (nicht selten schlechte) Erfahrungen mit Gruppenarbeit gemacht haben, dieser Lehr-Lern-Form mit großem Unmut begegnen.

Mit Blick auf den Alltag an Hochschulen verweisen verschiedene Autoren darauf, dass Gruppenarbeit nur dann ein großes Potential für Lehren und Lernen darstellt, wenn die **Gruppengröße** nur bei maximal 20 Personen liegt (Böss-Ostendorf und Senft 2014, S. 147f.). In sehr großen Gruppen ist eine Interaktion zwischen den Beteiligten kaum noch möglich, hier „vergrößert sich die Distanz zwischen Dozent/in und Studierenden mit Zunahme der Anzahl Teilnehmer und Teilnehmerinnen. Dozierende kennen verständlicherweise ihre Studierenden kaum mit Namen, auch die Studierenden kennen sich untereinander teilweise nicht. Die einzelnen Studierenden können die anderen Anwesenden nicht mehr im selben Moment als Individuen wahrnehmen. Nur schon der physische Blickwinkel verunmöglicht dies" (Pfäffli 2015, S. 315). Entweder die Großgruppe zerfällt in Kleingruppen bzw. wird in kleinere Gruppen geteilt, oder die angestrebten Lerneffekte können nicht erzielt werden.

Die besondere Qualität eines Seminars kann darin liegen, dass Dozent und Studierende sich gemeinsam verständigen auf verschiedene Methoden des Lehrens und Lernens in unterschiedlichen Sentenzen, die geplant, in eine sinnvolle Reihenfolge gebracht und gemeinsam umgesetzt und evaluiert werden. Auf die damit verbundenen konkreten Probleme wird im kommenden Kapitel 3 detailliert eingegangen.

Die bisher erörterten Formen des Lehrens und Lernens – die Vorlesung, das Lehr-Lern-Gespräch und die Gruppenarbeit – gehen immer noch von einer eher traditionellen Rolle des Dozenten aus als Lenker der Lernprozesse der Studierenden. Nimmt man den eingangs vorgestellten „Shift from teaching to learning" in der Hochschuldidaktik ernst, so müssten die Anteile der Studierenden an den Lehr-Lern-Prozessen zunehmend größer – und die des Lehrenden entsprechend geringer werden. Beide sollten Fragen stellen, beide ihre jeweiligen Reflexionsprozesse transparent machen, beide miteinander interagieren (Pfäffli 2015, S. 20).

Dies gilt für das gesamte Repertoire möglicher Formen des Lehrens und Lernens an der Hochschule, etwa Übungen, Tutorien, Rollenspiele, Planspiele, Projektarbeit (Schneider und Mustafic 2015, S. 63ff.), Fallstudien. Problem-based-learning (Pfäffli 2015, S. 213ff.; ▶ Kap. 15, Rappold und Scherer) und forschendes Lernen (▶ Kap. 17, Dütthorn) werden in eigenen Kapiteln in ihrer Bedeutung für das Lehren und Lernen in Pflege- und Gesundheitsberufen an der Hochschule gewürdigt.

Die bislang als schwierig erörterte Position des Dozenten wird auch in Beziehung zu immer selbstständiger werdenden Studierenden nicht einfacher. Als Gegenposition zur Dominanz des Lehrenden bietet sich die Selbststeuerung der Studierenden an. Diesem Konzept – oftmals auch als „Selbstorgansiertes Lernen" vorgestellt (Herold und Herold 2011) – wird im Rahmen des schulischen wie des beruflichen Lernens eine wachsende Bedeutung zugesprochen.

Aber Meueler weist schon 2001 darauf hin, dass der Begriff **„selbstgesteuertes Lernen"** dann zu einer ideologischen Floskel verkommt, wenn das Konzept nicht mit entsprechenden Freiräumen für die Lernenden innerhalb der Institution verknüpft wird. Er bezieht sich dabei auf Weinert, der bereits 1982 beklagte, „dass der Begriff ´selbstgesteuertes Lernen ständig in Gefahr sei, zu einem vieldeutigen, schillernden und ideologieanfälligen Schlagwort zu werden´. Er selbst will diese Bezeichnung nur dann zulassen, wenn in der Lernsituation Spielräume für die selbstständige Festlegung von Lernzielen, Lernzeiten und Lernmethoden vorhanden und erschließbar sind, der Lernende sich dieser Möglichkeiten bedient, folgenreiche Entscheidungen im Hinblick auf das eigene Lernen trifft und diese wenigstens teilweise handelnd realisiert. Für Weinert ist unabdingbar, dass der Lernende sich selbst zum Lehrer wird, indem er z. B. den Lernvorgang eigenständig plant, seine Lernfortschritte überprüft und sich die benötigten Informationen beschafft, dies alles im subjektiven Bewußtsein, lernrelevante Entscheidungen selbst gewollt und Lernaktivitäten persönlich verursacht zu haben" (Meueler 2001, S. 86).

Bezogen auf das Lernen an Hochschulen beklagen Böss-Ostendorf und Senft etliche Jahre später: „Keine unserer Bildungsinstitutionen (scheint) ein Problem damit zu haben, die Selbstständigkeit der Studierenden in der Organisation ihres Studiums durch immer straffere zeitliche und inhaltliche Vorgaben einzuschränken. Wenn selbst die Lernergebnisse schon vorher festgelegt sind, was können Studierende beim Lernen dann überhaupt noch selbst steuern?" (Böss-Ostendorf und Senft 2014, S. 174).

Wie Studierende in Pflege- und Gesundheitsstudiengängen mit dieser Widersprüchlichkeit umgehen, wird an anderer Stelle ausführlich thematisiert (▶ Kap. 19, Sahmel und Zenz).

2.2   Beraten

Neben der Lehre gehört die Beratung zu den substanziellen Aufgaben eines an der Hochschule Lehrenden. Der Erfolg der Lernprozesse von Studierenden ist nicht unerheblich abhängig vom Vorhandensein und von der Qualität der Beratung an der Hochschule. Allerdings ist hier sogleich einschränkend darauf hinzuweisen, dass nicht alle Lehrenden kontinuierlich alle Rat suchenden Studierenden beraten können. Lehrbeauftragte, die nur selten an der Hochschule anwesend sind, erbringen hier oft zusätzliche nicht vergütete Leistungen, Assistenten und Wissenschaftliche Mitarbeiter treten hier oftmals als Mittler und Berater auf, wenn Studierende hauptamtlich beschäftigte Professorinnen und Professoren nicht erreichen.

Beratung im hochschuldidaktischen Kontext sollte abgegrenzt werden von allgemeiner Studierendenberatung, Berufsberatung oder Sozialberatung, für die sich an der Hochschule oftmals Bedarfe zeigen und (manchmal) entsprechende Anlaufstellen bestehen. Thomann und Pawelleck definieren hochschuldidaktische Beratung allgemein „als situationsbezogene und spezifische Hilfestellung bei der Analyse und Lösung von Problemen oder bei auftauchenden komplexen Fragestellungen – wobei Beratung immer auch dialogisches und gemeinsames Denken und Handeln beinhaltet" (Thomann und Pawelleck 2013, S. 15).

Es gibt verschiedene Konzepte von Beratung, denen unterschiedliche Theoriesegmente zugrunde liegen, „welche u.a. aus organisationalen, familiären, therapeutischen oder Bildungskonzepten stammen" (Ulrich 2016, S. 149).

Als Ziel hochschulischer Beratung wird übereinstimmend die **Hilfe zur Selbsthilfe** genannt (Macke et al. 2012, S. 148ff.; Ulrich 2016, S. 149). Die Themen der Beratung können sehr unterschiedlich sein:

- „fachliche Aspekte …
- methodische Inhalte …
- soziale Probleme …
- personale Aspekte …

Die fachliche und methodische Beratung stellt eine Kernaufgabe für uns Lehrende dar. Soziale und persönliche Beratung ist bei leichten, lehrrelevanten Problemen sinnvoll (z. B. Arbeitsverweigerung eines Studierenden in der Referatsgruppe), sollte bei schwereren Problemen aber an professionelle Stellen weitergeleitet werden" (Ulrich 2016, S. 150).

Besondere Sensibilität ist im hochschulischen Beratungsgespräch vor allem deshalb angebracht, weil Studierende oftmals Schwächen offenbaren oder sich im Verlaufe des Beratungsgespräches eine Reihe tiefer gehender Probleme zeigen können. Hier ist es nun äußerst wichtig festzuhalten, dass der Hochschullehrer der Schweigepflicht unterliegt und vertrauliche Informationen nur mit dem ausdrücklichen Einverständnis des Studierenden weiter geben darf (Macke et al. 2012, S. 146).

Der Beratende sollte darüber hinaus entschieden haben, ob er über die notwendigen Kompetenzen für eine angemessene Beratung des Studierenden verfügt (Ulrich 2016, S. 150ff.). Dies lässt sich etwa durch folgende Reflexionsfragen erfassen:

- „Habe ist das nötige Fachwissen über Beratung, um beispielsweise in einem Beratungsgespräch sicher entscheiden zu können, wo ich mich auf dem Kontinuum zwischen Fach- und Prozessberatung in einem bestimmten Gespräch bewegen sollte?
- Wie gut bin ich in der Lage, Gesprächsführungsinstrumente methodisch sinnvoll einzusetzen?
- Wie gut kann ich auf sozialer Ebene die Beziehung zu den Studierenden gestalten?
- Inwiefern beeinflussen meine persönlichen Werte und Haltungen die Beratungssituation?" (Thomann und Pawelleck 2013, S. 36).

Bei Zweifeln sollte der Lehrende die Beratung ablehnen und an andere kompetente Stellen verweisen (Macke et al. 2012, S. 145).

Thomann und Pawelleck unterschieden in ihrem Ratgeber „Studierende beraten" (2013, S. 51ff.) verschiedene Beratungssituationen, die einen unterschiedlichen Grad an Verbindlichkeit haben und sehr verschieden lange dauern.

Wenig beachtet, aber dennoch wichtig ist die **Ad-hoc-Beratung**.

» Jede Lehrperson kennt diese Situation: Die Zeit vor oder nach Lehrveranstaltungen wird von Studierenden gern genutzt, um ´eben mal noch eine Frage´ persönlich an sie zu stellen. Studierenden fällt es in diesem informellen Kontext häufig leichter, ihre Anliegen zu formulieren, und es ist für sie die Gelegenheit, ohne größeren Aufwand mit den Lehrenden ins Gespräch zu kommen. Für Lehrende bedeutet diese Situation allerdings meist Stress, weil sie sich vor und nach Lehrveranstaltungen teilweise regelrecht belagert fühlen, sie Vorlesungen nicht pünktlich beginnen oder den Vorlesungssaal nicht rechtzeitig räumen können (Thomann und Pawelleck 2013, S. 51).

Die Autoren empfehlen, solche Situationen nicht überhand nehmen zu lassen und gemeinsam mit den Studierenden für geregelte Formen der Beratung zu sorgen. Wissenschaftliche Untersuchungen haben ergeben, dass solche Beratungen „zwischen Tür und Angel" allerdings nicht nur negativ einzuschätzen sind (Thomann und Pawelleck 2013, S. 52).

Mehr Möglichkeiten der Strukturierung von hochschulischer Beratung bietet die **Sprechstunde**. Dabei gibt es zwei Formen: „der Besuch ohne und mit Voranmeldung. Die zweite Variante ermöglicht den Lehrenden eine bessere Planung, da sich nur so viele Studierende anmelden können, wie tatsächlich Zeit zur Verfügung steht. Außerdem haben sie durch die Anmeldung die Namen der Studierenden vor sich, so dass sie auch Studierende, die sie nicht namentlich kennen, persönlich ansprechen können. Auch ermöglicht es den Lehrenden, die Studierenden mit in die Verantwortung für die Vorbereitung einzubeziehen" (Thomann und Pawelleck 2013, S. 54). Ob nun die Vorbereitung durch einen Fragebogen (Thomann und Pawelleck 2013, S. 58) und die genaue Strukturierung des Ablaufs der Beratung in der Sprechstunde (Thomann und Pawelleck 2013, S. 59ff.) immer sinnvoll ist, sollte vom Lehrenden geprüft und mit ratsuchenden Studierenden nach der Durchführung gemeinsam evaluiert werden.

Leitfäden für Beratungsprozesse (Thomann und Pawelleck 2013, S. 75ff.) oder gar der Abschluss eines entsprechenden Kontraktes (Thomann und Pawelleck 2013, S. 42ff.) erscheinen sinnvoll bei längeren Beratungs- und Begleitungsprozessen. Dies ergibt sich vor allem beim **Anfertigen von Abschlussarbeiten** im Studium (Keller und Jörissen 2015). Bei der Begleitung von Studierenden durch Hochschullehrer beim Schreiben umfangreicher wissenschaftlicher Arbeiten lassen sich unterschiedliche Phasen unterscheiden:

1. Initiierung, Themensuche und Vorbereitung
2. Erstgespräch: „Das Erstgespräch bildet die Basis für die anschließende Zusammenarbeit zwischen Betreuerin und Student. Themen für das Erstgespräch sind die Motivation bzw.

das Interesse des Studenten am Thema, die gegenseitigen Erwartungen, eine Präzisierung der Fragestellung bzw. des Themas und die bestehenden institutionellen Vorgaben für die Arbeit. Ferner ist zu vereinbaren, in welchen Stadien der Arbeit und in welchem Umfang die Betreuerin Feedbackgespräche anbietet und Entwürfe liest. Die Dozentin selbst sollte ihre Anforderungen an die Arbeit formulieren und die Bewertungskriterien bzw. die Bewertungsmodalitäten klären und transparent machen" (Keller und Jörissen 2015, S. 65).

3. Startphase mit Exposé und/oder Abschluss eines Kontraktes
4. Durchführungsphase mit Feedbackgesprächen, Standortbestimmungen und gemeinsamen Besprechungen
5. Schlussphase mit Bewertung und Feedback (▶ Abschn. 2.3).

Neben den Abläufen, die durch Kontrakte eine größere Verbindlichkeit bekommen können, ist insbesondere darauf hinzuweisen, dass es beim Schreiben größerer Arbeiten zu Stockungen und Blockaden, zumindest aber zu Rückschritten und Pausen kommen kann. Hier kann eine gezielte Schreibberatung sinnvoll sein und Dozenten sollten die Studierenden frühzeitig auf entsprechende Angebote etwa in Schreibwerkstätten an Hochschulen hinweisen (Thomann und Pawelleck 2013, S. 79ff.).

Damit ist eine **Grenze** der Beratungsmöglichkeiten durch Hochschullehrer angezeigt. Nicht alle Probleme und Schwierigkeiten von Studierenden sind den Lehrenden bekannt, nicht auf alle bekannten Probleme kann der Lehrende eingehen oder gar helfen, sie zu lösen. Über begrenzte Zeit-Ressourcen muss hier auch gesprochen werden. Und ob die Möglichkeit der Beratung in Gruppen (Vorschläge von Macke et al. 2012, S. 159ff.) nicht die Probleme nur verlagert und nicht löst, bleibt ungeklärt. Hier sollten die Angebote an Coaching und Supervision in Hochschulen ausgebaut werden.

Ein besonderes Problem ergibt sich aus dem Zusammenhang von Beraten und Beurteilen, ein Aspekt auf den im kommenden Unterkapitel eingegangen wird. Hier abschließend nur der Hinweis auf einige Irritationen, die sich aus dem Zusammenhang von Beraten und Beurteilen ergeben (können):

— „Die Sorge, dass die Beratungsbeziehung durch die Beurteilungsfunktion gefährdet wird.
— Die Befürchtung, dass die erwartete Beurteilung das Vertrauen der Studierenden in den Lehrenden verunmöglicht.
— Der Wunsch, in einen gleichberechtigten Dialog einzutreten, in der Beurteilungsfunktion jedoch unverhofft zum ´mächtigen Experten´ zu werden.
— Die Kriterien der Beurteilung und ihre Folgen nach einem gelungenen Beratungsprozess nicht zu berücksichtigen oder zu akzeptieren.
— Es nicht zu wagen, aufgrund der ´mitschwingenden´ Beurteilungsfunktion eine partiell symmetrische Beratungsbeziehung einzugehen.
— Sich nach einem Beratungsgespräch nicht mehr für objektiv und unvoreingenommen in der Beurteilung zu halten" (Thomann und Pawelleck 2013, S. 111).

2.3   Prüfen

Basis für ein gelingendes Prüfungsgeschehen ist eine Kultur der Verständigung, die schon in der Lehre gelegt wird. „Als Lehrender hat man die Möglichkeit, bereits in der Lehre eine Kultur des gemeinsamen Handelns, des Verstehens und der Verständigung aufzubauen. Diese Kultur ist das Fundament für die Prüfung, denn die Kandidaten werden sich in der Prüfung an dem Menschen- und Weltbild, an den Werten und sozialen Normen orientieren, die in der Lehre handlungsleitend waren. Auch die Art, wie in der Lehre miteinander geredet und gehandelt wird, prägt das Miteinander-Reden und Miteinander-Handeln in der Prüfung. An diesem Fundament hält sich der Prüfungskandidat fest. Es gibt ihm auch in der Prüfungssituation Halt. Wird an diesem Fundament in der Prüfung gerüttelt, kann der Kandidat stark verunsichert werden. Es ist daher wichtig, dass der Prüfende sich darüber im Klaren ist, dass der Handlungsrahmen, der in der Lehre gespannt wird, die Handlungssituation der Prüfung stark beeinflusst" (Macke et al. 2012, S. 129).

Nun darf man sich allerdings nicht der Illusion hingeben, als sei das Prüf-Geschehen allein eine Angelegenheit zwischen Prüfer und Kandidat. Seitens der Gesellschaft und ihres (Sub-)Systems

Hochschule werden Prüfungen unterschiedliche Funktionen zugeschrieben:

- Sozialisierungsfunktion: Ausübung von Herrschaft, Verteilung von Status und Verweigerung desselben,
- Rekrutierungsfunktion: Auslese, Platzierung in der Gruppe, Nachweis von Kompetenzen,
- Didaktische Funktionen: Rückmeldung, Diagnose, Steigerung der Motivation,
- Prognostische Funktion (Ulrich 2016, S. 160; Winteler 2011, S. 104).

Diese Aspekte wirken sich unweigerlich auf das Interaktionsgeschehen zwischen Lehrenden und Studierenden aus und bedürfen der Aufklärung.

Pfäffli unterscheidet allgemein die summative von der formativen Beurteilung:

> » Die **summative** Beurteilung
> - erhebt gezielt einen Leistungsstand der Studierenden,
> - will abschließend beurteilen, ob die Wissens- und Kompetenzziele genügend erreicht worden sind,
> - basiert auf einem überprüfbaren Ziel und einer entsprechenden Aufgabe,
> - orientiert sich aufgabenbezogen an einer Norm oder an Kriterien,
> - hat oft selektive Funktion.
> Die **formative** Beurteilung
> - will mittels einer Standortbestimmung im Hinblick auf die Ziele feststellen, ob fördernde Lernanstöße notwendig sind – und allenfalls welche,
> - zielt primär auf die Analyse, Kontrolle, Steuerung und Begleitung des Lernprozesses,
> - orientiert sich an Normen und an Kriterien,
> - ist besonders angezeigt, wenn Kriterien nicht eindeutig beurteilt werden können …,
> - basiert auf sichtbaren Lernleistungen der Studierenden …,
> - hat oft prognostische Funktion (Pfäffli 2015, S. 269).

Und was soll überhaupt geprüft werden? Geht es um Wissen oder Haltungen? Hinter dem modernen und unscharfen Kompetenzbegriff (Sahmel [Hrsg.] 2009, S. 7ff.) verbergen sich sehr unterschiedliche Aspekte. Für die Gestaltung einer jeden Prüfung ergibt sich

mit Blick auf das vorangegangene Lehrgeschehen eine Auswahlproblematik: „Was innerhalb eines Semesters gelehrt und gelernt wurde, kann unmöglich sämtlich am Semesterende geprüft werden. Wenn mit der Prüfung eine valide Aussage über die vorhandenen Kompetenzen der Prüflinge getroffen werden soll, muss eine Auswahl der Inhalte bewusst erfolgen, und sie sollte bestimmten Kriterien gerecht werden:

- Repräsentativität …
- Relevanz …
- Kompetenzorientierung/Problemorientierung/ Handlungsorientierung: Inhalte sind so zu wählen, dass sie – im Sinne des Kompetenzbegriffes – in problemhaltige Situationen eingebettet werden können. Das heißt, es sind solche Inhalte zu wählen, die sich zu ´didaktischen Problemen´ aufbauen lassen. …
- Ökonomie: Nachdem diese drei Kriterien die Messlatte eher hochlegen, können prüfungsökonomische Überlegungen dazu führen, eine Prüfung weniger aufwändig zu gestalten, als es didaktisch angemessen wäre“ (Walzik 2012, S. 42).

Insgesamt gilt: „Prüfungen markieren den Übergang in ein neues Semester oder ins Berufsleben. Anhand von Prüfungsergebnissen wird ausgewählt und den Erfolgreichen am Ende ein neuer Status verliehen. … Verträgt sich dieser ´Sortierungsauftrag´ … überhaupt mit dem Bildungsauftrag der Hochschullehre?“ (Böss-Ostendorf und Senft 2014, S. 273).

Gerade angesichts der Zunahme von Prüfungen im Rahmen der Modularisierung von Studiengängen durch den Bologna-Prozess muss diese Frage ernsthaft diskutiert werden. Zugleich erscheint es notwendig, eine Reihe von **Prinzipien** für die Gestaltung von Prüfungen aufzustellen und auf ihre Beachtung zu drängen:

- Transparenz: Die am Prüfungsgeschehen Beteiligten wissen stets, worum es geht und wie das Geschehen gestaltet ist.
- Verlässlichkeit: Der Prüfende muss sich darauf verlassen können, dass seine festgesetzten Maßstäbe und Prüfungsformen nicht von Dritten (Prüfungsausschuss, an der Prüfung beteiligte Kollegen) verändert werden; der Studierende muss sich darauf verlassen können, dass Absprachen eingehalten werden.

- Gerechtigkeit: Diese ist zwar in Prüfungen nicht durchgängig herstellbar, aber die Formen der Prüfung und die Maßstäbe der Beurteilung sollten gut begründet und praktikabel sein.
- Angstfreiheit: Auch hier gilt es zumindest, hohe Anstrengungen zu unternehmen, um möglichst wenig Druck in der Prüfungssituation aufkommen zu lassen.

Die Umsetzung dieser Prinzipien im Prüfungsprozess wird stets zu überprüfen sein, also bei der Vorbereitung, der Durchführung, der Bewertung der Prüfung und beim Feedback (Winteler 2011, S. 105f.; Macke et al. 2012, S. 133ff.). Diese ist allerdings auch abhängig von den verschiedenen **Arten** von Prüfungen, d. h. davon, inwieweit innerhalb des Prüfungsgeschehens Kommunikations- und Gestaltungsmöglichkeiten bestehen. Je starrer eine Prüfungsform, umso weniger kann sie – vom Prüfenden wie vom Studierenden – mitgestaltet werden.

Die **Multiple-choice-Aufgaben** mit einem geschlossenen Antwortformat bieten den geringsten Gestaltungsspielraum, hat aber zugleich den Ruf, „objektiv" zu sein (daher ihre große Beliebtheit etwa in den Naturwissenschaften). Ob Multiple-choice-Aufgaben ein niedrigeres inhaltliches Anspruchsniveau haben als offene Aufgaben, ist empirisch nicht nachgewiesen. „Wenn man sich anschaut, wie Dozierende die Aufgabentypen in der Praxis einsetzen, so zeigt sich tatsächlich eine leichte Tendenz dahingehend, dass Dozierende Multiple-choice-Aufgaben eher zum Abfragen von Wissen und offene Aufgaben eher zum Testen anspruchsvollerer Kompetenzen wie Transfer, Anwendung, Analyse oder Verständnis von Prinzipien verwenden. Sachlogisch ist dieses Vorgehen aber nicht bedingt" (Schneider und Mustafic 2015, S. 124; Brauer 2014, S. 94f.).

Klausuren mit offenen Fragen eröffnen nun allerdings den Raum für sehr unterschiedliche Antwort-Formen (von den Stichworten bis zur ausgeschmückten Erzählung), was die Bewertung sehr schwierig macht. Hier gilt es im Vorfeld Transparenz herzustellen über Erwartungen und Bewertungen, konkret müssen die Arbeitsaufträge exakt und verständlich formuliert sein und die Kriterien der Beurteilung vorher bekannt sein (Walzik 2012, S. 51ff.; Brauer 2015, S. 90f.).

Mündliche Prüfungen bieten dem Prüfling nicht nur die Möglichkeit, erlerntes Wissen zu reproduzieren, sondern im Prüfungsgespräch können Verständnis für Zusammenhänge ebenso befragt werden wie die Beurteilung des Wissens. Neben dieser kognitiven Dimension (Fachkompetenz) bieten mündliche Prüfungen auch Raum für die Einschätzung von sozialen Kompetenzen (Pfäffli 2015, S. 284ff.). Mündliche Prüfungen „bieten die Möglichkeit, auszuloten, was ein Prüfling wirklich kann, und individuell auf die jeweiligen Kompetenzen einzugehen. Zudem können Ausdrucksfähigkeiten in der direkten Kommunikation geprüft werden. Die höhere Flexibilität wird natürlich zum Preis einer geringeren Vergleichbarkeit einzelner mündlicher Prüfungen untereinander erkauft. Entsprechend ist es wichtig, mündliche Prüfungen genau vorzubereiten und zu dokumentieren, um auf diesem Wege Vergleichbarkeit, Transparenz und Fairness zwischen den einzelnen Prüfungsleistungen herzustellen" (Walzik 2012, S. 55).

Die gleichen Richtlinien gilt es bei **Gruppenprüfungen** einzuhalten, die entweder als mündliche Prüfung anzusehen sind, „in der gleichzeitig mehrere Prüflinge geprüft werden", oder als eine Prüfungsform, „in der eine Gruppe gemeinsam eine Aufgabe oder ein Problem bewältigen muss" (Walzik 2012, S. 65).

Andere Prüfungsformen können **Referate** oder Seminararbeiten (**Hausarbeiten**) sein (Brauer 2014, S. 96ff.); auch hier gilt es, genaue Regelungen für die Durchführung und die Bewertung offenzulegen. Die moderne Form des Portfolios hat sich noch nicht auf breiter Front an den Hochschulen als alternative Prüfungsform durchgesetzt (▶ Kap. 16, Löwenstein).

Die **Bewertung** und **Benotung** von Prüfungen stellt ein besonderes Problemfeld dar, das auch im allgemeinbildenden Schulwesen nicht unkritisch gesehen wird. Die Messung und Bewertung von Leistungen gehört traditionellerweise zu den wichtigsten Aufgaben der Schule. Es wurden in den vergangenen Jahrzehnten etliche Veränderungen in Bezug auf Inhalte und auf Formen des Lehrens und Lernens vorgenommen (Jung 2013). Grundlegende Reformen des Bewertungssystems stehen allerdings weitgehend noch aus. Dabei wären diese pädagogisch gesehen überfällig!

Die **Kritik** an der Leistungsmessung ist sehr breit. „Die an den Schulen heute noch übliche Leistungsbeurteilung ist schon kurz nachdem sie allgemein durchgesetzt war – vor etwa 100 Jahren – heftiger

Kritik unterzogen worden. Diese Kritik hat mit unterschiedlichen Akzentuierungen bis heute die schulische Leistungsbeurteilung begleitet. Insbesondere die Form der Ziffernzensur und die Auslese von Schülern anhand von Noten waren dabei immer wieder Stein des Anstoßes. Seit den Anfängen der reformpädagogischen Bewegung ist der Benotungspraxis immer wieder vorgehalten worden, dass sie durch äußere Belohnungen und Bestrafungen einen pädagogisch unangemessenen Anreiz bietet, der von der Sache ablenkt und schwächere Schüler entmutigt, statt ihnen Lernhilfe zu sein. Die Gefahr eines Missbrauchs der Leistungsbeurteilung als ein Instrument der Disziplinierung wird als groß eingeschätzt" (Winter 2010, S. 3).

Eine andere Dimension der Kritik bezieht sich auf die Messproblematik: Lassen sich die angestrebten Kompetenzen tatsächlich messen? – Wenn ja: Wie?

Die hier aufscheinende Problematik ist jedem Lehrenden sattsam bekannt. Etwas soll in Ziffern gefasst werden, was schon schwer in Worte zu fassen ist. Darüber hinaus wurde in vielen Untersuchungen die Fragwürdigkeit der Zensurengebung thematisiert (Ingenkamp 1995). Man kann diese Problematik aber noch zuspitzen. Dann taucht der Anspruch von „Objektivität" der Bewertung auf. Gabriele Kaiser zitiert hierzu Galileo Galilei: „Miss, was messbar ist, was nicht messbar ist, versuche messbar zu machen." Die Übertragung dieses naturwissenschaftlichen Verständnisses auf die Humanwissenschaften hat die Entwicklung der Messproblematik geprägt (Kaiser 1999, S. 101).

Im Kontext von Prüfungen impliziert dies den Anspruch, Individuen mit möglichst großer Trennschärfe voneinander zu unterscheiden. Die klassische (psychologische) Testtheorie liefert mit ihren „Gütekriterien" eine Orientierung: Es geht um

- „Objektivität": also die Unabhängigkeit der Ergebnisse eines Tests von der Person des Untersuchers (hier: dem Lehrenden),
- „Reliabilität", was bedeutet, dass das Messinstrument (ein Test z. B.) möglichst genau und exakt misst, und
- „Validität", also die Frage, ob das Messinstrument auch tatsächlich das misst, was es vorgibt zu messen.

Die sozialwissenschaftliche Methodendiskussion hat allerdings schon lange herausgestellt, dass diese Gütekriterien für sich genommen und allein normativ gesetzt in ein unauflösbares Dilemma führen. Die pädagogische Diskussion der letzten Jahre sollte dazu führen, diese Kriterien zu erweitern und ein flexibleres Verständnis von Leistungsüberprüfung zu entwickeln (vgl. hier die grundlegenden Überlegungen von Winter 2010).

Die Diskussion innerhalb der Hochschuldidaktik zu Bewertung und Beurteilung bleibt hinter der allgemein-pädagogischen Diskussion deutlich zurück. Auch hier wird eingeräumt: Die „Unsicherheit beim Bewerten von Prüfungsleistungen und die mangelnde Objektivität werden wahrscheinlich nie völlig ausgeräumt werden können. Allerdings kann der Prüfende sich dieser Problematik bewusst werden und so zu einer ´kontrollierten Subjektivität´ finden. Dafür muss der Prüfende bereits vor der Prüfung entscheiden, nach welchem Bezugssystem er die Leistung des Kandidaten bewerten will, und er sollte ein Bewusstsein dafür entwickeln, welche Größen das Bewerten von Leistungen beeinflussen können" (Macke et al. 2012, S. 130). Diese Bezugssysteme können sozial, individuell oder sachlich sein (Macke et al. 2012, S. 131). Es bleibt den Prüfenden aber stets ein Ermessensspielraum bei der Bewertung und Benotung (Schneider und Mustafic 2015, S. 131f.).

Fehler können auftreten, sollten aber vermieden oder minimiert werden. Ulrich unterscheidet

- „Referenzfehler …:Wir bewerten falsch aufgrund von Bezugsgruppen.
- Korrelationsfehler …:Wir bewerten falsch aufgrund falscher Verknüpfungen.
- Interaktionsfehler …:Wir bewerten falsch aufgrund falscher Zielsetzungen" (Ulrich 2016, S. 166).

Konkret können sich Fehler bei Prüfungen insbesondere ergeben aus

- Erwartungseffekten: Vorinformationen über den Prüfungskandidaten, die den Prüfer beeinflussen und ein schon vorweg bestehende Einschätzung in der Prüfung bestätigen;
- Mildefehlern, also der Tendenz generell positiv und großzügig zu urteilen;
- Strengefehlern, der Tendenz, generell eher negative Urteile abzugeben;
- Tendenz zur Mitte/Vermeidung von Extremnoten;

▬ Sympathie/Antipathie, die sowohl den Verlauf als auch die Beurteilung beeinflussen können.

„Der Prüfende sollte sich dieser möglichen Fehler bewusst sein, um sie auf diese Weise so gut wie möglich ausschalten zu können, wenn er die Bewertung mithilfe seines Bewertungsrasters vornimmt" (Macke et al. 2012, S. 141; Winteler 2011, S. 106ff.).

Sowohl Prüfer als auch Prüflinge sollten sich der relativ geringen Aussagekraft von Studiennoten bewusst sein (Schneider und Mustafic 2015, S. 121ff.). Dies wird allerdings dem Prüfer ungleich leichter fallen als dem Prüfling, insbesondere wenn dieser eine schlechte Note erhält, die nicht mit seiner Selbsteinschätzung übereinstimmt oder gar seine Zukunftsaussichten (Zugang zu weiteren Modulen/Studiengängen/Verringerung der Berufschancen) negativ beeinflusst. Ebenso wichtig ist die Berücksichtigung der Prüfungsangst, einem Phänomen, das möglicherweise für den Lehrenden nur eine untergeordnete Rolle spielt, beim Prüfling aber möglicherweise zu Blockaden und massiven Problemen führen kann (Walzik 2012, S. 68ff.; Esse et al. 2016).

Nach der Prüfung sollte ein **Feedback** stattfinden. Dieses bezieht sich einerseits auf die mündliche Prüfung, nach deren Abschluss (in der Regel) eine Note verkündet wird, aber sicherlich ist auch – für beide Beteiligten – ein Gespräch sinnvoll über den Verlauf und das Ergebnis der Prüfung. Andererseits sollten Studierende auch zu schriftlichen Arbeiten „eine Rückmeldung erhalten, die über das bloße Mitteilen der Note hinausreicht. Eine solche Rückmeldung dient als Begründung der Note … bzw. hilft Studierenden, ihre eigenen Fähigkeiten angemessen einzuschätzen, sie gibt ihnen formativ Anhaltspunkte für weitere Arbeiten und stellt schließlich eine angemessene Reaktion auf den Aufwand der Studierenden dar. Diese Form der Rückmeldung kann schriftlich in Form eines kurzen Gutachtens oder einer zusammenfassenden Rückmeldung … oder mündlich in einem Gespräch erfolgen" (Keller und Jörissen 2015, S. 85).

Literatur

Aebli, H. (2001). *Zwölf Grundformen des Lehrens. Eine Allgemeine Didaktik auf psychologischer Grundlage*, 11. Aufl. Stuttgart: Klett-Cotta.

Böss-Ostendorf, A. & Senft, H. (2014). *Einführung in die Hochschul-Lehre. Ein Didaktik-Coach*, 2. Aufl. Opladen, Toronto: Barbara Budrich/UTB.

Brauer, M. (2014). *An der Hochschule lehren. Praktische Ratschläge, Tricks und Lehrmethoden*. Berlin, Heidelberg: Springer VS.

Böhme, G. (2002). *Der Typ Sokrates*. Frankfurt/M.: Suhrkamp.

Döring, K. W. (1990). *Lehren in der Weiterbildung. Ein Dozentenleitfaden*, 3. Aufl. Weinheim: Deutscher Studien Verlag.

Esse, N., Schäffner, K., Sahmel, K.-H. (2016). Prüfungsangst – ein Thema für Pflegepädagogen?!, *Pflegezeitschrift*, 69.Jg., H.4, S. 220–223.

Fischer, W. (2004). *Sokrates pädagogisch*. Würzburg: Königshausen & Neumann.

Gudjons, H. (2003). *Frontalunterricht – neu entdeckt. Integration in offene Unterrichtsformen*. Bad Heilbrunn: Klinkhardt.

Herold, C. & Herold, M. (2011). *Selbstorganisiertes Lernen in Schule und Beruf. Gestaltung wirksamer und nachhaltiger Lernumgebungen*. Weinheim, Basel: Beltz.

Ingenkamp, K. (1995). *Die Fragwürdigkeit der Zensurengebung. Texte und Untersuchungsberichte*, 9. Aufl. Weinheim, Basel: Beltz.

Jung, J. (2013). *Schülerleistungen erkennen, messen, bewerten*. Stuttgart: Kohlhammer.

Kaiser, G. (1999). Zum Problem der Leistungsmessung. Eine Auseinandersetzung mit ihren mathematischen, philosophischen und pädagogischen Grundlagen. In: B. Grüning et al. *Leistung und Kontrolle. Die Entwicklung von Zensurengebung und Leistungsmessung in der Schule*. Weinheim, München: Juventa, S. 101–116.

Keller, E. B. & Jörissen, St. (2015). *Abschlussarbeiten im Studium anleiten, betreuen und bewerten*. Opladen, Toronto: Barbara Budrich/UTB.

Macke, Gerd et al. (2012). *Hochschuldidaktik. Lehren – vortragen – prüfen – beraten*, 2. Aufl. Weinheim, Basel: Beltz.

Meyer, H. (1987). *UnterrichtsMethoden*, 2 Bände, 3. Aufl. Frankfurt/M.: Cornelsen Scriptor.

Nelson, L. (1975). *Vom Selbstvertrauen der Vernunft. Schriften zur kritischen Philosophie und ihrer Ethik*. Hamburg: Meiner.

Pfäffli, B. K. (2015). *Lehren an Hochschulen. Eine Hochschuldidaktik für den Aufbau von Wissen und Kompetenzen*. Bern: Haupt/UTB.

Rummler, M. (Hrsg.) (2014). *Vorlesungen innovativ gestalten. Neue Lernformen für große Lerngruppen*. Weinheim, Basel: Beltz.

Sahmel, K.-H. (Hrsg.) (2009). *Pflegerische Kompetenzen fördern. Pflegepädagogische Grundlagen und Konzepte*. Stuttgart: Kohlhammer.

Schneider, M. & Mustafic, M. (Hrsg.) (2015). *Gute Hochschullehre: Eine evidenzbasierte Orientierungshilfe*. Berlin, Heidelberg: Springer.

Thomann, G. & Pawelleck, A. (2013). *Studierende beraten*. Opladen, Toronto: Barbara Budrich/UTB.

Ulrich, I. (2016). *Gute Lehre in der Hochschule. Praxistipps zur Planung und Gestaltung von Lehrveranstaltungen*. Wiesbaden: Springer.

Wagenschein, M. (1999). *Verstehen lehren. Genetisch –
Sokratisch – Exemplarisch.* Weinheim, Basel: Beltz.

Wagenschein, M. (2002). *„… zäh am Staunen". Pädagogische
Texte zum Bestehen der Wissensgesellschaft.* Seelze-Velber:
Kallmeyer.

Walzik, S. (2012). *Kompetenzorientiert prüfen. Leistungsbewertung an der Hochschule in Theorie und Praxis.* Opladen,
Toronto: Barbara Budrich/UTB.

Winteler, A. (2011). *Professionell lehren und lernen. Ein Praxisbuch, 4. Aufl.* Darmstadt: WBG.

Winter, F. (2010). *Leistungsbewertung. Eine neue Lernkultur
braucht einen anderen Umgang mit den Schülerleistungen,
4. Aufl.* Baltmannsweiler: Schneider Hohengehren.

Spezielle Probleme des Lehrens in der Hochschule

Karl-Heinz Sahmel

3.1　Die Veranstaltungsplanung – 30

3.2　Methoden und Medien – 32

3.3　Schwierigkeiten in Lehr- und Lernsituationen – 34

3.4　Die Evaluation der Hochschullehre – Notwendigkeit und Grenzen – 36

　　　Literatur – 37

© Springer-Verlag GmbH Deutschland 2018
K.-H. Sahmel (Hrsg.), *Hochschuldidaktik der Pflege und Gesundheitsfachberufe*,
https://doi.org/10.1007/978-3-662-54875-2_3

3.1   Die Veranstaltungsplanung

In der Lehrerbildung gehört der ausführliche Unterrichtsentwurf seit je zu den zentralen Elementen der Praxisphase(n). Allerdings wird hier ein technologisches Verständnis von Planung angesichts der neueren Entwicklungen der Didaktik – in Richtung Handlungsorientierung und Konstruktivismus – zunehmend fragwürdig (Sahmel 2012). Selbstkritisch moniert etwa Hilbert Meyer – Autor eines viel gelesenen „Leitfaden(s) Unterrichtsvorbereitung" (1. Aufl. 1980, überarbeitete Neuausgabe 2007) – dass in seinen Ausführungen immer noch die direktiven Anweisungen an den planenden Lehrer die reflexiven und kritischen Elemente überwiegen (Meyer 2007, S. 239ff.).

In der Hochschuldidaktik gibt es zwar kritische Stimmen, die sich gegen die minutiöse Planung von Veranstaltungen wenden. So lehnt etwa Arn die „traditionelle Plan-Didaktik" ab, „die Minutenplanung", die „normalerweise in Tabellenform ausgeführt" ist (Arn 2016, S. 69). Ein solches Verständnis von Planung wird allerdings auch in der modernen Didaktik nicht mehr vertreten (Esslinger-Hinz et al. 2013). Stattdessen geht es gemäß dem modernen Verständnis von Didaktik um die Reflexion von Strukturen und Prozessen: „Eine durchdachte und den vorgegebenen Rahmenbedingungen angemessene Planung ist die Grundlage gelingender Lehre. Planen ist gewissermaßen ein geistiges Probehandeln. Wer plant, überlegt sich, welche Ziele er mit seiner Lehrveranstaltung verfolgt, auf welche Inhalte er diese Ziele beziehen will und welche Methoden er hierzu einsetzt. Dabei sollten Sie gerade auf den erforderlichen Zeitaufwand unter Berücksichtigung der spontanen Teilnehmeraktivität achten. Ein entsprechender Plan gibt Ihnen eine Orientierung, mit der Sie in der Lehrsituation strukturiert agieren können" (Wörner 2008, S. 32).

Es geht also darum, im Vorfeld eines didaktischen Prozesses diesen zu durchdenken, die wesentlichen Elemente zu begründen und sodann in eine Ordnung zu bringen, die Flexibilität nicht ausschließt. Je nach Stand der didaktischen Kompetenzen wird der an der Hochschule Lehrende seine Planung in unterschiedlicher Form und unterschiedlicher Ausführlichkeit entfalten.

Die wesentlichen Elemente einer Planung sollen im Folgenden vorgestellt werden.

Zunächst sind die **Rahmenbedingungen**, innerhalb derer die Veranstaltung stattfindet, zu analysieren. Hierzu gehören insbesondere die Prüfungsordnung des Studienganges und das Modulhandbuch (Pfäffli 2015, S. 128ff.; Ulrich 2016, S. 39). Außerdem ist eine Zielgruppenanalyse notwendig: Auf welche Lernvoraussetzungen der Studierenden kann sich der Lehrende beziehen? Welches Vorwissen bringen die Studierenden mit (Winteler 2011, S. 31f.)?

„Ergebnis Ihrer Zielgruppenanalyse sind Antworten auf folgende Fragen:
- Wie homogen bzw. heterogen wird Ihre Gruppe sein?
- Wie motiviert werden die TeilnehmerInnen sein?
- Welche Lernerfahrungen haben Ihre TeilnehmerInnen an Ihrer Hochschule in der Regel?
- Welche – von Ihnen vermuteten – Erwartungen haben Ihre TeilnehmerInnen?
- Wie ist das Niveau, auf dem Sie mit Ihren TeilnehmerInnen ins Thema einsteigen können?" (Ritter-Mamczek 2011, S. 50f.).

Sodann sollte es im Rahmen der Veranstaltungsplanung zu einer Auseinandersetzung mit den **Inhalten** kommen. Wie schon (▶ Abschn. 1.3) ausgeführt, sind die Inhalte einer Lehrveranstaltung nicht selbstverständlich vorgegeben, sondern werden vom Lehrenden aus dem großen Fundus der Wissenschaft bzw. der Fachdisziplin ausgewählt. Diese Auswahl bedarf – vor allem mit Blick auf die jeweilige Lernendengruppe – stets einer neuen Begründung (Esslinger-Hinz 2016, S. 65ff.). Die Reduktion des Stoffes stellt eine zentrale Aufgabe dar (Ritter-Mamczek 2011). In der allgemein-didaktischen Diskussion wird dies vor allem unter den Stichworten „didaktische Reduktion" und „exemplarisches Lernen" thematisiert (Sahmel 2015, S. 134ff.; Wörner 2008, S. 39f.).

In Bezug auf den jeweiligen Level der Lernenden nimmt Ulrich folgende Unterscheidung vor:
- „Oberflächenlernen: Hier können Sie – z. B. um einen Überblick zu geben – viel Wissen in kurzer Zeit vermitteln, was aber von den Studierenden nur oberflächlich verstanden wird.
- Tiefenlernen: Hier vertiefen die Studierenden ihr Lernen durch eine intensive Bearbeitung des Lerngegenstandes, dies ist aber recht zeitaufwendig" (Ulrich 2016, S. 44).

Allerdings sollte die Reduktion des Stoffes nicht vom Lehrenden allein vorgenommen werden – er kann sehr wohl die Studierenden zu Beginn oder im Verlaufe einer Lehrsequenz fragen, wieviel Stoff sie in der Lehrveranstaltung vorgestellt bekommen und welche besonderen Akzente sie diskutieren möchten, und was sie allein – im Selbststudium außerhalb der Veranstaltung – bearbeiten möchten. Entsprechend kann ihnen flankierend ergänzendes Material zur Verfügung gestellt werden.

Einen breiten Raum nimmt in der hochschuldidaktischen Literatur zur Veranstaltungsplanung die Bestimmung von **Zielen** ein. Obgleich seit vielen Jahren in der Didaktik kritisch hinterfragt (Sahmel 2015, S. 128ff.), finden sich in der Hochschuldidaktik immer noch traditionelle Vorstellungen von Lernzielen, wie sie im Rahmen des Behaviorismus entwickelt worden sind. Pfäffli etwa unterscheidet

- Richtziele,
- Grobziele und
- Feinziele (Pfäffli 2015, S. 89f.).

Sodann benennt sie die Komponenten von Feinzielen:

- Beschreibung des Lern-Ergebnisses,
- „Angabe der Bedingungen, an denen das Lernergebnis sichtbar werden soll (wie, anhand wovon, woran?) …
- Deklaration des Beurteilungsmaßstabes, an dem die verlangte Qualität der Lernleistung deutlich wird (wie, wie viel, wie gut?)" (Pfäffli 2015, S. 91).

Schließlich werden – in Bezug auf kognitive Ziele – Stufen im Sinne einer Taxonomie unterschieden in

- „Wissen verstehen …
- Wissen zuordnen …
- Wissen beurteilen …
- Wissen entwickeln" (Pfäffli 2015, S. 92f.; Macke et al. 2012, S. 76ff.).

Grundsätzlich hat sich jedoch im didaktischen Diskurs die Unterscheidung zwischen Lehrzielen und Lernzielen durchgesetzt. Es gilt also zu unterscheiden, welche Ziele der Lehrende den Lernenden vorgibt – oder welche in entsprechenden Curricula und Modulhandbüchern vorgegeben werden –, und welche Ziele die Studierenden für sich selbst

verbindlich machen. Das Aushandeln dieser beiden Dimensionen gilt als schwieriger Teil im Lehr-Lern-Geschehen und stellt zugleich jede Planung einer Veranstaltung durch den Lehrenden vor eine große Herausforderung (Schulz 1980, S. 28ff.).

Eine minutiöse Festlegung von Zielen – als „Lernziele" deklarierte „Lehrziele" – macht es den Beteiligten schwer, Spielräume und Alternativen vorzusehen oder zu realisieren. Hier sollten Lehrende – im Sinne des hochschuldidaktischen „turns from teaching to learning" (▶ Abschn. 1.1) – das technologische Verständnis von Lernzielen verabschieden. Dies umso mehr, als die Zielsetzungen des Lehrens und Lernens eingebunden werden sollten in die Bestimmung der **Kompetenzen** der Lernenden. Dabei besitzen die Studierenden bereits zu Beginn ihres Studiums personale, methodische sowie Sozial- und Fachkompetenz. Zwar sollte der Kompetenzbegriff nicht ohne kritische Diskussion verwendet werden (Sahmel [Hrsg.] 2009), allerdings ist moderne Hochschullehre auf die Thematisierung von Kompetenzen auszurichten (vgl. beispielsweise die Ausführungen von Sahmel und Leibig in ▶ Kap. 18). Insbesondere „aufgrund der Wissensexplosion und geringeren Halbwertzeit von Fachkompetenzen verschiebt sich seit einigen Jahren der Schwerpunkt universitärer Lehre tendenziell von Fach- auf Methodenkompetenz. An erster Stelle der beruflichen Weiterbildungen für Akademiker stehen organisationsspezifische, vertiefte Fachkompetenzen. Dem folgen an zweiter Stelle generelle Sozialkompetenzen zu Kommunikation, Konflikt, Führungsverhalten etc. …, was an deren ungenügender Vermittlung an Hochschulen liegen kann" (Ulrich 2016, S. 43).

Der nächste Schritt ist nun die **konkrete Planung** der Lehrveranstaltung. Es geht dabei – wie eingangs schon gesagt – nicht um eine minutiöse Ablaufplanung, sondern um die Strukturierung bestimmter Phasen des Lehr-Lern-Prozesses. Macke et al. empfehlen das Erstellen eines Gesamtplans, der „den Lernenden zu Beginn der Veranstaltung vorgestellt werden (sollte). Dadurch erhalten sie die Möglichkeit, noch auf den Plan Einfluss zu nehmen. Der Lehrende signalisiert ihnen damit, dass er sie als Subjekte ernst nimmt. Dabei sollte er deutlich machen, an welchen Stellen und in welchem Maße Gestaltungsspielräume bestehen – und wo nicht" (Macke et al. 2012, S. 101).

Eine Veranstaltung besitzt eine Anfangsphase, eine Arbeitsphase und eine Schlussphase.

> » Einstiegs- und Abschlussphase werden von vielen Lehrenden nur suboptimal genutzt, obwohl sie für gute Hochschullehre wichtig sind. Sie bilden das Gerüst für die Hauptarbeitsphase dazwischen. Über Einstiegs- und Abschlussphase sichern Sie den Lernerfolg, die Motivation der Studierenden etc. Alleine die Präsentation der Lernziele zu Beginn der Lehre hat einen großen Effekt auf das Wissen … und die Kompetenzen … der Studierenden (Ulrich 2016, S. 49).

Bezüglich der Gestaltung der Arbeitsphase gibt es in der hochschuldidaktischen Literatur eine Fülle von Hinweisen auf Methoden und Gestaltungsmöglichkeiten, auf die im kommenden Abschnitt (▶ Abschn. 3.2) näher eingegangen wird.

Insgesamt gilt für die Planung von Veranstaltungen die Herstellung eines ausgewogenen Verhältnisses zwischen Festlegung und Planung auf der einen und Offenheit und Teilnehmerorientierung auf der anderen Seite. Eine zentrale Kompetenz der professionellen Lehrkraft in Bezug auf die Planung beschreibt Esslinger-Hinz als „Modifikationskompetenz" (Esslinger-Hinz 2016, S. 90ff.).

3.2   Methoden und Medien

„Bei der Auswahl und Anordnung der Methoden sollte der Lehrende die Methoden so anordnen, dass systematisch zwischen rezeptiv-aufnehmenden und aktiv-expressiven Phasen gewechselt wird. Dieser Wechsel wird durch das Bild vom Ein- und Ausatmen veranschaulicht: 'Einatmen' steht für Phasen, in denen die Lernenden Dargebotenes zu verstehen versuchen und sich bemühen, es in ihr bestehendes Wissen einzuordnen, 'Ausatmen' steht für Phasen, in denen sie Gelegenheit erhalten, das Verstandene aktiv zu gebrauchen und darzustellen, was sie verstanden bzw. nicht verstanden haben, wo sie Fragen oder Zweifel haben oder unsicher sind. … Außerdem sollten die Methoden so gewählt und angeordnet werden, dass auch zwischen Sozialformen (Einzelarbeit, Partnerarbeit, Gruppenarbeit, Plenumsarbeit)

variiert werden kann" (Macke et al. 2012, S. 99; vgl. auch Wahl 2006).

Die zentralen **Methoden** des Lehrens an der Hochschule sind bereits in ▶ Abschn. 2.1 aufgeführt worden: Vorlesung, fragend-entwickelndes Verfahren, Studierenden-Referat und Diskussion sowie Gruppenarbeit im Seminar. Daneben wird in der Literatur eine große Menge an Methoden vorgestellt, was signalisiert, dass zumindest die Autoren hochschuldidaktischer Arbeiten große Bedarfe an Aufklärung sehen. Die Ordnung der angebotenen Methoden ist sehr unterschiedlich. Meueler benennt seine alphabetisch abgeordnete Sammlung von über 100 Methoden ein „Küchenlexikon der Methoden und Sozialformen" und betont: „Ob und inwieweit Sie als geneigte/r LeserIn sich dieses kleinen Kochbuchs für Ihre eigene Arbeit bedienen, ist und bleibt Ihre Entscheidung" (Meueler 2001, S. 198, S. 198–229). Auch Macke et al. haben auf 100 Seiten in alphabetischer Reihenfolge 46 Methoden für die Hochschullehre gesammelt vorgelegt (Macke et al. 2012, S. 173–270).

Einige wenige Methoden für die Hochschullehre, dafür didaktisch deutlich ausführlicher thematisiert, stellen Böss-Ostendorf und Senft (2014, S. 221–234), Ritter-Mamczek (2011, S. 64–71) und Pfäffli (2015, S. 184–211) vor, die u.a. die Gelegenheit wahrnimmt, die Projektmethode ausführlich zu erörtern (Pfäffli 2015, S. 214ff.).

Ulrich (2016, S. 199ff.) systematisiert seine ausgewählten Methoden folgendermaßen:

- Kognitive Techniken (u.a. Input, Einzelarbeit, Gruppenarbeit, Gruppenpuzzle, Projektarbeit, Experiment, Brainstorming, Mind-Mapping, Textarbeit, Szenario-Methode),
- Feedback-Techniken (u.a. Quiz, One-Minute-Paper, Lehrevaluationen, Blitzlicht, Erwartungs-, Interessens- und Vorwissensabfrage),
- Simulationsverfahren (Planspiel, Problembasiertes Lernen),
- Verhaltensmodellierung (Rollenspiel, Fishbowl),
- Moderationstechniken (u.a. Kartenabfrage, Mehr-Punkt-Abfrage, World Café, Debatte/Diskussion, Expertenbefragung),
- Präsentationstechniken (Referat, Impulsreferat, Posterpräsentation),
- Methoden für Beratung und Betreuung (Gesprächsleitfäden, Betreuungsprotokolle, Betreuungsverträge),

- Kennenlern- und Auflockerungsmethoden
  (u.a. Kennenlern-Pinnwand, Partnerinterview)
  (Ulrich 2016, S. 200f.).

Für die Hochschuldidaktik gilt, was auch für die Schuldidaktik festzuhalten ist: der Lehrende sollte über ein breites, theoriegeleitetes Methodenreservoir verfügen, allerdings kann er nur Methoden **anbieten** – die Lernenden sind es, die sich auf diese Formen des Lernens einlassen oder eben nicht. Jede Methode hat ihre Stärken und Schwächen, ist bei den Lernenden beliebt oder nicht. Darüber hinaus sollte die Kritik an der Didaktisierung des Lehr-Lern-Geschehens durch Überbetonung der Methodik, wie sie vor allem von Gruschka vorgetragen worden ist (Gruschka 2002, S. 347), auch im hochschuldidaktischen Diskurs nicht verschwiegen werden.

Der **Medien**-Begriff zeigt im Kontext der didaktischen Diskussion eine ähnlich verwirrende Vielfalt an Bedeutungen wie der Methoden-Begriff. Pragmatisch werden Medien im Unterricht als Mittel der Kommunikation, der Steuerung oder der Repräsentation unterschieden (Peterßen 2000, S. 423f.). Im traditionellen didaktischen Sinne wird Medien stets eine bestimmte Funktion im Lehr-Lernprozess zugesprochen:

- „Motivations- und Aktivierungsfunktion durch mehrkanalige Präsentation …
- Veranschaulichungs-, Aktualisierungs- und Visualisierungsfunktion,
- Informations- bzw. vermittelnde Funktion,
- Rationalisierungs-, Objektivierungs- und Speicherfunktion,
- Strukturierungsfunktion …
- Differenzierungs-, Interaktions-, Kommunikations- und Selbstbildungsfunktion" (Döring 1990, S. 223).

Der **Visualisierung** kommt bei der Erörterung praktischer mediendidaktischer Fragen eine herausragende Bedeutung zu (Stary 1997). Visualisierung soll zur Steigerung der Motivation beitragen, sie kann als Strukturierungs- und Verstehenshilfe eingesetzt werden, kann eine Problemlösungs- oder Kommunikationsfunktion bekommen. Sie steht dabei in der langen didaktischen Tradition der Veranschaulichung.

» Der Einsatz lernfördernder Bildmaterialien in der Lehre gewinnt an Bedeutung, denn viele Studierende lassen sich durch Bilder und Erfahrungen ansprechen … . Visualisieren zielt darauf, Informationen mithilfe von Begriffen, Symbolen, Skizzen, Zeichnungen, Gegenständen oder von bewegten und unbewegten Bildern dem Auge zugänglich zu machen (Pfäffli 2015, S. 240).

Insbesondere die „Power-Point-Präsentation" ist wohl aus der Hochschullehre – aber auch aus dem schulischen Lernen (Gruschka 2008) – nicht mehr wegzudenken. Lehrberger warnt jedoch: „Die digitale Projektionstechnik hat inzwischen in allen Bereichen, in denen Lehre stattfindet, Einzug gehalten. In zunehmendem Maße wird bei Vorlesungen und Vorträgen an Hochschulen digital projiziert. Nach einer ersten Begeisterung für das ′neue Medium′ werden jedoch auch kritische Stimmen laut, weil sich die Erwartungen an eine anregende und abwechslungsreiche Präsentation nicht immer erfüllen. Häufig wird dies an einer Effektüberfrachtung und zu schablonenhaften Gestaltung liegen, die vom eigentlichen Inhalt ablenken und die die Zuhörer auf Dauer ermüden" (Lehrberger 2011, S. 40).

Mit der Digitalisierung des Alltagslebens kommen den modernen Technologien auch im hochschulischen Bereich eine zunehmende Bedeutung zu (Brauer 2014, S. 146f.). Elske Ammenwerth und Christiane Kreyer haben sich in diesem Buch (▸ Kap. 14) mit den konkreten Entwicklungsdimensionen digitalen Lernens im Pflege- und Gesundheitsbereich ausführlich auseinandergesetzt, daher hier nur einige allgemeine Anmerkungen.

Pfäffli betont, dass **E-Learning** eingebunden werden sollte in geplante Lehr- und Lernprozesse, innerhalb derer sie verschiedene Funktionen haben können (Pfäffli 2015, S. 299). E-Learning kann in der Hochschule in unterschiedlicher Abstufung eingesetzt werden:

- „Geringfügige Nutzung …
- Integrierte Nutzung: Hier findet schon ein höherer Prozentsatz der Kursinhalte bzw. Kursaktivitäten online statt. So sind alle Kursmaterialien im Netz oder es gibt Diskussionsforen, in denen die Studierenden die

Inhalte der Präsenzveranstaltungen diskutieren können. ...
- Vollständig virtuelle Veranstaltung: Hier findet der gesamte Kurs online statt ... " (Geyer 2011, S. 65).

Ulrich stellt die Vor- und Nachteile von E-Learning-Angeboten einander gegenüber:
- „Die Vorteile von E-Learning liegen in einer hohen Selbstbestimmtheit des Lernens bzgl. Lerntempo und Lernweg. Des Weiteren kann das Lehren und Lernen zeit- und ortsunabhängig erfolgen, d. h. Lehrende und Lernende haben hier eine große Autonomie.
- Die Nachteile des E-Learnings sind ebenfalls in der Zeit- und Ortsunabhängigkeit begründet, da mit dieser (fast immer) eine Anonymität und soziale Isolierung der Lehrenden und Lernenden einhergeht. Dies stellt hohe Anforderungen an die Selbstregulation der Lernenden, Zeit für E-Learning einzuplanen und auch zu nutzen. Daneben besteht eher die Gefahr einer kognitiven Überlastung der Lernenden aufgrund komplexer Instruktionsdesigns. Ein unmittelbares Feedback an den Lehrenden kann, im Gegensatz zur Präsenzlehre, nicht erfolgen und zeigt sich meist erst (zu spät) in der Prüfungsleistung" (Ulrich 2016, S. 14).

Um diese Nachteile auszugleichen, plädieren viele hochschuldidaktische Autoren für die Einführung von **Blended-Learning**-Angeboten als Kombination von digitalen Lernphasen und Präsenzveranstaltungen (Pfäffli 2015, S. 300; Ulrich 2016, S. 140).

3.3   Schwierigkeiten in Lehr- und Lernsituationen

Schon in ▶ Abschn. 1.3 wurde darauf hingewiesen, dass **Wertschätzung** eine wesentliche Voraussetzung für das Gelingen von Unterricht in Schule wie Hochschule darstellt (Reitzer 2014, S. 21ff.). Zunächst geht diese von der Seite des Lehrenden aus, der Interesse an den anderen am Lehr-Lern-Prozess beteiligten Personen zeigt und sich selbst als Person in diese Prozesse einbringt (Ulrich 2016, S. 90ff.). Pfäffli

benennt konkret, welche Möglichkeiten der/die Lehrende hat, ein lernförderliches Klima (mit) zu gestalten, nämlich „indem Sie

in der Anfangssituation
- klar und umfassend informieren ...,
- mit der Gruppe verbindliche Vereinbarungen treffen und diese selbst einhalten ...,
- die Kommunikation und Erwartungen klären.

Während der Lernphasen
- einen wertschätzenden Umgang pflegen und von den Studierenden erwarten, dass sie abwertende und diskriminierende Umgangsformen nicht dulden,
- sachlich anerkennen und kritisieren,
- Studierende durch herausfordernde Aufgaben und Fragen aktivieren und involvieren,
- Unsicherheiten und Fehler als Lernchance nutzen,
- im Rahmen von Zwischenevaluationen die Zusammenarbeit und Abmachungen besprechen,
- verbindlich und authentisch sind sowie Verbindlichkeit einfordern" (Pfäffli 2015, S. 154).

Eine etwas andere Akzentuierung geben Macke et al. diesem Aspekt: Didaktisch Handelnde können „Impulse geben, also aktiv etwas dafür tun, damit sich das Klima in die gewünschte Richtung entwickelt, indem sie
- ihr eigenes Handeln darauf ausrichten, die Beteiligten zu verstehen und sich mit ihnen zu verständigen;
- Vertrauen schenken, Vertrauensvorschuss gewähren und Wertschätzung signalisieren;
- sich dem Einzelnen zuwenden, jedem das Gefühl vermitteln, dass er dazugehört, dass er sich einbringen darf und seine Beteiligung erwünscht ist;
- der Vielfalt, der Individualität und der Kreativität Raum geben, Ressourcen wecken, das Eigene zulassen, ermutigen und unterstützen;
- zum Mitdenken einladen, zu Diskussionen und zum offenen Diskurs anregen, Fragen aufwerfen, Zweifel wecken, hinterfragen, ohne die Handelnden als Person infrage zu stellen, Lösungswege anstoßen, Impulse zum

Weiterdenken geben, ermutigen und zu eigenständigem Handeln und Denken befähigen;

- Nähe herzustellen, persönliche Kontakte und persönliche Begegnungen ermöglichen und zugleich Anonymität verhindern, hinter der sich die Beteiligten verstecken können, …
- versuchen, Individualität zuzulassen und Spannungen auszubalancieren" (Macke et al. 2012, S. 67f.).

Was für ein anspruchsvolles Programm subjektorientierter Hochschuldidaktik! Aber was tun, wenn es zu „atmosphärischen Störungen" kommt, oder wenn sich gar die angestrebte gute Arbeitsbasis zwischen Lehrendem und Studierenden nicht herstellen lässt?

Wörner widmet fast die Hälfte seiner „praxisbezogenen Anleitung" „Lehren an der Hochschule" (2008) der Erörterung von „schwierigen Situationen". Er schildert Erfahrungen vor allem im Umgang mit

- Fehlern bei der Gruppenarbeit,
- Problemen mit mangelndem Fachwissen,
- Schwierigkeiten bei Übungen,
- „schwierigen" TeilnehmerInnen,
- inhomogenen Gruppen,
- Zeitknappheit (Wörner 2008, 43ff.).

Ulrich geht davon aus, dass es oftmals nur einzelne Studierende sind (er spricht von 5 %), die den Ablauf der Lehre stören – manchmal aber erheblich (Ulrich 2016, S. 95ff.).

In ihrer Monographie „Schwierige Situationen in der Lehre" weist Schumacher (2011) darauf hin, dass Probleme im Lehr-Lern-Prozess nicht allein bei den Studierenden zu suchen sind, sondern komplexe Ursachen haben können.

» Schwierige Lehrsituationen können aus verschiedenen Quellen entstehen. Zum einen kann das didaktische Setting nicht ´rund´ sein. In der didaktischen Planung und Durchführung sind dann Störungen und Konflikte vorprogrammiert. Wenn Sie beispielsweise in einer Lehrveranstaltung aktivierend lehren möchten und die Studierenden dies überhaupt nicht gewöhnt sind, werden diese dem Konzept zunächst nur bedingt folgen. … Zum anderen entstehen auch in didaktisch sinnvoll gestalteten Settings Störungen und

Konflikte, die mit unterschiedlichen Interessen, Zielen, Persönlichkeiten, gruppendynamischen Prozessen oder Außeneinflüssen zu tun haben können. Sie als Lehrperson können ebenso zu Konflikten beitragen wie die Lernenden oder der Lehrkontext (Schumacher 2011, S. 14).

Manche Probleme im Lehr-Lern-Prozess ergeben sich aus äußeren Rahmenbedingungen, wie der Tageszeit oder üblichen Routinen, von denen abgewichen wird, manche liegen am Raum (meist an fehlenden oder zu kleinen Räumlichkeiten), einige sind durch Strukturen – etwa Modulvorgaben oder Curricula – bedingt. Daneben gibt es Probleme, die sich aus der Thematik ergeben oder aus deren Darstellung – Schumacher verweist hier auf die klassische „Vollständigkeitsfalle" (Schumacher 2011, S. 36).

In der Studierendengruppe kann es Probleme durch Heterogenität (hier: fehlende Toleranz) geben, obgleich in diesem Aspekt durchaus auch eine Chance liegen kann; es kann zu gruppendynamischen Prozessen kommen, die einer sach- und inhaltsbezogenen Arbeit entgegenstehen können (die umgekehrt wiederum einen Beitrag zur Förderung der Sozialkompetenz darstellen können).

Und noch einmal: Der Lehrende kann mit seiner Haltung, seinem Lehrstil, seinem Selbstverständnis ein wichtiger Faktor für Schwierigkeiten werden. „Je nachdem, welche Einstellung und Haltung von den Lehrenden in die Lehre eingebracht werden, hat dies entscheidende Auswirkungen auf die didaktische Gestaltung, auf mögliche Störungen und Konflikte und deren Umgang." (Schumacher 2011, S. 43).

Und insbesondere der Lehrende ist es nun, dessen Definition der Situation bestimmend ist dafür, wie mit Schwierigkeiten im Lehr-Lern-Prozess umgegangen wird. Handelt es sich um – als leicht eingeschätzte – Schwierigkeiten, oder um – für schwerwiegend gehaltene – Konflikte? Welche Ursachen könnten diese haben?

- „Geht es um Angst? …
- Geht es um Frustration? …
- Geht es um Meinungs- oder Interessenverschiedenheiten? …
- Geht es um Macht? …
- Geht es um Kommunikation? …
- Geht es um spezifische persönliche Eigenarten?" (Schumacher 2011, S. 82f.).

Von den Antworten auf diese Fragen wird es abhängig sein, wie die Konflikte bearbeitet werden (Schumacher 2011, S. 84ff.) – oder ob sie im Rahmen einer „normalen" Hochschullehrveranstaltung überhaupt bearbeitet werden können.

Von großer Wichtigkeit ist, ob es sich – nach Einschätzung des Dozenten wie der Studierenden – um Störungen von Interaktionsprozessen oder um **Lernwiderstände** bei den und **Einwände** seitens der Lernenden handelt, mit denen der Lehrende sich auseinandersetzen sollte bzw. muss (Schumacher 2011, S. 99ff.), sofern die positive Lehr-Lern-Atmosphäre beibehalten oder wieder hergestellt werden soll. Nochmals: Der Lehrende kann diese Atmosphäre nicht allein gestalten oder bewahren, dies muss stets mit den Studierenden gemeinsam erfolgen. Und dabei sollte ein strukturelles Problem nicht verschwiegen werden: die zunehmende **Überfüllung** der Hochschulen. Wenn immer weniger Lehrende immer größeren Studierendengruppen gegenüber stehen, wird die Herstellung einer konstruktiven Lehr-Lern-Atmosphäre für alle Beteiligten zunehmend schwieriger – wenn nicht sogar unmöglich.

3.4 Die Evaluation der Hochschullehre – Notwendigkeit und Grenzen

Insbesondere seit der Bologna-Reform mit ihrer Akkreditierung von Studiengängen kommt der Evaluation ein wichtiger Stellenwert im Rahmen der Qualitätssicherung von Hochschulen zu (Rummler [Hrsg.] 2011, S. 160). Das Design der Evaluationen ist zwischen den Hochschulen unterschiedlich, zumeist aber wird ein **standardisierter Evaluationsfragebogen** für Studierende verwendet. „Fragebögen zur Lehrevaluation bestehen in der Regel aus einer Reihe von Aussagen, die positive oder negative Eigenschaften von Lehrveranstaltungen beschreiben. Die Studierenden kreuzen auf einer Antwortskala an, wie sehr jede Aussage aus ihrer Sicht auf die Lehrveranstaltung zutrifft oder nicht zutrifft … . Diese Bewertungsskalen werden häufig durch einen zweiten Fragebogenteil ergänzt, in dem die Studierenden ergänzende Kommentare und Anregungen frei formulieren können." (Schneider und Mustafic [Hrsg.] 2015, S. 155) Trotz dieser unterschiedlichen

Fragenbereiche ist in den Daten „stets ein Globalfaktor erkennbar …, den viele Wissenschaftler als 'Zufriedenheit mit der Lehrveranstaltung' erklären" (Ulrich 2016, S. 173). Trotz seiner hohen Reliabilität (Schneider und Mustafic [Hrsg.] 2015, S. 158f.) wird die Aussagekraft von standardisierten Evaluationsbögen von manchen Dozenten bezweifelt, insbesondere wenn aus den Ergebnissen kaum Konsequenzen gezogen werden (Ulrich 2016, S. 180ff.).

Entsprechend werden in der hochschuldidaktischen Literatur Alternativen zur standardisierten Evaluation thematisiert (Ulrich 2016, S. 185ff.; Brauer 2014, S. 120ff.; Winteler 2011, S. 111ff.). Hierbei geht es vor allem um die Selbst-Evaluation und die **Rückmeldung**. „Rückmeldeprozesse dienen der Verständigung darüber, wie das zuvor Getane und Gesagte von den Beteiligten wahrgenommen und erlebt wurde. Der jeweils Handelnde erfährt auf diesem Wege, wie er als Subjekt seines Handelns auf andere wirkt, wie er wahrgenommen wird und wie sich sein Handeln auf andere auswirkt. Der Rückmeldende gibt preis, was ihn am Handeln des anderen berührt, was ihn bewegt, was er als gut empfindet, was ihn stört und was er gern hätte. Rückmeldung ist also immer eine Botschaft eines Subjekts an ein anderes und deshalb höchst subjektiv. Aber sie hilft den Beteiligten, die gemeinsame Handlungssituation, sich selbst, das Bild, das sie von den anderen haben und ihre Beziehungen zu den anderen angemessen einzuschätzen und auf diese Weise eine gemeinsame Basis für ihr Handeln zu finden." (Macke et al. 2012, S. 69).

Die Rückmeldung kann spontan oder organisiert erfolgen (Macke et al. 2012, S. 73f.), in studentischen Kleingruppen (Winteler 2011, S. 111f.) oder auch in Form der Selbstevaluation (Brauer 2014, S. 120).

In derartigen Evaluationsprozessen können die fremdbestimmten oder die selbstgesetzten Maßstäbe der Qualität der Lehre – das lernförderliche Klima, die Konsistenz zwischen (gemeinsam festgelegten) Zielen, Inhalten und der Gestaltung von Lernprozessen wie vor allem auch die Balance zwischen Selbstbestimmung und Fremdsteuerung (Pfäffli 2015, S. 22ff.) – auf ihre Realisierung hin geprüft werden.

Wenn Lehr-Lernprozesse nicht aufgefasst werden als ein Rollenspiel im Theater, sondern die viel beschworene Authentizität ebenfalls überprüft werden soll, gerät zwar Evaluation sicherlich an ihre

Grenzen, aber zugleich kann sich ihr Sinn für alle Beteiligten eröffnen: „Lehre ist also kein Theaterauftritt, sondern eine Form der Zusammenarbeit, bei der nicht nur über etwas, sondern auch miteinander geredet wird. Miteinander reden in der Lehre ist aber kein Selbstzweck, sondern heißt immer auch, miteinander zu lernen. Und miteinander lernen ist wie miteinander reden ein wechselseitiger Prozess, d. h. nicht nur die Studierenden lernen vom Dozenten, sondern auch der Dozent selbst lernt mit. Er sollte nicht primär als perfekt und allwissend erscheinen, sondern vielmehr als ein fortgeschrittener Arbeitspartner wahrgenommen werden. Nur mit einer solchen Haltung lassen sich Offenheit und Aktivität in der Lehre optimal umsetzen." (Wörner 2008, S. 20).

Literatur

Arn, C. (2016). *Agile Hochschuldidaktik*. Weinheim, Basel: Beltz, Juventa.

Böss-Ostendorf, A. & Senft, H. (2014). *Einführung in die Hochschul-Lehre. Ein Didaktik-Coach*, 2. Aufl. Opladen, Toronto: Barbara Budrich/UTB.

Brauer, M. (2014). *An der Hochschule lehren. Praktische Ratschläge, Tricks und Lehrmethoden*. Berlin, Heidelberg: Springer VS.

Esslinger-Hinz, I. et al. (2013). *Der ausführliche Unterrichtsentwurf*. Weinheim, Basel: Beltz.

Esslinger-Hinz, I. (2016). *Gut vorbereitet in die Lehrprobe. Eine empirisch basierte Orientierungshilfe*. Weinheim, Basel: Beltz.

Geyer, C. (2011). E-Learning an der Hochschule. In: A. Winteler (2011) *Professionell lehren und lernen. Ein Praxisbuch*, 4. Auflage, Darmstadt: WBG, S. 64–74.

Gruschka, A. (2002). *Didaktik. Das Kreuz mit der Vermittlung. Elf Einsprüche gegen den didaktischen Betrieb*. Wetzlar: Büchse der Pandora.

Gruschka, A. (2008). *Präsentieren als neue Unterrichtsform. Die pädagogische Eigenlogik einer Methode*. Opladen, Farmington Hills: Barbara Budrich.

Lehrberger, G. (2011). Hochschullehre mit digitaler Projektion. In: Winteler (2011) *Professionell lehren und lernen. Ein Praxisbuch*, 4. Auflage, Darmstadt: WBG, S.40–63.

Macke, G. et al. (2012). *Hochschuldidaktik. Lehren – vortragen – prüfen – beraten*, 2. Aufl. Weinheim, Basel: Beltz.

Meueler, E. (2001). *Lob des Scheiterns. Methoden- und Geschichtenbuch zur Erwachsenenbildung an der Universität*. Baltmannsweiler: Schneider Hohengehren.

Meyer, H. (2007). *Leitfaden Unterrichtsvorbereitung, (überarbeitete Neuausg.)*. Berlin: Cornelsen Scriptor.

Peterßen, W. H. (2000). *Handbuch Unterrichtsplanung. Grundfragen – Modelle – Stufen – Dimensionen*, 9. Aufl. München: Oldenbourg.

Pfäffli, B. K. (2015). *Lehren an Hochschulen. Eine Hochschuldidaktik für den Aufbau von Wissen und Kompetenzen*. Bern: Haupt/UTB.

Reitzer, C. (2014). *Erfolgreich lehren. Ermutigen, motivieren, begeistern*. Berlin, Heidelberg: Springer.

Ritter-Mamczek, B. (2011). *Stoff reduzieren. Methoden für die Lehrpraxis*. Opladen, Farmington Hills: Barbara Budrich/ UTB.

Rummler, M. (Hrsg.) (2011). *Crashkurs Hochschuldidaktik. Grundlagen und Methoden guter Lehre*. Weinheim, Basel: Beltz.

Sahmel, K.-H. (Hrsg.) (2009). *Pflegerische Kompetenzen fördern. Pflegepädagogische Grundlagen und Konzepte*. Stuttgart: Kohlhammer.

Sahmel, K.-H. (2012). Zeitgemäße Unterrichtsplanung. Ein vernachlässigtes Thema der Pflegedidaktik. *PADUA, 7.Jg., H. 5*, S. 275–280.

Sahmel, K.-H. (2015). *Lehrbuch Kritische Pflegepädagogik*. Bern: Hogrefe.

Schulz, W. (1980). *Unterrichtsplanung*, 2. Aufl. München, Wien: Urban & Schwarzenberg.

Schumacher, E.-M. (2011). *Schwierige Situationen in der Lehre. Methoden der Kommunikation und Didaktik für die Lehrpraxis*. Opladen, Farmington Hills: Barbara Budrich/UTB.

Stary, J. (1997). *Visualisieren. Ein Studien- und Praxisbuch*. Berlin: Cornelsen Scriptor.

Ulrich, I. (2016). *Gute Lehre in der Hochschule. Praxistipps zur Planung und Gestaltung von Lehrveranstaltungen*. Wiesbaden: Springer.

Wahl, D. (2006). *Lernumgebungen erfolgreich gestalten. Vom trägen Wissen zum kompetenten Handeln*, 2. Aufl. Bad Heilbrunn: Klinkhardt.

Winteler, A. (2011). *Professionell lehren und lernen. Ein Praxisbuch*, 4. Aufl. Darmstadt: WBG.

Wörner, A. (2008). *Lehren an der Hochschule. Eine praxisbezogene Anleitung*, 2. Aufl. Wiesbaden: VS Verlag.

Studiengangbezogene Besonderheiten der Hochschullehre im Gesundheits- und Pflegebereich

Kapitel 4   Die Entwicklung der Pflegelehrer-Bildung in
             Deutschland – Rückblick und Ausblick – 41
             Karl-Heinz Sahmel

Kapitel 5   Das Studium des Pflege- und
             Gesundheitsmanagements an Hochschulen – 53
             Wolfram Burkhardt

Kapitel 6   Pflege studieren – Intentionen, Strukturen
             und Erfahrungen – 63
             Bernd Reuschenbach, Ingrid Darmann-Finck

Kapitel 7   Entwicklung der Akademisierung des
             Hebammenwesens – 77
             Friederike zu Sayn-Wittgenstein

Kapitel 8   Hochschulisch ausbilden – Akademische Lehre
             in der Ergotherapie – 87
             Ursula Walkenhorst

Kapitel 9   Gestaltungsmerkmale einer Hochschuldidaktik
             der Physiotherapie – 99
             Holger Ahrens

Kapitel 10   Hochschulentwicklung in der Logopädie – 109
Julia Siegmüller

Kapitel 11   Pflege und Hochschulbildung in der Schweiz – 121
Elke Steudter

Kapitel 12   Die Bildungspyramide der Pflegeberufe in
Österreich – 131
Christa Them, Jutta Wetzlmair, Eva Schulc

Die Entwicklung der Pflegelehrer-Bildung in Deutschland – Rückblick und Ausblick

Karl-Heinz Sahmel

4.1   Unterrichtsschwestern und Unterrichtspfleger – 42

4.2   Die Akademisierung der Pflegepädagogik – 43

4.3   Lehrerausbildung – Kritik und Wandel – 44

4.4   Pflegelehrerbildung heute: Unübersichtlichkeit als Entwicklungschance? – 46

   Literatur – 50

© Springer-Verlag GmbH Deutschland 2018
K.-H. Sahmel (Hrsg.), *Hochschuldidaktik der Pflege und Gesundheitsfachberufe*,
https://doi.org/10.1007/978-3-662-54875-2_4

4.1   Unterrichtsschwestern und Unterrichtspfleger

Lange Zeit war nicht von einem Studium für Lehrende in der Krankenpflege die Rede. Diese waren gegenüber den Lehrerinnen und Lehrern anderer Schulformen eindeutig abgehängt. Während Gymnasiallehrer schon seit Beginn des 19. Jahrhunderts studierten, wurden für Lehrende an den „Volksschulen", später den Grund-, Haupt- und Realschulen, nach einer langen Phase der Weiterbildung in Pädagogischen Akademien seit Ende der 1960er-Jahre ebenfalls Studiengänge an Pädagogischen Hochschulen und Universitäten eingeführt; auch Berufsschullehrer studieren (in der Regel an Universitäten). Demgegenüber war der Prozess der Qualifizierung von Lehrenden in den Pflegeberufen lange Zeit rückständig.

Bis zum Beginn des 20. Jahrhunderts lag die Ausbildung in der Krankenpflege bei Ärzten, Pfarrern und Oberinnen, die alle über keine pädagogische Vorbildung verfügten. Erste Ansätze einer Lehrkräfteausbildung finden sich zu Beginn des 20. Jahrhunderts in der Oberinnenschule des Roten Kreuzes (zunächst in München, später in Kiel) und an der Hochschule für Frauen in Leipzig (Wanner 1993, S. 89ff.; Mischo-Kelling und Wittneben 1995, S. 252ff.). Allerdings ist diese Lehrerqualifizierung weniger durch Tendenzen der Professionalisierung als durch ideologische Retardierungen gekennzeichnet. „Die Krankenpflegeideologie trug dazu bei, das Entstehen eines Selbstverständnisses als Lehrkraft zu verhindern, da alles, was die Schwester von ihrer 'eigentlichen Aufgabe', dem unmittelbaren Dienst am Kranken, abhielt – also auch das Unterrichten – abgelehnt wurde. Die Behauptung drohender Praxisferne wird bis heute als stärkstes Argument gegen Verberuflichungs- und Professionalisierungstendenzen aller Art in der Pflege angeführt" (Wanner 1993, S 112).

Bis zum Ende des Zweiten Weltkrieges blieb die spezifische Qualifizierung von Lehrerinnen für die Pflege bedeutungslos. Erst danach nahm die Zahl der Einrichtungen, die entsprechende Kurse anboten, kontinuierlich zu. Die durchschnittliche Dauer dieser Kurse betrug zunächst ein halbes Jahr, wurde dann auf ein Jahr verlängert, allerdings wurden Oberinnen (als Pflegedienstleitungen) und Lehrende oftmals gemeinsam qualifiziert. Die Novellierungen des Krankenpflegegesetzes von 1957, 1965 und 1985 mit der Erhöhung der Mindeststundenzahl für den theoretischen Unterricht führte zu einem Anwachsen des Bedarfs an Unterrichtsschwestern und zur Gründung neuer Weiterbildungsstätten. Neben konfessionellen Trägern traten zunächst Gewerkschaften (bfw des DGB, ÖTV, DAG) als Anbieter auf, seit den 1980er-Jahren verstärkt auch private Träger (Mischo-Kelling und Wittneben 1995, S. 83). Die Kurse für Lehr- und Leitungskräfte wurden im Laufe der Jahre wieder getrennt und schließlich in der Regel auf 24 Monate verlängert.

Bernd Wanner hat die Situation von Unterrichtsschwestern und Unterrichtspflegern (mit Stand 1987) empirisch untersucht und dabei eine Reihe von Benachteiligungen gegenüber anderen Lehrkräften aufgewiesen; seine Dissertation unter dem Titel „**Lehrer zweiter Klasse**" unterzog die Lehrerqualifizierung in der Pflege in dieser Zeit ebenso einer Kritik wie die Dissertationen von Karin Wittneben (1991, S. 166ff.), Uta Oelke (1991, S. 44ff.) und Thomas Bals (1995, S. 183ff.). Es wurden insbesondere Defizite in Bezug auf das jeweilige Verständnis von (Kranken-)Pflege, Erwachsenenbildung, Berufspädagogik und (Fach-)Didaktik herausgestellt. Strukturell wurde stets auch kritisch hervorgehoben, dass die Lehrer-Weiterbildungen entweder von den Teilnehmern selbst oder von ihren Arbeitgebern zu bezahlen waren oder als Rehabilitationsmaßnahmen für solche Pflegekräfte, die ihren Beruf nicht mehr ausüben konnten, von den entsprechenden öffentlichen Stellen finanziert wurden. Außerdem wurde grundlegend die enge Bindung der Lehrkräftequalifizierung und der Lehrkräfte selbst an den Pflegeberuf kritisiert.

Anfang der 1990er-Jahre begann eine intensive Diskussion über einen notwendigen Wandel der Lehrerbildung in der Pflege, die allerdings sehr kontrovers verlief. Eine einheitliche Vorstellung von Professionalisierung durch Akademisierung der Pflegelehre lässt sich nicht feststellen. Die Debatte um eine Reform der Lehrerbildung (ausführlich dokumentiert in Bischoff und Botschafter [Hrsg.] 1993) orientierte sich zumeist am Leitbild der universitären Lehrerbildung. Dabei spielten in der Diskussion auch zwei Studiengänge eine Rolle, die weder in die Tradition der Lehrerweiterbildung in der Pflege noch in die der universitären Lehrerbildung passten. Von 1976 bis 1982 hatte – gefördert von der Bund-Länder-Kommission für Bildungsplanung (BLK) – an der Freien Universität Berlin ein Modellstudiengang „LehrerIn für Krankenpflege" stattgefunden (Wanner 1993, S. 217ff.). Dieser Vollzeitstudiengang von acht Semestern Dauer, dessen Zugangsvoraussetzungen die Hochschulreife und der Abschluss einer Pflegeausbildung darstellten, schloss ab mit einem Universitäts-Diplom als „LehrerIn für Krankenpflege" (Müller 2001). Unter anderem wegen fehlender Unterstützung durch die Pflegeberufsverbände kam das Projekt nicht über die Modellphase hinaus und wurde eingestellt. Der Versuch, ihn Anfang der 1990er-Jahre als Diplom-Studiengang „Pflegepädagogik" in Berlin wiederzubeleben (Bischoff 1991, S. 158ff.), scheiterte angesichts der Tatsache, dass es an der Humboldt-Universität Berlin bereits einen anderen Studiengang gab – und das seit vielen Jahren! Nach der „Wiedervereinigung" wurde nunmehr auch im Westen Deutschlands zur Kenntnis genommen, dass es im „anderen Teil Deutschlands" bereits eine lange Tradition akademischer Lehrerqualifikation in der Pflege gab: die der „Medizin- und Pflegepädagogen" (Beier 1991; 1992; 1994).

Die Kritik an der Fortführung der traditionellen Weiterbildungen für Pflegelehrer wurde immer lauter. Eine der Protagonistinnen, Claudia Bischoff, erklärte 1991: „Ohne die historischen Verdienste der Weiterbildungsinstitutionen schmälern zu wollen, kann gesagt werden, dass die jetzige Weiterbildung weder der Form noch den Inhalten nach, noch von der Art der Aneignung des Lernstoffes her den Anforderungen genügt, die heute an eine professionelle Lehrerausbildung gestellt werden müssen. Entwicklungen im Gesundheitswesen machen ständige Innovationen erforderlich. Benötigt werden Lehrerpersönlichkeiten, die forschend und suchend tätig sein werden, die Mündigkeit der Emanzipation nicht nur selbst entwickeln, sondern auch bei ihren Schüler/innen fördern können. Wenigstens in der Zeit ihrer Ausbildung sollten sie frei von unmittelbaren Verwertungsinteressen und Praxiszwängen lernen und sich entwickeln können. Die Universität wird ihnen die hierzu notwendigen Spielräume bieten." (Bischoff 1991, S. 157f.).

Nunmehr war die Forderung nach einer Akademisierung der Pflegelehrer nicht mehr von der Hand

zu weisen. Einen Höhepunkt fand die Diskussion im Frühjahr 1992, in dem die Robert-Bosch-Stiftung ihre programmatische Denkschrift **„Pflege braucht Eliten"** vorlegte. Die bisherige Praxis der Weiterbildung sowohl für Lehrende als auch für Leitungskräfte (Burkhardt, ▶ Kap. 5) wird in dieser Denkschrift als „unbefriedigend" bezeichnet (Robert-Bosch-Stiftung 1992, S. 27f.). Lehrkräfte in der Pflege stehen vor neuen pädagogischen und didaktischen Anforderungen. „Für die gesamte Ausbildungsgestaltung besteht ein weitreichender Innovationsbedarf, der aufgrund der überkommenen Ausbildungsstrukturen bisher nur rudimentär eingelöst werden kann." (Robert-Bosch-Stiftung 1992, S. 82). Das Lehrpersonal benötigt pflegewissenschaftliche und berufspädagogische Kompetenzen. Ziel ist, dass sich auf der Basis der noch zu entwickelnden Pflegewissenschaft vermittelt über die neu akademisch qualifizierten Lehrkräfte insgesamt das Verständnis von Pflege ändern soll: „Pflege bedeutet Handeln für und mit Menschen in besonderen Lebenssituationen. Das Lehrangebot muss daher umfangreiches Wissen von der Bedeutung sozialer Verhältnisse und Verhaltensweisen enthalten. Vom Beitrag der Sozialwissenschaften bei der Ausbildung der Pflegelehrkräfte wird erwartet, dass diese befähigt werden, die gesellschaftlichen Zusammenhänge zu erkennen, in denen das Gesundheitssystem und die Pflegeberufe stehen. Der Einblick in diese Zusammenhänge soll auch deren eigene Handlungsmöglichkeiten zur Mitgestaltung der Rahmenbedingungen für die berufliche Ausbildung und die pflegerischen Institutionen stärken. Der Umgang mit kranken und pflegebedürftigen Menschen – der beziehungsorientierte Aspekt der Pflege – muss vor dem Hintergrund kommunikationswissenschaftlicher Theorien betrachtet werden, damit das professionelle Verhalten sowohl im Lehrer-Schüler-Verhältnis wie auch in der Pflege-Patient(Klient)-Beziehung in einem reflektierten Sinne personenorientiert sein kann." (Robert-Bosch-Stiftung 1992, S. 122).

4.2 Die Akademisierung der Pflegepädagogik

Schon unmittelbar vor, erst recht aber nach der Publikation der Denkschrift der Robert-Bosch-Stiftung kam es innerhalb weniger Jahre seit Anfang der 1990er-Jahre zur Gründung von vielen Pflege-studiengängen an deutschen Fachhochschulen und Universitäten. Der Erwartungsdruck auf die neuen Studiengänge war vor allem auch durch die Verknüpfung mit den – eher oberflächlich verwendeten – Stichworten „Professionalisierung", „Akademisierung", „Modernisierung" und „Innovation" enorm (Löser 1995).

Bei der Qualifikation von Lehrkräften für die Pflege setzten sich nun allerdings nicht (breit) die Studiengänge an Universitäten durch, sondern es entstanden etliche neue Diplom-Studiengänge „Pflegepädagogik" an Fachhochschulen (Sahmel 2004). Die Etablierung dieser Studiengänge entspricht keiner – wie auch immer gearteten – Systematik (Steppe 2003, S. 103), sondern ist Ausfluss von bildungspolitischen Zufällen und Ergebnis des bundesrepublikanischen Föderalismus im Bildungsbereich. „Man mag dies als willkommene Pluralität des Bildungsangebotes betrachten nach dem Motto: was sich nicht bewährt, mendelt sich schon irgendwie raus, aber sinnvoller wäre es natürlich gewesen, wenn vorher einige berufspädagogische Überlegungen angestellt worden wären." (Bischoff 1994, S. 25).

In mehreren Untersuchungen wurde zwar seit Anfang der 1990er-Jahre ein allmählicher Wandel von der „Schwester" zur „Lehrerin" herausgestellt und auch empirisch analysiert (Reiber 1995; Beierle 1999), die Haltung vieler Lehrerinnen und Lehrer zum Standort der Lehrerbildung blieb aber weitgehend unklar – bei aller Ironie, die sich etwa in Aufsatz-Titeln wie „Die Lehrkraft für Krankenpflege – früher defizitär ausgebildet, zukünftig akademisiert und perfekt?" (Hartwig 1996) widerspiegelt.

Bis heute ist das Feld des Lehrstudiums in der Pflege durch eine deutliche Spaltung gekennzeichnet: universitäre Studiengänge stehen solchen an Fachhochschulen gegenüber. Die universitäre Lehrerbildung wird stets als „Normalität" verbindlich gemacht, die Lehrerbildung an Fachhochschulen wird als erneuter Sonderweg kritisiert. Ausgehend von der (irrigen) Unterstellung, alle Lehrenden an Berufsschulen hätten ein Universitätsstudium mit anschließendem Referendariat abgeschlossen, werden Fachhochschulen als möglicher Ort für Lehrerbildung (nicht nur in der Pflege) pauschal als Sackgasse abgelehnt (Dielmann 1992, S. 6; Meifort 2001, S. 93). Dem setzen Vertreter eines FH-Studiums (für Pflegepädagogen) insbesondere die stärkere Praxisnähe der Fachhochschulen entgegen.

Es gilt allerdings festzuhalten, dass die Debatte um den Ort der Pflegelehrerbildung keineswegs systematisch verlaufen ist bzw. verläuft. Oftmals ist die Argumentation abhängig von der jeweiligen beruflichen Position des Autors bzw. der Autorin.

4.3 Lehrerausbildung – Kritik und Wandel

Die Lehrerausbildung ist seit längerer Zeit in der Kritik:

» Hält man sich die vergangene und gegenwärtige Diskussion um den Zustand der Lehrerausbildung vor Augen, so drängt sich der Eindruck auf, dass in den Augen der an dieser Diskussion Beteiligten die Lehrerbildung eigentlich *nie gut war und auch nie gut ist,* aber *unendlich gut werden kann* - dies seit mindestens zweihundert Jahren. Die je gegebene Situation erscheint der Öffentlichkeit, den Lehrerbildnern, den Erziehungswissenschaftlern und – nicht zuletzt – den Lehrerinnen und Lehrern selbst grundsätzlich defizitär, wobei die Dramatik der Krisendiagnosen in Abhängigkeit vom Gestus der jeweiligen Epoche sowie dem Temperament des Diagnostikers stark schwankt. (Terhart 2001, S. 191, Hervorh. im Orig.).

Die Kritik sowohl von Erziehungswissenschaftlern als auch von Bildungspolitikern kreist vor allem um folgende Aspekte:

- Die Zweiphasigkeit mit einer deutlichen Spaltung zwischen zwei Fachwissenschaften in der ersten und einer pragmatischen Unterrichtslehre in der zweiten Phase der Lehrerbildung.
- Im Lehrerstudium gibt es ein unverbundenes Nebeneinander von Veranstaltungen in den Fachwissenschaften, den Fachdidaktiken und der Erziehungs- und Bildungswissenschaft.
- Die zweite Lehrerbildungsphase führt nicht zur Entfaltung psychologischer und sozialer

Kompetenzen, die ein Lehrer zunehmend neben seiner Fähigkeit zu Unterrichten besitzen muss.

Mit der Veröffentlichung seiner „10 Thesen zur Hochschulpolitik" hat der Wissenschaftsrat 1993 den Vorschlag unterbreitet, Teile der Lehrerausbildung für die beruflichen Schulen oder bestimmte Fächer oder Fachrichtungen an die Fachhochschulen zu verlagern. Zwar stieß dieser Vorschlag auf massive Kritik von Berufspädagogen, aber inzwischen ist die Frage der Verlagerung von Teilen der Lehrerbildung an Fachhochschulen in der Diskussion um eine Reform der Lehrerbildung in der Bundesrepublik präsent (Sahmel 2015, S. 274ff.).

Während nun aber diese Debatte noch gar nicht beendet war, tauchten grundlegend neue Vorschläge auf in Richtung der europaweiten Umstellung *aller* Studiengänge auf die Struktur von „*Bachelor*" und „*Master*". Im Zuge der Umsetzung eines Beschlusses der Kultus- und Wissenschaftsminister der Europäischen Union in **Bologna** wurde vereinbart, sämtliche Studiengänge dahingehend zu modifizieren, dass sie zunächst (nach 6 oder 8 Semestern) mit einem berufsqualifizierenden „Bachelor" abschließen, auf den dann ein (stärker wissenschaftsorientierter) Studiengang mit dem Abschluss „Master" aufbaut (▶ Abschn. 1.2). Einzig Juristen und Mediziner haben sich bislang erfolgreich gegen die neue Struktur gewehrt. Auch die Übertragung des BA/MA-Modells auf die Lehrerbildung war lange Zeit sehr umstritten (Vogel 2002, S. 16; Herrmann 2002, S. 225f.). Dabei spielten sowohl die Tradition der deutschen Lehrerbildung als auch die entstehenden neuen Inkonsistenzen eine wichtige Rolle.

Die Lehrerausbildung ist erst mit dem Master-Abschluss vorläufig abgeschlossen; in der Regel ersetzt dieser das bisherige erste Staatsexamen für das Lehramt und ihm folgt das Referendariat mit dem zweiten Staatsexamen. Damit überschreitet die Lehrerausbildung die europäisch einheitliche Regelstudienzeit von fünf Jahren. Es bleibt darüber hinaus unklar, für welches Berufsbild ein Bachelor qualifizieren soll, der als Bestandteil eines gemeinsamen Konstruktes Bachelor / Master für das Lehramt anzusehen ist. Ein (erster) berufsqualifizierender Abschluss ohne ein entsprechendes Berufsfeld? Und wie ist mit der bildungspolitischen Vorgabe

umzugehen, dass lediglich ein kleiner (der qualifizierteste) Teil der Absolventen zum Master-Studium zugelassen werden sollte, wenn nur der Doppel-Abschluss BA und MA gemeinsam eine Einmündung in den Lehrerberuf ermöglichen sollte? Darüber hinaus bleibt die Gewichtung und strukturelle Verortung der drei bisherigen Bestandteile der Lehrerbildung („Erstfach", „Zweitfach", „Erziehungs- und bildungswissenschaftliches Teilstudium") unklar: Wird im Bachelor das „Erstfach" und im Master das „Zweitfach" studiert? Oder gibt es auch im Bachelor neben dem Erstfach bereits Anteile des Zweitfachs (und erneut: welche berufsqualifizierende Ausrichtung hat dann dieser akademische Abschluss), damit im kürzeren Master genügend Raum für die wissenschaftliche Vertiefung (Forschung) bleibt? Und vor allem: wie hoch ist der Anteil der Erziehungs- und Bildungswissenschaft einschließlich fachpraktischer Studien am Bachelor und am Master (Bischoff-Wanner 2007, S. 7ff.; Bischoff-Wanner 2008, S. 26ff.)?

Zwar hat im Dezember 2004 die Kultusministerkonferenz Standards für die Lehrerbildung (KMK 2004) verabschiedet, in denen Kompetenzen für alle Lehrer festgelegt worden sind. Auch die Deutsche Gesellschaft für Erziehungswissenschaft hat sich für eine einheitliche Struktur des Lehrerstudiums für alle Schulformen und Schulfächer ausgesprochen (DGfE 2006) (einen breiten Überblick zu den wichtigsten Empfehlungen und Beschlüssen hat Bals 2008 vorgelegt). Verbindliche Strukturvorgaben allerdings gibt es nicht, was auch angesichts der Tradition der verschiedenen Universitäten und Hochschulen in den einzelnen Bundesländern nicht verwundern sollte. Die flächendeckende Einrichtung von einheitlichen „Bachelor (of) Education"/"Master (of) Education" für Lehramtsstudiengänge steht noch aus, stattdessen gibt es in diesem Bereich neben dem (eher praktisch ausgerichteten) „Bachelor of Arts" mit dem konsekutiven „Master of Arts" auch den explizit wissenschafts- bzw. forschungsbezogenen „Bachelor of Science" mit dem anschließenden „Master of Science". Daneben gibt es eine ganze Reihe von (zumeist kostenpflichtigen) Master-Studienangeboten im Weiterbildungsbereich. Hier ist dem Bildungsföderalismus bzw. der Willkür der jeweiligen Hochschulen Tür und Tor geöffnet. Allerdings ist durch die Auflage der Modularisierung von Studiengängen und die Vergabe von Credit-Points (ECTS) verbunden mit dem Instrument der Akkreditierung von Studiengängen ein gewisses Maß an Transparenz gegeben. Man kann in der Regel nachvollziehen, worin die jeweiligen besonderen Akzente eines Studienganges liegen.

Es sollte aufmerksam geprüft werden, ob die Erziehungswissenschaft in ihrer traditionellen Form möglicherweise im Verlaufe der nächsten Jahre aus der neustrukturierten Lehrerbildung stillschweigend herausgedrängt wird.

Auch die traditionsreiche Konkurrenz zwischen Universitäten und Fachhochschulen ist durch den Bologna-Prozess nur teilweise entschärft worden. Es zeichnet sich der Trend ab, den Fachhochschulen eher die Bachelor-Studiengänge zu überlassen, während sich einige Universitäten vornehmlich im Bereich der Master-Studiengänge tummeln. Allerdings gibt es auch an Fachhochschulen Master-Studiengänge, was dem verstärkten Bestreben, auch hier Forschung anzusiedeln, Rechnung trägt. Diese MA-Abschlüsse an FHs sollen den Weg zum Höheren Öffentlichen Dienst und zur Promotion eröffnen, die allerdings weiterhin den Universitäten vorbehalten bleibt. Eine breite Einbindung von BA-Studienangeboten an Fachhochschulen in die Lehramtsstudien hat nicht stattgefunden. Es gibt lediglich einige Ausnahmen und erste Kooperationen zwischen Universitäten und Fachhochschulen besonders im Bereich der berufsbildenden Schulen (Brinker-Meyendriesch 2007).

Keuffer kommt 2010 zu einer ernüchternden (Zwischen-) Bilanz der Reform der Lehrerbildung in Deutschland: Die Strukturreformen haben zwar „einen erheblichen Veränderungsdruck erzeugt …. Die Belege für eine historische Zäsur scheinen mir allerdings nicht auszureichen: Die Strukturreformen sind noch keineswegs überall umgesetzt, die Widersprüche zwischen Polyvalenzpostulat und Professionalisierungsanspruch sind tiefgreifend. Die Tendenz zur Exzellenzuniversität bietet für die Lehrerausbildung neue Hürden, denn die Disziplinen und Fakultäten werden auf die Ziele Drittmitteleinwerbung und Grundlagenforschung ausgerichtet und haben somit für die Bedarfe der Lehrerbildung (Aus- und Fortbildung) nur wenig Spielraum. Auch wenn eine deutliche Nachsteuerung des Bologna-Prozesses unausweichlich erfolgen wird, so ist nicht erkennbar, dass die Lehrerbildung dabei eine entscheidende Rolle spielen wird. Auch die langfristige Wirksamkeit

der inhaltlichen Reformen der Lehrerbildung ist noch nicht absehbar. Von einer kompetenzorientierten Lehrerausbildung mit dem Anspruch einer Qualitätsverbesserung lässt sich nur als Zielperspektive reden, erreicht ist sie bislang wohl an keinem Standort." (Keuffer 2010, S. 63).

4.4   Pflegelehrerbildung heute: Unübersichtlichkeit als Entwicklungschance?

Die Umwandlung aller Studiengänge in die Bachelor/Master-Struktur hat nicht zu einer Vereinheitlichung der Lehrerbildung im Pflegebereich geführt, sondern zu einer noch größeren Unübersichtlichkeit. Vergleichsstudien zwischen deutschen und europäischen Lehrerbildungsgängen in der Pflege (Rennen-Allhoff und Bergmann-Tyacke 2000; Reiber 2008) offenbaren, welch große Heterogenität in diesem Bereich trotz aller bildungspolitischen Bestrebungen der letzten Jahre nach Vereinheitlichung immer noch besteht.

Die Diskussion über Perspektiven der Lehrerbildung in der Pflege wurde 2007 breit in der Zeitschrift „Pflege und Gesellschaft" geführt; sodann haben Bischoff-Wanner und Reiber sie in dem von ihnen herausgegebenen Sammelband „Lehrerbildung in der Pflege" (2008) fortgeführt. Aktuellere Arbeiten zu dieser Thematik (Bonse-Rohmann und Burchert [Hrsg.] 2011; Sahmel 2013; Arens 2016) schließen sich im Kern der Argumentation an. Die Problemlage hat sich in den letzten Jahren kaum verändert.

An einigen Universitäten wurde das Lehramtsstudium auch im Bereich Gesundheit/Pflege auf die Bachelor/Master-Struktur umgestellt. Ein entsprechendes Angebot gibt es aber weiterhin nicht in allen Bundesländern und es gestaltet sich in den einzelnen Bundesländern sehr unterschiedlich (für Niedersachsen: Remmers 2007). Auch die Fachhochschulen haben inzwischen die Bachelor/Master-Struktur eingeführt. Allerdings gelang es nicht überall, die Studiengänge „Diplom-Pflegepädagogik" in eine BA/MA-Struktur zu überführen und damit die (erst in den 1990er-Jahren von zwei Jahren Weiterbildung auf vier Jahre Studium verdoppelte) Pflegelehrer-Qualifikation auf die geforderte Standardlänge von fünf Jahren (6 -7 Semester Bachelor + 3 -4 Semester

Master = 10 Semester) zu verlängern. Es gibt an einigen Fachhochschulen singuläre BA-Studiengänge Pflegepädagogik, zugehörige konsekutive Master-Studiengänge gibt es dort nicht bzw. diese befinden sich noch in der Planung. Bei Bedarf müssen Bachelor-Absolventen auf andere Master-Studiengangsangebote (im Weiterbildungsbereich) ausweichen.

Darmann-Finck und Ertl-Schmuck unterscheiden fünf Strukturmodelle der gegenwärtigen Pflegelehrerbildung und wägen ihre Vor- und Nachteile gegeneinander ab:

1. das Lehramtsstudium mit Staatsexamen,
2. das Integrative Bachelor- und Masterstudium,
3. primärqualifizierender Bachelor, lehrerbildender Master
4. fachwissenschaftlicher Bachelor und lehrerbildender Master
5. pflegepädagogischer Bachelor (Darmann-Finck und Ertl-Schmuck 2008, S. 70-79).

Arens verweist aktuell ergänzend auf einzelne Master-Studiengänge, die über diese Systematik hinausgehen (Arens 2016, S. 171f.).

Die Autorinnen präferieren das erste bzw. zweite Modell; insbesondere das fünfte, der (alleinige) pflegepädagogische Bachelor, wird von ihnen als „keine diskussionswürdige Alternative für die Lehrerbildung in der Pflege" (Darmann-Finck und Ertl-Schmuck 2008, S. 78) deutlich zurückgewiesen.

Allerdings wird so die Diskussion auf eine prinzipielle (berufspädagogische oder professionstheoretische) Ebene gehoben, reale Entwicklungen an einzelnen Hochschulen und in einzelnen Bundesländern werden nicht berücksichtigt. Es bleibt abzuwarten, wie sich angesichts der wachsenden Zahl der Studiengänge im Gesundheitsbereich unter Einschluss der noch in den Anfängen stehenden Lehrer-Qualifikationen (Klemme 2011) die Kapazitäten an den Fachhochschulen entwickeln werden – und ob dabei dem Lehrerbildungsbereich eine größere Rolle zugesprochen wird. Möglicherweise liegt die Zukunft eher im Bereich der Kooperation zwischen Fachhochschulen und Universitäten. Hinzu kommt auch im Pflegelehrerbildungsbereich, dass es deutliche Schwierigkeiten der Abstimmung zwischen den modularisierten Studienangeboten verschiedener Hochschulen gibt. Es steht zu befürchten, dass sich nicht **ein** berufspädagogisch erwünschtes Modell

von Erstfach, Zweitfach und Erziehungs- und Bildungswissenschaften verteilt auf Bachelor und Master durchsetzen wird, sondern eher ein Modell Erstfach-Bachelor und Zweitfach-Master (mit nur einem sehr geringen Anteil Erziehungswissenschaft und berufspraktischen Studien). Sicherlich wird es in der Pflegelehrerqualifikation weiterhin eine breite Palette an Studienangeboten geben.

Der Trend zur Akademisierung der Pflegeausbildung, der sich in den letzten Jahren sowohl durch Einführung von grundständigen als auch durch die Entwicklung sog. „dualer" Bachelor-Studienangebote verstärkt hat (Reuschenbach und Darmann-Finck in ▶ Kap. 6) – und der mit Blick auf die notwendige Professionalisierung der Pflege zunächst zu begrüßen ist –, bringt nun möglicherweise für die Lehrerbildung in der Pflege ganz neue Probleme mit sich. Es gibt Bestrebungen, die Möglichkeit zu eröffnen, auf einen berufsqualifizierenden Bachelor Pflege/Nursing einen Master Pflegelehrer anzuschließen. Bischoff-Wanner verweist diesbezüglich auf folgenden Aspekt: „Wenn …, wie an einigen Fachhochschulen schon geschehen, ausbildungsintegrierende duale Studiengänge eingerichtet werden, können diese Bachelorabschlüsse nicht ohne weiteres den Zugang zum Lehrer-Masterstudium eröffnen, da sie natürlich nicht noch zusätzlich einen berufspädagogischen Optionalbereich sowie Schulpraktika anbieten können. Die Absolventen solcher Studiengänge könnten also nicht unmittelbar in ein lehrerbildendes Masterstudium übergehen. Vielmehr wäre sicherzustellen, dass bildungswissenschaftliche Module zusätzlich studiert werden müssen, um zu einem Lehrer-Masterstudium zugelassen zu werden." (Bischoff-Wanner 2007, S. 14).

Erfolgt dies nicht, so könnte es sogar zu einer deutlichen **Dequalifizierung** von Pflegelehrern kommen. Die Lehrerbildung wird (wieder!) reduziert auf maximal zwei Jahre (es gibt Master-Studienangebote von nur 2 bzw. 3 Semestern!), allerdings mit einem hohen akademischen Abschluss: dem Master-Grad. Dem gegenüber erscheint eine drei oder dreieinhalbjährige Pflegelehrerqualifikation (an der Hochschule Ludwigshafen am Rhein etwa dauert das entsprechende Pflegepädagogik-Studium 7 Semester) mit Bachelor-Abschluss entweder als eine Überqualifikation, oder aber als weniger wertvoll, da das

Studium ja „nur" mit einem Bachelor-Abschluss endet.

Zur Zeit haben Absolventen der verschiedenen Studiengänge im Bereich Pflegepädagogik gute Beschäftigungschancen (Reiber et al. 2015): In der Regel werden Absolventen sowohl von Fachhochschulen als auch von Universitäten von Schulen für Gesundheits- und Krankenpflege und Altenpflegeschulen problemlos eingestellt. An einigen Einrichtungen (etwa in den neuen Bundesländern) gibt es Beschränkungen auf Absolventen von Universitäten. Und staatliche berufsbildende Schulen wünschen sich universitäre BA/MA-Absolventen mit zweitem Staatexamen; mangels eines breiten Angebots können aber unter bestimmten Bedingungen auch Absolventen anderer Bachelor- oder Master-Studiengänge an Berufsschulen eingestellt werden. Hinzu kommt, dass Absolventen von Pflegepädagogik-Studiengängen auch in andere Berufsfelder (Pflegerische Fort- und Weiterbildung, Personalentwicklung, Schulverwaltung u.ä.) einmünden können (Arens 2016, S. 172ff.).

Die **Unübersichtlichkeit** im Bereich der Pflegelehrerqualifikation (Arens 2014; 2016), die zwar der in der Lehrerbildung insgesamt entspricht, ist verbunden mit einer fortdauernden zentralen Besonderheit der Krankenpflegeausbildung: diese findet in Einrichtungen statt, die traditionellerweise an Krankenhäusern angesiedelt sind; auch in der Altenpflege sind die meisten Schulen in Trägerschaft von Wohlfahrtsverbänden oder von privaten Anbietern. Bei den Reformen des Krankenpflegegesetzes von 1985 und 2003 hat man nämlich (insbesondere auf Druck der Berufsverbände der Pflege) darauf verzichtet, die Ausbildung in der Krankenpflege in das durch das Berufsbildungsgesetz geregelte Duale System der Berufsausbildung zu überführen. Auch bei der Verabschiedung des ersten bundeseinheitlichen Altenpflegegesetzes spielte diese Alternative keine Rolle, sie wurde sogar ausdrücklich in den Gesetzen ausgeschlossen (Sahmel 2015, S. 101ff.).

Krankenpflegeschulen in Trägerschaft des Krankenhauses – das ist die Fortsetzung einer langen Tradition, die die Ausbildung von Krankenschwestern seit ihren Anfängen im 19. Jahrhundert geprägt hat. Zunächst hatten vornehmlich Pfarrer in den kirchlichen Einrichtungen der Krankenpflege in Deutschland die Ausbildung von bürgerlichen Frauen übernommen, schon bald in enger Abstimmung mit den Ärzten. Gerade diese konnten auch in sich ändernden Strukturen ihre Dominanz bis in die Gegenwart behalten. Erst im Gesetz von 2003 ist die Rede von der expliziten Ausrichtung der Ausbildung an Erkenntnissen der Pflegewissenschaft – immerhin deutlich vor der Medizin genannt (§ 3 KrPflGes). Dieser weite historische Blick zeigt die besonders problematische Stellung von PflegelehrerInnen auf: es erweist sich für diese seit langem als äußerst schwierig, angesichts stetiger fremder Erwartungen (Ärzte auf der einen, Pflegedienstleitungen und Verwaltung auf der anderen Seite) die eigenständige Perspektive der professionellen Pflege wenigstens in der Ausbildung aufrecht zu erhalten.

Das Krankenpflegegesetz von 2003 setzt für Lehrende immerhin neue Standards fest. So sollen diese gemäß § 4 Abs.3 Krankenpflegegesetz „fachlich und pädagogisch qualifiziert" sein und über eine „entsprechend abgeschlossene Hochschulausbildung" verfügen. Im Sinne des Kulturföderalismus´ können die Länder die Standards für Lehrerausbildung wie Schulleiterqualifikation gemäß § 4 Abs. 4 eigenständig regeln. Allerdings weisen Storsberg et al. in ihrem Kommentar zum Krankenpflegegesetz darauf hin, dass zwar „sowohl die Schulleitung als auch die Lehrkräfte über eine Hochschulausbildung – also eine Universitäts- oder Fachhochschulausbildung – verfügen müssen. Eine Weiterbildung zur Unterrichtsschwester oder zum Unterrichtspfleger, die nach bisherigem Recht als Qualifikation vorgesehen war, reicht nach dem neuen Recht nicht mehr aus. Allerdings ist für die bereits im Beruf Tätigen sowohl aus rechtlichen wie auch tatsächlichen Gründen ein umfassender Bestandsschutz vorgesehen. Denn es wäre nicht sachgerecht, auf diese erfahrenen und bewährten Lehrkräfte mit Inkrafttreten des Gesetzes zu verzichten. Aber auch aus dem verfassungsrechtlichen Gebot des Vertrauensschutzes ist dieser Bestandsschutz notwendig." (Storsberg et al. 2006, S. 78).

Die Akademisierung der PflegelehrerInnen in den Bereichen Krankenpflege und Altenpflege hat deutlich eingesetzt. Allerdings dürfte der Prozess des Übergangs angesichts eines immer noch hohen Anteils weitergebildeter Lehrender noch sehr lange dauern. Die große Unübersichtlichkeit bei den Studienmöglichkeiten – Mäteling spricht 2006 vom „Labyrinth der Pflegelehrerausbildung" – wird sicherlich nicht zur Steigerung der Attraktivität entsprechender Studiengänge beitragen. Vor allem die oftmals vorgeschriebene abgeschlossene Ausbildung in einem Pflegefachberuf als Voraussetzung für ein Pflegelehrerstudium zeigt, dass es sich um einen sehr langen Qualifikationsweg handelt.

Ein weiteres Problem tritt hinzu: Zwar gibt es seit längerer Zeit sowohl von Seiten der Berufsverbände der Pflege als auch von wissenschaftlicher Seite Stimmen, die die Politik dahingehend bedrängen, die bislang getrennten Ausbildungen in der Krankenpflege und in der Altenpflege entweder stärker zu integrieren, oder sie in eine einzige neue „generalistische" Ausbildung zusammenzuführen. So gibt es seit Anfang 2016 den Entwurf eines Pflegeberufsgesetzes, das jedoch umstritten ist (Sahmel 2014; Hochschule Ludwigshafen 2016). Völlig offen bleibt dabei auch, ob diese neue Pflegeausbildung in Schulen in öffentlicher Trägerschaft oder – wie bisher – in lediglich staatlich anerkannten Schulen des Gesundheitswesens in privater oder freigemeinnütziger Trägerschaft stattfinden soll. Schon früher hat Bischoff-Wanner festgestellt:

> » Nach wie vor hohe Priorität hat die Forderung nach Übernahme der beruflichen Ausbildungen in der Pflege in das öffentlich-rechtliche Schulsystem. In der Lehrerbildung wird sich so lange keine Normalität herstellen lassen, solange die Pflegeausbildungen und die Schulen des Gesundheitswesens ihren rechtlichen Sonderstatus behalten. (Bischoff-Wanner 2008, 37).

Die institutionelle Gestaltung einer neuen Ausbildung wie auch die Frage ihrer Finanzierung sind gegenwärtig auch noch nicht ansatzweise geklärt. Besonders spannend wird die Entwicklung, wenn längerfristig die Zugangsvoraussetzungen für die Pflegeausbildung – im Zuge der europäischen Angleichung – auf zwölf Schuljahre erhöht werden sollten. Es ist davon auszugehen, dass dann die Zahl der Pflege-Studiengänge (an Fachhochschulen) steigen wird. Und von welchen Lehrenden wiederum sollen diese Qualifikationsprozesse gestaltet werden?

An all diesen Fragen hängt die Zukunft der Qualifizierung von PflegelehrerInnen. Es gibt inzwischen sicherlich eine ganze Reihe von Pflegelehrer-Studiengängen, die den hohen Ansprüchen entsprechen an „ein wissenschaftliches Hochschulstudium im Modus forschenden Lernens, das einen reflexiv-kritischen Zusammenhang zwischen Fach- und Sachlogik, zwischen pädagogischer Theorie und berufspädagogischer Praxis herzustellen vermag" (Reiber 2008, S. 61; Dütthorn in ▶ Kap. 17). Und dieser inhaltliche Fortschritt sollte bei aller Kritik an strukturellen Defiziten hervorgehoben werden. Welche Vorstellung von „Professionalisierung" der Pflegelehrer sich schließlich durchsetzt, bleibt abzuwarten (Hülsken-Giesler und Böhnke 2007).

Für die Absolventen der sehr unterschiedlichen Studiengänge an Universitäten und Fachhochschulen ergeben sich allerdings in der Zukunft weiterhin Probleme. Bleibt die Ausbildung wie bislang unter dem starken Einfluss von (Krankenhaus-) Trägern, so wird wohl eher die bisherige Praxis der Einstellung von Hochschulabsolventen mit möglicherweise einer – unter berufspädagogischem Blick – unvollständigen Qualifikation (Bachelor ohne Master) fortgesetzt werden. Dann haben nämlich Personen mit einer (berufspädagogisch) optimalen Qualifikation, also Bachelor/Master bzw. Erstem und Zweiten Staatsexamen für das Lehramt an berufsbildenden Schulen Gesundheit/Pflege wohl keine Chancen, in diesen privaten Schulen eine angemessene Anstellung (gar als verbeamtete Lehrer) zu erhalten. Oder wird erwartet, dass PflegelehrerInnen – als „Lehrer zweiter Klasse" – weiterhin auf eine angemessene gesellschaftliche Anerkennung und Bezahlung verzichten, wie in der Vergangenheit auch?

Die Pflegelehrerbildung geht immer noch sehr eigenwillige Wege. Daher schließe ich mich dem Appell von Mäteling an: „Aufgrund der wachsenden Bedeutung der ´Pflege´ für die Gesellschaft und der damit einhergehenden Anforderungen an die pflegeberufliche Bildung bleibt zu wünschen, dass zukünftig sowohl von politischer Seite als auch von wissenschaftlicher Seite eine forcierte Hinwendung zu Themen der pflegeberuflichen Bildung und der Pflegelehrerausbildung erfolgt und diesen eine vermehrte Aufmerksamkeit zuteil wird." (Mäteling 2006, S. 107).

Literatur

Arens, F. (2014). Welcome to the Jungle. Lehrerausbildung in den Fachrichtungen Gesundheit und Pflege, *Pflegezeitschrift, 67.* Jg., H.5, S. 302–307.

Arens, F. (2016). Lehrerausbildung in den Fachrichtungen Gesundheit und Pflege: Entwicklungsstand und berufliche Perspektiven. In: E. Brinker-Meyendriesch & F. Arens (Hrsg.). *Diskurs Berufspädagogik Pflege und Gesundheit.* Berlin: Wissenschaftlicher Verlag, S. 154–186.

Bals, T. (1995). *Professionalisierung des Lehrens im Berufsfeld Gesundheit, 3. Aufl.,* Köln: Botermann & Botermann.

Bals, T. (2008). Bildungspolitische Empfehlungen und Beschlüsse zur zukünftigen Lehrerbildung. In: Bischoff-Wanner & Reiber (Hrsg.) 2008, S. 85ff.

Beier, J. (1991). Hochschulstudium der Medizinpädagogik, *Heilberufe, 43.*Jg., H.2, S. 52ff.

Beier, J. (1992). Studiengang Medizinpädagogik/Pflegepädagogik - Neukonzeption eines Studiengangs an der Humboldt-Universität Berlin. *Die berufsbildende Schule, 44.*Jg., H.11, S. 682ff.

Beier, J. (1994). Lehrkräfte für das Berufsfeld Gesundheit. 30 Jahre universitäre Ausbildung an der Berliner Charité. *Die berufsbildende Schule, 46.*Jg., H.4, S. 120ff.

Beierle, E. (1999). Von der lehrenden Schwester zur Lehrerin für Pflegeberufe. Die geschichtliche Entwicklung und ein kurzer Ausblick auf mögliche Veränderungen. *Pflegezeitschrift, 52.*Jg., H.1, Beilage.

Bischoff, C. (1991). Lehrer 1. oder 2. Klasse? - Konzept und Durchsetzungschancen des Studienganges Pflegepädagogik an der Freien Universität Berlin. In: U. Rabe-Kleberg et al. (Hrsg.). *Dienstleistungsberufe in der Krankenpflege, Altenpflege und Kindererziehung: Pro Person.* Bielefeld: Karin Böllert.

Bischoff, C. (1994). Brauchen wir ein neues Berufsbild für LehrerInnen?. *PflegePädagogik, 4.*Jg., H.1, S. 24ff.

Bischoff, C. & Botschafter, P. (Hrsg.) (1993). *Neue Wege in der Lehrerausbildung für Pflegeberufe.* Melsungen: Bibliomed.

Bischoff-Wanner, C. (2007). Die Lehrerbildung in der Pflege im Zeichen von ´Bologna´. *Pflege und Gesellschaft, 12.*Jg., H.1, S. 5ff.

Bischoff-Wanner, C. (2008). Die Lehrerbildung in der Pflege im Zeichen von ´Bologna´. In: Bischoff-Wanner & Reiber (Hrsg.) *Lehrerbildung in der Pflege. Standortbestimmung, Perspektiven und Empfehlungen vor dem Hintergrund der Studienreformen.* Weinheim, München: Juventa, S. 11ff.

Bischoff-Wanner, C. & Reiber, K. (Hrsg.) (2008). *Lehrerbildung in der Pflege. Standortbestimmung, Perspektiven und Empfehlungen vor dem Hintergrund der Studienreformen.* Weinheim, München: Juventa.

Bonse-Rohmann, M. & Burchert, H. (Hrsg.) (2011). *Neue Bildungskonzepte für das Gesundheitswesen.* Bielefeld: BIBB.

Brinker-Meyendriesch, E. (2007). Ist die Normalität ein Plus für die Lehrerbildung? Neue Studiengänge für den Lehrer für Gesundheit/Pflege in Münster. *Pflege und Gesellschaft, 12.*Jg., H.1, S. 54ff.

Darmann-Finck, I. & Ertl-Schmuck, R. (2008). Strukturmodelle der Lehrerbildung im Bachelor-Master-Studiensystem. In: Bischoff-Wanner & Reiber (Hrsg.). *Lehrerbildung in der Pflege. Standortbestimmung, Perspektiven und Empfehlungen vor dem Hintergrund der Studienreformen.* Weinheim, München: Juventa, S. 65ff.

DGfE (2006). Deutsche Gesellschaft für Erziehungswissenschaft: Strukturmodell für die Lehrerbildung im Bachelor/ Bakkalaureus- und Master/Magister-System. http://www. dgfe.de/fileadmin/OrdnerRedakteure/Stellungnahmen/2005_Strukturmodell_BA_MA_Lehramt.pdf.

Dielmann, G. (1992). Lehrer/in für Pflegeberufe. Die aktuelle Ausbildungs- und Berufssituation der „Lehrer/innen für Pflegeberufe" in der Bundesrepublik Deutschland. *Deutsche Krankenpflegezeitschrift, 54,*Jg., H.7, Beilage.

Hartwig, T. (1996). Die Lehrkraft für Krankenpflege - früher defizitär ausgebildet, zukünftig akademisiert und perfekt?, 2 Teile, *Die Schwester/Der Pfleger, 35.*Jg., H.11, S. 1013ff., H.12, S. 1105ff.

Herrmann, U. (2002). *Wie lernen Lehrer ihren Beruf? Empirische Befunde und praktische Vorschläge.* Weinheim, Basel: Beltz.

Hochschule Ludwigshafen (2016). Pflegepädagogische Fachtagung „Herausforderung Pflegeberufsgesetz" an der Hochschule Ludwigshafen am Rhein am 7.7.2016 (Leitung: Karl-Heinz Sahmel) – Dokumentation. http:// www.hs-lu.de/forschung-transfer/forschungsnetzwerkgesundheit/pflegepaedagogische-fachtagung-herausforderung-pflegeberufsgesetz.html.

Hülsken-Giesler, M. & Böhmke, U. (2007). Professionelles Lehrerhandeln in Gesundheit und Pflege – eine Herausforderung für Reformprozesse. *Pflege und Gesellschaft, 12.*Jg., H.2, S. 165–187.

Keuffer, J. (2010). Reform der Lehrerbildung und kein Ende? Eine Standortbestimmung. *Erziehungswissenschaft, 21.*Jg., H.40, S. 51ff.

Klemme, B. (2011). *Plädoyer für eine Akademisierung der Lehrerausbildung für therapeutische Berufe,* bwp@ Spezial 5 – Hochschultage Berufliche Bildung 2011 http://www. bwpat.de/ht2011/ft10/klemme_ft10-ht2011.pdf.

KMK (2004). Sekretariat der Ständigen Konferenz der Kultusminister der Länder in der Bundesrepublik Deutschland: Standards für die Lehrerbildung: Bildungswissenschaften (16.12.2004). http://www.kmk.org/fileadmin/Dateien/ veroeffentlichungen_beschluesse/2004/2004_12_16-Standards-Lehrerbildung.pdf.

Löser, I. (1995). *Pflege studieren. Der Akademisierungsprozeß in den Pflegeberufen am Beispiel hessischer Pflegestudiengänge.* Frankfurt/M.: Mabuse.

Mäteling, A. (2006). *Im Labyrinth der Pflegelehrerausbildung. Eine Bestandsaufnahme unter besonderer Berücksichtigung der Bundesländer Nordrhein-Westfalen und Niedersachsen.* Bochum, Freiburg: projekt.

Meifort, B. (2001) (Berufs-)Bildungspolitische Aspekte zur Entwicklung eines pflegewissenschaftlichen Profils. In: Kriesel, Petra et al. (Hrsg.). *Pflege lehren – Pflege managen. Eine Bilanzierung innovativer Ansätze.* Frankfurt/M.: Mabuse, S. 81ff.

Mischo-Kelling, M. & Wittneben, K. (1995). *Pflegebildung und Pflegetheorien*. München u.a.: Urban & Vogel.

Müller, E. (2001). Nach dem Pflegestudium: Über berufliche Umwege, Haupt- und Nebenstrecken. In: P. Kriesel. et al. (Hrsg.). *Pflege lehren – Pflege managen. Eine Bilanzierung innovativer Ansätze*. Frankfurt/M.: Mabuse.

Oelke, U.-K. (1991). *Planen, Lehren und Lernen in der Krankenpflegeausbildung. Begründungsrahmen und Entwicklung eines offenen, fächerintegrativen Curriculums für die theoretische Ausbildung*. Basel, Baunatal: Recom.

Reiber, K. (1995). Lösung oder Scheinlösung? Zur Ausbildungssituation von LehrerInnen in der Pflege. *Pflege aktuell, H.2*, S. 110ff.

Reiber, K. (2008). Zum Stand der Pflegelehrerbildung – Deutsche Verhältnisse in europäischer Perspektive. In: Bischoff-Wanner/Reiber (Hrsg.). *Lehrerbildung in der Pflege. Standortbestimmung, Perspektiven und Empfehlungen vor dem Hintergrund der Studienreformen*. Weinheim, München: Juventa., S. 41ff.

Reiber, K. et al. (2015). *Berufseinstieg in die Pflegepädagogik. Eine empirische Analyse von beruflichem Verbleib und Anforderungen*. Lage: Jacobs.

Remmers, H. (2007). Grundständigkeit der Lehrerbildung im Rahmen konsekutiver Studienstrukturen. *Pflege und Gesellschaft, 12.Jg., H.1*, S. 34ff.

Rennen-Allhoff, B. & Bergmann-Tyacke, I. (2000). *Lehrerinnen und Lehrer für Pflegeberufe in Europa. Ausbildungsstandards in den EU-Mitgliedstaaten*. Bern u.a.: Huber.

Robert-Bosch-Stiftung (1992). *Pflege braucht Eliten*. Denkschrift der „Kommission der Robert Bosch Stiftung zur Hochschulausbildung für Lehr- und Leitungskräfte in der Pflege" mit systematischer Begründung und Materialien. Gerlingen: Schattauer.

Sahmel, K.-H. (2004). Zukunftsorientierung statt ideologischer Bremse. Die Qualifizierung von Lehrkräften für Pflege. *Pflegezeitschrift, 57.Jg., H.9*, S. 608ff.

Sahmel, K.-H. (2013). „Lehrer zweiter Klasse" – ein Rückblick. In: R. Ertl-Schmuck & U. Greb (Hrsg.). *Pflegedidaktische Handlungsfelder*. Weinheim, Basel: Juventa, S. 26–44.

Sahmel, K.-H. (2014). Kritische Debatte zur Generalistischen Pflegeausbildung. Einspruch gegen den Versuch, eine grundlegende Debatte über die „Generalistische Pflegeausbildung" zu unterbinden. *PADUA, 9.Jg., H.1*, S. 19–26.

Sahmel, K.-H. (2015). *Lehrbuch Kritische Pflegepädagogik*. Bern: Hogrefe.

Steppe, H. (2003). *„Die Vielfalt sehen, statt das Chaos zu befürchten"*. Ausgewählte Werke. Bern: Huber.

Storsberg, A. et al. (2006). *Krankenpflegegesetz. Mit Ausbildungs- und Prüfungsverordnung für die Berufe in der Krankenpflege. Kommentar*, 6. Aufl. Stuttgart: Kohlhammer.

Terhart, E. (2001). *Lehrerberuf und Lehrerbildung. Forschungsbefunde, Problemanalysen, Reformkonzepte*. Weinheim, Basel: Beltz.

Vogel, P. (2002). Das Studium der Erziehungswissenschaft. In: H.-U. Otto et al. (Hrsg.). *Erziehungswissenschaft in Studium und Beruf. Eine Einführung, Band 2: Erziehungswissenschaft: Lehre und Studium*. Opladen: Leske + Budrich, S. 13ff.

Wanner, B. (1993). *Lehrer zweiter Klasse? Historische Begründung und Perspektiven der Qualifizierung von Lehrerinnen und Lehrern der Pflege*, 2. Aufl. Frankfurt/M. u.a.: Lang.

Wissenschaftsrat (1993). Zehn Thesen zur Hochschulpolitik, Berlin. http://www.die-soziale-bewegung.de/hochschule/10thesen.PDF.

Wittneben, K. (1991). *Pflegekonzepte in der Weiterbildung zur Pflegelehrkraft. Über Voraussetzungen und Perspektiven einer kritisch-konstruktiven Didaktik der Krankenpflege*. Frankfurt u.a.: Lang.

Das Studium des Pflege- und Gesundheitsmanagements an Hochschulen

Studiengänge zwischen Betriebswirtschaftslehre, Wirtschaftswissenschaften, Gesundheit und Pflege

Wolfram Burkhardt

5.1 Die Entstehungskonstellation des Pflegemanagements in Deutschland – 54

5.2 Die erste Phase der Entwicklung von Studiengängen des Pflegemanagements in Deutschland – 55

5.3 Die zweite Phase der Entwicklung von Studiengängen des Pflegemanagements in Deutschland – 58

Literatur – 61

© Springer-Verlag GmbH Deutschland 2018
K.-H. Sahmel (Hrsg.), *Hochschuldidaktik der Pflege und Gesundheitsfachberufe*,
https://doi.org/10.1007/978-3-662-54875-2_5

5.1 Die Entstehungskonstellation des Pflegemanagements in Deutschland

Die Entstehung des Pflegemanagements ist aus der Entwicklung der Pflege als organisierte Arbeit zu verstehen: Die über einen langen historischen Zeitraum tradierten Verhältnisse der Anleitung und Führung der Pflege in Deutschland begannen sich spätestens ab den 1980er-Jahren zu differenzieren und zu modernisieren. Diese Differenzierung resultierte aus mehreren Entwicklungstendenzen im umfassenderen Zusammenhang der Wohlfahrtsstaatsentwicklung und der Entwicklung des deutschen Gesundheitssystems:

Zum einen unterlag das Gesundheitswesen insgesamt – so auch die Pflegebereiche – den ökonomischen Umbrüchen der 1970er- und 1980er-Jahre. War die Finanzierung der Gesetzlichen Krankenversicherung aufgrund der über einen relativ langen Zeitraum hinweg günstigen Wirtschaftslage noch bis Mitte der 1970er-Jahre stabil, führte die beginnende Krise zu Einnahmeausfällen in den Sozialversicherungen. In Reaktion hierauf setzten neben den sukzessiven Erhöhungen des Beitragssatzes in der Gesetzlichen Krankenversicherung erste Maßnahmen der Sparpolitik im Gesundheitswesen ein. Ab Mitte der 1980er-Jahre wurde mit verschiedenen Reformen die Politik der Kostendämpfung vorangetrieben. Auf dem Terrain der Kassen und der Leistungsanbieter führte man verstärkt Wettbewerbselemente ein.

Zum anderen modernisierte sich das Gesundheits- und Pflegewesen in Deutschland – ein unabgeschlossener Prozess, welcher durch den ökonomischen Druck der Finanzierungsproblematik beschleunigt wurde. Für die Leistungsanbieter in Medizin und Pflege bestand so lange Zeit recht wenig äußerer Anreiz, die eigene Arbeitsorganisation zu optimieren und zu rationalisieren. Tradierte Strukturen wie das Chefarztsystem im Krankenhaus sowie das Prinzip der Führung durch die Oberschwester in der Pflege konnten sich vergleichsweise lange halten. Im Zuge der 1980er- und 1990er-Jahre wurde immer offensichtlicher, dass Teile der vorherrschenden Arbeitsweisen und der bisherigen Arbeitsorganisation den Anforderungen eines sich modernisierenden und rationalisierenden Gesundheitswesens nicht mehr entsprachen. Eine durch technische und sozial-kulturelle Fortschritte immer leistungsfähigere Medizin unterlag ebenso der Tendenz zunehmender Arbeitsteilung wie die sich ausdifferenzierende Arbeit in der Pflege. Rationalisierung und Arbeitsteilung gingen einher mit der Verwissenschaftlichung der verschiedenen Bereiche des Gesundheitswesens. Betriebswirtschaftliche Theorien und Konzepte aus dem weiteren Feld der Wirtschaftswissenschaften wurden zunehmend auf den wohlfahrtsstaatlich regulierten Dienstleistungssektor Gesundheitswesen angewendet. Moderne Managementkonzepte, die zuvor kaum eine Rolle in Medizin und Pflege gespielt hatten, hielten Einzug im Krankenhaus und im Pflegeheim.

Die Verwissenschaftlichung der Pflege aus ihrer Modernisierung heraus sowie der ansteigende Bedarf an entsprechend qualifizierten Berufstätigen zeitigte zudem den fortlaufenden Prozess der Akademisierung der Pflege. Seit den späten 1980er-Jahren entstanden neben den verschiedenen ersten Pflegestudiengängen auch vereinzelt die ersten Studiengänge des Pflegemanagements in Deutschland. Diese wurden seit den 1990er-Jahren an vielen Fachhochschulen als Diplomstudiengänge angeboten und richteten sich an berufstätige Pflegefachkräfte, die auf der mittleren Führungsebene der Pflege – zumeist als Pflegedienstleitung (PDL) – arbeiteten oder dies anstrebten.

Diese Pflegedienstleitungen – die ehemaligen Oberschwestern – leiteten zusammen mit den jeweiligen Stationsleitungen in spezialisierten und traditionsreichen Hierarchien ihre jeweiligen Funktionsbereiche. Voraussetzung für eine solche Führungsfunktion war die Ausbildung und das Examen sowie Erfahrung und Qualifikation. Die Berufsbezeichnung der PDL war und ist in Deutschland nicht geschützt, auch wenn der Gesetzgeber Mindestanforderungen für die ausgebildete Pflegefachkraft stellt (§ 71 SGB VI). Die inhaltliche Fortbildung zu diesen Leitungsfunktionen erfolgte vor der beginnenden Akademisierung zumeist durch Weiterbildungen, die fast immer von privaten Bildungsträgern angeboten wurden.

5.2 Die erste Phase der Entwicklung von Studiengängen des Pflegemanagements in Deutschland

Hier setzten die ersten Studiengänge des Pflegemanagements in den 1990er-Jahren an: Der Bedarf des Arbeitssystems Pflege nach neuen Arbeits- und Personalkonzepten erforderte eine Professionalisierung seiner mittleren Managementebene. Die Anforderungen, die nach den Gesundheitsstrukturgesetzen und dem Pflegeversicherungsgesetz an das Personal im Gesundheits- und Pflegesystem gestellt wurden, beschleunigten den Prozess der Professionalisierung durch Akademisierung in der Pflege.

Ein weiterer gewichtiger beschleunigender Faktor hierfür war die Veränderung der deutschen Krankenhauslandschaft zu Beginn der 1990er-Jahre – diese war Teil des langfristigen Prozesses des Funktions- und Organisationswandels des Krankenhauses in Deutschland, welcher in den 1970er-Jahren einsetzte. Der medizinische, technische und wissenschaftliche Fortschritt führte mitsamt der demographischen Entwicklung zu einer starken Leistungsausweitung im Gesundheitswesen, deren Kosten für die gesetzliche Krankenversicherung im Krankenhaussektor im Vergleich mit den anderen Leistungsbereichen überproportional stiegen. Aufgrund der Personalintensität des Krankenhauses – insbesondere der Pflege im Krankenhaus – lag es nahe, die ökonomischen Kosten des Personals im Verhältnis zu seinem qualitativen Beitrag zu quantifizieren. Dieser Prozess bedingte eine Professionalisierung der Führungskräfte im Krankenhaus in Hinsicht ökonomischer und personalwirtschaftlicher Kompetenzen. Der strukturelle Wandel im Gesundheitswesen führte zu einem verstärkten Wettbewerb im Gesundheits- und Krankenhausmarkt.

Eine ganze Reihe von Gesetzen griffen zu dieser Zeit ordnungspolitisch regulierend in das System des stationären Sektors ein, sodass sich Struktur, Organisation und Finanzierung der Krankenhäuser weiterhin veränderten. Besonders einschneidend war der Prozess der Veränderung des Entgeltsystems, welcher 1996 mit der verbindlichen Einführung von Fallpauschalen und Sonderentgelten ein Zwischenstadium erreichte und 2003 in die Einführung des DRG-Systems mündete. Hier beschleunigten sich die Bedarfe an Fachpersonal, das im Controlling und anderen betriebswirtschaftlich qualifizierten Disziplinen qualifiziert war.

Ebenfalls von nicht unerheblicher Bedeutung für das Krankenhaus der 1990er-Jahre und die Entstehung der Disziplin Pflegemanagement war der Umbruch in der Leitung der Krankenhäuser. Diese bestand bis zu jener Zeit meist aus den Vertretern der Bereiche Medizin, Pflege und Verwaltung, wobei die Vertretung der Pflege meist nicht akademisch qualifiziert war. In vielen Krankenhäusern wurde die Pflegedirektion aus Erwägungen von ökonomischen Interessen und Machtkalkül aus der Krankenhausleitung gedrängt. Die Akademisierung der Pflege in ihrer spezifischen Ausprägung Management hat auch hier einen ihrer praxisnahen Ursprünge.

Letztlich bestand ein beträchtlicher nachholender Bedarf an Managementqualifikation nicht nur in der Pflege, sondern auch in anderen Berufsgruppen des Gesundheitswesens. Angesichts des Strukturwandels im Gesundheitswesen stellte die Robert-Bosch-Stiftung in ihrer Denkschrift „Pflege braucht Eliten" in Bezug auf die gesamte Pflege, aber vornehmlich für die Pflegepädagogik und das Pflegemanagement fest: „Eine akademische Ausbildung ist … die einzig adäquate Lösung." (Robert-Bosch-Stiftung 1992, S. 30) So entstand in den 1990er-Jahren jene historische Konstellation, in der sich die Einrichtung von Studiengängen der Pflege an Fachhochschulen und Universitäten durchsetzen ließ und durchsetzte (Bollinger 1999). Im Gegensatz zur Professionalisierungsidee vieler damaliger Protagonisten der Akademisierung der Pflege zielte die Denkschrift der Bosch-Stiftung weniger auf eine „Akademisierung der praktischen Pflege, sondern auf eine Akademisierung der bereits etablierten Pflegeeliten" (Bollinger und Grewe 2002, S. 47). In der Tat wurde das bestehende System der Pflegeberufe durch die Einrichtung von Studiengängen nicht angetastet. Adressaten der Akademisierung waren formal bereits qualifizierte, weiterbildungsorientierte Pflegende in Leitungsfunktion (ebd.).

Die neuen Diplomstudiengänge, die es nun ermöglichten, Pflegemanagement zu studieren, boten Lehrprogramme, welche mehr oder weniger eng an die Themenfelder der PDL-Weiterbildungen geknüpft waren bzw. auf ihnen aufbauten sowie die genannten allgemeinen Qualifizierungsbedarfe aufgriffen: Dem Qualitätsmanagement als einer damals neuen, aber weiterhin bedeutenden Disziplin des Pflegemanagements, dem Personalmanagement, einer für die Leitung ebenso unerlässlichen Disziplin sowie den wirtschaftswissenschaftlich fundierten Fächern der Betriebswirtschaftslehre und des Controllings. Hinzu kamen zumeist juristische Disziplinen wie Sozialrecht und Arbeitsrecht. Je nach Hochschule und Studiengang wurden diese Fächer unterschiedlich differenziert, gewichtet und benannt. Ergänzt wurden sie durch Lehrangebote in Marketing, Kommunikation und Rhetorik. Zudem gab es einen mehr oder weniger großen pflegewissenschaftlichen Teilbereich des Studiums.

Verbindende Klammer dieser Curricula war die Managementlehre – die Lehre vom Handhaben der Arbeit, von der Organisation der Aufgaben und Abläufe in einem Arbeitsprozess. Für die Protagonisten der ersten Studiengänge des Pflegemanagements lag die Herausforderung u. a. darin, Managementtheorie und Managementpraxis auf die Arbeitsorganisation des Gesundheits- und Pflegewesens zu beziehen.

In dieser ersten Phase der Pflegemanagement-Studiengänge wurde das Curriculum gewissermaßen aus den sich rapide wandelnden Anforderungen der Praxis in den Einrichtungen des Gesundheitswesens der 1990er-Jahre geboren. Die Bedarfe diktierten zwar nicht direkt die Inhalte der Hochschullehre. Nichtsdestotrotz bestand in dieser Phase solch ein nachholender Bedarf insbesondere an betriebswirtschaftlichen und managementpraktischen Kompetenzen, dass hier zumeist klare Schwerpunktbildungen im Studium erfolgten. Forciert durch die gesetzlichen Vorgaben, welche durch den Modernisierungsbedarf im Gesundheitswesen notwendig wurden, veränderten sich die Rahmenbedingungen der Arbeit im Gesundheitswesen rapide. Der Zusammenhang zwischen Kosten, Personaleinsatz und Qualität der Arbeit und der Arbeitsergebnisse spielte zunehmend ebenso wie Patienten- und Kundenorientierung eine Rolle. Da sich die Organisationen des Gesundheitswesens veränderten und die in diesen Organisationen tätigen Führungskräfte oftmals Protagonisten und bisweilen auch Katalysatoren der Veränderung der eigenen Organisation sein mussten, wurde das Change-Management zu einer wichtigen Disziplin der Pflegemanagement-Studiengänge.

Diese Studiengänge waren selbst Produkt des Wandels im Gesundheitswesen. Sie boten gewissermaßen eine Varianz des für Arbeitsanleitungskompetenz notwendigen Wissens mit betriebswirtschaftlichem und managementwissenschaftlichem Fokus. Da es sich in dieser ersten Phase um Diplomstudiengänge handelte, spiegelte sich diese grundsätzliche Varianz auch in den zumeist bestehenden Wahlmöglichkeiten und inhaltlichen Schwerpunktsetzungen für Studierende. Eine Vereinheitlichung der Studiengänge war nicht erkennbar, geschweige denn eine Kanonisierung von Lehrinhalten.

Der erste Studiengang Pflegemanagement mit dem Abschluss Diplom wurde 1991/92 in Osnabrück mit acht Semestern Vollzeitstudium gestartet. Dieser Start der Disziplin des Managements der Pflege erfolgte fünf Jahre nach der Eröffnung des ersten Pflegestudiengangs 1987.

Zu dieser Pionierzeit der Einrichtung erster Studiengänge des Pflegemanagements wurde prognostisch von einem Bedarf von 8.000 bis 10.000 Arbeitsplätzen mit Management-, herausgehobenen Leitungs- und Stabsfunktionen im stationären Bereich der Kranken- und Altenpflege ausgegangen (Bosch-Stiftung 1992). Diese geschätzte Zahl wurde oftmals übernommen, jedoch auch als fragwürdig kritisiert (Kraushaar 1994; Rosenbrock et al. 1993, S. 145).

Gleichwohl hatten sich bis zum Jahr 1998 bereits an 32 Hochschulen Studiengänge der Pflege und des Pflegemanagements etabliert. Fünf Jahre später existierten schon etwa 40 Pflegestudiengänge. Nach einer Studie des Wissenschaftsrats von 2005 schlossen im Jahr 2003 264 Absolventen speziell das Studium des Pflegemanagements ab. Die Zahl der Absolventen erhöhte sich zwischen 1999 und 2003 um 43 %. Die Studiendauer dieser Diplomstudiengänge lag bei einem Mittelwert von 7,8 Semestern (Wissenschaftsrat 2005, S. 36f). Die meisten dieser Diplomstudiengänge hatten eine abgeschlossene Berufsausbildung in der Pflege zur Voraussetzung, ein Gutteil der Studiengänge wurde berufsbegleitend angeboten. Im Jahr 2003 bestanden gerade einmal vier Studiengänge, an denen ohne vorangegangene Ausbildung studiert werden konnte. Zu Recht wurde bereits früh darauf hingewiesen, dass die Tatsache der zwingenden Voraussetzung einer Ausbildung in einem Pflegeberuf und eines Pflegeexamens für die Studienzulassung in Pflegemanagement in der deutschen Bildungslandschaft vergleichsweise exotisch und solitär erscheint. Die voraussetzungsvollen neuen Pflegestudiengänge waren Ausdruck der Sonderstellung der Pflege in Deutschland, die sie einerseits überwinden wollte und andererseits mit ihrer Existenz auch fortsetzte (Bollinger und Grewe 2002, S. 49).

Das Studium des Pflegemanagements an einer Fachhochschule wurde mit dem Titel eines Diplom-Pflegewirtes (FH) abgeschlossen. Es bildete praxisbezogen auf wissenschaftlicher Grundlage für besondere Leitungsaufgaben in Einrichtungen des Gesundheitswesens aus. Ein typischer Diplomstudiengang (z. B. Pflegemanagement an der FH Frankfurt 2003) umfasste 132 Semesterwochenstunden, was einer Unterrichtsstundenzahl von 2500 à 45 Minuten entsprach. Hier wird schon die rein quantitative Differenz zur PDL-Weiterbildung mit ihrer Mindestanzahl von 460 Stunden deutlich. Bei einer näheren Betrachtung der Studieninhalte ist zudem ersichtlich, warum relativ zügig von den meisten Organisationen im Gesundheitswesen für Leitungsfunktionen Bewerber mit einem Abschluss in Pflegemanagement präferiert wurden.

Der auf acht Semester ausgelegte Studiengang teilte sich in Grund- und Hauptstudium, wobei das Grundstudium mit einer Vordiplomprüfung abgeschlossen wurde. Das Grundstudium eines typischen Diplomstudienganges umfasste 13 Studienfächer, das Hauptstudium noch einmal 14 Fächer. Schwerpunkte des Grundstudiums bildeten die Fächer pflegewissenschaftliche Grundlagen, Gesundheitswesen und Sozialrecht, Grundlagen der Organisation, Grundlagen des Personalmanagements, die Pflegeforschung, Grundlagen des Rechts, Statistik sowie das Projektmanagement. Eine Einführung in das wissenschaftliche Arbeiten, Englisch sowie eine Reflexion des Studiums und der Berufspraxis ergänzten das Curriculum. Als Wahlpflichtfach konnte EDV, Moderation, Kommunikation oder Selbstmanagement belegt werden. Im Hauptstudium wurde ein Schwerpunkt auf das Qualitätsmanagement, die Organisationsentwicklung und die Personalentwicklung gelegt. Weitere Schwerpunkte bestanden mit der Finanzierung, dem Controlling und dem praxisorientierten Projektmanagement. Informatik, Arbeitsrecht und zwei Wahlpflichtfächer ergänzten das Angebot. Den

Studierenden boten sich zudem zwei Schwerpunkte: Unternehmensführung sowie Prozessbegleitung und -beratung, innerhalb dessen weitere Vertiefungen belegbar waren.

Die meisten der genannten Fächer wurden in Form von Vorlesungen und seminaristischen Veranstaltungen an zwei wöchentlichen Blocktagen gelehrt. Über drei Semester hinweg wurde ein Praxisprojekt vorbereitet und durch ein Projektcoaching begleitet durchgeführt. Dieses akademische Studium ging in seiner thematischen Varianz unverkennbar über PDL-Weiterbildungen hinaus. Es war ein allgemeines Studium für das Gesundheitswesen mit dem Schwerpunkt Management. Die Pflege war gewissermaßen die Basis des Studiums – schon durch die berufliche Herkunft der Studierenden. Darauf aufbauend wurden Säulen von Wirtschaft, Recht und Managementdisziplinen allgemein und gesundheitssystemspezifisch gelehrt. Studiengänge demnach, die nicht in dem Maße wie ein Gutteil der ersten Pflegestudiengänge die Profession Pflege als Wissenschaftsdisziplin zu etablieren trachteten und meist damit verbunden das Ziel einer stärkeren Autonomie der Berufsgruppe verbanden. Gleichwohl waren diese Studiengänge noch weiter entfernt von den etablierten Studiengängen der Betriebswirtschaftslehre, da die wirtschafts- und betriebswirtschaftlichen Inhalte nur einen Teil des Curriculums bildeten und zudem sehr spezialisiert auf die Organisationen des Gesundheitswesen ausgerichtet waren.

Eine Mehrheit der Studierenden dieser Studiengänge hatte zuvor im Krankenhaus in der Krankenpflege gearbeitet, wie es die vereinzelten Untersuchungen für eine Reihe von Pflegemanagement-Studiengängen der ersten Phase ihrer Entwicklung nahelegen (z. B. Gensch 2003). Diese Untersuchungen legten auch ein durchschnittlich eher mittleres Alter von 30 Jahren bei der Aufnahme des Studiums nahe (angesichts der in fast allen Diplomstudiengängen vorausgesetzten Ausbildung plus unterschiedlich langer Berufserfahrung bildungsbiographisch nicht verwunderlich). Um die 90 % Prozent der Studierenden war auch während des Studiums berufstätig. Interessanterweise ließen diese ersten Untersuchungen auch darauf schließen, dass die Studierenden zwar mehrheitlich aus dem Krankenhaus kamen, sich aber nach dem Studium weitere Felder der Berufstätigkeiten innerhalb des

Gesundheits- und Sozialwesens aber auch in Organisationen und Verbänden, Unternehmensberatungen und staatlichen Einrichtungen erschlossen. Aufgrund des nachholenden Bedarfs insbesondere im Krankenhaus aber auch in anderen Bereichen des Gesundheitswesens um die Jahrtausendwende herum war es für die Absolventen nicht schwer, recht schnell nach dem Studium eine neue Stelle zu finden (bzw. im während des Studiums weitergeführten Beschäftigungsverhältnis aufzusteigen). Verbleibstudien aus der ersten Phase der Existenz der Studiengänge legen 94 % Beschäftigungsquote bei nur 6 % Nichtbeschäftigung aus zumeist familiären Gründen nahe (Gensch 2003), 97 % traten innerhalb von drei Monaten nach dem Studienabschluss eine Stelle an.

Die mit dem Studium verbundene Möglichkeit des beruflichen Aufstieges war und ist eine wichtige und legitime Motivation für das Studium des Pflegemanagements. Hinzu kommt die professionelle Weiterentwicklung in einem Berufsfeld, in welchem man zuvor die Ausbildung abgeschlossen und Erfahrungen gesammelt hat. Professionalisierung geht zumeist mit Autonomisierung einher, weshalb viele Protagonisten der ersten Phase der Akademisierung der Krankenpflege eine Bewegung der Berufsgruppe Pflege in Richtung einer stärkeren professionellen Selbstbestimmung auch in Abgrenzung von anderen Berufsgruppen erwarteten, insbesondere von den Ärzten und der Medizin. Vereinzelte Studien legten bereits recht früh nahe, dass Pflegemanagementstudierende den eigenen Handlungsspielraum in ihrer Berufstätigkeit als hoch einschätzen, aber mit Professionalisierung eher weniger berufspolitische Merkmale verbinden. Auch eine mögliche Distanz zum Beruf der Krankenpflege und eine Loslösung von alten beruflichen Identitäten zu neuen beruflichen Identitäten könnte ein Resultat des Studiums sein (Albert 1999; Panke-Kochinke 2001, S. 30).

5.3   Die zweite Phase der Entwicklung von Studiengängen des Pflegemanagements in Deutschland

War die erste Phase der Studiengänge des Pflegemanagements von der schnellen Ausbreitung auf die Fachhochschulen und einer Konzentration auf

examinierte Krankenpflegekräfte in Leitungsfunktion und mit Aspiration auf weitere Aufgaben im mittleren Management gekennzeichnet, setzte die zweite Phase mit der sukzessiven Einführung von Bachelor- und Masterstudiengängen im Zuge der Bologna-Reform ein.

Diese – unabgeschlossene – Entwicklungsphase der Studiengänge zeigt eine Tendenz hin zur einer stärkeren Spezialisierung und Diversifizierung der Pflegemanagementstudiengänge. Hatte der von der Kultusministerkonferenz der Länder letztlich für die Fachhochschulen beschlossene Titel Diplom-Pflegewirt bei allen Differenzierungen zwischen den verschiedenen Studiengängen auch einen gewissen normierenden Charakter, so brachte der Bologna-Prozess zunächst einmal eine inhaltliche und methodische Reform der Studiengänge mit sich. Diplomstudiengänge mit einer Regelstudiendauer von acht Semestern und zumeist mit Elementen von Wahlfreiheit einzelner Lehrveranstaltungen gekennzeichnet wurden von sechssemestrigen, sieben- oder achtsemestrigen, oftmals in Kohorten studierten Studiengängen mit einem festen, über ECTS vergleichbarem Studienangebot abgelöst.

Im Jahr 2011 bestanden 24 Studiengänge mit dem Schwerpunkt Pflegemanagement (Knigge-Demal und Hundenborn 2011) in Deutschland, von denen fast alle weiterhin eine abgeschlossene Berufsausbildung in einem Pflege- oder Gesundheitsfachberuf sowie eine unterschiedlich lang andauernde Berufstätigkeit in einem Pflege- oder Gesundheitsfachberuf voraussetzten. Ein Teil der Studiengänge konnte berufsbegleitend studiert werden. Die Heterogenität in der inhaltlichen Ausgestaltung der Studiengänge war 2011 bereits hoch: Insgesamt zeichneten sich Schwerpunktbildungen in stärker betriebswirtschaftlich fundierte, stärker Public-Health-orientierte und stärker pflegewissenschaftlich ausgerichtete ab. Auch war bereits eine bis in die Gegenwart anhaltende Tendenz ersichtlich, die sich in den Studienangeboten widerspiegelte: Das einstmals begrifflich solitäre Pflegemanagement blieb weiterhin in den Studiengängen zentral erhalten, differenzierte sich jedoch zusätzlich in die Richtung Casemanagement sowie Gesundheitsmanagement. Dieser Prozess, ausgehend vom allgemeinen akademischen praxisorientierten Wissen der Diplomstudiengänge hin zu einer spezialisierteren, diversifizierteren Version des akademischen praxisorientierten Wissens markiert den Übergang in eine neue Phase der Studiengänge des Pflegemanagements.

Dieser Prozess ist bei aller Autonomie auch des akademischen Feldes der ehemaligen Fachhochschulen zu einem Gutteil der in der Pflege und den Gesundheitsfachberufen zu registrierenden Spezialisierung und beruflichen Professionalisierung einzelner Teilbereiche geschuldet. Zudem wächst mit dem gesellschaftlichen Bedeutungswandel von Gesundheit und der Ausdifferenzierung des Gesundheitsmarktes der Bedarf an spezialisierten Akademikern mit Managementkompetenzen. Der professionelle Hintergrund des Gesundheitsfachberufes und die Berufserfahrung im Gesundheitswesen sind der Employability in diesem Bereich förderlich. Weiterhin ist das klassische Pflegemanagement der ersten Phase von Bedeutung für die Organisationen des Gesundheitswesens ebenso wie für die Studiengänge. Viele Pflegedienstleitungen haben mittlerweile Pflegemanagement studiert oder werden es studieren. Jedoch weisen neuere Verbleibsstudien auf einen steigenden Anteil der Berufstätigkeit der Absolventen in Krankenkassenorganisationen, in Organisationen des öffentlichen Dienstes, in Verbänden und in Unternehmen hin (z. B. FRA UAS 2016; Höhne und Neumann 2016).

Eine weitere Tendenz der Konzentration des spezialisierteren Studienangebotes zeichnet sich ab: Zum gegenwärtigen Zeitpunkt kann an 21 Hochschulen Pflegemanagement in unterschiedlicher Ausprägung studiert werden. Unter den Hochschulen mit dem Angebot dieses Studienganges sind die ehemaligen Fachhochschulen in der Mehrheit. Aufgrund der Nähe zu den konfessionell bzw.- freigemeinnützig geprägten Bereichen des Gesundheitswesens finden sich einige evangelische und katholische Hochschulen unter den Anbietern. Auch an wenigen Fernhochschulen kann Pflegemanagement gegenwärtig studiert werden.

Die Spezialisierung und Ausweitung des ehemaligen Pflegemanagements ist bereits in den Bezeichnungen der Studiengänge ersichtlich: Es gibt u. a. den Bachelor Gesundheits- und Pflegemanagement, den Bachelor Gesundheitsmanagement, den Bachelor Gesundheitsökonomie, den Bachelor Pflegeleitung, den Bachelor Gesundheitsbetriebswirt und den Bachelor Pflege- und Casemanagement.

Des Weiteren können mittlerweile einige Masterstudiengänge im Bereich des Pflegemanagements studiert werden: u. a. Gesundheitsökonomie, Health-Care-Management sowie Pflege- und Gesundheitsmanagement.

Gemeinsam ist all diesen Studiengängen der praktische Bezug auf die Arbeit im Gesundheitswesen. Bei einer Vogelschau über die verschiedenen Modulhandbücher fällt die anhaltende Zentrierung vieler Inhalte und Kompetenzen auf die Pflege und ihre Leitungsfunktionen im mittleren und vereinzelt auch höherem (Master) Management ins Auge. Fast alle Studiengänge beinhalten jedoch Module, welche auf die Analyse und die Arbeit auch im weiteren wohlfahrtsstaatlichen bzw. gesundheitswirtschaftlichen Bereichen abzielen – Gesundheitsmanagement ist gegenwärtig ein in den vormaligen Pflegemanagement-Studiengängen häufig verwendeter Begriff, um den faktischen Inhalt sowohl akademisch als auch bezüglich der berufspraktischen Potentiale korrekt zu benennen – Pflegemanagement bildet den Kern, Gesundheitsmanagement gewissermaßen die Corona.

Mittlerweile sind in der Regel sechssemestrige Bachelor- Studiengänge und viersemestrige Masterstudiengänge verbreitet. Die Hochschullehre wird oftmals berufsbegleitend angeboten bzw. konzentriert sich auf einzelne Studientage bzw. bestimmte, planbare Studienzeiten. Aufgrund der überdurchschnittlich hohen parallelen Berufstätigkeit neben dem Studium ist dieses Angebot von besonderer Bedeutung für die Studierenden. Ohne dass dies anhand aufbereiteter aktueller Statistiken belegbar wäre, bestätigen Abfragen bei Studiengangsleitungen das abnehmende Alter der Studienanfänger des Pflegemanagements.

Die Semesterkohorten der Studiengänge umfassen je nach Hochschule gegenwärtig etwa 5 bis 60 Studierende (aktuelle gesicherte Daten liegen nicht vor – Abfrage bei Studiengangsleitungen). Hieraus ergeben sich Konsequenzen für die Lehrformen: In den meisten Studiengängen variieren Vorlesungen und seminaristische Lehrveranstaltungen in kleineren Gruppen.

Ein relativ junger, gemessen an den Studierenden- und Lehrendenzahlen, mittelgroßer bis großer Studiengang des Pflege- und Casemanagements in Frankfurt am Main zentriert die Hochschullehre auf drei Säulen: Die Ebene des Falles, also des Individuums, die Ebene des Systems, also des Gesundheits-, Pflege- und Versorgungssystems sowie auf die vermittelnde Ebene der Kommunikation, des Managements und der Praxis.

Wirtschaftswissenschaftliche, im engeren Sinne betriebswirtschaftliche Qualifikationen und thematisch differenzierte Managementpraxen werden als ein wichtiger, das Studium von Beginn an durchziehender Schwerpunkt gelehrt: Die Studierenden erhalten im ersten Semester eine Einführung in die Grundlagen der Betriebswirtschaftslehre, der als eines der Managementmodule im zweiten Semester die Einführung in das Personalmanagement folgt. Im dritten Semester wird Qualitätsmanagement angeboten, gefolgt von einem Schwerpunkt Betriebswirtschaftslehre im vierten Semester. In zwei aufeinander aufbauenden Veranstaltungen werden zudem Grundlagen der Organisationslehre mitsamt ihrer Konsequenzen für die praktische Tätigkeit in denselben vermittelt. Eine Vermittlung der praktischen Kompetenzen in der Schlüsselqualifikation Projektmanagement erfolgt im vierten Semester.

Ein grundlegender inhaltlicher Strang der gesundheitswissenschaftlichen und rechtlichen Orientierung durchzieht zudem das Studium: Im ersten Semester erfolgt ein Überblick der Gesundheitspolitik und der rechtlichen Grundlagen des deutschen Gesundheitssystems. Ein Modul Gesundheitsförderung und eine Veranstaltung zu aktuellen Fragen des Rechts und der Gesundheitspolitik setzen diesen Einblick in die Verfasstheit und Regulierungsweise wohlfahrtsstaatlicher Kernbereiche mitsamt Anwendungsorientierung fort. Ergänzt wird er durch Veranstaltungen zur Ethik im Gesundheits- und Pflegewesen sowie einem Modul zur Pflege- und Gesundheitsforschung.

Ein parallel zu den genannten Bereichen verlaufender Strang dieses modernen Pflegemanagement-Studienganges der zweiten Phase ist das Casemanagement. Im ersten Semester werden Bedarfsidentifikation und Grundlagen des Casemanagements gelehrt. Im zweiten Semester erfolgen Einführungen in spezifische Pflegebedarfe, in die Sozialpsychologie sowie eine praxisorientierte Veranstaltung in Didaktik und Pädagogik. Im dritten Semester wird das Casemanagement in Form einer

am praktischen Fall orientierten Vertiefung und Anwendung fortgesetzt.

Durchgehend alle gegenwärtigen Studiengänge des Pflegemanagements bieten die Möglichkeit, in Praxismodulen das für das Ausüben von Managementtätigkeiten so wichtige Erfahrungswissen zu akkumulieren. Der exemplarisch in seinem Aufbau dargestellte Studiengang nutzt hierfür ein großes Modul Theorie-Praxis-Transfer, in welchem Studierende in externen Organisationsbereichen und Unternehmen des Gesundheitswesens im weiteren Sinne ein Praktikum, eine Hospitation oder ein Projekt durchführen. Diese Praxis wird seitens der Hochschule begleitet und von den Studierenden reflektiert. Die Erfahrungen der letzten Jahre zeigen auch hier, dass zwar ein größerer Anteil der Studierenden Praxiserfahrungen in den Kernbereichen des Pflegemanagements präferiert und eine entsprechende Wahl für das Praktikum trifft. Ein wachsender Anteil der Studierenden nutzt jedoch die Möglichkeit dieses Praktikums zu einer berufsorientierenden Erprobung darüber hinausreichender Karrieremöglichkeiten im Gesundheitsmanagement.

Die Employability dieses und vergleichbarer Studiengänge in Deutschland ist weiterhin hoch – angesichts des Fachkräftemangels in der Pflege und des Bedarfes an Leitungsqualifikation ist dies nicht überraschend. Die beschriebene Tendenz zu einer Spezialisierung der Tätigkeiten im Gesundheitsmanagement innerhalb eines sich insgesamt diversifizierenden Gesundheitswesens spiegelt sich auch in der Professionalisierung des Pflegemanagements. Die Professionalisierung dieses Bereiches ist eine Bewegung aus den Kernbereichen der Krankenpflege hin zu einem erweiterten Tätigkeits- und Berufsprofil. Die akademische Qualifikationsbewegung aus dem Management der Pflege hin zu einem langsam weitere Segmente der Arbeitsmärkte im Gesundheitswesen erschließenden Gesundheitsmanagement wird anhalten. Im Vergleich zu Betriebswirten oder Wirtschaftswissenschaftlern durchdringen sie die organisatorischen und politisch-ökonomischen Besonderheiten des Gesundheitswesens potentiell erfahrener und spezialisiert-analytischer. Im Spannungsfeld eines wohlfahrtsstaatlich regulierten Bereichs der Gesundheit und einer wettbewerbsorientierten Gesundheitswirtschaft können akademisch ausgebildete Gesundheitsmanager

Entscheidungen treffen, die nicht an kurzfristigen Profit- oder Partikularinteressen ausgerichtet sind, sondern an der bestmöglichen Organisation, Finanzierung und Förderung des so privaten wie öffentlichen Gutes Gesundheit.

Literatur

Albert, M. (1998). *Krankenpflege auf dem Weg zur Professionalisierung, Eine qualitative Untersuchung.* Dissertation, Katholische Fachhochschule Freiburg, Bühl/Baden.

Bollinger, H. & Grewe, A. (2002). Die akademisierte Pflege in Deutschland zu Beginn des 21. Jahrhunderts – Entwicklungsbarrieren und Entwicklungspfade. In: *Jahrbuch für kritische Medizin und Gesundheitswissenschaften* 37, (S. 43–59) Berlin.

Cassier-Woidasky, A.-K. (2012). Professionsentwicklung in der Pflege und neue Formen der Arbeitsteilung im Gesundheitswesen, Hindernisse und Möglichkeiten patientenorientierter Versorgungsgestaltung aus professionssoziologischer Sicht, in: *Jahrbuch für kritische Medizin und Gesundheitswissenschaften* 47, (S. 163–184) Berlin.

FH Frankfurt (2003). Kommentierter Studienführer des Fachbereich 4.

FRA UAS 2016. Interne Verbleibstudie der Studiengänge Pflegemanagement, Frankfurt.

Frankfurt University of applied Sciences (2017). Modulhandbuch Studiengang Pflege- und Casemanagement.

Gensch, S.-K. (2003). *Berufssituation der Bayerischen Absolventinnen und Absolventen des Studienganges Pflegemanagement.* Hrsg.: Bayerisches Staatsinstitut für Hochschulforschung und Hochschulplanung, München.

Höhne, A. & Neumann, K. (2016). *Beruflicher Aufstieg durch Akademisierung im Gesundheitswesen,* Hamburg

Knigge-Demal, B. & Hundenborn, G. (2011). *Pflegemanagementstudiengänge in Deutschland,* Studienangebote, Zugangsvoraussetzungen und Anrechnungsmöglichkeiten, Hrsg.: FH Bielefeld.

Kraushaar, D. (1994). Pflegestudium an der Fachhochschule, *Public Health und Pflege,* S. 229–230, Berlin.

Robert-Bosch-Stiftung (1992). *Pflege braucht Eliten.* Denkschrift der Kommission der Robert Bosch Stiftung zur Hochschulausbildung für Lehr- und Leistungskräfte in der Pflege, Gerlingen: Schattauer.

Rosenbrock, R. / Noack, R.H. / Moers, M. (1993). *Öffentliche Gesundheit und Pflege in NRW, Qualitative Abschätzung des Bedarfs an akademischen Fachkräften,* Hg. vom Ministerium für Arbeit, Gesundheit und Soziales des Landes Nordrhein-Westfalen, Düsseldorf.

Studycheck.de (2017). Pflegemanagement, www.studycheck.de.

Wissenschaftsrat (2005). Entwicklung der Fachstudiendauer an Fachhochschulen von 1999 bis 2003, Köln.

Pflege studieren – Intentionen, Strukturen und Erfahrungen

Bernd Reuschenbach, Ingrid Darmann-Finck

6.1   Intentionen und Qualifikationsziele – 64

6.2   Strukturelle Konzeption von erstausbildenden
       Pflegestudiengängen – 66

6.3   Konzeption und Durchführung der praktischen
       Studienphasen – 70

6.4   Nutzen der hochschulischen Erstausbildung – 71

6.5   Herausforderungen – 73

       Literatur – 74

© Springer-Verlag GmbH Deutschland 2018
K.-H. Sahmel (Hrsg.), *Hochschuldidaktik der Pflege und Gesundheitsfachberufe*,
https://doi.org/10.1007/978-3-662-54875-2_6

Während die Entwicklung pädagogischer und managementbezogener Pflegestudiengänge in Deutschland schon eine längere Tradition hat, die bis in die 1970er-Jahre zurückreicht, können seit Einführung der Modellklausel in die Berufsgesetze der Kranken- und Altenpflege in den Jahren 2003 und 2004 auch duale Pflegestudiengänge eingerichtet werden, die für die direkte Versorgung von zu pflegenden Menschen qualifizieren und die neben einem Bachelorabschluss auch zur Berufszulassung führen. Diese Studiengänge erweitern die Qualifikationsziele der beruflichen Ausbildung entsprechend Level 6 des europäischen bzw. deutschen Qualifikationsrahmens (EQF). Mit der Empfehlung des Wissenschaftsrates (2012), zwischen 10 % und 20 % eines Ausbildungsjahrgangs in den Gesundheitsfachberufen akademisch zu qualifizieren, erhielt die Entwicklung von Studienangeboten einen weiteren Auftrieb. Laut Heyelmann (2016) ist derzeit von 44 Studiengängen auszugehen. Lademann et al. (2016) ergänzen in der Sammlung weitere elf sequentiell additive Studiengänge, also hochschulische Qualifizierungsangebote nach Abschluss der Ausbildung. Die unterschiedlichen Werte zur Anzahl der Pflegestudiengänge sind zum einen durch die hohe Entwicklungsdynamik und zum anderen dadurch begründet, dass unterschiedliche Studienstrukturmodelle mit unterschiedlichen Schwerpunkten in die jeweiligen Statistiken aufgenommen wurden.

Zum Zeitpunkt der Erstellung dieses Beitrags (Februar 2017) liegt ein Gesetzentwurf für ein neues Pflegeberufsgesetz vor. Die Paragrafen 37 –39 regeln nach über 10-jähriger Modellphase erstmals die hochschulische Pflegeausbildung als zweiten Zugang zur Berufszulassung (BMG/BMFSFJ 2016). Die Verabschiedung der Gesetzesvorlagen verzögert sich, weil im Pflegeberufsgesetz neben der hochschulischen Ausbildung auch die generalistische Pflegeausbildung geregelt werden soll, was umfassenderer Abstimmungen bedarf.

Der Beitrag beleuchtet die mit der Einrichtung entsprechender Studienangebote verknüpften Intentionen (▶ Abschn. 6.1) und klärt über Modelle der strukturellen Konzeption auf (▶ Abschn. 6.2). Hinsichtlich der Gestaltung von Lehr-/Lernprozessen liegt eine zentrale Herausforderung für die Studiengänge in der Konzeption, Koordination und Durchführung der praktischen Studienphasen (▶ Abschn. 6.3). Für

die Legitimation von erstausbildenden Studiengängen muss der Nachweis des Nutzens erbracht werden, erste Befunde dazu gibt es inzwischen auch im deutschsprachigen Raum (▶ Abschn. 6.4). Schließlich sind knapp zehn Jahre nach Einführung der ersten Modellstudiengänge noch einige Herausforderungen zu meistern, um die Wirksamkeit des Bildungskonzeptes im Praxisfeld zu erhöhen (▶ Abschn. 6.5). Der Beitrag greift an vielen Stellen auf die im Rahmen der Evaluation der Modellstudiengänge in NRW gewonnenen Erkenntnisse zurück (Darmann-Finck et al. 2014). Die Evaluation umfasste 11 Studiengänge, darunter fünf Pflegestudiengänge, und erstreckte sich über den Zeitraum von 2012 bis 2014.

Wenn im Folgenden verkürzend von Pflegestudiengängen die Rede ist, dann sind damit Studiengänge gemeint, bei denen Absolventen einen hochschulischen Abschluss (B. A. oder B. Sc) und zugleich eine staatliche Abschlussprüfung absolvieren, mit der sie die Berufszulassung in der Gesundheits- und Krankenpflege, Gesundheits- und Kinderkrankenpflege und/oder Altenpflege erhalten. Nicht inkludiert sind Modellprojekte ohne berufliche Qualifizierung, additive Studiengänge, bei denen erst nach Abschluss der Pflegeausbildung eine hochschulische Bildung erfolgt und die Studiengänge Pflegemanagement und Pflegepädagogik.

6.1   Intentionen und Qualifikationsziele

Die Entwicklung von Pflegestudiengängen ist durch verschiedene Modernisierungsanlässe begründet (Darmann-Finck et al. 2014). Neben bildungs- und professionspolitischen Erwägungen werden vor allem zwei Aspekte als Begründung für die Etablierung der Pflegestudiengänge angeführt:

A)   Veränderte Versorgungssituation

Ein wesentlicher Hintergrund zur Einführung einer hochschulischen Pflegebildung besteht in den sich wandelnden Anforderungen an die pflegerische Versorgung. Quantitativ kommt es zu einer Zunahme von Pflegebedürftigen und chronisch kranken bzw. multimorbiden Menschen (Statistisches Bundesamt 2017), qualitativ sind Pflegesituationen durch eine zunehmend höhere Komplexität gekennzeichnet.

Diese Komplexität ergibt sich durch eine hohe Dynamik am „point of care" (z. B. kurze Liegezeiten), die notwendige interprofessionelle Vernetzung von Dienstleistungen und Behandlungswegen über Sektoren hinweg, neue technische Möglichkeiten in Therapie und Diagnostik, ein verändertes Krankheits- und Gesundheitsverständnis sowie die beschleunigte Zunahme wissenschaftlicher Ergebnisse und die Notwendigkeit, diese in die Praxis zu implementieren.

Die Bundesregierung verbindet mit der hochschulischen Pflegebildung die Hoffnung, dass die Absolventen, „forschungsgestützte Lösungsansätze und innovative Konzepte in die Pflege transferieren und damit die Weiterentwicklung der Pflege befördern" (BMG/BMFSFJ 2016, 60). Hochschulische Bildung ist damit nicht Selbstzweck der Hochschulen, sondern ist durch die Erwartung begründet, dass sich mit Einführung entsprechender Lehrangebote auch die Versorgungssituation verbessern wird. Studien aus angloamerikanischen Ländern legen nahe, dass dieser Anspruch erfüllt wird.

B) Arbeitsmarktsituation

In allen Sektoren des Gesundheitswesens wird ein erheblicher Mangel an beruflich Pflegenden beklagt. Schätzungen gehen von 730.000 fehlenden Pflegenden bis zum Jahre 2050 aus (Prognose 2012). Um die Differenz zwischen Angebot und Nachfrage zu reduzieren, ist neben der Attraktivitätssteigerung des Pflegeberufs auch die Erschließung neuer Bewerberkreise wichtig. Insbesondere vor dem Hintergrund einer steigenden Anzahl an Personen mit Fachabitur/Abitur (Autorengruppe Bildungsberichterstattung 2016) stellt ein Pflegestudium eine Option dar, eine Ausbildung mit einer hochschulischen Karriere zu kombinieren. Der Bachelorabschluss ermöglicht zudem einen leichteren beruflichen Einstieg in anderen Ländern, in denen die hochschulische Bildung schon eine lange Tradition hat (Muths 2010). Die damit einhergehende erhöhte Mobilität ist ebenfalls als Beitrag zur Attraktivitätssteigerung zu bewerten (Gerst und Hibbele 2012).

Teilweise wurden die Bildungs- und Kompetenzziele aus diesen Anforderungen abgeleitet und/oder induktiv gemeinsam mit Akteuren aus der Praxis heraus entwickelt. Als theoretische Grundlage zur Abgrenzung gegenüber der beruflichen Bildung wird auf den europäischen bzw. deutschen Qualifikationsrahmen (DQR, EQR), den „Fachqualifikationsrahmen Pflege für die hochschulische Bildung" (Hülsken-Giesler und Korporal 2013) sowie den EFN-Kompetenzrahmen (European Federation of Nurses Associations 2015) verwiesen.

Es gibt verschiedene Ansätze, den Kanon an hochschulischen Kompetenzdimensionen für den Pflegeberuf zu systematisieren, etwa ein Entwurf von Studiengangvertretern Nordrhein-Westfälischer Hochschulen (Bachmann et al. 2014) oder das Konzept von Darmann-Finck et al. (2013a), das im Rahmen der Evaluation der Modellstudiengänge in NRW entstanden ist. Demnach qualifiziert die hochschulische Bildung für

- die Anwendung wissenschaftlichen Wissens auf dem jeweils aktuellen Entwicklungsstand,
- klinische Kompetenzen auf Bachelorniveau,
- die Fähigkeit zum Aufbau und zur Reflexion von Arbeitsbündnissen und für
- interprofessionelles Lernen und Handeln in systemischen Kontexten (Darmann-Finck et al. 2013a).

Eine vergleichende Analyse der Kompetenzziele der Pflegestudiengänge zeigt eine hohe Übereinstimmung mit diesen theoretisch hergeleiteten Kompetenzdimensionen (Lademann et al. 2016). Die genannten Kompetenzziele haben teilweise Eingang in den Referentenentwurf zum geplanten Pflegeberufsgesetz (BMG/BMFSFJ 2016) gefunden, zum Teil gehen die darin aufgeführten Ziele aber auch deutlich über den Anspruch einer Erstausbildung hinaus und sind auf Master- oder sogar Promotionsebene anzusiedeln (z. B. Mitwirkung bei der Entwicklung von Qualitätsmanagementkonzepten, Leitlinien und Expertenstandards, §37, BMG/BMFSFJ 2016). Neben diesen Kompetenz- bzw. Qualifikationszielen bieten einige Studiengänge weitere zertifizierte Qualifikationen an, die zur Anerkennung als gerontopsychiatrische Fachkraft, als Wundexperte, zur Leitung einer Pflege- oder Funktionseinheit oder zur Praxisanleitung berechtigen.

Aus den Kompetenzprofilen ergeben sich mögliche Einsatzbereiche und Tätigkeitsfelder der hochschulisch qualifizierten Pflegefachpersonen (Darmann-Finck 2016). Auf der Basis erweiterter Kompetenzen können Absolventen z. B. die

Pflegeprozessverantwortung für zu pflegende Menschen mit komplexen pflegerischen, medizinischen, psychischen und sozialen Pflegesituationen sowie deren Anleitung und Beratung oder Aufgaben der Qualitätsentwicklung (z. B. in Form von kleinen Projekten) übernehmen.

6.2 Strukturelle Konzeption von erstausbildenden Pflegestudiengängen

Die Entwicklung der Pflegestudiengänge ist seit dem Jahr 2004 bis heute durch eine große Vielfalt an Strukturmodellen insbesondere hinsichtlich der Zusammenarbeit mit Berufsfachschulen bzw. Pflegeschulen gekennzeichnet (Lademann et al. 2016). Für diese Modelle werden teilweise sehr unterschiedliche Begriffe verwendet, was die Kommunikation mit Arbeitgebern oder Studieninteressierten und auch den Studiengangwechsel der Studierenden erschwert. Die verschiedenen Begrifflichkeiten für Studiengangstrukturmodelle haben Darmann-Finck und Muths (2013) in folgender Synopse zusammengefasst (◘ Tab. 6.1). Eine Weiterentwicklung dieser Synopse findet sich bei Eckstein (2016).

Inkonsistent wird beispielsweise der Begriff „dual" genutzt (Darmann-Finck et al. 2013b; 2014). Der Wissenschaftsrat definiert Studiengänge dann als dual, wenn „das berufspraktische und das akademische Element gleichwertige Teile des dualen Studiums" bilden. Dualität ist dann gegeben, wenn die Praxisanteile einen angemessenen Umfang haben, eine organisatorische Abstimmung zwischen den Lernorten existiert und inhaltlich „eine Nähe von Studienfach und beruflicher Ausbildung/Tätigkeit" vorhanden ist (Wissenschaftsrat 2013, S. 22). Im Sinne dieser Definition ist eine Parallelführung von Studium und Ausbildung ohne Absprachen der Bildungspartner nicht als duales Studium zu bezeichnen. Auch der Begriff „ausbildungsintegrierend" erweist sich zur Kennzeichnung eines bestimmten Strukturmodells als irreführend, da derzeit jegliches Studium, das auf eine Berufszulassung vorbereitet, die für die Pflegeausbildung geltenden berufsgesetzlichen Vorgaben zu „integrieren" hat. Unschärfen gibt es auch bei den Begriffen „Primärqualifizierung" und „grundständig" (Eckstein, 2016). Um solche missverständlichen Formulierungen zu umgehen, wurden die Strukturmodelle im Rahmen der Evaluation der Modellstudiengänge in NRW mit Buchstaben bezeichnet.

Darmann-Finck und Muths (2013, S. 10) kommen zu dem Schluss, dass es „angesichts der zu konstatierenden Begriffsunschärfen bzw. -überschneidungen … unbedingt notwendig (ist), die Beschreibung von Studiengangstrukturen anhand von definierten Kriterien vorzunehmen". Für die Kategorisierung können Kriterien herangezogen werden, die der nachfolgenden Tabelle (◘ Tab. 6.2) zu entnehmen sind. Innerhalb einer Klasse sind die Beschreibungen disjunkt.

Verursachend für die Vielfalt an Modellen der strukturellen Konzeption sind nicht nur die mit dem Studiengang verfolgten Intentionen, sondern auch unterschiedliche landesrechtliche Regelungen zur Ausgestaltung der Ausbildungs- und Prüfungsverordnung, ministerielle Genehmigungspraktiken, Anzahl und Art der verfügbaren Kooperationspartner, Art und Umfang der Finanzierung sowie die Personal- und Mittelausstattung der Hochschule und der Praxis. Eine geteilte Verantwortung (Hochschule und Berufsfachschule) bringt einen hohen Koordinierungsaufwand mit sich, erhöht aber die Chance auf eine ausreichende Finanzierung, denn die Finanzierung der Ausbildung an Berufsfachschulen erfolgt in der Regel über das Krankenhausfinanzierungsgesetz, während Studiengänge an staatlichen Hochschulen von den Wissenschaftsministerien der Länder finanziert werden. Die in NRW gefundene Differenzierung anhand von drei Strukturmodellen wurde vor allem mit Blick auf die Fragestellung vorgenommen, inwiefern die institutionellen Kooperationen gute Voraussetzungen für den Aufbau von Kompetenzen auf hochschulischem Niveau bieten (Darmann-Finck et al. 2013, S. 68 ff.; ◘ Tab. 6.3).

Die Bundesregierung hat sich im Entwurf des Pflegeberufsgesetzes (BMG/BMFSFJ 2016) für Modell A und damit für das Modell entschieden, das die besten Voraussetzungen für den Aufbau von Kompetenzen auf hochschulischem Niveau bietet. Dem Entwurf zufolge sollen die Hochschulen für die Durchführung der theoretischen und praktischen Lehre wie auch für die Koordination und Begleitung der praktischen Einsätze zuständig sein.

◨ Tab. 6.1 Synopse von Begrifflichkeiten für Pflegestudiengänge, die auf die klinische Praxis vorbereiten (adaptiert nach Darmann-Finck und Muths 2013, S. 11)

Modellgruppe	Umschreibung	Begriffswahl der Autoren					Beispiele bestehender Pflegestudiengänge
		Wissenschaftsrat (2012)	Stöcker & Reinhardt (2012)	Lehmeyer & Schleinschok (2011)	Muths (2010)	Moers et al. (2012)	
	Oberbegriff für alle Studiengänge, die grundlegend im Bereich der Pflege qualifizieren (= abgeschlossene Ausbildung wird nicht vorausgesetzt)	grundständig	grundständig	primärqualifizierend	primärqualifizierend		
I	Studiengänge, an denen die Hochschule auch die Ausbildung schwerpunktmäßig verantwortet – Ausbildungs- u. Studieninhalte ineinander verwoben	primärqualifizierend	duale Studiengänge / dual-integriert	duale Studiengänge / dual-ausbildungsintegrierend	duale Studiengänge / ausbildungsintegrierend	Ersetzungsmodell	– Evang. FH Berlin

◻ **Tab. 6.1** Fortsetzung

Modell-gruppe	Umschreibung	Begriffswahl der Autoren					Beispiele bestehender Pflegestudiengänge
		Wissenschaftsrat (2012)	Stöcker & Reinhardt (2012)	Lehmeyer & Schleinschok (2011)	Muths (2010)	Moers et al. (2012)	
II	Studiengänge, in denen der Berufsabschluss an der berufsbildenden Schule u. der Studienabschluss a. d. Hochschule erworben wird – Ausbildungs- u. Studieninhalte weitgehend separat	ausbildungsintegrierend (dual bzw. trial)	dual-verzahnt	zweiphasig-dual	ausbildungsbegleitend	Verschränkungsmodell	– Hochschule f. angewandte Wissenschaft München
						Ergänzungsmodell	– Martin-Luther-Universität Halle – Kath. Stiftungs. FH München – Kath. FH Mainz
	dto. – Studium erfolgt in Teilzeitform			dual-begleitend			– Hamburger Fernhoch-schule – FH Hannover
III	Studiengänge, die wohl Praxisanteile aber keinen Berufsabschluss beinhalten (muss im Anschluss bzw. im europäischen Ausland erworben werden)	–	ohne Berufs-zulassung	grundständig	praxisintegrierend		– Kath. FH Freiburg – Hochschule Fulda – FH Frankfurt – Evang. FH Darmstadt

□ Tab. 6.2 Strukturkennzeichen von erstausbildenden Pflegestudiengängen

Nr.	Strukturkennzeichen	Modell A	Modell B	Modell C
I	Verantwortung für die praktische Ausbildung	Hochschule	Beide	Formal Hochschule Berufsfachschule
II	Verantwortung für die berufsqualifizierenden Prüfungen (Examen)	Hochschule	Beide	Formal Hochschule Berufsfachschule
III	Status der Lernenden	Studierende	Studierende	Beides („Schülerstudierende")
IV	Bei Zusammenarbeit mit Berufsfachschulen: Homogene Lerngruppen von Studierenden		Ja	Nein
V	Enge inhaltliche Abstimmung von berufsschulischen und hochschulischen Inhalten		Ja	Nein bzw. nur auf formaler Ebene
VI	Regelhafte Anerkennung von Studien- und Prüfungsleistungen	Nein	Ja	Ja
VII	Anzahl der Lernorte (Praxis zählt als ein Lernort)	2	3	3

□ Tab. 6.3 Potenziale und Begrenzungen der Strukturmodelle (Darmann-Finck et al. 2015, S. 93)

	Merkmale	Potenziale und Begrenzungen
Modell A	Die Ausbildung ist komplett in ein Hochschulstudium überführt. Die Hochschule übernimmt auch die Koordination und Begleitung der berufspraktischen Ausbildung.	– Durchgängige Vermittlung auf hochschulischem Niveau gewährleistet – Erforderliche Ressourcen gegenwärtig nur an wenigen Studienstandorten vorhanden
Modell B	Die Hochschule arbeitet in unterschiedlicher Intensität mit einer geringen Anzahl (<5) von Berufsfachschulen zusammen. Studierende bilden in den Schulen homogene Lerngruppen.	– Berufsfachschulen werden im Prozess der Akademisierung eingebunden. Förderlich für die Akzeptanz der Studiengänge in der beruflichen Praxis – In homogenen Lerngruppen Vermittlung auf hochschulischem Niveau zwar möglich, aber dennoch Brüche aufgrund unterschiedlicher Wissens- und Vermittlungskulturen
Modell C	Die Hochschule arbeitet mit einer größeren Anzahl (> 5) von Berufsfachschulen zusammen. Lehrangebote sind nur formal aufeinander abgestimmt, letztlich findet keine Vermischung beider Angebote statt. In den Schulen werden die Studierenden in heterogenen Lerngruppen mit beruflich Auszubildenden ausgebildet.	– Durchgängige Vermittlung auf hochschulischem Niveau nicht sichergestellt

Auf der Basis der derzeit geltenden Rechtsgrundlagen müssen erstausbildende Pflegestudiengänge sowohl dem Hochschulrecht als auch dem Pflegeberufsrecht Rechnung tragen. Je nachdem, wie die berufsrechtlichen Vorgaben in den unterschiedlichen Bundesländern oder Regierungsbezirken ausgelegt werden, kommt es zu teilweise recht engen Handlungsspielräumen für die Konzeption von Studiengängen, sodass es für die Studiengänge schwierig wird, den Besonderheiten hochschulischen Lehrens und Lernens gerecht zu werden (Darmann-Finck 2014 et al., S. 82ff). Ein Knackpunkt stellt z. B. die Gestaltung der Abschlussprüfungen dar. Manche Hochschulen sind gezwungen, die Abschlussprüfungen vom Niveau und der methodischen Gestaltung streng an den Vorgaben für die berufliche Ausbildung auszurichten, so dass sie im hochschulischen Gesamtcurriculum wie ein Fremdkörper wirken. Weitere Punkte betreffen die Ausbildungszeiten, die in der Berufsausbildung vornehmlich als Präsenzzeiten zu verstehen sind, während im Studium ein höherer Anteil an Selbstlernzeiten üblich ist. Mit der Einführung einer hochschulischen Erstausbildung als Regelangebot entsprechend dem Entwurf des Pflegeberufsgesetzes (BMG/BMFSFJ 2016) würden diese Einschränkungen, die durch Inkompatibilitäten von Hochschul- und Berufsrecht entstehen, allerdings entfallen.

Eine Herausforderung, die nicht ganz befriedigend zu lösen sein wird, besteht in der Integration der Zeiten für die praktische Ausbildung in den Workload der Studiengänge. Mit 2300 Stunden enthalten Pflegestudiengänge einen für duale Studiengänge vergleichsweise hohen Anteil an Praxisstunden. Um zugleich genügend Zeit für die Schaffung einer fundierten theoretischen Grundlage zur Verfügung zu haben, müssen die (Bachelor-) Studiengänge vermutlich ihren Workload auf mindestens 210 CP ausdehnen. Ein gewichtiger Einschnitt in die strukturelle Konzeption von Studiengängen stellt die Entscheidung der Bundesregierung im Entwurf des Pflegeberufsgesetzes dar, keinen Ausbildungsvertrag mit einem Träger der praktischen Ausbildung vorzusehen (BMG/BMFSF 2016, S. 94). Damit haben die Praxiseinsätze der Studierenden zukünftig den Status von unentgeltlich absolvierten Praktika. Auswirkungen dieser Regelung müssen zukünftig evaluiert werden.

Bislang sind die meisten Studiengänge an Fachhochschulen angesiedelt. Ein stärkerer Ausbau von Studiengängen an Universitäten in Anbindung an medizinische Fakultäten, u. U. in Kombination mit der Vermittlung von erweiterten Kompetenzen zur Ausübung heilkundlicher Tätigkeiten, wäre wünschenswert, – sofern eine gewisse Unabhängig dieser Studiengänge von der medizinischen Fakultät sichergestellt wird (Wissenschaftsrat 2012).

6.3   Konzeption und Durchführung der praktischen Studienphasen

Von den Modellstudiengängen haben bisher nur diejenigen die Verantwortung für die praktische Ausbildung übernommen, die das vollständig-integrierende Studienmodell praktizieren. Die in Kooperation mit Berufsfachschulen durchgeführten Studiengänge haben diese Aufgabe meistens den Berufsfachschulen übertragen. Bei dem von der Bundesregierung im aktuellen Entwurf des Berufsgesetzes (BMG/BMFSF 2016) präferierten Modell der praxisintegrierenden Studiengänge stehen die Hochschulen vor der Herausforderung, praxisbezogene Lehrangebote zu entwickeln, mit denen der Aufbau von berufspraktischen Kompetenzen auf hochschulischem Niveau angeregt werden kann. Lehr-/Lernangebote, die sich auf „Arbeit und Arbeitsprozesse" beziehen, können anhand der von Dehnbostel (2007) vorgeschlagenen Systematik des arbeitsbezogenen Lernens differenziert werden. Demnach lassen sich lernorganisatorisch und didaktisch das *arbeitsgebundene Lernen* (Lernen am Arbeitsplatz bzw. im Arbeitsprozess), das *arbeitsverbundene Lernen* (räumliche Nähe von Arbeits- und Lernort, das Lernen dient der Reflexion der Arbeit) und das *arbeitsorientierte Lernen* (Lernen in simulierten Arbeitsumgebungen) unterscheiden.

Beim *arbeitsgebundenen Lernen* erfolgt das Lernen größtenteils informell, das heißt über Erfahrungen, die im Rahmen praktischer Arbeit im realen Vollzug gemacht werden. Die Qualität der Arbeitsumgebung hat einen wesentlichen Einfluss auf die Kompetenzentwicklung. Anhand von Kriterien wie dem Ausmaß an sozialer Unterstützung oder Reflexivität, kann das lern- und kompetenzförderliche Potenzial von Arbeitsumgebungen ermittelt werden

(Dehnbostel 2007). Entscheidend ist außerdem die Qualität der Arbeits- und Lernaufgaben. Lern- und kompetenzförderlich sind vor allem solche Aufgaben, die eine vollständige Handlung, also das Durchlaufen des gesamten Pflegeprozesses erfordern und die eine dem Ausbildungsstand entsprechende Komplexität aufweisen. Daneben existieren im Rahmen arbeitsgebundenen Lernens stärker formalisierte Lernangebote, wie das Lernen durch Instruktion und Anleitung.

Ein stärkerer Fokus auf Reflexion von beruflichen Erfahrungen in der Handlungspause in Verknüpfung von formellen und informellem Lernen kann durch das *arbeitsverbundene Lernen* realisiert werden. Beispiele für Lernangebote stellen Lern- und Arbeitsaufgaben, in der Praxis durchgeführte Projekte, kollegiale Beratungen und die Praxisbegleitung dar (Darmann-Finck et al. 2014, S. 122 ff.). Die formellen Lernangebote sollen zu einem theoriegeleiteten Verständnis der Pflegepraxis führen.

Das *arbeitsorientierte Lernen* beruht auf simulierten, möglichst realitätsnahen Lernsituationen, z. B. im Skills-Lab, und soll den strukturierten Aufbau von Fertigkeiten ermöglichen. Für die Ausbildung in den Pflege- und Gesundheitsberufen eignen sich Simulationen auch deswegen besonders, weil sie handlungsentlastetes Lernen ohne Nachteile für zu pflegende Menschen ermöglichen. Insbesondere können schrittweise komplizierte Handlungsabläufe eingeübt oder in simulierten Kommunikationssituationen unterschiedliche Handlungsalternativen erprobt und anhand von mehreren Feedbackschleifen reflektiert werden. Letztlich sind die Lernpotenziale der Modelle arbeitsorientierten Lernens aber begrenzt, weil sich die beruflichen Situationen nicht in ihrer Komplexität simulieren lassen (Darmann-Finck et al. 2014, S. 152 ff.).

Im Rahmen der Evaluation der Modellstudiengänge stellte sich heraus, dass insbesondere die Umsetzung des arbeitsgebundenen Lernens häufig wenig geeignet ist, den Aufbau von Kompetenzen auf Hochschulniveau zu befördern. Wie in der beruflichen Ausbildung auch werden die Kriterien lern- und kompetenzförderlicher Arbeitsumgebungen, wie etwa Austausch in Expertenkulturen, nur ansatzweise erfüllt. Wenn überhaupt Praxisanleitung erfolgt, dann bewegt sich diese nach Angabe der Studierenden in der Mehrzahl der Fälle auf dem Niveau

der beruflichen Ausbildung (Darmann-Finck 2014, S. 127 ff.). Die Studiengänge haben daher Lernangebote etabliert, mit denen gezielt Kriterien lern- und kompetenzförderlicher Arbeitsumgebungen gestärkt werden, wie Mentee-Mentoren-Konzepte oder Lehr- und Forschungsbereiche (Darmann-Finck et al. 2014, S. 130 ff.).

6.4 Nutzen der hochschulischen Erstausbildung

Ein Nachweis des Nutzens einer hochschulischen Erstausbildung ist für deren Legitimation unabdingbar. Mit Blick auf das Evaluationsmodell von Ditton (2009) können im Hinblick auf den Nutzen zwei Aspekte unterschieden werden: die Outputs, hier verstanden als Kompetenzen der Absolventen und die Outcomes, also die Ergebnisse bezogen auf die zu pflegenden Menschen.

Zur Analyse der durch ein Studium erworbenen **Kompetenzen (Output)** wurde in der NRW-Evaluation ein Methodenmix aus quantitativen und qualitativen Methoden genutzt, um sowohl eine möglichst große Reichweite der Ergebnisse als auch eine verhaltensnahe Analyse zu erzielen (Darmann-Finck et al. 2014, S. 30 ff.). Zur quantitativen Analyse kam der auf der Basis eines im Projekt erstellten Kompetenzmodells („Qualitätsdimensionen") entwickelte, 19 Items umfassende „Fragebogen zur Selbsteinschätzung hochschulisch erworbener Kompetenzen in den Pflege- und Therapieberufen" zum Einsatz. Der Fragebogen ermöglicht Antworten auf die Frage, ob die anvisierten Kompetenzentwicklungen bei den Studierenden und Absolventen tatsächlich im Selbstbild erreicht wurden. Die Befragung wurde je nach Erreichbarkeit der Studienkohorten als Online-Version oder als paper-pencil-Befragung umgesetzt und erreichte 99 Absolventen bzw. Studierende im höheren Semester der Pflegestudiengänge. Um Unterschiede zu Absolventen der beruflichen Ausbildung feststellen zu können, wurden in einer Vergleichsstichprobe 116 beruflich Lernende im 3. Ausbildungsjahr mit dem gleichen Fragebogen hinsichtlich einer Selbsteinschätzung der Kompetenzen befragt. Die Auswertung kam zu dem Ergebnis, dass sich Studierende und Alumni gegenüber beruflich Ausgebildeten mit besonderen Fähigkeiten zur Nutzbarmachung von wissenschaftlichen Forschungsergebnissen für die Praxis ausgestattet sehen. Auf Itemebene sind bei der Selbsteinschätzung hinsichtlich der Reflexion von Standards und Ritualen, der Hinzuziehung von wissenschaftlicher Literatur und der berufspolitischen Orientierung die deutlichsten Unterschiede zwischen Studierenden und beruflich Ausgebildeten festzustellen.

Die quantitativen Selbsteinschätzungen wurden durch qualitative Fremdeinschätzungen ergänzt (Darmann-Finck et al. 2014). Dazu wurden Interviews auf Grundlage der Critical Incident Technique mit erfahrenen Kolleginnen/Kollegen aus der Praxis geführt. Die Interviews erfragten die konkreten Anforderungen, die indikativ für hochschulische Kompetenzen sind, die also von Hochschulabsolventen und Studierenden in besonderer Weise gelöst werden. Die Interviews wurden inhaltsanalytisch ausgewertet und dann ebenfalls in die extrahierten Qualitätsdimensionen eingeordnet. Dabei wurde festgestellt, dass die Kollegen im Praxisfeld den Mehrwert des Studiums in der Integration wissenschaftlicher Ergebnisse, dem genaueren und strukturierter geplanten diagnostischen Vorgehen und der verbesserten Zusammenarbeit mit anderen Berufsgruppen sehen. Die Studierenden werden im Vergleich zu beruflich Ausgebildeten als selbstständiger und stärker als wissenschaftlich begründend wahrgenommen. Bei der Lösung schwieriger und herausfordernder Anforderungen sind sie der Einschätzung der Kollegen zufolge besser in der Lage, neue und wissenschaftlich fundierte Lösungen zu entwickeln. Maßnahmen, Prozesse, Strukturen sowie das eigene Handeln werden von ihnen umfassender reflektiert. An die Stelle starrer pflegerischer Konzepte tritt bei ihnen eher eine patientenorientierte und ganzheitliche Perspektive.

Die Evaluation ergab des Weiteren, dass es in der Fremdeinschätzung durch beruflich Lernende und beruflich qualifizierte Kollegen auch Einschätzungen gibt, die eine Einmündung ins Feld erschweren könnten. Einem großen Teil der in der beruflichen Ausbildung befindlichen Pflegelernenden fällt es schwer, den Mehrwert eines Studiums zu erkennen: Von den 99 befragten Studierenden sind 88 % der Meinung, dass das Studium besondere Fähigkeiten formt, demgegenüber teilen nur 48 % der befragten beruflich Lernenden diese Ansicht. Außerdem spielt

der hochschulische Hintergrund der Praxiskollegen für die Einschätzung eine Rolle. Zwar beschreiben auch beruflich qualifizierte Pflegefachpersonen ohne Hochschulbildung veränderte Kompetenzen, positive Effekte werden aber besonders von *den* Personen wahrgenommen, die selbst Akademiker sind, was möglicherweise dem Umstand geschuldet ist, dass im Praxisfeld bisher nur wenige Personen mit Studium und gleichzeitig umfänglicher Berufserfahrung tätig sind.

Aus den veränderten Anforderungen im Gesundheitswesen ergeben sich die mit dem Studium verbundenen Ziele. Die Ziele werden anhand von entsprechenden Lehr-/Lerninhalten und -methoden angeeignet und sollen im Anschluss mit der Umsetzung der erworbenen hochschulischen Kompetenzen im Handlungsfeld wirksam werden. Der relevante Endpunkt in der Evaluation muss daher die Wirksamkeit im Praxisfeld sein (**Outcome**). Es ist der Nachweis zu erbringen, dass die zu pflegenden Menschen davon profitieren. Für Deutschland liegen dazu bisher keine Ergebnisse vor. Eine im Rahmen der Evaluation der NRW-Modellstudiengänge durchgeführte Recherche und Synthese der von jüngeren hochwertigen Studien aus anderen Ländern bestätigt die Ergebnisse früherer Überblicksarbeiten (Darmann-Finck 2012; Darmann-Finck et al. 2014, S. 21 ff.). Demnach deuten zehn Studien auf einen positiven Zusammenhang zwischen dem Anteil an Pflegefachpersonen mit Bachelorabschluss am Gesamtpflegepersonal und einer Abnahme negativer Patientoutcomes hin. Beispielsweise sinken mit steigendem Anteil der Beschäftigten mit Bachelorabschluss die Aufenthaltsdauer im Krankenhaus, die Mortalitätsrate, postoperative Komplikationen und Dekubitusraten (ebd.). Eine aktuelle Vergleichsstudie in neun europäischen Ländern (Aiken et al. 2014), in die 422.730 chirurgische Patienten einbezogen wurden, quantifiziert den Einfluss der hochschulischen Bildung wie folgt: Eine Erhöhung der Anzahl von BA-Pflegenden um 10 % führt zu einer Abnahme der Wahrscheinlichkeit der postoperativen Mortalität bis zu 30 Tagen nach der Operation um 7 %. Die Ergebnisse decken sich mit den Ergebnissen gleich angelegter Studien in Kanada und den USA. Auch wenn die Bedingungen in anderen Ländern nicht 1:1 übertragbar sind, legen die Ergebnisse nahe, dass mit der Einführung eines hochschulischen

Qualifikationsniveaus in der direkten Versorgung auch eine Verbesserung der Patienten- und Bewohnerversorgung in Deutschland zu erwarten ist.

6.5   Herausforderungen

▬ Obwohl die Anzahl an Pflegestudiengängen stark gestiegen ist, ist die Chance, in den Einrichtungen des Gesundheitswesens auf eine Pflegeperson zu treffen, die ein Pflegestudium absolviert hat, immer noch sehr gering. Heyelmann (2016) kann für Bayern beispielsweise zeigen, dass bis zum Jahr 2020 insgesamt mit knapp 1450 Absolventen zu rechnen ist, die sich auf ca. 4000 Einrichtungen (stationäre Pflegeeinrichtungen, Krankenhäuser, ambulante Pflegeeinrichtungen) verteilen. Damit kann die „Akademisierung" nicht in der notwendigen Breite wirken bzw. entstehen. Um 10 % eines Ausbildungsjahrgangs hochschulisch qualifizieren zu können, müssten Berechnungen von Simon (2016) zufolge bundesweit ca. 5.000 neue Studienplätze geschaffen werden. Der notwendige **Ausbau von Pflegestudienplätzen** für die hochschulische Erstausbildung setzt eine angemessene Mittelausstattung der Hochschulen voraus. Im Unterschied zur beruflichen Ausbildung sind die Kosten für die hochschulische Ausbildung von den Wissenschaftsministerien der Länder aufzubringen.

▬ Dem derzeit vorliegenden Gesetzentwurf (BMG/BMFSFJ 2016) zufolge tragen die Hochschulen zukünftig auch die Verantwortung für die Koordination und Durchführung der Praxiseinsätze und die Praxisbegleitung. Ansätze, wie Modellstationen (Witte et al. 2016) oder der Wohnbereich für akademische Ausbildung in der Altenpflege (WABIA) (Fischer et al. 2014) bieten vielversprechende Ansatzpunkte für die **Gestaltung von kompetenzförderlichen Lernumgebungen**. Die Entwicklung und Gestaltung dieser Lernangebote lässt sich aber nicht mit der derzeit üblichen finanziellen Ausstattung von Pflegestudiengängen bewerkstelligen. Vielmehr sind zusätzliche finanzielle

Mittel für Personal und sächliche Ausstattung bereitzustellen. Eine Zertifizierung von pflegeakademischen Lehreinrichtungen kann zur Qualitätssicherung beitragen.

▬ Mit Überführung der hochschulischen Bildung vom Modell- zum Regelfall muss auch eine stärkere **Vereinheitlichung von Strukturen, Zielen, Inhalten und Prüfungen** verbunden sein. Vergleichbarkeit ist eine Voraussetzung für die Mobilität der Studierenden und ermöglicht Arbeitgebern eine bessere Orientierung, so dass darüber auch die Einmündung von Studienabsolventen in den Arbeitsmarkt gefördert werden kann. Derzeit sind viele der in Deutschland bestehenden Pflegestudiengänge in den hochschulischen Anteilen noch nicht genügend auf Berufsqualifizierung ausgerichtet.

▬ Mit dem Ziel einer stärker pflege- und hochschuldidaktisch fundierten Gestaltung des Studiums müssen Hochschullehrende zukünftig über **spezifische Kompetenzen zur didaktischen Konzeption und Durchführung** erstausbildender Studiengänge verfügen.

▬ Um Studienangebote gezielter planen zu können, sollte die **qualifikationsgerechte berufliche Einmündung** evaluiert werden. Es ist zu prüfen, ob die „Akademisierung" am „point of care" ankommt, welches Tätigkeitsprofil die Bachelorabsolventen haben und wie sich das Gefüge mit den anderen Qualifikationsniveaus verändert. Dies ließe sich mit der von Lademann et al. (2016) geforderten indikatorgestützten Bildungsberichterstattung kombinieren.

▬ Auch wenn beklagt wird, dass es bisher kaum systematische Ansätze einer organisationell abgesicherten Einbindung der studierten Pflegefachpersonen gibt (Lüftl und Kerres 2011; Darmann-Finck et al. 2016) und Arbeitgeber nur vage Vorstellungen von den Kompetenzen und Einsatzmöglichkeiten haben (Heyelmann 2015; Simon und Flaiz 2015), so wächst doch auch die Anzahl an Leuchttürmen für durchdachte Einmündungskonzepte von Bachelor- und Masterabsolventen (Andree 2014; Krautz und Eberhardt 2015; Stemmer et al. 2017). Die **Einmündung in die direkte**

Patientenversorgung wird u.a. durch den ab 01.01.2017 geltenden neuen Tarifvertrag erleichtert, der tarifliche Eingruppierungsmöglichkeiten aufweist, die sich an den Kompetenzzielen des Gesetzesentwurfs orientieren (ver.di 2016). Ein höheres Gehalt der Pflegefachpersonen mit Bachelorabschluss gegenüber Pflegefachpersonen mit beruflicher Ausbildung im Umfang von 70 bis 80 Euro pro Monat – je nach Jahren an Berufserfahrung – wird dann vorgesehen, wenn Tätigkeitsfelder besetzt werden, in denen die hochschulischen Kompetenzen zum Einsatz kommen können. Der Erfolg der hochschulischen Bildung wird langfristig insbesondere dadurch unterstrichen, dass sich die Versorgungssituation der Bevölkerung verbessert. Analog zu den anglo-amerikanischen Studien erscheint es daher von hoher Bedeutsamkeit, diesen Endpunkt in **multizentrischen Längsschnittstudien** zu überprüfen.

Literatur

Aiken, L. H., Sloane, D. M., Bruyneel, L., Van den Heede, K., Griffiths, P., Busse, R., Diomidous, M. et al. (2014). Nurse staffing and education and hospital mortality in nine European countries: a retrospective observational study. *The Lancet, 38* (9931) S. 1824–1830.

Andree, J. (2014). *Implementierung akademischer Pflegekräfte. Wie lassen sich akademische Pflegekräfte sinnvoll in der Pflegepraxis integrieren?* Berlin: Logos.

Autorengruppe Bildungsberichterstattung (2016). *Bildung in Deutschland. Ein indikatorengestützter Bericht mit einer Analyse zu Bildung und Migration.* Bielefeld: Bertelsmann. Online: http://www.bildungsbericht.de/de/bildungs-berichte-seit-2006/bildungsbericht-2016/pdf-bildungs-bericht-2016/bildungsbericht-2016. Zugegriffen am 30. Januar 2017.

Bachmann, S., Backhaus, J., Bögemann-Großheim, E., Evers, T., Fesenfeld, A., Haas, M. et al. (2014). *Qualifikationsziele hochschulisch ausgebildeter Pflegender.* Online: http://www.dg-pflegewissenschaft.de/2011DGP/wp-content/uploads/2014/09/Arbeitspapier-Hochschulische-Qualifikationsziele-der-Modellhochschulen-NRW.pdf. Zugegriffen am 30. Januar 2017.

BMG/BMFSFJ Bundesministerium für Gesundheit; Bundesministerium für Familie, Senioren, Frauen und Jugend (2016). Gesetzentwurf der Bundesregierung. Entwurf eines Gesetzes über den Pflegeberuf (Pflegeberufegesetz-

PflGB). Online: https://www.bundesgesundheitsministerium.de/fileadmin/Dateien/3_Downloads/Gesetze_und_Verordnungen/GuV/P/160113_KabinettentwurfPflBG.pdf. Zugegriffen am 20. Februar 2017.

Darmann-Finck, I. (2012). Wirkungen einer akademischen Erstausbildung von professionell Pflegenden im Spiegel internationaler Studien. *Pflege und Gesellschaft, 17* (3), S. 216–232.

Darmann-Finck, I., Baumeister, A. & Greiner, A.-D. (2016). Projektbericht *„Qualifikationsmix in der stationären Versorgung im Krankenhaus".* Bremen.

Darmann-Finck, I. (2016). Aufgabenfelder hochschulisch ausgebildeter Pflegender, *Pflegezeitschrift, 69* (6), S. 362–364.

Darmann-Finck, I., Görres, S., Reuschenbach, B. et al. (2015). Modellstudiengänge haben sich bewährt. *Die Schwester/Der Pfleger, 54* (9), S. 92–95.

Darmann-Finck, I., Muths, S., Görres, S., Adrian C., Bomball, J. & Reuschenbach, B. (2014). *Inhaltliche und strukturelle Evaluation der Modellstudiengänge zur Weiterentwicklung der Pflege- und Gesundheitsfachberufe in NRW. Abschlussbericht vom Dezember 2014.* Online: http://www.mgepa.nrw.de/mediapool/pdf/pflege/20150528_NRW-Abschlussbericht-End-26_05_2015.pdf. Zugegriffen am 30. Januar 2017.

Darmann-Finck, I., Muths, S., Görres, S., Beckmann, H., Adrian C., Stöver, M., Bomball, J., Reuschenbach, B. (2013a). *Inhaltliche und strukturelle Evaluation der Modellstudiengänge zur Weiterentwicklung der Pflege- und Gesundheitsfachberufe in NRW. Erster Zwischenbericht 15. Februar 2013.* Online: http://www.mgepa.nrw.de/mediapool/pdf/pflege/1-Zwischenbericht-Evaluation-Modellstudiengaenge_Februar-2013.pdf. (Zugegriffen am 30. Januar 2017).

Darmann-Finck, I., Muths, S., Görres, S., Beckmann, H., Adrian, C., Stöver, M., Bomball, J., Reuschenbach, B. (2013b). *Inhaltliche und strukturelle Evaluation der Modellstudiengänge zur Weiterentwicklung der Pflege- und Gesundheitsfachberufe in NRW. Zweiter Zwischenbericht. Dezember 2013.* Online: http://www.mgepa.nrw.de/mediapool/pdf/pflege/2-Zwischenbericht-Modellstudiengaenge_-Mai-2014.pdf. (Zugegriffen am 30. Januar 2017).

Darmann-Finck, I. & Muths, S. (2013). Qualität der Bildungseinrichtungen: Analyse der Strukturmodelle, in: Darmann-Finck et al. (2013b). *Zweiter Zwischenbericht* (S. 1–97).

Dehnbostel, P. (2007). *Lernen im Prozess der Arbeit.* Münster: Waxmann.

DQR – Deutscher Qualifikationsrahmen (2012). *Stand der Umsetzung.* Online: http://www.dqr.de.

Ditton, H. (2009). Evaluation und Qualitätssicherung, in Tippelt, R., Schmidt, B. (Hrsg.): *Handbuch Bildungsforschung.* 2. Aufl. Wiesbaden: Verlag für Sozialwissenschaften, S. 607–623.

Eckstein, C. (2016). *Berufsqualifizierende Pflegestudiengänge: Impulse zur Optimierung der klinischen Ausbildungsanteile.* Lage: Jacobs.

European Federation of Nurses Associations (2015). EFN Competency Framework or Mutual Recognition of Professional Qualifications Directive 2005/36/EC, amended by Directive 2013/55/EU. Online: http://www.efnweb.be/?page_id=6897. (Zugegriffen am 20. Februar 2017).

Europäische Union (2008). EQR – Der Europäische Qualifikationsrahmen für lebenslanges Lernen. Online: http://europa.eu.

Fischer, U., Scherb, R., Matic, K., Reuschenbach, B. (2015). Neue Wege gehen. *Pflegezeitschrift, 67*(10), S. 614–617.

Gerst, T. & Hibbeler, B. (2012). Gesundheitsfachberufe. Auf dem Weg in die Akademisierung. *Deutsches Ärzteblatt, 109*, (49) A2458–A2461.

Heyelmann, L. (2016). *Vortrag bei der 42. Sitzung des Landespflegeausschusses*. München, 07.06.2016.

Heyelmann, L. (2015). *Nach dem Pflege-Studium in die Altenpflege? Die Erwartungen der Altenpfleger*. Frankfurt/M.: Mabuse.

Hülsken-Giesler, M. & Korporal, J. (2013). *Fachqualifikationsrahmen Pflege für die hochschulische Bildung*. Berlin: Purschke und Hensel.

Krautz, B. & Eberhardt, D. (2015). Pflege studieren und was kommt dann?. Vortrag am Kongress zum Tag der Pflegenden am 12.05.2015 in Erlangen. Online: https://www.dbfk.de/media/docs/regionalverbaende/rvso/Vortraege/Tag-der-Pflegenden-2015/Pflege-studieren_Krautz-Eberhardt150512.pdf. (Zugegriffen am 30. Januar 2017).

Lademann, J., Latteck, Ä-D., Mertin, M., Müller, K., Müller-Fröhlich, C., Ostermann, R., Thielhorn, U. & Weber, P. (2016). Primärqualifizierende Pflegestudiengänge in Deutschland – eine Übersicht über Studienstrukturen, - ziele und –inhalte. *Pflege und Gesellschaft, 21* (4), S. 330–345.

Lüftl, K. & Kerres A. (2012). „Ich denk mal, dass andere Bereiche … die mit Handkuss nehmen". Einschätzungen von Pflegedienstleitungen zum Einsatz von Absolventen des dualen Pflegestudiengangs in der direkten Pflege. *Zeitschrift für Pflegewissenschaft, 12* (01), S. 39–50.

Moers, M., Schöninger, U. & Böggemann, M. (2012). Duale Studiengänge – Chancen und Risiken für die Professionalisierung der Pflegeberufe und die Entwicklung der Pflegewissenschaft. *Pflege und Gesellschaft, 17* (3), S. 232–247.

Muths, S. (2010). Machbarkeitsstudie – Konzeption und Überprüfung einer Akademischen Erstausbildung von Pflegeberufen auf der Basis des Pflegeweiterentwicklungsgesetzes im Land Bremen. Erstellt im Auftrag der Senatorin für Arbeit, Frauen, Gesundheit, Jugend und Soziales. In: Görres, S., Darmann-Finck, I. & Koppelin F. (Hrsg.): *Schriftenreihe des Instituts für Public Health und Pflegeforschung*, Ausgabe 06, Universität Bremen, Fachbereich 11. Online: http://www.ipp.uni-bremen.de/downloads/ippschriften/ipp_schriften06.pdf. Zugegriffen am 30. Januar 2017.

Simon, A. & Flaiz, B. (2015). Der Bedarf hochschulisch qualifizierter Pflegekräfte aus Sicht der Praxis – Ergebnisse einer Expertenbefragung. *Pflege & Gesellschaft, 20* (2), S. 154–172.

Simon, M. (2016). Ökonomische Dimensionen der Etablierung einer hochschulischen Erstausbildung in der Pflege, in:

Deutsche Gesellschaft für Pflegewissenschaft (DGP) / Dekanekonferenz Pflegewissenshaft (Hrsg.): *Die Zukunft der Gesundheitsversorgung – der Beitrag akademisierter Pflegender*. Berlin, S. 39–42.

Statistisches Bundesamt (2017). *Pflegestatistik 2015*. Online: https://www.destatis.de/DE/Publikationen/Thematisch/Gesundheit/Pflege/PflegeDeutschlandergebnisse5224001159004.pdf?__blob=publicationFile. Zugegriffen 30. Januar 2017.

Stemmer, R., Remmel-Faßbender, R., Schmid, M., Reinhold, W., Anderl-Dollaw, B. (2017). *Aufgabenverteilung und Versorgungsmanagement im Krankenhaus gestalten: von erfolgreicher Praxis lernen*. Heidelberg: medhochzwei.

Verband der PflegedirektorInnen der Unikliniken (VPU) (2015). *Einsatz akademisch ausgebildeter Pflegefachpersonen in der Praxis*. Online: http://www.vpu-online.de/de/pdf/presse/2015-05-29_abschlussbericht.pdf. (Zugegriffen am 30. Januar 2017).

Ver.di Bundesverwaltung (2016). Durchbruch geschafft! Die neue Entgeltordnung für Gesundheitsberufe (TVöD kommunal). Online: https://gesundheit-soziales.verdi.de/++file++5724f0e3890e9b0c53001dbf/download/EGO%20kommunal%202017%20medium.pdf (Zugegriffen am 20. Februar 2017).

Wissenschaftsrat (2012). *Empfehlungen zu hochschulischen Qualifikationen für das Gesundheitswesen*. http://www.wissenschaftsrat.de/download/archiv/2411-12.pdf. (Zugegriffen am 30. Januar 2017).

Wissenschaftsrat (2013). *Empfehlungen zur Entwicklung des dualen Studiums. Positions-papier*. Online: http://www.wissenschaftsrat.de/download/archiv/3479-13.pdf. (Zugegriffen am 30. Januar 2017).

Witte, S., Greis, G., Darmann-Finck, I. (2016). Optimale Bedingungen für die klinische Kompetenzentwicklung auf Ausbildungsstationen/-bereichen, *Pädagogik der Gesundheitsberufe, 3* (3), S. 16–23.

Entwicklung der Akademisierung des Hebammenwesens

Friederike zu Sayn-Wittgenstein

7.1   Einleitung – 78

7.2   Gesundheitlicher Versorgungsauftrag – 78

7.3   Ausgangspunkt - Ausbildung – 78

7.4   Kontext der Akademisierung – 79

7.5   Realisierungsgrad der Akademisierung – 81

7.6   Wissenschaftsorientierung und Forschung – 82

7.7   Schlussfolgerungen – 83

Literatur – 83

© Springer-Verlag GmbH Deutschland 2018
K.-H. Sahmel (Hrsg.), *Hochschuldidaktik der Pflege und Gesundheitsfachberufe*,
https://doi.org/10.1007/978-3-662-54875-2_7

7.1   Einleitung

Hebammen und Entbindungspfleger stellen eine im Vergleich zu anderen Gesundheitsberufen zahlenmäßig kleine Berufsgruppe in Deutschland dar. Bei der Bezeichnung der Berufsgruppe der Hebammen oder Angehörigen dieser Berufsgruppe wird nachfolgend die Berufsbezeichnung „Hebamme" verwendet. Hierunter werden auch Entbindungspfleger subsumiert. Im Schuljahr 2015/16 begannen 728 Hebammen ihre Ausbildung (Statistisches Bundesamt 2016). Diese erfolgt in drei Jahren an Berufsfachschulen und Schulen des Gesundheitswesens (Statistisches Bundesamt 2016). Vorgaben für das Ausbildungsziel sind das bundesweit gültige Hebammengesetz (HebG) (Horschitz und Kurtenbach 2003) und die Ausbildungs- und Prüfungsverordnung für Hebammen und Entbindungspfleger (HebAPrV 1987). Letztere legt einen Mindestumfang für den theoretischen Unterricht und für die praktische Ausbildung fest.

Seit 2009 ist eine Primärqualifizierung von Hebammen in Form von Modellstudiengängen an Hochschulen möglich. Die Forderungen nach einer Reformierung der Ausbildung rekurrieren auf bildungspolitischen Gründen (AG MTG 2003; Zoege 2004; BDH 2011) und gesundheitswissenschaftlichen Annahmen, die u. a. in einem Bericht zur Situation des Hebammenwesens 2007 vorgestellt wurden (Sayn-Wittgenstein 2007). Mit der EU-Richtlinie von 2013 (2013/55/EU) wurde europaweit die Empfehlung zu einer 12-jährigen allgemeinen Schulbildung als Mindeststandard für die Ausbildung ausgesprochen und damit den veränderten und erhöhten Anforderungen an Hebammen Rechnung getragen (Lisner, Sayn-Wittgenstein und Hellmers 2013). Die Bundesrepublik Deutschland ist gefordert, diese Empfehlung bis zum 18. Januar 2020 in Gänze umzusetzen (Deutscher Bundestag 2016). Dieser geforderte Umsetzungsschritt trifft in Deutschland auf einen erst jüngst begonnenen Akademisierungsprozess. Dieses Kapitel beschreibt die bisherigen Akademisierungsbestrebungen und die bestehenden Herausforderungen.

7.2   Gesundheitlicher Versorgungsauftrag

Hebammen erfüllen mit der Ausübung ihres Berufes eine gesamtgesellschaftlich relevante Aufgabe, denn nach § 4 des Hebammengesetzes ist zu jeder Geburt in Deutschland eine Hebamme hinzuziehen. Nach den gesetzlichen Bestimmungen sind sie als Primärversorgerinnen anzusehen. Im Fall von physiologisch normal verlaufender Schwangerschaft, Geburt und Wochenbett und der Versorgung des Neugeborenen sind Hebammen eigenverantwortlich tätig und Ärztinnen und Ärzten gegenüber rechtlich gleichgestellt (Horschitz und Kurtenbach 2003; 2005/36/EG). In Deutschland steht Frauen nach § 134a SGB V eine umfassende Versorgung mit Hebammenhilfe zu. Diese umfasst u. a. Geburtsvorbereitung, Schwangerenvorsorge, Hilfe bei Schwangerschaftsbeschwerden, Geburtshilfe, Wochenbettbetreuung und Stillberatung. Diese Versorgungsleistungen von Hebammen bieten ein Potenzial für eine durchgängige, aufeinander aufbauende Versorgung von Frauen in der generativen Lebensphase. Sie können freiberuflich und/oder angestellt erbracht werden.

7.3   Ausgangspunkt - Ausbildung

Laut Hebammengesetz von 1985 erfolgt die dreijährige Ausbildung zur Hebamme in Deutschland an staatlich anerkannten Hebammenschulen an Krankenhäusern.

Mit der fachlichen Leitung einer Hebammenschule wird eine Hebamme mit pädagogischer Zusatzqualifikation – diese muss keine akademische sein – alleinverantwortlich oder zusammen mit dem ärztlichen Leiter bzw. der ärztlichen Leiterin der Geburtshilfe des Krankenhauses beauftragt. Diese sind i. d. R. Krankenhäusern zugeordnet, die als Orte der praktischen Ausbildung mit einer gesamtgesellschaftlichen Aufgabe betraut sind. Die Anbindung einer Berufsausbildung an einen Krankenhausbetrieb führt dazu, dass die Strukturen und Rahmenbedingungen des Krankenhauses das Ausbildungsangebot bestimmen.

Da eine systematische Eingliederung der Ausbildung zur Hebamme in ein übliches Ausbildungssystem – akademisch oder duale berufliche Bildung – fehlt, nimmt diese in Deutschland einen Sonderstatus als „Ausbildung besonderer Art" ein, (Sayn-Wittgenstein 2007). Die bestehende, berufliche Ausbildung endet darum in einer deutschen sogenannten Bildungssackgasse, weil hier keine aufeinander aufbauenden und anrechenbaren Bildungsabschlüsse erworben werden können.

Bereits 2005 wurde in der Europäischen Richtlinie (2005/36/EG) eine Anhebung des Bildungsniveaus – nämlich die Hochschulzugangsberechtigung – als Ausbildungsvoraussetzung für den Hebammenberuf gefordert. Erst in der EU-Richtlinie von 2013 (2013/55/EU) wurde die Empfehlung zu einer 12-jährigen allgemeinen Schulbildung als Mindeststandard für die Ausbildung formuliert. Im Zuge des Bologna-Prozesses fand über die Jahre eine Anhebung der Hebammenausbildung auf Hochschulniveau in fast allen EU-Mitgliedsstaaten statt. Ausnahme bildet weiterhin Deutschland. Dies ist umso bedeutender, als die EU-Richtlinien (2005/36/EG; 2013/55/EU) für pflegerische, ärztliche und andere Berufe auch für Hebammen vorsehen, dass der Berufsabschluss in allen EU-Mitgliedsstaaten anerkannt wird.

Die internationale Entwicklung zeigt, dass eine Anhebung der Qualität in der Ausbildung auf tertiärem Niveau erfolgt, um komplexeren und qualitativ veränderten Anforderungsprofilen der Gesundheitsberufe Rechnung tragen zu können. Die umfassenden Kompetenzanforderungen, die auch an eine Erstausbildung bestehen, stehen in Deutschland u. a. in einem Spannungsverhältnis zu einer arbeitsmarktpolitisch geführten Diskussion, in der befürwortet wird, dass die Ausbildung in den Gesundheitsberufen gezielt für Personen mit mittlerem Bildungsabschluss offen gehalten werden soll. In den Kohorten von auszubildenden Hebammen der letzten Jahre wurden durchgängig eine hohe Anzahl von Abiturientinnen vermerkt (DHV 2016), sodass eine Vollakademisierung dieser Berufsgruppe, wie auch von der Deutschen Gesellschaft für Hebammenwissenschaft e. V. gefordert (Hellmers und Bauer 2014), möglich ist.

Durch den Sonderstatus der Ausbildung fehlen eine systematische und kontinuierliche Analyse der beruflichen Anforderungen und dementsprechend die Anpassung der Ausbildung an das Anforderungsprofil beruflicher Arbeit. Der Fokus ist durch die inhaltliche Ausrichtung der Ausbildung an einer gesetzlich vorgegebenen, überholten Ausbildungs- und Prüfungsverordnung von 1987, die einhergeht mit einer vorwiegenden Ausbildungsorganisation an Krankenhäusern, auf die akute klinische Geburtshilfe im Kreißsaal gerichtet. Deshalb können vor- und nachgeburtliche Handlungsfelder unter diesen Bedingungen nur erschwert umgesetzt werden, wie z. B. eine hebammengeleitete Schwangerenvorsorge, eine niedrigschwellige aufsuchende häusliche Betreuung oder eine nachgeburtliche Versorgung im Wochenbett.

7.4 Kontext der Akademisierung

Die im internationalen Vergleich späte Akademisierung der Gesundheitsberufe in Deutschland (Robert Bosch Stiftung 1992; Sayn-Wittgenstein 2003; Ewers et al. 2012) trifft auch auf den Hebammenberuf zu. Ein erstes ausbildungsergänzendes Bachelorstudienprogramm wurde im Wintersemester 2008/2009 an der Hochschule Osnabrück realisiert. In seiner Anlage orientierte es sich an den gesetzlichen Rahmenbedingungen, die 2008 existierten – also vor den gesetzlichen Vorgabeänderungen durch die Einführung einer Modellklausel in die Berufsgesetze der Hebammen, Logopäden, Physio- und Ergotherapeuten in 2009. Da es das bundesweit erste Studienprogramm für Hebammen darstellt, wird es nachfolgend als „Osnabrücker Modell" bezeichnet.

Das Studienkonzept greift die Forderung nach einer veränderten gesundheitlichen Versorgungsgestaltung in der Lebensphase von Schwangerschaft, Geburt, Wochenbett und Stillzeit auf. Das Ausbildungsziel ist eine reflektierende Praktikerin, die ihre Handlungen an den aktuellen wissenschaftlichen Erkenntnissen überprüfen kann (Sayn-Wittgenstein 2010) und u. a. befähigt wird, wissenschaftlich fundierte Praxiskonzepte auf komplexe Anforderungskontexte anzuwenden.

Das Osnabrücker Modell basiert auf einer Kooperation mit über 20 Hebammenschulen bundesweit und eröffnet Interessierten die Möglichkeit, ab der zweiten Ausbildungshälfte der in Deutschland insgesamt drei Jahre dauernden Ausbildung zur Hebamme parallel fachspezifische Module an der Hochschule zu belegen. Die Module werden in Präsenszeit an der Hochschule angeboten. Mit Abschluss der Hebammenausbildung an den kooperierenden Berufsschulen wird der Bachelorabschluss (Bachelor of Science) nach weiteren drei Semestern Präsenzstudium erlangt. Andere Hochschulstandorte, z. B. Fachhochschule Ludwigshafen, folgten diesem Modell, welches auf Kooperationen mit Berufsschulen basiert. Für die Kooperation werden zwischen den beteiligten Einrichtungen Verträge geschlossen. Eine inhaltliche Verzahnung der Ausbildungsinhalte des (post)sekundären mit dem tertiären Bildungssektors erfolgt auf Basis von an der Hochschule mit den kooperierenden Berufsschulen entwickelten Modulen, die am Kompetenzprofil für Hebammen und an dem modularisierten Kerncurriculum des Pädagogischen Fachbeirates des Deutschen Hebammenverbandes e. V. angelehnt sind (Hellmers und Kehrbach 2006; Pehlke-Milde 2009).

Neben diesem Bildungsangebot gibt es weitere Studienprogramme, die berufsbegleitend, z. B. die Katholische Fachhochschule Köln, oder dual im Falle der Katholischen Hochschule Mainz und Fachhochschule Buxtehude ausgerichtet sind; letztere beruhen auch auf Kooperationen mit (Hebammen-) Berufsschulen in unterschiedlichem Umfang.

Vielen dieser Studienmodelle ist gemeinsam, dass sie auf der Anerkennung eines früher erlangten Wissens im Sinne eines „Recognition of prior learnings" rekurrieren. Dies bezieht sich vor allem auf die an den Berufsschulen erworbenen Kompetenzen. Der Umfang der auf die Ausbildung anerkannten Leistungspunkte (ECTS) variiert und geht auf Beschlüsse der Kultusministerkonferenzen aus den Jahren 2002 und 2008 zurück, die eine Anerkennung der Berufsausbildung auf ein Hochschulstudium auf bis zu 50 % der ECTS zulassen (KMK 2002; KMK 2008). Die Anrechnung beruflicher Erfahrung bzw. in der Ausbildung erworbener Kompetenzen auf ein Studium geschieht z. B. mittels Äquivalenzprüfungen und/oder auf Basis von ausgewiesenen Modulen.

Seit Erlass des Gesetzes zur Einführung einer Modellklausel in die Berufsgesetze der Hebammen, Logopäden, Physio- und Ergotherapeuten (Gesetz zur Einführung einer Modellklausel in die Berufsgesetze der Hebammen, Logopäden,

Physiotherapeuten und Ergotherapeuten 2009) besteht die Möglichkeit der Primärqualifizierung dieser Berufsgruppen auch an Hochschulen. Primärqualifizierung bedeutet, dass angehende Angehörige dieser Berufsgruppen sich durch ein Studium an einer Universität oder Fachhochschule für diesen Beruf qualifizieren können. Damit wird der bisherige Ausbildungsweg verlassen und ausschließlich in den tertiären Bildungssektor, den der Hochschulen, verlagert. Das Studium führt zu einem wissenschaftlichen Abschluss und – durch eine staatliche Prüfung – gleichzeitig zu einer Berechtigung, die Berufsbezeichnung Hebamme bzw. Entbindungspfleger zu führen. Die Regelstudienzeit ist auf acht Semester angelegt, um die in der HebAPrV geregelte Praxiszeit und die Anforderungen an einen Bachelorstudiengang vereinbaren zu können. Nordrhein-Westfalen war das erste Bundesland, in dem an einer Hochschule – Hochschule für Gesundheit in Bochum – primärqualifizierende Studienprogramme für Hebammenkunde, Pflege, Ergo-, Logo- und Physiotherapie 2009 initiiert wurden. Andere Standorte wie z. B. die Hochschule Fulda folgten diesem Modell.

Seit den Empfehlungen des Wissenschaftsrates von 2012 (WR 2012) scheinen sich zunehmend auch Universitätsklinika mit ihren Berufsakademien für Gesundheitsfachberufe für die Planung von primärqualifizierenden Studiengängen für Hebammen zu interessieren.

Unter Berücksichtigung des Bologna-Prozesses empfiehlt der Wissenschaftsrat (2012) den Aufbau konsekutiver Masterstudiengänge. Für den Hebammenberuf spezifische Masterstudienprogramme sind bisher jedoch gering verbreitet. Es existieren ein europäischer kostenpflichtiger Online Weiterbildungsmaster an der Medizinischen Hochschule Hannover, der anteilig dort und an fünf weiteren EU-Standorten durchgeführt wird und wenige andere konsekutive Masterstudiengänge mit einer inhaltlichen Vertiefung in Hebammenkunde/-wissenschaft, z. B. Fachhochschule Mainz, Hochschule für Gesundheit in Bochum und Universität Wittenberg/Halle. Darüber hinaus existieren Masterprogramme, beispielsweise in den Bereichen Management, Pädagogik, Versorgungsforschung, in denen Hebammen den Masterabschluss erlangen können.

Promotionen konnten immer an Universitäten in Bezugsdisziplinen, wie insbesondere Psychologie,

Pädagogik, Pflegewissenschaft, Gesundheitswissenschaften und in gesundheitsbezogenen Forschungs- und Graduiertenkollegs aufgenommen werden. Auch kooperative Promotionen zwischen Fachhochschulen und Universitäten werden befürwortet (WR 2012; WR 2016). So bietet das kooperative Forschungskolleg *Familiengesundheit im Lebensverlauf – FamiLe* der Hochschule Osnabrück und der Universität Witten/Herdecke seit 2012 die Möglichkeit, im Rahmen eines strukturierten Qualifizierungskonzeptes zu einer pflege- oder hebammenwissenschaftlichen Fragestellung zu promovieren (Büscher et al. 2016). Die beteiligten Professorinnen und Professoren beider Hochschulstandorte sind jeweils Gastprofessor bzw. Gastprofessorin am anderen Hochschulstandort. Promotionen werden in einem sogenannten Tandem, bestehend aus je einer Professorin bzw. eines Professors beider Hochschulstandorte, betreut. Die Professorinnen und Professoren der Hochschule Osnabrück können so die Erstbetreuung von Promotionen an der Universität Witten/Herdecke übernehmen.

Die dem Forschungskolleg zugrundeliegende Ausschreibung von 2011 führte zu einer bundesweiten Antragstellung von kooperativen Forschungskollegs von über 90 Hochschulen (WR 2016). Dies dokumentiert eindrücklich das Interesse und die Nachfrage eines solchen Formates. Sieben Forschungskollegs wurden 2012 bundesweit gefördert; einzelne wurden in einer zweiten Förderphase (2015 – 2018) fortgeführt. Es folgten weitere Initiativen auf Länderebene, z. B. NRW. Eine Fortsetzung der Finanzierung und Ausweitung dieser Programme sind wünschenswert, schon um den existierenden Bedarf an Professuren decken zu können.

Eine Übersicht zu den Merkmalen der verschiedenen Studienprogramme für Hebammen findet sich auf der Internetseite der Deutschen Gesellschaft für Hebammenwissenschaft (DGHWi 2017).

7.5 Realisierungsgrad der Akademisierung

Die Entwicklung von Studienprogrammen auf der Bachelor- und Masterebene sind langsamen Wandlungsprozessen unterworfen. Seit den umfangreichen Bemühungen, insbesondere der Robert Bosch Stiftung seit Anfang der 1990er-Jahre (Robert Bosch Stiftung 1992), sind über zwei Jahrzehnte vergangen, bis mittels bildungs- und gesundheitspolitischer Reformen – mit dem Pflegegesetz von 2004, der Modellklausel von 2009 und dem Pflegestärkungsgesetz von 2017 – für die Qualifizierung der Gesundheitsberufe die Möglichkeit eröffnet wurde, primärqualifizierende Studiengänge an Hochschulen zu entwickeln. Während international – USA, Canada – und innerhalb Europas – Niederlande, Schweiz – in Fachkreisen diskutiert wird, eine erhöhte Anzahl an Studierenden auf dem Master-Niveau aufzunehmen und auszubilden, um das Angebot von höher Qualifizierten in den Gesundheitsberufen in der direkten Patientenversorgung mit einer sogenannten Advanced Nurse/ Midwife anzubieten (OECD 2016), ist die Diskussion zur Akademisierung des Hebammenberufes in Deutschland darauf konzentriert, erste primärqualifizierende Modellstudiengänge auf dem Bachelorniveau zu evaluieren.

Studienkonzepte zur Primärqualifizierung an Hochschulen wurden einer ersten Evaluierung unterzogen. Ergebnisse dieser Evaluation waren u. a., dass „im Kontext der Zielrichtung der praktischen Ausbildung Studierende gegenüber Fachschülern und Fachschülerinnen über höhere Kompetenzen", und „über deutlich ausgeprägtere Strategien zur Problemlösung" verfügten (Deutscher Bundestag 2016, 18). Die Handlungsempfehlung des Bundesministeriums für Gesundheit sah zunächst eine Verlängerung der Modellstudiengänge um weitere zehn Jahre vor (Deutscher Bundestag 2016), die derzeit auf vier Jahre – bis 2021 – verkürzt wurde (Bundesministerium für Gesundheit 2017).

Die Evaluation war fokussiert gewesen auf primärqualifizierende Modellstudiengänge. Erst in der Verlängerung werden andere Studiengangkonzepte – ausbildungsergänzend, dual berufsbegleitend – berücksichtigt (Drittes Gesetz zur Stärkung der pflegerischen Versorgung und zur Änderung weiterer Vorschriften/Drittes Pflegestärkungsgesetz - PSG III vom 26.12.2016). Von besonderem Interesse sind dabei, inwiefern durch akademisch qualifiziertes Personal neue Handlungsfelder erschlossen werden, und welche Auswirkungen auf die Versorgungsqualität im Gesundheitswesen festzustellen sein werden.

Die Fortführung von Modellstudiengängen für die Gesundheitsfachberufe bis 2021 wird kontrovers in Fachkreisen diskutiert (Satrapa-Schill 2016). Angehörige von Hochschulen hatten mit den in den Bundesländern durchgeführten Evaluationen und den Evaluationsergebnissen eindeutige Empfehlungen zur Akademisierung und daraus folgende Regelungen verbunden, um Modellstudienprogramme in Regelstudienangebote überführen zu können.

Auffallend in dem Bericht des Bundesministeriums für Gesundheit (Deutscher Bundestag 2016) bleibt die verhaltene Position der Berufsfachschulen zur Akademisierung. In dem begonnen Akademisierungsprozess für den Beruf der Hebamme zeigt die Vielfalt vorhandener Studienkonzepte eine unterschiedliche Kooperationsintensität mit (Hebammen) Berufsschulen. Derzeit ist ungeklärt, welche berufliche Möglichkeiten Lehrerinnen für Hebammenwesen im Falle einer Vollakademisierung offen stehen. Akademisch qualifizierte Lehrer/innen für das Hebammenwesen sind nicht zwingend, gleichwohl ist zu beobachten, dass der überwiegende Anteil der Hebammenlehrerinnen über eine akademische Qualifikation verfügt, was deren hohe intrinsische Motivation zur Weiterqualifizierung bezeugt. Berufsschulen verfügen über eine langjährige ausgewiesene Expertise. Es stellt sich die Frage, wie diese im Zuge einer Vollakademisierung nutzbar gemacht werden kann. Hierzu müssen allerdings Diskussionen geführt werden.

Primärqualifizierende Hochschulen verfügen aufgrund der Vorgaben der derzeit gültigen Ausbildungs- und Prüfungsverordnung (HebAPrV 1987) mit 1.600 Stunden theoretischem Unterricht und 3.000 Stunden praktischer Ausbildung über einen begrenzten Spielraum für modularisierte Lehre und Prüfung. Diese strukturellen Bedingungen treffen auf klinisch denkbar ungünstige Rahmenbedingungen. Diese resultieren vor allem aus einer medikalisierten Geburtshilfe, welche u. a. durch eine bundesweit hohe Kaiserschnittrate gekennzeichnet ist (Bertelsmann Stiftung 2012). Eine Kaiserschnittrate von z. B. 40 % bedeutet eine Herausforderung für Schülerinnen/Studierende, um die Physiologie der normalen vaginalen Geburt erlernen zu können. Denn laut Ausbildungs- und Prüfungsverordnung muss der Nachweis erbracht werden, mindestens 30 Geburten in der praktischen Qualifizierung selbständig geleitet zu haben.

Für Auszubildende bzw. Studierende bleibt es zudem schwierig, sich im theoretischen und fachpraktischen Unterricht neue Methoden und Techniken anzueignen, wenn in der berufsspezifischen geburtshilflichen Praxis diesbezüglich keine Erfahrungen gesammelt werden können. Es werden im Zuge der Entwicklungen in der Geburtshilfe Handlungsfelder vernachlässigt, die jedoch zunehmend aufgrund der sozialen gesellschaftlichen Entwicklungen von Bedeutung sind. Dies betrifft besonders Handlungsfelder, die aufgrund eines veränderten Anforderungsprofiles – wie z. B. die Begleitung von Familien in schwierigen Lebenslagen – bestehen. Auch Zugang zu Handlungsfeldern der hebammengeleiteten Schwangerenvorsorge und Geburtshilfe werden aufgrund gegenwärtiger Entwicklungen in der Geburtshilfe entweder gar nicht oder nur in eingeschränktem Maße in Kliniken ermöglicht. Im Bereich des Wochenbettes muss z. B. gesichert werden, dass ausreichend Lernerfahrungen des frühen und späten Wochenbetts im häuslichen Umfeld gewährleistet werden können, gerade weil die klinische Verweildauer in Krankenhäusern abnehmend ist. Während die durchschnittliche Verweildauer nach einer Geburt in Deutschland in 1994 13,0 Tage, in 2004 8.9 Tage betrug, sinkt sie in 2014 auf 3.1 Tage (OECD 2017).

In Studienkonzepten wird die Möglichkeit geboten, neue Themen, die über die in der HebArPr Vorgabe hinausgehen, im Rahmen von Modulen zu bearbeiten. Hierfür sind die Qualifikationsziele für hochschulisch qualifizierte Hebammen und Entbindungspfleger leitend, die von der Arbeitsgruppe Hochschulbildung der Deutschen Gesellschaft für Hebammenwissenschaft e. V. erarbeitet wurden (Ayerle et al. 2015). Weitere innovative Ansätze, um wissenschaftliche und berufliche Ausbildungsansprüche miteinander sinnvoll zu verknüpfen und im Rahmen eines Studiums praxisnah zu begleiten, sind unverzichtbar.

Es bestehen für interessierte Hebammen über ausbildungsergänzende, duale, Weiterbildungsstudienprogramme weitere Zugänge zu akademischer Bildung auf dem Bachelor- und Masterniveau.

7.6   Wissenschaftsorientierung und Forschung

Die überwiegende Mehrzahl der Studienangebote für Hebammen befindet sich derzeit an Fachhochschulen. Dies führt zu einer Herausforderung für die

Weiterentwicklung der Wissenschaftsorientierung und Forschung in einer jungen Disziplin. Und zwar aus folgenden Gründen:

Obgleich alle 16 Landeshochschulgesetze explizit auf „angewandte Forschung" als eine der zentralen Aufgaben und Leistungsbereiche von Fachhochschulen verweisen (WR 2016), sind an diesen keine ausreichenden Strukturen vorhanden, um Forschungsaufgaben dauerhaft tragfähig wahrnehmen zu können. Die Fachhochschulprofessur kennzeichnet u. a. eine hohe Lehrbelastung von 18 Semesterwochenstunden (SWS), eine geringe Grundausstattung der Professur und ein fehlender Mittelbau, z. B. wissenschaftlichen Mitarbeitenden (WR 2016).

Durch die überwiegende Verortung von Studiengängen an Fachhochschulen und der dort nicht im ausreichenden Maße vorhandenen Strukturen für Aufbau und Verstetigung von Forschung, wird der Aufbau der jungen Wissenschaftsdisziplin kontinuierlich erschwert. Gleichzeitig gibt es keine universitären Standorte; ein universitärer Lehrstuhl für Hebammenwissenschaft existiert in Deutschland bisher nicht. Eine fehlende Verankerung der Hebammenwissenschaft in staatlichen Strukturen, wie beispielsweise in der Gesundheitspolitik, in den Förderlinien des Bundes und der Länder, im Gutachtersystem etc., kommt erschwerend hinzu.

Dennoch findet Forschung zu hebammenrelevanten Fragestellungen, insbesondere auch an Fachhochschulen, statt. Studien weisen Fragestellungen auf, die das Arbeitsumfeld von Hebammen betreffen, wie beispielsweise Themen der Qualitätsentwicklung oder Qualifizierung und Professionalisierung. Zunehmend ist in der Forschung eine Verlagerung der Themenschwerpunkte von Kontextbedingungen des Handelns von Hebammen hin auf genuine Fragestellungen, nämlich wie und wodurch die berufliche Praxis verändert werden kann, zu beobachten (Sayn-Wittgenstein 2003; Sayn-Wittgenstein 2011). Insgesamt wird eine stärkere Fokussierung auf anwendungsorientierte, klinische Forschung und weniger auf Grundlagenforschung festgestellt.

7.7 Schlussfolgerungen

Die Frage danach, ob eine Qualifizierung von Hebammen an Hochschulen in Deutschland erfolgen soll, wurde mit der Richtlinie 2013/55/EU festgelegt.

Es ist dringend geboten, die fachliche Diskussion dazu zu führen, wie die Umsetzung der Ausbildung zur Hebamme an Hochschulen bis zum 18. Januar 2020 geschehen soll (Deutscher Bundestag 2016). Während eine Anhebung der Hebammenausbildung auf tertiärem Niveau in den letzten Jahren in fast allen europäischen Mitgliedsstaaten erfolgte, befindet sich dieser Prozess in Deutschland noch immer am Anfang. Erste primärqualifizierende Studiengänge sind entstanden. Die seit 2012 bestehenden Empfehlungen des Wissenschaftsrates, 10 %– 20 % einer Ausbildungskohorte an Hochschulen zu qualifizieren, wurden bisher nicht erfüllt (Simon 2016), da es lediglich bundesweit für Hebammen bisher zwei primärqualifizierende Modellstudiengänge an der Hochschule für Gesundheit in Bochum und an der Fachhochschule Fulda gibt. Ergebnisse der Evaluationen bescheinigen, dass eine Realisierung der Ausbildung an einer Hochschule möglich ist (Darmann-Finck et al. 2014). Nicht bekannt ist derzeit, wie sich primärqualifizierende von anderen Studienprogrammen unterscheiden z. B. hinsichtlich der Studierbarkeit und Verbleib der Absolventinnen. Hierzu müssen die Erfahrungen von ausbildungsergänzenden und dualen Studienprogrammen, die auf Kooperationserfahrungen mit Hebammenschulen beruhen, berücksichtigt werden.

Eine konzertierte Aktion aller beteiligten Akteure und Akteurinnen ist erforderlich, um bildungs- und wissenschaftspolitische Empfehlungen mit einem gesundheitspolitischen Reformbedarf zusammenzubringen. Das Autorenkollektiv eines BMBF Berichtes zur Ausbildung in den Gesundheitsfachberufen im europäischen Vergleich fordert in dem Zusammenhang eine kohärente Gesundheits-Bildungs-Politik (Lehmann et al. 2016). Die zahlenmäßig überschaubare Kohorte von Hebammenauszubildenden bietet die Möglichkeit für eine solche konzertierte Aktion. Viele Grundvoraussetzungen sind vorhanden.

Literatur

Arbeitsgemeinschaft der Medizinalfachberufe in der Therapie und Geburtshilfe (Hrsg.). (2003). Positionspapier der AG MTG zur Akademisierung der Medizinalfachberufe in der Therapie und Geburtshilfe, Köln.

Ayerle, G., Bauer, N.H., Bernloehr, A., Greening, M., Grieshop, M., Groß, M. (2015). Qualifikationsziele für hochschulisch qualifizierte Hebammen und Entbindungspfleger.

Zeitschrift für Hebammenwissenschaft (Journal of Midwifery Science) 03 (1), S. 9–13.

Bertelsmann Stiftung (Hrsg.). (2012). Faktencheck Gesundheit. Kaiserschnittgeburten – Entwicklung und regionale Verteilung. Zugegriffen am 27. Februar 2017. Verfügbar unter https://www.bertelsmann-stiftung.de/fileadmin/files/BSt/Publikationen/GrauePublikationen/GP_Faktencheck_Gesundheit_Kaiserschnitt.pdf.

Bund Deutscher Hebammen (Hrsg.). (2011). Hebammenausbildung an die Hochschule. Positionspapier des Pädagogischen Fachbeirates im Deutschen Hebammenverband e. V., Karlsruhe. Zugegriffen am 27. Februar 2017. Verfügbar unter http://www.hebammenlandesverband-thueringen.de/landesverband/daten/standpunkte/Hebammenausbildung_an_die_Hochschule_2011.pdf.

Bundesministerium für Gesundheit (2017). Drittes Pflegestärkungsgesetz (PSG III). Zugegriffen am 27. Februar 2017. http://www.bundesgesundheitsministerium.de/presse/pressemitteilungen/2016/4-quartal/neuregelungen-2017.html.

Büscher, A., Hellmers, C., Knecht, C., Metzing, S., Schnepp, W., Sayn-Wittgenstein, F. zu et al. (2016) Das kooperative Forschungskolleg „Familiengesundheit im Lebensverlauf" (FamiLe) der Universität Witten/Herdecke und der Hochschule Osnabrück - Ein Beispiel gelungener Kooperation zwischen Universität und Fachhochschule, in: Engelfried C., Ibisch, P. L. (Hrsg.). Promovieren an und mit Hochschulen für Angewandte Wissenschaften. Am Wendepunkt? Opladen, Berlin, Toronto: Barbara Budrich, S. 137–155.

Darmann-Finck, I., Muths, S., Görres, S., Adrian, C., Bomball, J., Reuschenbach, B. (2014). Inhaltliche und strukturelle Evaluation der Modellstudiengänge zur Weiterentwicklung der Pflege- und Gesundheitsfachberufe in NRW. Abschlussbericht Dezember 2014. Studie im Auftrag des Ministeriums für Gesundheit, Emanzipation, Pflege und Alter des Landes Nordrhein Westfalen. Zugegriffen am 28. Februar 2017. Verfügbar unter http://www.mgepa.nrw.de/mediapool/pdf/pflege/20150528_NRW-Abschlussbericht-End-26_05_2015.pdf.

Deutscher Bundestag (Hrsg.). (2016). Unterrichtung durch die Bundesregierung Bericht über die Ergebnisse der Modellvorhaben zur Einführung einer Modellklausel in die Berufsgesetze der Hebammen, Logopäden, Physiotherapeuten und Ergotherapeuten. Drucksache 18/9400. 19.08.2016. Zugegriffen am 28. Februar 2017. Verfügbar unter https://www.bundesgesundheitsministerium.de/fileadmin/Dateien/3_Downloads/G/Gesundheitsberufe/Bericht_BReg_Modellvorhaben-Gesundheitsberufe.pdf.

Deutsche Gesellschaft für Hebammenwissenschaft (DGHWi) (2017). Beschreibung Studienprogramme Hebammen Deutschland Bachelor. Zugegriffen am 28. Februar 2017. Verfügbar unter http://www.dghwi.de/images/stories/Studieng%C3%A4nge/Beschreibung_Studienprogramme-Hebammen-Deutschland_Bachelor_170213.pdf.

Deutscher Hebammenverband (DHV) (Hrsg.) (2016). Stellungnahme des Deutschen Hebammenverband e. V. zum „Bericht über die Ergebnisse der Modellvorhaben zur Einführung einer Modellklausel Logopäden, Physiotherapeuten und Ergotherapeuten der Bundesregierung" Bundestags-Drucksache 18/9400 und zu den „Änderungsanträgen der Fraktionen CDU/CSU und SPD", Ausschussdrucksache 18(14)02061 zur Bundestags-Drucksache 18/9518, Karlsruhe. Zugegriffen am 28. Februar 2017. Verfügbar unter https://www.hebammenverband.de/index.php?eID=tx_naws_ecuredl&u=0&g=0&t=1493176522&hash=6beba2f002813d829de7b9b98677ca00ebf5ee00&file=fileadmin/user_upload/pdf/Stellungnahmen/16-10-12_Stellungnahme_DHV_Anhoerung_Modellklausel.pdf.

Ewers, M., Grewe, T., Höppner, H., Sayn-Wittgenstein, F. zu, Stemmer, R., Voigt-Radloff, S., Walkenhorst, U. (2012). Forschung in den Gesundheitsfachberufen: Potentiale für eine bedarfsgerechte Gesundheitsversorgung in Deutschland. Konzept der Arbeitsgruppe Gesundheitsfachberufe des Gesundheitsforschungsrates, Deutsche Medizinische Wochenschrift, 137, S. 29–76.

Gesetz zur Einführung einer Modellklausel in die Berufsgesetze der Hebammen, Logopäden, Physiotherapeuten und Ergotherapeuten, BGBl Jahrgang 2009 Teil I Nr. 64, ausgegeben zu Bonn am 2. Oktober 2009. Verfügbar unter https://www.bgbl.de/xaver/bgbl/media/88241B315569B93D8C17A2AE54DEC7A7/bgbl109s3158_19880.pdf.

HebAPrV (1987). Ausbildungs- und Prüfungsverordnung für Hebammen und Entbindungspfleger in der Fassung der Bekanntmachung vom 16. März 1987 (BGBl. I S. 929), die zuletzt durch Artikel 11 des Gesetzes vom 18. April 2016 (BGBl. I S. 886) geändert worden ist. Verfügbar unter https://www.gesetze-im-internet.de/bundesrecht/hebapro/gesamt.pdf.

Hellmers C. & Kehrbach, A. (2006). Kompetenzprofil für die deutsche Hebammenausbildung, Die Hebamme, 19, S. 262–264.

Hellmers C. & Bauer N. für die Deutsche Gesellschaft für Hebammenwissenschaften e.V. (2014). Stellungnahme zu Empfehlungen des Wissenschaftsrates zu hochschulischen Qualifikationen für das Gesundheitswesen, Z Hebammenwiss. 2(1), S. 17–20.

Horschitz, H. & Kurtenbach, H. (2003). Hebammengesetz. 3. Aufl. Hannover: Elwin Staude.

KMK (2002). Kultusministerkonferenz. Anrechnung von außerhalb des Hochschulwesens erworbenen Kenntnissen und Fähigkeiten auf ein Hochschulstudium (I). Beschluss der Kultusministerkonferenz vom 28.06.2002. Zugegriffen am 27. Februar 2017. Verfügbar unter https://www.kmk.org/fileadmin/Dateien/pdf/ZAB/Hochschulzugang_Beschluesse_der_KMK/AnrechaussHochschule.pdf.

KMK (2008). Kultusministerkonferenz. Anrechnung von außerhalb des Hochschulwesens erworbenen Kenntnissen und Fähigkeiten auf ein Hochschulstudium (II). Beschluss der Kultusministerkonferenz vom 18.09.2008. Zugegriffen am 28. Februar 2017. Verfügbar unter http://www.akkreditierungsrat.de/fileadmin/Seiteninhalte/KMK/Vorgaben/KMK_Anrechnung_ausserhochschulisch_II.pdf.

Lehmann, Y., Ayerle, G., Beutner, K., Karge, K., Behrens, J., Landenberger, M. (2016). Bestandsaufnahme der Ausbildung in den Gesundheitsfachberufen im europäischen Vergleich (GesinE) - zentrale Ergebnisse und Schlussfolgerungen, *Das Gesundheitswesen, 78* (6), S. 407–413.

Lisner, W., Sayn-Wittgenstein, F. zu, Hellmers, C. (2013). Stellungnahme zur Reform der Pflegeausbildung – Neufassung der europäischen Berufsanerkennungsrichtlinie (Richtlinie 2005/36EG), Zeitschrift für Hebammenwissenschaft. (*Journal of Midwifery Science) 01* (1), S. 10–12.

OECD (Hrsg.). (2016). *OECD* Multilingual Summaries. Health Workforce Policies in OECD Countries Right Jobs, Right *Skills, Right Places.* Zugegriffen am 25. Februar2017. Verfügbar unter http://www.oecd-ilibrary.org/docserver/download/ef94bbfd-en.pdf?expires=1488322409&id=id&accname=guest&checksum=E3AD6ACEA46F6BBEDF641AA99D4FE41D.

OECD (Hrsg.). (2017). Length of hospital stay (indicator). doi: 10.1787/8dda6b7a-en. Zugriff am 28. Februar 2017. Verfügbar unter http://www.oecd-ilibrary.org/social-issues-migration-health/length-of-hospital-stay/indicator/english_8dda6b7a-en.

Pehlke-Milde, J. (2009). *Ein Kompetenzprofil für die Hebammenausbildung: Grundlage einer lernergebnisorientierten Curriculumsentwicklung* (Dissertation zur Erlangung des akademischen Grades Doctor rerum curae). Universitätsmedizin Berlin, Institut für Medizin-, Pflegepädagogik und Pflegewissenschaft.

Richtlinie 2005/36/EG des europäischen Parlaments und des Rates vom 7. September 2005 über die Anerkennung von Berufsqualifikationen (2005). In *Amtsblatt der Europäischen Union.* Verfügbar unter http://www.kmk.org/fileadmin/Dateien/pdf/ZAB/Richtlinien_der_EU/RL2005_36EG.pdf.

Richtlinie 2013/55/EU des Europäischen Parlaments und des Rates vom 20. November 2013 zur Änderung der Richtlinie 2005/36/EG über die Anerkennung von Berufsqualifikationen und der Verordnung (EU) Nr. 1024/2012 über die Verwaltungszusammenarbeit mit Hilfe des Binnenmarkt-Informationssystems („IMI-Verordnung"). In: *Amtsblatt der Europäischen Union.* Verfügbar unter http://eur-lex.europa.eu/legal-content/DE/TXT/PDF/?uri=CELEX:32013L0055&from=DE.

Robert Bosch Stiftung (1992). *Pflege braucht Eliten.* Gerlingen: Schattauer.

Satrapa-Schill, A. (2016). Interview mit Almut Satrapa-Schill erschienen im Blog der „Stiftung Gesundheit", Titel *„Modellvorhaben für Hebammen, Logopäden, Physiotherapeuten und Ergotherapeuten verlängert".* Zugegriffen am 28. Februar 2017. Verfügbar unter https://www.stiftung-gesundheit.de/modellvorhaben-fuer-hebammen-logopaeden-physiotherapeuten-und-ergotherapeuten-verlaengert.

Sayn-Wittgenstein, F. zu (2003). Die Bedeutung von Hebammenforschung in Deutschland. In: E. R. Cluett, & R. Bluff (Hrsg.) *Hebammenforschung. Grundlagen und Anwendung,* Bern: Huber, S. 15–28.

Sayn-Wittgenstein, F. zu. (Hrsg.). (2007). *Geburtshilfe neu denken: Bericht zur Situation und Zukunft des Hebammenwesens in Deutschland,* Bern: Huber.

Sayn-Wittgenstein, F. zu (2010). *Eine reflektierende Praktikerin ist das Ziel. Die Akademisierung der Hebammenausbildung.* Interview mit Friederike zu Sayn-Wittgenstein, *Dr. med. Mabuse 187*(8/9), S. 38–39.

Sayn-Wittgenstein, F. zu (2011).Geburtshilfe durch Hebammen. In: D. Schaeffer,& K. Wingenfeld (Hrsg.): *Handbuch Pflegewissenschaft.* 2., vollst. *überarb. und erw. Aufl.* Weinheim: Juventa, S. 291–309.

Simon, M. (2016). Workshop 3: Ökonomische Konsequenzen & Chancen – ist der Einsatz akademisch qualifizierter Pflegender bezahlbar? In: Die Zukunft der Gesundheitsversorgung – der Beitrag akademisierter Pflegender. *Deutsche Gesellschaft für Pflegewissenschaft (DGP)* Stemmer, R./ Recken, H. (Hrsg.). Tagungsdokumentation zur Fachtagung am 5. November 2015, S.39–42.

Statistisches Bundesamt (Hrsg.) (2016). *Bildung und Kultur Berufliche Schulen. Schuljahr 2015/2016.* Zugegriffen am 28. Februar 2017. Verfügbar unter https://www.destatis.de/DE/Publikationen/Thematisch/BildungForschungKultur/Schulen/BeruflicheSchulen2110200167004.pdf?__blob=publicationFile.

Wissenschaftsrat (WR) (Hrsg.). (2012). *Empfehlungen zu hochschulischen Qualifikationen für das Gesundheitswesen.* Zugegriffen am 28. Februar 2017. Verfügbar unter http://www.wissenschaftsrat.de/download/archiv/2411-12.pdf.

Wissenschaftsrat (WR) (Hrsg.). (2016). *Empfehlungen zur Personalgewinnung und -entwicklung an Fachhochschulen.* Zugegriffen am 01. März 2017. Verfügbar unter https://www.wissenschaftsrat.de/download/archiv/5637-16.pdf.

Zoege, M. (2004). *Die Professionalisierung des Hebammenberufs. Anforderungen an die Ausbildung,* Bern: Huber.

Hochschulisch ausbilden – Akademische Lehre in der Ergotherapie

Ursula Walkenhorst

8.1   Einleitung – 88

8.2   Akademisierung der Gesundheitsberufe – Ergotherapie
im Kontext bildungs- und berufspolitischer
Entwicklungen – 88

8.3   Akademisierungsphasen – der Versuch einer
Systematisierung in den therapeutischen
Gesundheitsberufen – 89

8.4   Stand der Didaktikdiskussionen in den
Gesundheitsberufen – 91

8.5   Fachdidaktik Ergotherapie – 92

8.6   Hochschulische Lehre als Basis eines akademischen
Kompetenzprofils – 93

8.7   Innovative Ansätze für ein verändertes
Selbstverständnis – 95

8.8   Ausblick – 95

Literatur – 96

© Springer-Verlag GmbH Deutschland 2018
K.-H. Sahmel (Hrsg.), *Hochschuldidaktik der Pflege und Gesundheitsfachberufe*,
https://doi.org/10.1007/978-3-662-54875-2_8

8.1   Einleitung

Die Ausbildungen im Bereich der Gesundheitsberufe sind in den letzten Jahren nicht nur in der Vielzahl der Möglichkeiten gestiegen, sondern auch in den Anforderungen an die den Ausbildungen zugrundeliegenden didaktischen Konzepte. Eine Ausbildung im Gesundheitsbereich ist mit dem Anspruch verbunden, eine umfassende berufliche Handlungskompetenz zu erwerben, die eine Haltung zum lebenslangen Lernen unterstützt und eine interprofessionelle Arbeitsweise fördert (Nauerth et al. 2012; WR 2012). Dabei werden neben den traditionellen beruflichen Ausbildungen zunehmend akademische Angebote vorgehalten, die erweiterte Anforderungen an didaktische Konzepte stellen. Die Akademisierung der Gesundheitsberufe stellt damit nicht nur Erwartungen an die sich entwickelnden Fachwissenschaften, sondern auch an die Entwicklung einer entsprechenden Hochschuldidaktik. Diese Anforderung stellt im Kontext der immer noch fehlenden Fachdidaktiken in den Gesundheitsberufen eine zusätzliche Herausforderung dar.

Zum jetzigen Zeitpunkt treten die hochschuldidaktischen Fragestellungen zumeist in den Hintergrund, da die Prozesse, die mit der grundsätzlichen Akademisierung und Professionalisierung einhergehen, Ressourcen und Strukturen prägen. Eine hochschulisch ausgeprägte Lehre stellt in durch Berufsgesetze regulierten Studiengängen, die einen hohen Praxisanteil haben, eine auf den ersten Blick (fast) paradoxe Anforderung dar. Auf den zweiten Blick lassen sich aber in diesem Kontext Chancen erkennen und gestalten, die zu einer Weiterentwicklung des jeweiligen beruflichen Selbstverständnisses und die Erreichung des akademischen Niveaus beitragen können. Dies wird in diesem Beitrag am Beispiel der Ergotherapie deutlich gemacht.

8.2   Akademisierung der Gesundheitsberufe – Ergotherapie im Kontext bildungs- und berufspolitischer Entwicklungen

Der Blick auf eine akademische Lehre in der Ergotherapie lässt sich nur verstehen und analysieren, wenn in einem ersten Schritt die Heterogenität der Studiengangskonstruktionen und der bisherige Verlauf des Prozesses der Akademisierung betrachtet werden.

■ **Heterogenität gesundheitsbezogener Studiengänge**

Die Suche nach gesundheitsbezogenen Studiengängen in Deutschland ergibt im Hochschulkompass derzeit ein Resultat von fast 600 Studiengängen. Selektiert man das Angebot nach den Kriterien „Ergotherapie" oder „Pflege", reduziert sich die Anzahl erkennbar, jedoch wird deutlich, dass für einen externen Betrachter eine Auswahl und Zuordnung des Angebotes wenig möglich ist. „Duale", „additive", „ausbildungsintegrierte", „grundständige" Studiengänge mit und ohne Anrechnung, mit einer oder mehreren Berufsfachschulen als Kooperationspartner, mit und ohne Anrechnungsoptionen, an privaten und staatlichen Hochschulen ggf. mit internationalen Hochschulpartnern, zeigen das Spektrum der derzeitigen Studiengangkonstruktionen und verdeutlichen eine Heterogenität, deren Zielführung kritisch zu hinterfragen ist (WR 2012). Sie verdeutlichen die fehlende (bildungs-) politische Steuerung des Prozesses und damit die Übergabe der Qualität an den jeweiligen Bildungsanbieter. Die politische Paradoxie zu dieser Situation zeigt sich in besonderem Maße darin, dass die Einhaltung der Umsetzung der Berufsgesetze zum Erwerb der Berufszulassung unhinterfragt ist, während die Qualität der Umsetzung akademischer Anforderungen in dem Bereich zumeist dem Bildungsmarkt überlassen bleibt. Eine Ausnahme bilden hier die primärqualifizierenden Studiengänge, die strengen Vorgaben und Auflagen unterliegen. Zusammengefasst bedeutet dies, dass sich die Heterogenität der Ausbildungsangebote aus dem bisherigen sekundären Bildungsbereich ungehindert in den tertiären Bildungsbereich verlagert. Diese Vielfalt ist einerseits Ausdruck der Bedeutung der Gesundheitsberufe und ihrer Potenziale sowie andererseits auch Ausdruck der fehlenden Verortung der Gesundheitsberufe im Berufsbildungssystem.

Hinsichtlich der Fragestellung, wie sich eine akademische Lehre in der Ergotherapie gestaltet, ist insbesondere von Bedeutung, ob es sich um Studiengänge in Kooperation mit Berufsfachschulen handelt oder ob die Hochschulen autonom in der Ausübung der Studiengänge sind. Eine Kooperation mit Berufsfachschulen bedingt eine weitergehende Anforderung an die Definition einer gemeinsamen akademischen Lehre und des akademischen Kompetenzprofils. Dies setzt eine Kompetenz in der differenzierten Betrachtung pädagogischer und didaktischer Konzepte voraus. Hier lässt sich parallel zu der heterogenen Situation der Angebote einerseits ein Desiderat in einer systematischen wissenschaftlichen Diskussion einer ergotherapeutischen Didaktik sowie andererseits einer fehlenden hochschuldidaktischen Diskussion im Kontext der neu zu entwickelnden Studiengänge konstatieren.

8.3 Akademisierungsphasen – der Versuch einer Systematisierung in den therapeutischen Gesundheitsberufen

Im Folgenden soll ein erster Systematisierungsentwurf für die bisherige Entwicklung des Akademisierungsprozesses der Gesundheitsberufe in Deutschland vorgenommen werden. Die Betrachtung geht dabei über die Ergotherapie hinaus, da die Entwicklungen in den Gesundheitsberufen in der Ergotherapie, Physiotherapie, Logopädie und im Hebammenwesen durch den Zeitpunkt der gemeinsamen Verabschiedung der Modellklausel, die das Angebot von Studiengängen in der Verantwortung von Hochschulen möglich gemacht hat, ähnlich einzuordnen sind.

- **Erste Phase der Akademisierung (1973 – 1996)**

Die erste Phase der Akademisierungsdiskussion in den Gesundheitsberufen reicht bis in die 1970er-Jahre zurück. So forderte bereits 1973 der damalige Wissenschaftsrat die Ausbildungen in den Gesundheitsberufen für ausgewählte Berufe auf Hochschulebene durchzuführen, was jedoch politisch nicht befürwortet wurde. Diese ersten Diskussionen, aber auch das Scheitern der Bemühungen kann als eine erste wichtige Wurzel definiert werden. In den kommenden 1980er- und 1990er-Jahren nahmen die Diskussionen aus einer zunächst berufspolitischen Perspektive erkennbar zu. Parallel wurden neue Anforderungen an die Qualität in der Gesundheitsversorgung gestellt und die Bedeutung der Gesundheitsberufe in dem Zusammenhang neu diskutiert. In den 1990er-Jahren verliefen diese Diskussionen

parallel mit der Einführung der Bologna-Reform. Der Aufbau von Studiengängen im Pflegebereich ging entscheidend aus der Initiative der Robert-Bosch-Stiftung zur Elitenbildung der Pflege in Deutschland hervor (Robert-Bosch-Stiftung 1992). Diese Denkschrift und die daraus resultierenden Entwicklungen dürfen als wegweisend für die gesamte Akademisierung der Gesundheitsberufe bezeichnet werden. Es wurden zunächst allerdings ausschließlich weiterbildende Studiengänge entwickelt, die auf abgeschlossenen Pflegeausbildungen aufsetzten und ihren Schwerpunkt im Bereich der Pflegepädagogik, Pflegemanagement und Pflegewissenschaft hatten.

Die Entwicklung in der akademischen Pflegebildung hat für die Akademisierung der therapeutischen Gesundheitsberufe im Weiteren eine große Bedeutung, da auch die heutigen grundständigen Studiengänge in den therapeutischen Berufen mit ihren Profilen vor dem Hintergrund der akademischen Profile im Pflegebereich verglichen und bewertet werden. In dieser ersten Phase wurde der Anspruch an eine grundlegende Akademisierung der Gesundheitsberufe in der Pflege jedoch nur verhalten formuliert. Es war relativ unstrittig, dass einem Studium eine abgeschlossene Pflegeausbildung vorausgehen sollte, da das Verständnis für pädagogische Prozesse oder auch für Managementprozesse nicht ohne die konkrete Erfahrung des „Arbeitens am Bett" möglich schien. Der konsequente Schritt der Entwicklung primärqualifizierender Angebote auf Hochschulebene fehlte noch.

- **Zweite Phase der Akademisierung (1997 – 2008)**

Die zweite Phase der Akademisierung in den Gesundheitsberufen in Form von Studiengängen soll hier mit dem Beginn erster hochschulischer Bildungsangebote für die therapeutischen Gesundheitsberufe zeitlich verankert werden. Sie begann 1997 an der damaligen Fachhochschule in Osnabrück mit der Einführung eines zertifizierten Weiterbildungsstudienganges für Ergotherapie. 1998 schloss sich ein erster Upgrading-Studiengang für deutsche Ergotherapeuten an der Hogeschool Zuyd in Heerlen in den Niederlanden an (Miesen 2004). Seit 2001 lässt sich diese Entwicklung in Deutschland auch mit der Möglichkeit des Erwerbs eines Bachelorabschlusses in der Ergo- und Physiotherapie verfolgen: Osnabrück, Hildesheim und Kiel stellen hier die ersten Hochschulen dar, die entsprechende Konzepte entwickelten. Dabei basieren alle Konzepte auf der Möglichkeit, die Leistungen aus den bisherigen Berufsfachschulausbildungen auf das Studium anzurechnen und damit das Studium zu verkürzen (KMK 2002; KMK 2008).

In den darauf folgenden Jahren folgte eine Vielzahl an Entwicklungen von Hochschulstudiengängen, die insbesondere auch vor dem Hintergrund unterschiedlicher Länderregelungen die bereits erwähnte Heterogenität förderten.

Diese ersten Akademisierungsschritte in Form von unterschiedlich konstruierten Studiengängen können als wichtige Meilensteine bewertet werden. Der Begriff und die Vorstellung, dass es sich hierbei um „Übergangsmodelle" (WR 2012) handeln sollte bzw. könnte, wurde nur bedingt formuliert. Es bestand weitestgehend Konsens, dass die berufliche Handlungskompetenz (nunmehr basierend auf wissenschaftlichen Erkenntnissen) als das höchste anzustrebende Ziel weiterhin nur durch einen Praxispartner in Form einer Berufsfachschule und entsprechender Gesundheitseinrichtungen zu gewährleisten sei. Politisch wurde zudem parallel immer wieder die Frage nach dem Mehrwert eines Studiums in Unterscheidung zu einer Ausbildung gestellt. Grundständige Studiengänge, die eine wissenschaftliche Sozialisation ab dem ersten Tag mit integrierten Praxisphasen an einer Hochschule bedeutet hätten, wurden sowohl hochschulisch als auch (berufs-)politisch als noch wenig denkbar bewertet, auch wenn die Gesetze über die Berufe in der Krankenpflege und Altenpflege bereits 2003 diese Option beinhalteten (Walkenhorst 2013).

■ **Dritte Phase der Akademisierung (2009 – 2016)**

Eine dritte Phase der Akademisierung beginnt mit der Verabschiedung des Gesetzes über die Berufe in der Krankenpflege (KrPflG) vom 16.07.2003 (BGBl.I S.1442), des Gesetzes über die Berufe in der Altenpflege vom 25.08.2003 (BGBl. I S. 1690) sowie der Einführung der Modellklausel in den Berufsgesetzen der Hebammen, Logopäden, Physiotherapeuten und Ergotherapeuten vom 25.09.2009 (BGBl. S. 3158 Nr. 64). Mit beiden berufsgesetzlichen Veränderungen wurden die Voraussetzungen für die Erprobung von Ausbildungsangeboten geschaffen, die der Weiterentwicklung der Berufe (Ergotherapie, Pflege, Physiotherapie, Logopädie, Hebammen)

dienen sollen. Hierüber wurde Hochschulen die Möglichkeit gegeben, die gesamte Verantwortung für die Ausbildung zu übernehmen und darüber hochschulische Erstausbildungen durchzuführen. Hochschulen erhielten folglich eine neue Rolle, die sie vor neue und vielfältige Aufgaben stellte. Die Überprüfung des Erfolgs dieser neu gestalteten Studiengänge wurde durch das Bundesministerium für Gesundheit (BMG) im Rahmen einer Evaluationsrichtlinie vorgegeben und geregelt (BMG 2009). Die Ergebnisse wurden bis Ende 2015 aus den einzelnen Bundesländern an den Bund für abschließende politische Entscheidungen weitergeleitet und bildeten die Grundlage für die Entscheidung über den weiteren Umgang mit der Modellklausel (u.a. Darmann-Finck et al., 2014).

■ **Vierte Phase der Akademisierung (ab 2017)**

Eine vierte Phase der Akademisierung kann mit der Entscheidung des Bundes, die Modellklausel um weitere vier Jahre zu verlängern, definiert werden (BMG 2016). Die Ergebnisse der Evaluationen haben den Bund dazu veranlasst, die Modellklausel noch nicht in ein zugunsten eines regulären und von zentralen Ressentiments der Berufsgesetze „befreiten" Studiums zu überführen, sondern eine weitere Evaluation zu fordern, die insbesondere die Effekte des akademischen Personals auf das Gesundheitswesen und eine konkretere Bezifferung der anfallenden Kosten beinhaltet.

Diese Entscheidung hat in allen betroffenen Gesundheitsberufen Enttäuschung und Protest ausgelöst. Eine zunächst geplante zehnjährige Verlängerung der Modellklausel konnte dadurch verhindert werden. Dennoch hinterlässt auch die kürzere Dauer bei allen beteiligten Personen ein Unverständnis über die Entwicklungen. Somit sind auch die nächsten Jahre durch Studiengänge gekennzeichnet, die sich im „Korsett" der aktuellen Berufsgesetze befinden. Positiv kann bewertet werden, dass bis dahin aus allen Berufsgruppen abgeschlossene Diskussionen zu den Änderungen der Berufsgesetze zu erwarten sind. Dieser neue Zeitraum kann zudem für die Weiterentwicklung hochschuldidaktischer Konzepte genutzt werden, die in der Reform der Berufsgesetze ihren Niederschlag finden könnten. Angestrebt werden sollte bis zum Ende der Verlängerung der Modellklausel 2020 ein weiterer Ausbau der grundständigen Studiengänge an staatlichen

Hochschulen, die ohne die Kooperation mit Berufs-fachschulen durchgeführt werden können. Unerlässlich sind umfassende Verbleibstudien, die den Nachweis erbringen, dass das Studium einen Mehrwert hat und das dieser seine Wirkung in der Gesundheitsversorgung zeigt.

Diese vierte Phase der Akademisierung – darüber besteht Konsens bei allen Beteiligten – kann nur politisch entsprechend gefördert werden. Wenn es keine weiteren berufsgesetzlichen Veränderungen gibt, wird die Akademisierung der Gesundheitsberufe auf einer Stufe stehenbleiben, die es verhindert, sich zu etablieren, international anschlussfähige und im wissenschaftlichen Diskurs wettbewerbsfähige Disziplinen zu entwickeln.

8.4 Stand der Didaktikdiskussionen in den Gesundheitsberufen

Um nach einer retrospektiven Betrachtung der relevanten Akademisierungsschritte hochschuldidaktische Überlegungen im Kontext ergotherapeutischer Studiengänge zu entwickeln, bedarf es einer kritischen Reflexion und Bewertung bisheriger didaktischer Diskussionen in den Gesundheitsberufen, respektive der Ergotherapie.

Die wissenschaftliche Verankerung von Fachgebieten bzw. Lehrstühlen in Deutschland, die sich mit dem Schwerpunkt der Didaktik aus einer gesundheitlichen Perspektive beschäftigen, hat in den letzten Jahren – parallel zu den Studiengangsangeboten – erkennbar zugenommen. So lassen sich aktuell mehrere Lehrstühle bzw. Lehrgebiete an Universitäten und Fachhochschulen identifizieren, die sich explizit mit dem Fokus der Didaktik (Gesundheits- bzw. Pflegedidaktik) beschäftigen (Arens 2014). Weitere relevante Lehrstühle und Fachgebiete haben berufs-, pflege- und medizinpädagogische Lehr- und Forschungsbereiche und finden sich neben der dritten Gruppe der fachwissenschaftlichen Professuren. Erweitert man die Perspektive um das Berufsfeld der personenbezogenen Dienstleistungen bzw. Humandienstleistungen (Friese 2010), kommen insbesondere die Bereiche der Hauswirtschaft und Ernährung sowie Erziehung und Soziales hinzu. Diese Entwicklungen sind unverkennbar ein Ausdruck der zunehmenden Bedeutung der Handlungsfelder in den Bereichen Pflege, Therapie,

Körperpflege, Diagnostik und übergeordnet dem Bereich Gesundheit in unserer Gesellschaft.

Dennoch mangelt es an einer gemeinsamen differenzierten und systematischen Didaktikdiskussion. Die Didaktikdiskussionen bzw. fehlenden Diskussionen in den Gesundheitsberufen sind insbesondere darauf zurückzuführen, dass es keine gesetzlich geregelte Lehrerbildung gibt, die es ermöglicht, an den Hochschulen eine systematische Lehr-/Lernforschung aufzubauen und daraus eine entsprechende Didaktik zu entwickeln. In den aktuellen Berufsgesetzen bleiben die Anforderungen an die Qualifikationen des Lehrpersonals den jeweiligen Bundesländern sowie den Trägern der Bildungseinrichtungen überlassen. Diese Situation wurde bereits in der Vergangenheit festgestellt und kritisch diskutiert (Beyermann 2001; Bals 1993).

Eine Ausnahme stellt hier die Entwicklung der Pflegedidaktik dar, da sich die ersten pflegepädagogischen und pflegewissenschaftlichen Studiengänge bereits in den 1990er-Jahren konstituierten und diese u.a. mit dem Aufbau von Lehrstühlen für Pflegedidaktik an Universitäten und Fachhochschulen einhergingen (Olbrich 2009). In den anderen Gesundheitsberufen lassen sich zwar auch entsprechende Entwicklungsschritte verfolgen, aber bislang sind noch keine eigenständigen Didaktikansätze, die auch als solche ausgewiesen sind, zu verzeichnen. Dennoch können wichtige Grundlagenbücher identifiziert werden, die die Relevanz dieser Thematik unterstreichen (Oelke und Meyer 2014; Brinker-Meyendriesch und Arens 2016; Klemme 2012).

Fach- und berufsfelddidaktische Ansätze und Konzepte führen insgesamt im Bereich der (Berufs-) Bildungsforschung neben den allgemein didaktischen Modellen noch immer eher ein Schattendasein (Pahl 2010; Bonz 1998). Die Entwicklung entsprechender fachspezifischer Didaktiken steht damit in den Gesundheitsberufen vor einer großen Herausforderung und setzt ein differenziertes didaktisches Qualifikations- und Kompetenzprofil der Lehrenden voraus. Im Gesundheitsbereich müssen Lern- und Bildungssituationen so gestaltet werden, dass sie den Anforderungen an eine zukunftsorientierte Gestaltung des Gesundheitsbereiches genügen (Robert-Bosch-Stiftung 2010). Die Handlungsbereiche sind hochkomplex und setzen deshalb eine Analyse der spezifischen Merkmale des jeweiligen Gegenstandes unter Bezugnahme auf die Fachwissenschaften (z.B.

Betätigungsprobleme als Gegenstand der Ergotherapie) sowie einen differenzierten Blick auf die Handlungslogiken und Arbeitsprozesse in dem jeweiligen fachlichen Handlungsfeld voraus. Diese Perspektive bedeutet grundsätzlich, nicht nur allgemein didaktische Erkenntnisse mit gesundheitlichen, pflegerischen oder ergotherapeutischen Inhalten zu füllen, sondern das spezifische des Handlungsfeldes zu identifizieren und lehrbar zu machen.

Didaktik soll in diesem Beitrag als eine Handlungswissenschaft verstanden werden, die sich an den Prinzipien der Realitäts-, Handlungs-, Wissenschafts- und Persönlichkeitsorientierung ausrichtet und Lehrende und Lernende dabei unterstützt, zielgerichtete Bildungsprozesse zu planen und durchzuführen. Fachdidaktiken (hierzu gehören im deutschsprachigen Raum mehr als 200) haben dabei u. a. die Aufgaben, die grundlegenden Inhalte und Begriffe eines Faches herauszuarbeiten, Lernziele wissenschaftlich zu ermitteln und zu überprüfen, die Bildungsrelevanz der gewählten Inhalte zu begründen und Curricula und Unterrichtssequenzen gezielt in ihrer Entwicklung zu untermauern. Die Diskussion um den Standort der Fachdidaktik zwischen Allgemeiner Didaktik und Fachwissenschaft ist in der beruflichen Bildung noch einmal bedeutsamer, da die Berufsbildung in besonderem Maße mit den Strukturen und Prozessen von Arbeitssituationen verbunden ist, die Notwendigkeit einer Theorie-Praxis-Verknüpfung offensichtlicher ist und die fachwissenschaftliche Basis eher multidimensional bzw. interdisziplinär ist (Bals und Weyland 2010). Eine Didaktik der Gesundheitsberufe, so soll in diesem Beitrag festgehalten werden, sollte deshalb eher als Berufsfelddidaktik definiert werden (Bonz 1998). Dies hat Konsequenzen für die Entwicklung einer entsprechenden Hochschuldidaktik, da sie damit grundsätzlich eine eher interprofessionelle bzw. interdisziplinäre Implikation hat.

8.5   Fachdidaktik Ergotherapie

Eine Fachdidaktik Ergotherapie konnte Renate von der Heyden (2014; 2013) in einem ersten Entwurf entwickeln. Aber auch sie bezeichnet dies zunächst als „Deskription" und leitet diese aus beruflichen Schlüsselproblemen als Ergebnis einer Delphi-Studie mit Berufspraktiker/-innen ab. Zentrale Erkenntnisse, die sich auf die Ausrichtung von Ausbildungsprogrammen beziehen, sind dabei für die Ergotherapie auf der Mikroebene die Erfordernis, berufspraktisches Handeln an aktuellen und zukünftigen Anforderungen auszurichten sowie das konkrete therapeutische Handeln zu reflektieren und nach innen darzustellen. Auf der Mesoebene stellt sich die Anforderung, eine differenzierte Fachsprache zu entwickeln und interdisziplinär zusammenzuarbeiten. Auf der Makroebene bedarf es der Kompetenz, den Beruf nach außen darzustellen und den Tätigkeitsbereich zu erweitern. Von der Heyden kommt in ihren Analysen zu dem Schluss, dass die Ergotherapie aus einer fachdidaktischen Perspektive zentrale Aufgaben zu bewältigen hat. Hierzu gehören u. a., die Fachsprache anhand zentraler Begriffe zu definieren und zu konkretisieren, den berufsspezifischen Gegenstand präzise herauszuarbeiten und zu anderen Berufsgruppen abzugrenzen sowie die Bedeutung der Berufspraxis zu erkennen, aber in ihrer Ausgestaltung in praktischen Ausbildungsphasen gezielt zu steuern. Aus einer übergeordneten Perspektive resümiert sie, dass eine ergotherapeutische Fachdidaktik den Anspruch an eine wissensbasierte Ausbildung formulieren muss, die sich an einem theoriegeleiteten Arbeiten auf einer evidenz-basierten Praxis als Handlungsprinzip orientiert, um eine Weiterentwicklung des Berufes zu ermöglichen. Letztlich unterstreichen ihre Ergebnisse, dass Lehrkräfte befähigt werden müssen, diesen pädagogisch-didaktischen Anforderungen durch eine adäquate Lehrerbildung gerecht zu werden.

Die Ausführungen von von der Heyden (und hier lassen sich andere Publikationen anschließen) machen deutlich, dass sich die Didaktikdiskussion in einer Dilemmasituation befindet: die derzeitige primäre Ausbildungssituation bewegt sich auf der berufsfachschulischen Ebene und ist in ihren Anforderungen an dem Niveau vier des Deutschen Qualifikationsrahmens orientiert, während die hochschulische Ausbildung auf das Niveau sechs ausgerichtet ist. Da auch die Berufsgruppe der Ergotherapie eine Vollakademisierung der Ausbildung anstrebt, stellt sich die grundsätzliche Frage, für welches Niveau eine Fachdidaktik entwickelt werden soll bzw. ob es möglich ist, eine Fachdidaktik niveauunabhängig zu entwickeln und den jeweiligen Anforderungen anzupassen.

Gäbe es durch eine niveauübergreifende Fachdidaktik die Option, den Unterschied zwischen einer fachschulischen und hochschulischen Ausbildung zu einem gemeinsamen Ganzen zusammenzuführen? Dies würde der Entwicklung einer Fachdidaktik noch einmal eine besondere Bedeutung geben und ihre Funktion im Kontext der Akademisierung unterstreichen. Diese Diskussion wird derzeit wenig wissenschaftlich begleitet, da der Versuch der Unterscheidung zwischen den Niveaus aus einer hochschulischen Perspektive relevant ist, um den Mehrwert des Studiums zu benennen (Walkenhorst 2013). Aus einer hochschuldidaktischen Perspektive ist die Fragestellung umso bedeutsamer, da unterschiedliche Lernarrangements auf unterschiedliche Lernzielebenen und -niveaus ausgerichtet sind.

8.6 Hochschulische Lehre als Basis eines akademischen Kompetenzprofils

Um die Zielsetzungen der Akademisierung zu erreichen, bedarf es einer entsprechenden hochschulischen Lehre. Berufliche Ausbildung lediglich aus einer Ordnungsperspektive auf hochschulisches Niveau anzuheben, widerspricht den Anforderungen an einen Professionalisierungsprozess und führt damit zu keiner Weiterentwicklung des Berufes. Hier besteht sogar die Gefahr, dass der Akademisierungsprozess unabhängig von dem möglichen Aufbau der wissenschaftlichen Disziplinen, zu keinem beachtenswerten Ergebnis führt. Dies bezieht sich sowohl auf den Effekt im Gesundheitswesen als auch auf die Akzeptanz im Kanon akademischer Berufe in der Berufspraxis.

Hochschulische Lehre bezieht ihre Erkenntnisse aus einer entsprechenden Hochschuldidaktik (Hartz 2015; Merkt et al. 2016). Die Hochschuldidaktik konnte sich dafür in den letzten Jahren durch verschiedene Programme und Entwicklungen eine Basis verschaffen, die sie heute als anerkannte Fachwissenschaft auftreten lässt. Dies bildet wiederum die Grundlage, um über die Erreichung eines akademischen Kompetenzprofils in der Ergotherapie zu sprechen.

- **Akademisierung und akademisches Kompetenzprofil**

Die Frage, welche Ziele mit der Akademisierung verbunden sind, um daraus Konsequenzen für eine hochschulische Lehre abzuleiten, lässt sich grundsätzlich beantworten (Walkenhorst 2015). Die Akademisierung der Gesundheitsberufe dient dem Aufbau von Wissenschaft und Forschung zur Bewältigung und Beantwortung aktueller und zukünftiger Gesundheitsfragestellungen und -probleme. Sie soll durch ihre wissenschaftlich fundierten Erkenntnisse einen Beitrag zur Verbesserung der Qualität der Versorgung im Gesundheitswesen leisten. Diese Erkenntnisse werden sowohl professionell als auch interprofessionell generiert und stehen im Dienste gemeinsamer Leistungen zum Nutzen des Patienten/Klienten. Die Akademisierung soll durch die Entwicklung wissenschaftlicher Erkenntnisse zu einer Verbesserung der Sichtbarkeit der Qualität des jeweiligen Beitrages eines Berufes beitragen und damit eine Stärkung der beruflichen Identitätsbildung innerhalb der Berufe ermöglichen. Das Ergebnis ist dann professionelles Handeln.

Neben den grundsätzlichen Zielen der Akademisierung sollen die Studierenden ein hochschulisches (akademisches) Kompetenzprofil erreichen. Dies bedeutet, dass sie innerhalb der Studiengänge (u.a. Ergotherapie) befähigt werden sollen, wissenschaftlich fundiert, evidenzbasiert und reflektiert in aktuellen und zukünftigen Handlungsfeldern des jeweiligen Berufes zu arbeiten. Sie sollen verantwortlich klienten-, organisations- und gesellschafts-/ berufsbildbezogene Aufgaben unterschiedlicher Komplexität in den Gesundheitseinrichtungen übernehmen und an der Steuerung zentraler gesundheitsbezogener Prozesse in den Gesundheitseinrichtungen und im Gesundheitswesen mitwirken. Nicht zuletzt sollen sie zur Verbesserung der Versorgungsqualität der Bevölkerung und zur Weiterentwicklung des eigenen Berufsbildes in Wissenschaft und Forschung beitragen.

Der Mehrwert des Studiums lässt sich dann zum größten Teil aus den Zielsetzungen der Akademisierung ableiten: So zeichnet die Hochschulabsolventen eine differenzierte Begründungs- und Reflexionsfähigkeit auf der Grundlage wissenschaftlicher Erkenntnisse aus, die es ihnen ermöglicht, evidenzbasierte, theoriegeleitete und wissenschaftsbasierte

Denk- und Handlungsweisen in den beruflichen Alltag einzubringen. Sie sollen im Rahmen der Studiengänge Lehr-/Lernformen erfahren, die sie dabei unterstützen, eine differenzierte Kommunikations- und Interaktionsfähigkeit in professionellen und interprofessionellen Kontexten vorzuhalten. Die Problemlösungsfähigkeit soll dabei über die Mikroebene und damit den klassischen Klientenkontakt hinausgehen und sich an einer anderen Komplexität ausrichten. Hochschulabsolventen sollen befähigt werden, komplexe Probleme auf der Mikro-, Meso- und Makroebene zu lösen und beteiligen sich dafür an der Analyse von bestehenden und der Entwicklung von prospektiven wissenschaftsbasierten Konzepten. Nicht zuletzt zeigt sich in ihrem Handeln eine akademische Perspektive als Ausdruck einer differenzierten, wissenschaftlichen und umfassenden Sozialisation innerhalb der Hochschule (hsg 2015).

■ **Herausforderungen einer akademischen ergotherapeutischen Lehre**

Für den Akademisierungsprozess der Gesundheitsberufe stellt sich in besonderem Maße die Anforderung, sich mit der Unterscheidung einer akademischen Lehre zu einer Lehre im Rahmen der beruflichen Ausbildung auseinanderzusetzen, da die berufsgesetzlichen Vorgaben die Studiengangkonzeptionen in hohem Maße bestimmen und übliches hochschulisches Lernen erschweren. Unter einer akademischen Lehre soll hier in Anlehnung an das akademische Kompetenzprofil der Hochschulrektorenkonferenz eine Didaktik verstanden werden, die es sich in der Lehre zum Auftrag gemacht hat, Studierende zu befähigen, wissenschaftliche Konzepte auf komplexe Anforderungskontexte anwenden zu können, komplexe, wissenschaftliche Sachverhalte analysieren und reflektieren zu können, neue, innovative Konzepte und Problemlösungen erschaffen und gestalten zu können, wissenschaftliche Konzepte und Methoden anschlussfähig kommunizieren zu können sowie eigenes problemlösungs- und erkenntnisgeleitetes Handeln selbst regulieren und reflektieren zu können (Schaper 2012).

Um dies in den neu gestalteten Studiengängen umzusetzen, bedarf es in der Ergotherapie eines lehrenden Personals, das in der Lage ist, die Anforderungen auf die Inhalte der Gesundheitsberufe zu transferieren und didaktisch unterschiedliche Lehr-/

Lernarrangements zu gestalten, die über das bisherige berufliche Ausbildungsniveau hinausgehen. Aktuell finden sich in den Hochschulen neben den fachwissenschaftlich besetzten Professuren zumeist Lehrende, die eine einschlägige abgeschlossene berufliche Ausbildung in einem Gesundheitsberuf haben, einen akademischen Grad in einem affinen wissenschaftlichen Fach erworben haben und häufig einige Jahre als Lehrende an einer Berufsfachschule tätig waren. Ihre Lehre ist durch ein hohes inhaltliches und berufsbezogenes Engagement geprägt. In dem eigenen Beruf selbst nicht „akademisch" sozialisiert zu sein, erfordert nun in den Studiengängen ein Neudenken und Umdenken. Für diese neue akademische Lehre in den Studiengängen bedarf es dafür der Erkenntnisse über eine Didaktik der Gesundheitsberufe, die fachdidaktische und berufsfelddidaktische Aspekte beinhaltet und auf einer entsprechenden fachdidaktischen Forschung basiert (Bayrhuber et al. 2012). Eine ausschließliche Fachdidaktik Ergotherapie würde hier, anders als in den Berufsfachschulen, eher zu kurz greifen. Eine grundlegende Didaktik der Gesundheitsberufe, die aus einer interprofessionellen Perspektive die Handlungsfelder betrachtet und die hochschuldidaktische Perspektive einnimmt, ist jedoch erst in Ansätzen vorhanden (Reiber 2012).

In dem Spagat der Anforderungen, einerseits Ergotherapeuten auszubilden, die den beruflichen Aufgaben nicht weniger gerecht werden als die bisher berufsfachschulisch ausgebildeten Ergotherapeuten und andererseits ein akademisches Kompetenzprofil zu entwickeln, das auch zu einem erweiterten Aufgabenspektrum befähigt, ergeben sich ambivalente curriculare Strukturen, die sich sinnvoll zwischen Tiefe und Breite der Fertigkeiten, Fähigkeiten und Wissensbestände bewegen müssen. Dabei können bisherige didaktische Konzepte genutzt werden (z. B. problemorientiertes Lernen, fallorientiertes Lernen, projektorientiertes Lernen), aber sie müssen immer wieder vor dem Hintergrund des akademischen Profils reflektiert und angepasst werden. Aus einer ergotherapeutischen Perspektive müssen z. B. die Themenfelder der Betätigung und Partizipation neu theoretisch gerahmt werden, um den Studierenden einen wissenschaftlichen Zugang zu ermöglichen. Die praktischen Anteile des Studiums bedürfen hochschulischer Lernaufgaben (Ralle et al. 2014), die sowohl im Rahmen sogenannter „Skillslabs" (Fertigkeitenlabore) als auch in den Gesundheitseinrichtungen zu erfüllen und zu bearbeiten sind.

Für die Hochschulen ergeben sich daraus die Erfordernisse, die Berufsbildungsforschung in dem Bereich aktiv zu unterstützen, spezifische hochschuldidaktische Weiterbildungen zu entwickeln und ggf. Professuren mit didaktischen Denominationen einzurichten, die eine hochschulische Lehre in grundständigen Berufen begründen. Die Lehre in den Gesundheitsberufen weist seit vielen Jahren einen hohen Innovationsgrad aus, der durch verschiedene Reformen auf Landes- und Bundesebene initiiert wurde. Dieses Potenzial kann für den notwendigen Entwicklungsstrang einer hochschulischen Lehre im Rahmen des Akademisierungsprozesses genutzt, ausgebaut und auch für andere Disziplinen modellhaft werden.

8.7 Innovative Ansätze für ein verändertes Selbstverständnis

Die Studiengänge in den Gesundheitsberufen sind derzeit gekennzeichnet durch eine kompetenz- und handlungsorientierte Vorgehensweise, die sich aus der Umsetzung der Bologna-Reform ergibt (Widulle 2009). In dem Versuch, die Vorgaben der Berufsgesetze innovativ umsetzen, sind die Hochschulen und mit ihnen ggf. auch die Berufsfachschulen, aufgefordert, neue Lehr-/Lernformen auszuprobieren, die es den Studierenden ermöglicht, ein kritisch-reflexives Verständnis zu den wissenschaftlichen Erkenntnissen, aber auch zu den Vorgehensweisen in der Praxis zu entwickeln. Eine praxisorientierte Perspektive, die sich aus der Tradition der Berufe ergibt, muss zugunsten einer theoretischen Fundierung erweitert und ggf. auch überwunden werden. Hier ist eine entsprechende hochschuldidaktische Vorgehensweise unerlässlich. Das Ziel eines veränderten Selbstverständnisses in der Ergotherapie sollte eine wissenschaftsorientierte Praxis und nicht eine praxisorientierte Wissenschaft sein. Dies bedeutet, die Praxisperspektive um eine akademische Perspektive zu ergänzen.

Sowohl in ergotherapeutischen Studiengängen als auch in denen der anderen Gesundheitsberufe werden neue didaktische Konzepte entwickelt und implementiert. Dabei sind insbesondere interprofessionelle Konzepte von Bedeutung, deren Entwicklung durch ein Programm der Robert-Bosch-Stiftung („Operation Team") an Relevanz erhalten hat. Daneben werden aber auch Impulse aus dem hochschuldidaktischen Ansatz des Forschenden Lernens (Katenbrink et al. 2014) integriert und umfassende Skillslab-Bereiche, in denen berufliche Handlungssituationen abgebildet werden, eingerichtet. Als Beispiel sei hier das Lernlabor „Interprofessional Lab of teaching and learning for health and human services Osnabrück" (ILTHOS) genannt, in dem der Skillslab-Ansatz aus dem Gesundheitsbereich in die Lehramtsstudiengänge für Lehrkräfte an berufsbildende Schulen transferiert wurde. Dabei stellen die in der Regel vorliegenden pädagogischen Erfahrungen des lehrenden Personals in den Ergotherapiestudiengängen eine wichtige Voraussetzung dar, die genutzt werden kann. Zentral bleibt in dem Kanon der (hochschul-)didaktischen Reflexionen der gemeinsame Diskurs der Lehrenden über das anzustrebende akademische Kompetenzprofil und die Aushandlungsprozesse über die Integration der praktischen Studienanteile. Es ist zu erwarten, dass in den kommenden Jahren weitere innovative hochschuldidaktische Ansätze entwickelt werden (Nussbaumer und Reibnitz 2008), wenn es gelingt, die jetzigen Erfahrungen durch eine systematische Lehr-/Lernforschung empirisch zu untermauern und die Bedeutung der Lehre im Akademisierungsprozess wahrgenommen wird.

8.8 Ausblick

Die Akademisierung der Ergotherapie und die damit einhergehende Studiengangentwicklung haben in den vergangenen Jahren zu neuen didaktischen Herausforderungen geführt. Der Anspruch an die Ausbildung einer zukunftsorientierten Handlungskompetenz auf einer wissenschafts- und theoriebasierten Grundlage erfordert eine systematische Auseinandersetzung mit bestehenden und zu entwickelnden didaktischen Ansätzen. Dabei wird die Diskussion und Entwicklung durch eine erst in Ansätzen vorhandene Fachdidaktik Ergotherapie sowie eine rudimentäre didaktische Lehr-/Lernforschung in dem Bereich erschwert. Zugleich führen interprofessionelle Anforderungen an die Curricula der Studiengänge zu einer Hinwendung zu eher berufsfelddidaktischen Überlegungen. Wie muss eine hochschulische ergotherapeutische Lehre aussehen, die beidem gerecht wird? Diese Frage wird in den nächsten Jahren beantwortet werden können, wenn die Curricula und hochschuldidaktischen Konzepte aus einer wissenschaftlichen Perspektive evaluiert werden.

Die Gesundheitsberufe haben aber über die Ergotherapie hinaus das Potenzial, innovative und interprofessionelle hochschuldidaktische Konzepte zu entwickeln, die auch für andere Disziplinen von Bedeutung sein können. Eine Hochschuldidaktik der Gesundheitsberufe kann sich dann als Teil der wissenschaftlichen Diskussion verstehen und positionieren.

Literatur

Arens, F. (2014). Welcome to the Jungle. Lehrerausbildung in den Fachrichtungen Gesundheit und Pflege, *Pflegezeitschrift*. 67. Jg. 5, S. 302–307.

Bals, T. & Weyland, U. (2010). Berufliche Fachrichtung Gesundheit. In: J. Pahl &V. Herkner (Hrsg.). *Handbuch Berufliche Fachrichtungen*. Bielefeld, S. 521–533.

Bals, T. (1993). *Berufsbildung der Gesundheitsfachberufe. Einordnung – Strukturwandel – Reformansätze*. Alsbach: Leuchtturm.

Bayrhuber, H., Harms, U., Muszynski, B., Ralle, B., Rothgangel, M., Schön, L.-H., Vollmer, H., Weigand, H.-G. (Hrsg.) (2012). *Formate fachdidaktischer Forschung. Empirische Projekte – historische Analysen – theoretische Grundlegungen*. Münster: Waxmann.

Beyermann, G. (2001). *Woher – Wohin? Didaktischer Leitfaden zur Ausbildungsplanung in den Gesundheitsberufen am Beispiel der Ergotherapie*. Idstein: Schulz-Kirchner.

BMG (2009). *Bekanntmachung von Richtlinien über die wissenschaftliche Begleitung und Auswertung von Modellvorhaben nach §4 Absatz 6 Satz 3 des Ergotherapeutengesetzes, §6 Absatz 4 Satz 3 des Hebammengesetzes, §4 Absatz 6 Satz 3 des Logopädengesetzes und §9 Absatz 3 Satz 3 des Masseur- und Physiotherapeutengesetzes*. Berlin.

Bonz, B. & Ott, B. (Hrsg.). (1998). *Fachdidaktik des beruflichen Lernens*. Stuttgart: Steiner.

Brinker-Meyendriesch, E. & Arens, F. (2016). *Diskurs Berufspädagogik Pflege und Gesundheit. Wissen und Wirklichkeiten zu Handlungsfeldern und Themenbereichen*. Berlin: Wissenschaftlicher Verlag.

Bundesgesetzblatt (2009). *Gesetz zur Einführung einer Modellklausel in die Berufsgesetze der Hebammen, Logopäden, Physiotherapeuten und Ergotherapeuten*. Berlin.

Darmann-Finck, I., Muths, S., Görres, S., Adrian, C., Bomball, J.& Reuschenbach, B. (2014). *Inhaltliche und strukturelle Evaluation der Modellstudiengänge zur Weiterentwicklung der Pflege- und Gesundheitsfachberufe in NRW*. Abschlussbericht der Studie im Auftrag des Ministeriums für Gesundheit, Emanzipation, Pflege und Alter (MGEPA) NRW.

Friese, M. (2010). Didaktisch-curriculare Aspekte für Fachrichtungen und Fachrichtungsbereiche personenbezogener Dienstleistungsberufe. In: J. Pahl & V. Herkner (Hrsg.). *Handbuch Berufliche Fachrichtungen*. Bielefeld, S. 311–328.

Hartz, S. & Marx, S. (Hrsg.). (2016). *Leitkonzepte der Hochschuldidaktik. Theorie – Praxis – Empirie*. Bielefeld: Bertelsmann.

Heyden von der, R. (2013). Berufliche Schlüsselprobleme als Grundlage einer kompetenzorientierten Fachdidaktik Ergotherapie. *bwp@ Berufs- und Wirtschaftspädagogik-online*, Ausgabe 24,S. 1–20. Online: www.bwpat.de/ausgabe24/heyden_bwpat24.pdf (25-06-2013).

Heyden von der, R. (2014). *Ergotherapeutische Kompetenzen entwickeln. Deskription eines ergotherapeutischen Kompetenzprofils zur Grundlegung einer Fachdidaktik Ergotherapie*. Berlin: Logos.

hsg (2015). *Weiterentwicklung der Gesundheitsfachberufe – erweiterter Bericht zu den Ergebnissen und Konsequenzen der Evaluation der Modellstudiengänge an der Hochschule für Gesundheit Bochum unter Berücksichtigung der Ergebnisse der wissenschaftlichen Begleitforschung zu den Modellstudiengängen in NRW*. Bochum.

Katenbrink, N., Wischer, B. & Nakamura, Y. (Hrsg.). (2014). *Forschendes Lernen in der Osnabrücker Lehrerausbildung. Konzepte und Erfahrungen*. Münster: Haus Monsenstein und Vannerdat.

Klemme, B. (Hrsg.). (2012). *Lehren und Lernen in der Physiotherapie*. Stuttgart: Thieme.

KMK (2002). *Anrechnung von außerhalb des Hochschulwesens erworbenen Kenntnissen und Fähigkeiten auf ein Hochschulstudium (I)*. Beschluss der Kultusministerkonferenz vom 28.06.2002.

KMK (2008). *Anrechnung von außerhalb des Hochschulwesens erworbenen Kenntnissen und Fähigkeiten auf ein Hochschulstudium (II)*. Beschluss der Kultusministerkonferenz vom 18.09.2008.

Merkt, M., Wetzel, C., & Schaper, N. (Hrsg.). (2016). *Professionalisierung der Hochschuldidaktik*. Bielefeld: Bertelsmann.

Miesen, M. (2004). *Berufsprofil Ergotherapie*. Idstein:Schulz-Kirchner.

Nauerth, A., Walkenhorst, U., & von der Heyden, R. (Hrsg.). (2012). *Hochschuldidaktik in pflegerischen und therapeutischen Berufen*. Berlin, Münster: LIT.

Nussbaumer, G. & Reibnitz, v. C. (Hrsg.). (2008). *Innovatives Lehren und Lernen. Konzepte für die Aus- und Weiterbildung von Pflege- und Gesundheitsberufen*. Bern: Huber.

Oelke, U. & Meyer, M. (2014). *Didaktik und Methodik für Lehrende in Pflege- und Gesundheitsberufen. Teach the teacher, 2. Aufl.* Berlin: Cornelsen.

Olbrich, C. (Hrsg.). (2009). *Modelle der Pflegedidaktik*. München: Elsevier.

Ralle, B., Prediger, S., Hammann, M. & Rothgangel, M. (Hrsg.). (2014). *Lernaufgaben entwickeln, bearbeiten und überprüfen. Ergebnisse und Perspektiven fachdidaktischer Forschung.* Münster: Waxmann.

Reiber, K. (2012). *Hochschuldidaktik für gesundheitsbezogene Studiengänge. Eine theoretische Grundlegung.* Tübinger Beiträge zur Hochschuldidaktik. Band 8/1, 2012.

Robert-Bosch-Stiftung (Hrsg.). (1992). *Pflege braucht Eliten. Denkschrift zur Hochschulausbildung für Lehr- und Leitungskräfte in der Pflege.* Gerlingen: Schattauer.

Robert-Bosch-Stiftung (2010). *Memorandum Kooperation der Gesundheitsberufe. Qualität und Sicherung der Gesundheitsversorgung von morgen.* Stuttgart.

Schaper, N. (2012). *Kompetenzorientierung in Studium und Lehre.* Fachgutachten für die Hochschulrektorenkonferenz, Bonn, HRK.

Walkenhorst, U. (2011). Akademisierung der therapeutischen Gesundheitsfachberufe – Chancen und Herausforderungen für Berufe im Übergang. In: *bwp@Spezial 5 – Hochschultage Berufliche Bildung 2011*, Fachtagung 10, hrsg. v. Bonse-Rohmann, M & Weyland, U., S. 1–12. Online: http://www.bwpat.de/ht2011/ft10/walkenhorst_ft10-ht2011.pdf (26-09-2011).

Walkenhorst, U. (2013). Zukunft der therapeutischen Gesundheitsberufe im Spannungsfeld von beruflicher Ausbildung und akademischer Qualifizierung – Hochschultage Berufliche Bildung 2013. In: *bwp@ Spezial 6 – Hochschultage Berufliche Bildung 2013*, Fachtagung 10, hrsg. v. Bonse-Rohmann, M. & Weyland, U., S. 1–10.

Walkenhorst, U. (2015). Gesundheitsberufe zwischen beruflicher und hochschulischer Bildung. In: A. Beaugrand (Hrsg.). *Bildung anführen. Über Hochschulmanagement nach der Bologna-Reform.* Bielefeld: Transcript, S. 278–299.

Widulle, W. (2009). *Handlungsorientiert Lernen im Studium. Arbeitsbuch für soziale und pädagogische Berufe.* Wiesbaden: VS Verlag.

WR (Wissenschaftsrat) (2012). *Empfehlungen zu hochschulischen Qualifikationen für das Gesundheitswesen.* (Drs. 2411-12). Bonn.

WR (2008). *Empfehlungen zur Qualitätsverbesserung von Lehre und Studium.* Geschäftsstelle des Wissenschaftsrates: Köln.

Gestaltungsmerkmale einer Hochschuldidaktik der Physiotherapie

Holger Ahrens

9.1   Entwicklung zentraler Gegenstände der
        Physiotherapie – 100

9.2   Physiotherapeutische Kernkompetenz – 102

9.3   Aktuelle Bedingungen der physiotherapeutischen
        Arbeit – 104

        Literatur – 105

© Springer-Verlag GmbH Deutschland 2018
K.-H. Sahmel (Hrsg.), *Hochschuldidaktik der Pflege und Gesundheitsfachberufe*,
https://doi.org/10.1007/978-3-662-54875-2_9

In dem vorliegenden Beitrag wird vorwiegend der Frage nachgegangen: „Wie muss eine moderne Hochschuldidaktik gestaltet sein, um einer zukunftsfähigen Physiotherapie gerecht zu werden bzw. diese zu ermöglichen?"

Dazu werden aus professionstheoretischer Perspektive zunächst die Entwicklung der zentralen Gegenstände der Physiotherapie sowie die Herausforderungen dargestellt, denen es durch eine entsprechende Hochschuldidaktik zu begegnen gilt. Hierbei liegt der Fokus auf der Anlage einer physiotherapeutischen Grundhaltung sowie von Kompetenzen einer professionellen Handlungsfähigkeit durch hochschulische Lehre. Danach wird die Kernkompetenz der Physiotherapie beschrieben sowie dargestellt, wie sie hochschuldidaktisch erfasst und bewertet werden könnte. Als Drittes erfolgt aus berufspraktischer Perspektive die Betrachtung der aktuellen Bedingungen der physiotherapeutischen Arbeit, um Bestimmungsmerkmale einer Berufsbefähigung, die es hochschuldidaktisch zu berücksichtigen gilt, zu entdecken. Der Schwerpunkt liegt hier auf der curricularen Gestaltung eines entsprechenden Studiums.

9.1   Entwicklung zentraler Gegenstände der Physiotherapie

Über die letzten vierzig Jahre wurden immer wieder Versuche unternommen, den Gegenstand der Physiotherapie zu bestimmen.

Bei Hislop (1975) basiert diese Bestimmung noch auf einem rein biologischen Modell, und zentraler Gegenstand der Physiotherapie ist die „Pathokinesiology", definiert als „abnormal human movement", die mit „therapeutic exercises" behandelt wird. Die Behandlung erfolgt auf den Ebenen Gewebe, Organ, Organsystem und Person. Die therapeutische Grundhaltung wird von ihr als humanistisch und am Fürsorgegedanken orientiert beschrieben. Aus heutiger Sicht handelt es sich hierbei um eine eher defizitorientierte Sichtweise auf eher passive Klienten, denen es von außen zu helfen gilt.

Cott et al. (1995) lösen sich von dieser Defizitorientierung, bestimmen die „Kinesiology" als Gegenstand der Physiotherapie und stellen als Behandlungsziel die Beibehaltung, Verringerung oder Aufhebung der Differenz zwischen der „current movement capability" und der „preferred movement capability" im Rahmen eines „maximum achievable movement potential" dar. Die Außensicht auf die Klienten bleibt hierbei allerdings erhalten und es wird sich bei der anschließenden Aufstellung von drei generellen und fünf physiotherapiespezifischen Prinzipien der Bewegung an einem eher biomechanisch-medizinischen Modell orientiert, das Bewegung an sich immer noch als biologisch und sozial lebensnotwendig und daher als per se sinnvoll betrachtet.

Diesbezüglich stellt sich Probst (2007) die Frage, ob und wenn ja wie Bewegung für die Physiotherapie nicht auch phänomenologisch und handlungstheoretisch zu fassen sei, um so den Dimensionen der Bewegung und der Bedeutungsvielfalt des Bewegungsbegriffs Rechnung zu tragen. Sie kommt zu dem Schluss, dass ein physiotherapeutischer Bewegungsbegriff Elemente aus beiden Sichtweisen umfassen müsse, da in der Therapie die Dimension *Die Bewegung* als beobachtbare eigene oder fremde physische Aktion mit der Dimension des *Sich Bewegens* als einem subjektiv wahrgenommenen sich oder andere bewegen bzw. bewegt zu werden verschränkt sei. Beide Dimensionen werden dabei immer als Handlung und nicht als ein bloßes Verhalten bzw. Tun betrachtet.

Als Ziel eines hypothesengeleiteten Behandlungsprozesses definiert Probst (2007) daher, die „sensomotorische Selbstbestimmtheit" der Klienten mit spezifischen physiotherapeutischen Interventionen auf allen Ebenen der ICF (International Classification of Functioning, Disability and Health) weitestgehend zu verwirklichen. Art und Ausmaß des Ziels werden dabei allein von den Klienten und deren Lebenswelt bestimmt.

Aus dem oben skizzierten „Modell der menschlichen Bewegung in der Physiotherapie" leiten Haarer-Becker und Probst (2008) folgende zentrale Herausforderungen an eine Fachdidaktik der Physiotherapie ab:

- Erarbeitung von Konzepten zum Bedeutungsgehalt von sensomotorischer Selbstbestimmtheit,
- Aufarbeitung handlungstheoretischer Bezüge für die Physiotherapie sowie
- Identifikation von Menschenbildern und Werthaltungen, die dem Autonomiegedanken in Bezug auf den gesamten Therapieprozess Rechnung tragen.

Um als Physiotherapeut professionell handlungsfähig zu werden, werden gemäß Probst (2007) folgende Kompetenzen zusätzlich benötigt:

- Patientenorientierte und reflektierte Auswahl sowie effiziente Anwendung technischer Fertigkeiten,
- Nutzung expliziten Wissens aus den Bezugsdisziplinen Anatomie, Physik, Kinesiologie, Pathokinesiologie, Physiologie und Pathophysiologie für die Dimension *Bewegung* (Bollert und Erhard et al. 2009),
- Nutzung expliziten Wissens aus den Bezugsdisziplinen Psychologie, Pädagogik, Soziologie sowie der Anthropologie für die Dimension *Sich Bewegen* (Bollert und Dick et al. 2009 und Bollert und Borgetto et al. 2009) sowie
- Gebrauch impliziten Wissens und Fallverstehen für beide Dimensionen.

Sowohl Fall- als auch Wissenschaftsbezug gilt es damit in einer Hochschuldidaktik der Physiotherapie in Form von Clinical Reasoning (Klemme und Siegmann 2014) und evidenzbasierter Praxis (Mangold 2011) zu berücksichtigen.

Als erstes Zwischenfazit lässt sich an dieser Stelle zusammenfassen, dass es sowohl spezifische kognitive Wissensbestände als auch spezielle motorische und kommunikative Fertigkeiten sowie emotionale Erfahrungen in reflexiver Form in Beziehung zum physiotherapeutischen Behandlungsprozess zu setzen gilt, um den Erwerb einer professionellen physiotherapeutischen Haltung mit den dazugehörigen Fach-, Sozial- und Selbstkompetenzen (ZVK 2011; Klemme und Geuter 2012; HVG 2014) zu ermöglichen.

Hochschuldidaktisch ist allerdings darauf zu achten, dass die hochschulische Lehre im Sinne des „Shift from Teaching to Learning" (Welbers und Gaus 2005) nicht das dozentenzentrierte Lehren, also die Stoffvermittlung, sondern die Kompetenzorientierung als studentenzentrierte Optimierung und Unterstützung von Lernprozessen in den Vordergrund stellt. So kann auf Seiten der Studierenden ein Tiefen- anstatt eines Oberflächenlernens (Viebahn 2004) erfolgen.

Als Bezugstheorie für eine zeitgemäße physiotherapeutische Hochschuldidaktik wird an dieser Stelle der „Pädagogische Konstruktivismus" (Siebert et al. 2005) mit seinen Pfeilern der Lernzentrierung

und Subjektorientierung vorgeschlagen. Einerseits könnte dieser in seiner Entsprechung zur sensomotorischen Selbstbestimmtheit selbst zum Thema gemacht werden und so bei den Studierenden die Anlage einer dem Autonomiegedanken in Bezug auf den gesamten Therapieprozess entsprechenden Grundhaltung befördern. Andererseits könnte eine entsprechend seiner Prinzipien gestaltete Seminarmethodik den Studierenden als selbst erfahrenes Beispiel für ihre Therapiegestaltung dienen. Würde dies im Sinne von „pedagogical reasoning" (Shulman 1987) und „think aloud method" (Someren et al. 1994) auch noch metakognitiv expliziert werden, könnte diese Explizierung quasi zeitgleich als Beispiel für metakognitive Prozesse und Reasoningformen in der therapeutischen Praxis dienen.

Bezüglich der o.g. technischen Fertigkeiten sollte erstens auf eine strikte Evidenzbasierung bei der Auswahl von Konzepten, Methoden und Techniken geachtet werden, zweitens ebensolche Vermittlungsmethoden genutzt und drittens zeitgleich Möglichkeiten der Analyse und Einordnung geschaffen werden. Diese Vorgehensbegründungen bei der Auswahl und Gestaltung von Seminarinhalten könnten wiederum expliziert werden sowie Themen für andere Seminare darstellen. Beides könnte angehende Physiotherapeuten auf ihrem Weg zu „Reflective Practitioners" (Schön 1984) bzw. „Reflective Therapists" (Parham 1987) unterstützen. Als Hilfe bei der Evidenzbewertung könnte die „PEDro-Skala" (Hegenscheidt et al. 2010) oder die „Forschungspyramide" (Borgetto et al. 2010) genutzt werden. Als mögliches Modell motorischen Lernens abseits des traditionellen Einschleifens sei hier das „Differenzielle Lernen" nach Schöllhorn et al. (2015) genannt. Weitere Seminarmethoden könnten hier das „Lernen am Modell" (Bandura 1976) mit seinen vier Phasen des Lernprozesses (Aufmerksamkeit, Gedächtnis, Reproduktion, Motivation), die „cognitive apprenticeship" (Collins et al. 1989) mit ihren sechs Lernschritten (Modellbildung, Beratung, Anleitung/Strukturierung, Abbau von Hilfen, Finden von Lösungen, Aussprechen/„lautes Denken", Betrachtung/Spiegelung) sowie das „Skills-Lab-Fertigkeitentraining" (Muijsers 1997) mit seinen fünf Trainingsphasen (Vorbereitung, Information, Vorführung, Üben, Wiederholung) sein. Ein mögliches Analyse- bzw. Einordnungsmodell für physiotherapeutische Konzepte, Methoden und Techniken liefert Scheel

(2013) mit ihrem „Physiotherapeutischen Denkmuster", welches dies anhand seiner fünf Phänomene Individuum, Bewegung, Umwelt, Gesundheit/Krankheit und physiotherapeutische Intervention ermöglicht. Diese können für das physiotherapeutische Ausbildungs- und Praxishandeln insbesondere dann Orientierungspunkte sein, wenn Inhalte bestimmter Konzepte begründet ausgewählt und vermittelt oder in den Konzepten gearbeitet werden soll.

In Bezug auf die o. g. spezifischen kognitiven Wissensbestände darf kein „träges Wissen" (Renkl 1994) entstehen, welches in der Praxis keine Anwendung findet, sondern diese theoretischen Inhalte müssten im Sinne einer „handlungsorientierten" (Czycholl und Ebner 1995) Lehre fest mit der Praxis verknüpft sein, um in ihr ein zielgerichtetes und begründetes Handeln zu ermöglichen. Allerdings bedürfen auch die Praxiserfahrungen einer reflexiven Rückbindung an oben genannte theoretische Inhalte bzw. kognitive Wissensbestände, um eingeordnet werden zu können. Dieser Theorie-Praxis-Bezug kann sowohl am Lernort Hochschule als auch am Lernort „Einrichtung im Gesundheitswesen" (Klemme 2012c) bzw. durch Verknüpfung eben dieser zwei Lernorte erfolgen. Als mögliche Methoden für den Lernort Hochschule seien hier in Ergänzung der o. g. Methoden beispielhaft das Konzept des „Problem-based Learning" (Handgraaf 2012), des „Selbstgesteuerten Lernens" (Andres 2012) sowie die „Arbeit mit Fällen" (Klemme 2012a) genannt. Alle drei Methoden können sowohl antizipierend als auch rückwirkend den Bezug zwischen Theorie und Praxis herstellen. Mögliche Vorgehensweisen, wie sie von Siegmann et al. (2012) für den physiotherapeutischen Lernort „Einrichtung im Gesundheitswesen" (Klemme 2012c) beschrieben werden, wären z. B. das Führen eines Lerntagebuchs oder das Bearbeiten von Lernaufgaben beispielsweise innerhalb eines Portfolios.

Beispiele für Ansätze zur Verbindung von theoretischem Lernen und Praxiserfahrungen sind das „Integrierte Modell des Lernens" (Kaiser 2005) sowie die „Wissensspirale" von Nonaka und Takeuchi (1997). Gerade das letzte Modell scheint für die Physiotherapie besonders geeignet. Explizites Theoriewissen wird durch „Learning by Doing" internalisiert und durch die Sozialisation im Arbeitsfeld zu implizitem Wissen, welches durch Reflexion und Abstraktion wiederum explizit wird und so als Anknüpfungspunkt für neues Theoriewissen zur Verfügung stehen kann. So kann der von Probst (2007) in Anlehnung an Oevermann (1999) als Kennzeichen professionellen Handelns bezeichnete Gebrauch von implizitem Wissen und Fallverstehen zwar schon im Studium erfolgen, wird aber immer wieder aufgegriffen, um so eine spätere Expertiseentwicklung bis hin zum „reflektierten Experten" (Kaiser 2001), der deklaratives Wissen zur kritischen Reflexion heranzieht, zu ermöglichen. Hochschulische Seminarthemen wie Reasoningformen/-prozesse und Metakognition sowie Kommunikationsformen wie „Modeling mit Metalog" (Brühlmann 2005/2011) in der Praxis scheinen hierfür geeignet. Beispielhaft sei hier auf das in drei Phasen (Orientierung, Vertiefung, Differenzierung) aufgeteilte und an der Methode der „cognitive apprenticeship" orientierte Vorgehen der „Hochschule für Gesundheit Bochum" (Handgraaf et al. 2015) verwiesen, welches eine Vielzahl der oben genannten Modelle und Methoden beinhaltet.

9.2 Physiotherapeutische Kernkompetenz

Wenn das Alleinstellungsmerkmal der Physiotherapie der Einsatz von Bewegung in einem therapeutischen und gesundheitsfördernden Kontext (Probst 2004) ist und dabei die Selbstbestimmtheit der Klienten oberste Maxime physiotherapeutischen Handelns sein soll, stellen sich diesbezüglich die Fragen, wie dies geschehen soll, welcher Kompetenzen es dafür bedarf und wie deren Entwicklung hochschulisch erfasst und überprüft werden kann.

Im Folgenden wird daher zunächst dargestellt, wie Scheel und Probst (2008) die beiden ersten Fragen für die physiotherapeutische Praxis beantworten.

Bei der Vermittlung von Bewegung, als physiotherapeutischer Kernkompetenz, müssen die Bedingungsfaktoren kognitiven und motorischen Lernens gekannt, beachtet und umgesetzt werden. Da Physiotherapeuten es allerdings mit Menschen, also „selbstreferenziellen" bzw. „autopoietischen Organisationen" (Maturana und Varela 1987) zu tun haben, können sie lediglich im Sinne einer

„Ermöglichungsdidaktik" (Schüßler 2015) Lern- bzw. Therapieangebote machen. Deren mögliche Annahme auf Seiten der Klienten erfolgt durch individuelle Sinnzuschreibung und aktive Informationsauswahl anhand interner kognitiv-emotionaler Vorgänge, des körperlichen Empfindens sowie aufgrund der biographischen Erfahrungen und aktuellen Lebenssituation. Lernen an sich geschieht durch die darauf folgende Umsetzung der oben genannten Lern- bzw. Therapieangebote durch die Klienten in Handlung und kann gemäß Reich (2011) durch Konstruktion, Rekonstruktion und Dekonstruktion erfolgen. Konstruktion meint dabei, sich Wissen selbst zu erarbeiten und zu überprüfen, ob es bedeutend und anwendbar ist. Ist dies der Fall, kann es auch mit Erfahrungen verknüpft und in neuen Situationen adaptiert genutzt werden. Rekonstruktion bedeutet, Wege der Wissensentstehung nachzuvollziehen und zu reflektieren sowie Erkenntnisse nicht ungeprüft zu übernehmen. In der Dekonstruktion wird Wissen durch Einnehmen und kritisches Hinterfragen anderer Sichtweisen in Zweifel gezogen, um es entweder zu bestätigen oder konstruktiv neu zu erarbeiten. Alle drei Arten des Lernens erfolgen selbstgesteuert.

Die Lernenden bzw. Klienten wählen selbstverantwortlich und nach Interessenlage aktiv Lern- bzw. Therapieangebote aus, finden und definieren Lern- bzw. Therapieziele und gestalten den Lern- bzw. Therapieprozess gemäß ihren bevorzugten Lernstilen und -strategien. Aufgabe der Therapeuten ist es, die Klienten dabei durch Angebote, Begleitung und Gestaltung der Umgebung zu unterstützen. Sie fungieren dabei weniger als „belehrende" Therapeuten denn als Berater bzw. Coaches. Dies gilt nicht nur für den Bereich der Bewegung, sondern auch und insbesondere für die gesamte Patientenedukation, also für alle krankheits- und gesundheitsbezogenen Bildungsmaßnahmen (Information, Anleitung, Schulung, Beratung) die den Klienten und ihren Familien von Physiotherapeuten angeboten werden.

Zusammengefasst bedeutet dies, dass im Sinne „sensomotorischer Selbstbestimmtheit" Bewegungslernen in der Physiotherapie vorwiegend durch Konstruktion geschehen sollte. Die Klienten erhielten als selbstverantwortliche und eigenständig handelnde Menschen so die Möglichkeit, sich selbstständig und eigenverantwortlich Kenntnisse über

die Bewegungsaufgabe anzueignen und motorische Handlungen selbst zu initiieren, ohne von den Vermittlungsmethoden der Therapeuten abhängig zu werden.

Nachdem im ersten Abschnitt dieses Kapitels bezüglich des Gegenstands der Physiotherapie ausführlich dargelegt wurde, wie physiotherapeutische (Handlungs-) Kompetenzen hochschuldidaktisch angelegt werden können, erfolgt hier eine kurze Darstellung, wie sie erfasst und bewertet werden können. Da Kompetenzen als unsichtbare Dispositionen nur über Performanz erschlossen werden können, machen Klemme (2012b) und Becker (2013) den Vorschlag, das SELUBA-Modell von Richter (2002), in dem Gütekriterien einer Lernhandlung (Zielgerichtetheit, Selbstständigkeit, Selbstreflexion, Gegenstandsbezug, soziale Eingebundenheit) definiert und in für Prüfer sichtbare Handlungen zwischen den Polen positive und negative Ausprägung operationalisiert wurden, auf Prüfungssituationen in der Physiotherapie zu übertragen. Klemme (2012b) adaptiert dabei die Merkmalsbeschreibungen zum Gütekriterium der sozialen Eingebundenheit mit Bezug auf die soziale Interaktion mit Patienten, weist zeitgleich aber darauf hin, dass eine Operationalisierung von Überprüfungskriterien zur Erfassung der sozialen Kompetenz in der Interaktion mit Fachkollegen und weiteren Vertretern der Gesundheitsberufe noch ausstehe und anzustreben sei. Becker (2013) formuliert zu jedem Gütekriterium eine Checkliste, in der jede allgemeine Merkmalsbeschreibung Richters über ein Item mit mehreren physiotherapeutischen Beispielen konkretisiert wird. Zu den Kriterien im Einzelnen: Zielgerichtetheit umfasst Vorstellungen über den Zielzustand, interne Bedingungsanalyse, hypothesengeleitetes, hierarchisch geordnetes und effizientes Vorgehen sowie Resultat-Ziel-Vergleich. Selbständigkeit wird anhand von Aufgabeninterpretation und -durchführung, Informationsverarbeitung, Dokumentation, sowie anhand von Wissenseinordnung und -erweiterung operationalisiert. Merkmale der Selbstreflexion sind Selbstbild, Antriebssteuerung, Aufgabendistanz, Lernfortschrittskontrolle, Problemanalyse, Ausprobieren von Neuem, Wissen um eigene Defizite. Gegenstandsbezug wird über den Umgang mit dem Lerngegenstand, mit Methoden und Normen, mit Wissen und Strategien sowie durch die Art der Gesprächsbeiträge, der Vorgehensbeschreibung und des Arbeitsmitteleinsatzes erfasst. Soziale Eingebundenheit ist bei Richter (2002) durch Vorstellungen über die soziale Situation, Kooperations- und Integrationsfähigkeit sowie durch partizipative Entscheidungsfindung gekennzeichnet. Diese Fähigkeitsmerkmale, einen Gruppenprozess zu tragen, ergänzt Klemme (2012b) um solche, die es ermöglichen, einen Therapieprozess zu gestalten (Zielfindung, Normen und Werte, Empathie, Wertschätzung, Konfliktwahrnehmung, Nähe und Distanz). Beide Autorinnen weisen darauf hin, dass es nicht sinnvoll ist, für die Bewertung einer Prüfungsleistung immer alle Kriterien zu nutzen, sondern dass es ggf. mit den Studierenden gemeinsam die jeweils Wesentlichen auszuwählen und zwischen den beschriebenen Polen eine Ratingskala zur differenzierten Leistungsbewertung anzulegen gilt. Mit den so entstehenden Beobachtungsbögen können einzelne Ausschnitte eines Denk- und Handlungsprozesses erfasst und beurteilt werden. Sie können im Rahmen einer Nachbesprechung auch von den Studierenden ausgefüllt und danach mit denen der Lehrenden verglichen werden. So könnten die Fähigkeiten zur Selbsteinschätzung und zur Selbstreflexion gefördert und überprüft werden.

9.3 Aktuelle Bedingungen der physiotherapeutischen Arbeit

Aktuell sind die Arbeitsbedingungen in der ambulanten Physiotherapiepraxis als größtem Handlungsfeld der deutschen Physiotherapie gemäß Grafe und Probst (2012, S. 117) durch „ … Zeitmangel geprägt, der sich aus einem Widerspruch der zeitlichen Abläufe und der darin zu bewältigenden Aufgaben ergibt." Insbesondere die Interaktion zwischen Patient und Therapeut in den Bereichen Planung, Kommunikation und Beziehungsgestaltung stellt unter Zeitdruck eine hohe Herausforderung dar. Da o. g. Interaktion als zentrale Aufgabe der Physiotherapie als personenorientiertem Dienstleistungsberuf maßgeblich den Behandlungsprozess beeinflusst, muss eine entsprechende Hochschuldidaktik die dafür notwendigen Kompetenzen anlegen; „ … eine überwiegend naturwissenschaftlich-technische Ausrichtung … reicht nicht aus, um professionelle Handlungskompetenz zu entwickeln." (Grafe und Probst 2012, S. 118), sondern würde gemäß Oevermann

(1996) einer Deprofessionalisierung gleichkommen. Ebenso sollte auf die ausgeprägte Körperbezogenheit als weiteres zentrales Merkmal der physiotherapeutischen Arbeit, welches entscheidend Art und Intensität der Beziehung der Akteure beeinflusst, vorbereitet werden.

Als weitere Anforderungen, auf die es ebenso hochschuldidaktisch vorzubereiten gilt, werden von Grafe und Probst (2012, S. 118) „Evidenzbasierung der therapeutischen Arbeit …, Reflexionsfähigkeit und Organisationskompetenz, selbstständiges Arbeiten und eine vermehrte Kunden- und Dienstleistungsorientierung" genannt. Behandlungen müssen ab Berufseintritt trotz ihrer nicht abzuschließenden Planbarkeit aktiv und partizipativ gestaltet werden können. Arbeitsauftrag kann also nicht die ausschließliche Anwendung physiotherapeutischer Techniken sein, sondern es muss situativ professionell und auch in Form von Interaktions- und Beziehungsgestaltung gehandelt werden.

In einem letzten Zwischenfazit lässt sich daher hier festhalten, dass es zwar notwendig ist, in Anlehnung an das Handlungskompetenzmodell der KMK von 2007 hochschulisch eine fachliche und methodische Kompetenzentwicklung im Sinne manuellen und technischen Könnens, des Anwendens und Hinterfragens von Behandlungskonzepten, der Patientenedukation sowie bezüglich einer zielgerichteten und planmäßigen Behandlungsdurchführung zu ermöglichen, dies aber nicht ausreicht, um physiotherapeutisch eigenverantwortlich handeln zu können. Um in diesem Sinne Handlungskompetenz (Bader und Müller 2004) zu entwickeln, bedarf es im Studium ebenso der Anlage und Entwicklung von Human-, Sozial-, Kommunikations- und Lernkompetenz. Studierende der Physiotherapie müssen zur Entwicklung einer professionell reflexiven Haltung, zum kontextbezogenen Aufbau und verantwortungsbewusster, auch kommunikativer, Gestaltung sozialer Beziehungen sowie zu individuellem und kooperativem lebenslangen Lernen befähigt werden.

Für die hochschulische Umsetzung der o. g. Kompetenzentwicklungsprozesse gerade für die Physiotherapie, als Angehörige einer aktuell (noch) handlungsorientierten, also in erster Linie komplexe Handlungen ausführenden Berufsgruppe, könnte das aus der beruflichen Bildung stammende und an einigen Physiotherapieschulen angewandte Lernfeldkonzept geeignet sein. Gerholz und Sloane sprechen diesbezüglich von der „Förderung einer wissenschaftlich basierten Handlungskompetenz", die es Studierenden ermöglicht, Probleme der Komplexität, Nicht-Planbarkeit und Koordination in ihren zukünftigen Handlungsfeldern zu bearbeiten und rückblickend die eigene Vorgehensweise kritisch-konstruktiv zu bewerten. Sie weisen diesbezüglich aufgrund der handlungstheoretischen Strukturgleichheit von Forschen und Lernen darauf hin, dass dies auch durch den Einbezug in Forschungsprozesse möglich sei. „Der Forschungsprozess spiegelt (dabei) den Erkenntnisprozess wider, der Lernprozess den Kompetenzentwicklungsprozess des Studierenden. Vor dem Hintergrund dieser Modellierung sind Lernsituationen auch immer Forschungssituationen" (Gerholz und Sloane 2011, S. 15).

Durch so verstandenes „Forschendes Lernen" würden Studierende in ihren zukünftigen Handlungsfeldern sowohl einen inhaltlichen Erkenntnisgewinn erzielen, als auch auf ein dortiges forschungsorientiertes Vorgehen vorbereitet. Des Weiteren könnte so auch im Sinne einer Persönlichkeitsbildung die Entwicklung eines wissenschaftlichen, interventionspraktischen und ethischen Habitus im Sinne von Evidenzbasierung, Eigenständigkeit und Reflexivität bei den Studierenden gezielt gefördert werden. So könnte der Weg der Physiotherapie an Hochschulen von der Handlungs- über die Kompetenz- hin zu einer Forschungsorientierung führen, die nicht nur den reflektierenden, sondern auch den forschenden Praktiker zum Ziel hat.

- **Fazit**

Um mit der „sensomotorischen Selbstbestimmtheit" der Klienten das zentrale Ziel einer physiotherapeutischen Behandlung an Studierende vermitteln zu können, bedarf es geradezu einer Hochschuldidaktik, die die „kognitive Selbstbestimmtheit" der Studierenden berücksichtigt. Beiden, Physiotherapie und Hochschuldidaktik, liegt dabei ein konstruktivistisches Menschenbild zu Grunde und es werden entsprechende Lehr-Lern-Arrangements geschaffen.

Literatur

Andres, J. (2012). Selbstgesteuertes Lernen. In: B. Klemme (Hrsg.). *Lehren und Lernen in der Physiotherapie*. Stuttgart, New York: Thieme.

Bader, R. & Müller, M. (2004). *Unterrichtsgestaltung nach dem Lernfeldkonzept*. Bielefeld: WBV.

Bandura, A. (1976). *Lernen am Modell. Ansätze einer sozialkognitiven Lerntheorie*. Stuttgart: Klett.

Becker, A. (2013). Erfolgskriterium: Handlungskompetenz. In: Voelker C. (Hrsg.), *Physiotherapie. Die praktische Ausbildung*. Berlin: Cornelsen Schulverlage.

Bollert, G., Borgetto, B., Geuter, G., Höppner, H., Hurrelmann, K. & Probst, A. (2009). Bezugswissenschaften der Physiotherapie: Soziologie und Public Health, *Physioscience, 5*, S. 174–183.

Bollert, G., Dick, M., Geuter, G., Klemme, B., Schmidt, W. & Walkenhorst, U. (2009). Bezugswissenschaften der Physiotherapie: Pädagogik und Psychologie, *Physioscience, 5*, S. 124–132.

Bollert, G., Erhard, T., Geuter, G., Hucklenbroich, P., Willimczik, K. & Zalpour, C. (2009). Bezugswissenschaften der Physiotherapie: Medizin und Sportwissenschaft, *Physioscience, 5*, S. 76–85.

Borgetto, B., Born, S., Bünemann-Geißler, D., Düchting, M., Kahrs, A. M., Kasper, N., Menzel, M., Netzband, A., Reichel, K., Reßler, W., Schmidt, M., Seiferth, W., Thieme, H. & Winkelmann, B. (2010). Die Forschungspyramide – Diskussionsbeitrag zur Evidenz-basierten Praxis in der Ergotherapie, *Ergoscience, 2*, S. 56–63.

Brühlmann, J. (2011). Modeling mit Metalog macht berufliches Wissen in der Praxis lebendig, *Padua, 1*, S. 11–16.

Brühlmann, J. (2005). Modeling mit Metalog zur Intensivierung der Ausbildung in der Pflegepraxis, *PrInterNet, 11*, S. 585–590.

Collins, A., Brown, J. S. & Newman, S. E. (1989). Cognitive apprenticeship: Teaching the crafts of reading, writing and mathematics. In: L. B. Resnick *Knowing, learning and instruction. Essays in honor of Robert Glaser*. Hillsdale, New York: Erlbaum, S. 453–494.

Cott, C. A., Finch, E., Gasner, D., Yoshida, K., Thomas, S. G. & Verrier, M. C. (1995). The Movement Continuum Theory of Physical Therapie, *Physiotherapy Canada, 47*, S. 87–93.

Czycholl, R. & Ebner, H.G. (1995). Handlungsorientierung in der Berufsbildung. In: R. Arnold & A. Lipsmeier (Hrsg.). *Handbuch der Berufsbildung*. Opladen: Leske + Budrich, S. 39–49.

Gerholz, K.-H. & Sloane, P. F. E. (2011). Lernfelder als universitäres Curriculum? – Eine hochschuldidaktische Adaption. In: *bwp@ Berufs- und Wirtschaftspädagogik – online*, Ausgabe 20, S. 1–23. Zugegriffen am 22. Dezember 2016 auf: http://www.bwpat.de/ausgabe20/gerholz_sloane_bwpat20.pdf.

Grafe, M. & Probst, A. (2012). Anforderungen an Physiotherapeuten im Handlungsfeld ambulante Physiotherapiepraxis. *Physioscience, 8*, S. 117–122.

Haarer-Becker, R. & Probst, A. (2008). Modell der menschlichen Bewegung. Physiotherapie fundieren. *Physiopraxis, 2*, S. 28–31.

Handgraaf, M. (2012). Problem-based Learning. In: B. Klemme (Hrsg.). *Lehren und Lernen in der Physiotherapie*. Stuttgart, New York: Thieme S. 85–91.

Handgraaf, M., Dermici, A. & Grünberg, C. (2015). Auf dem Weg zu kritisch reflektierenden Praktikern – Praxisbegleitung im Bachelorstudiengang Physiotherapie an der Hochschule für Gesundheit Bochum, *Therapie Lernen, 4*, S. 24–30.

Hegenscheidt, S., Harth, A.& Scherfer, E. (2010). *PEDro-skala – Deutsch.* https://www.pedro.org.au/wp-content/uploads/PEDro_scale_german.zip. Zugegriffen am 26. Dezember 2016.

Hislop, H. J. (1975). The Not-So-Impossible Dream, *Physical Therapy, 55*, S. 1069–1080.

HVG (2014). *Interdisziplinärer hochschulischer Fachqualifikationsrahmen für die therapeutischen Gesundheitsfachberufe in der Ergotherapie, Physiotherapie und Logopädie (FQR-ThGFB).* https://www.Hvgesundheitsfachberufe.de/dokumente/FQR_ThGFB_%20HVG_2014_final.pdf. Zugegriffen am 22. Dezember 2016.

Kaiser, H. (2005). *Wirksames Wissen aufbauen. Ein integriertes Modell des Lernens.* Bern: hep.

Kaiser, H. (2001). *Die „Stufen der Pflegekompetenz" von Benner aus Sicht der Wissenspsychologie.* Skripten der Lehrerweiterbildung am Bildungszentrum für Gesundheitsberufe Kanton Solothurn Nr. 2, Olten: Areal Kantonsspital.

Klemme, B. (Hrsg.) (2012). *Lehren und Lernen in der Physiotherapie.* Stuttgart, New York: Thieme.

Klemme, B. (2012a). Arbeiten mit Fällen. In: B. Klemme (Hrsg.). *Lehren und Lernen in der Physiotherapie.* Stuttgart, New York: Thieme S. 102–114.

Klemme, B. (2012b). Gestaltung von Prüfungen. In: B. Klemme (Hrsg.). *Lehren und Lernen in der Physiotherapie.* Stuttgart, New York: Thieme S. 151–165.

Klemme, B. (2012c). Lehren und Lernen am Lernort Einrichtung im Gesundheitswesen. In: B. Klemme (Hrsg.). *Lehren und Lernen in der Physiotherapie.* Stuttgart, New York: Thieme S. 57–77.

Klemme,B., Geuter, G. (2012). Exkurs: Handlungsorientierung, Kompetenzorientierung. In: B. Klemme (Hrsg.). *Lehren und Lernen in der Physiotherapie.* Stuttgart, New York: Thieme S. 233–259.

Klemme B., Siegmann G. (Hrsg.) (2014). *Clinical Reasoning. Therapeutische Denkprozesse lernen.* Stuttgart, New York: Thieme.

KMK (2007). *Handreichung für die Erarbeitung von Rahmenlehrplänen der Kultusministerkonferenz für den berufsbezogenen Unterricht in der Berufsschule und ihre Abstimmung mit Ausbildungsordnungen des Bundes für anerkannte Ausbildungsberufe.* http://www.kmk.org/fileadmin/veroeffentlichungen_beschluesse/2007/2007_09_01-Handreich-Rlpl-Berufsschule.pdf. Zugegriffen am 22. Dezember 2016.

Mangold, S. (2011). *Evidenzbasiertes Arbeiten in der Physio- und Ergotherapie.* Berlin, Heidelberg: Springer.

Maturana, H. R. & Varela, F. J. (1987). *Der Baum der Erkenntnis. Die biologischen Wurzeln menschlichen Erkennens.* Bern, München: Scherz, Goldmann.

Muijsers, P. (1997). *Fertigkeitenunterricht für Pflege- und Gesundheitsberufe. Das „Skillslab-Modell".* Berlin: Ullstein Mosby.

Nonaka, I. & Takeuchi, H. (1997). *Die Organisation des Wissens.* Frankfurt /M.: Campus.

Oevermann, U. (1999): Theoretische Skizze einer revidierten Theorie professionalisierten Handelns. In: A. Combe & W. Helsper, (Hrsg). *Pädagogische Professionalität. Untersuchung zum Typus pädagogischen Handelns.* 3. Aufl. Frankfurt/M.: Suhrkamp S. 70–182.

Parham, D. (1987). Toward Professionalism: The Reflective Therapist. *The American Journal of Occupational Therapy,* 9, S. 555–561.

Probst, A. (2004). Denkmodelle: Basis für die Professionalisierung. Mehr als graue Theorie. *Physiopraxis, 2*, S. 34–37.

Probst, A. (2007). Modell der menschlichen Bewegung in der Physiotherapie. Diskussionsbeitrag zur theoretischen Fundierung eines physiotherapeutischen Bewegungsbegriffs. *Physioscience, 3*, S. 131–135.

Reich, K. (2010). *Systemisch-konstruktivistische Pädagogik. Einführung in die Grundlagen einer systemisch-konstruktiven Pädagogik, 6. Aufl.* Weinheim, Basel: Beltz.

Renkl, A. (1994). *Träges Wissen: Die unerklärliche Kluft zwischen Wissen und Handeln* (Forschungsbericht Nr. 41). München: Ludwig-Maximilians-Universität München (Lehrstuhl für Empirische Pädagogik und Pädagogische Psychologie).

Richter, H. (2002). Lernerfolgsprüfungen im Lernfeldkonzept. *SELUBA-Werkstattbericht Heft 3.* Soest: Landesinstitut für Schule. Zugegriffen am 29. Dezember 2017 auf: http://www.berufsbildung.schulministerium.nrw.de/cms/upload/_download/seluba/werkstattbericht3.pdf.

Scheel, K. (2013). *Modelle und Praxiskonzepte der Physiotherapie. Eine Verortung innerhalb von Anthropologie und Ethik.* Berlin: LIT Verlag.

Scheel, K. & Probst A. (2008). Konstruktivismus und Physiotherapie? – Bedingungsfaktoren des motorischen Lernens aus konstruktivistischer Sicht. *Physioscience, 4*, S. 39–43.

Schöllhorn, W. I., Eekhoff A. & Hegen P. (2015). Systemdynamik und differenzielles Lernen. *Sportwissenschaft, 3*, S. 127–137.

Schön, D. (1984). *The Reflective Practitioner: How Professionals Think in Action.* New York: Basic Books.

Schüßler, I. (2015). Ermöglichungsdidaktik – eine didaktische Theorie? In: R. Arnold & I. Schüßler *Ermöglichungsdidaktik. Erwachsenenpädagogische Grundlagen und Erfahrungen.* Baltmannsweiler: Schneider Hohengehren, S. 76–97.

Shulman, L. S. (1987). Knowledge and Teaching: Foundations of the New Reform. *Harvard Educational Review, 1*, S. 1–22.

Someren, M. W. van, Barnard, Y. F. & Sandberg, J. A. C. (1994). *The Think Aloud Method. A practical guide to modelling cognitive processes.* London u.a.: Academic Press.

Siebert, H., Reich, K. & Voß, R. (Hrsg.) (2005). *Pädagogischer Konstruktivismus. Lernzentrierte Pädagogik in Schule und Erwachsenenbildung, 3. Aufl.* Weinheim, Basel: Beltz.

Siegmann, G., Geuter, G., Klemme, B. & Andres, J. (2012). Methodensammlung. In: Klemme B. (Hrsg.), *Lehren und Lernen in der Physiotherapie.* Stuttgart, New York: Thieme, S. 115–150.

Viebahn, P. (2004). *Hochschullehrerpsychologie. Theorie- und empiriebasierte Praxisanregungen für die Hochschullehre.* Bielefeld: Universitäts Verlag Webler.

Welbers, U. & Gaus U. (2005). *The Shift from Teaching to Learning. Konstruktionsbedingungen eines Ideals. Festschrift zum 60. Geburtstag von Johannes Wildt.* Bielefeld: Bertelsmann.

ZVK (2011). *Weiterführende Beschreibung der Kompetenzen deutscher Physiotherapeuten 2011.* Zugegriffen am 22. Dezember 2016 auf: https://www.physio-deutschland.de/fileadmin/data/bund/Dateien_oeffentlich/Beruf_und_Bildung/weiterf%C3%BChrende_Kompetenzbeschreibung_Endfassung.pdf.

Hochschulentwicklung in der Logopädie

Julia Siegmüller

10.1   Logopädie – eine Wissenschaftsdisziplin – 110

10.2   Lehre in der Schulausbildung der Logopädie – 111

10.3   Hochschullehre – ist das EBP und Clinical Reasoning? – 112

10.4   Hochschuldidaktik in einer sich entwickelnden Wissenschaft – 117

10.5   Die Realität: das gestufte Ausbildungssystem? – 118

10.6   Fazit – 118

Literatur – 118

© Springer-Verlag GmbH Deutschland 2018
K.-H. Sahmel (Hrsg.), *Hochschuldidaktik der Pflege und Gesundheitsfachberufe*,
https://doi.org/10.1007/978-3-662-54875-2_10

10.1 Logopädie – eine Wissenschaftsdisziplin

Obwohl Logopädie heutzutage immer noch offiziell als Gesundheitsfachberuf und damit als Hilfsberuf zu den in der Heilkunde arbeitenden Professionen gesehen wird, verfügt diese Berufsgruppe über eine Historie, in der der Weg zur eigenständigen Wissenschaftsdisziplin und Teil der Heilkunde bereits vor der aktuellen Phase des Modellklauselgesetzes von 2009 öfter mal gefordert wurde. Gemeint ist das „Gesetz zur Einführung einer Modellklausel in die Berufsgesetze der Hebammen, Logopäden, Physiotherapeuten und Ergotherapeuten" vom 25. September 2009. Dieses Gesetz besagt, dass bis zum 31.12.2017 die hochschulische Ausbildung von den genannten Berufsgruppen erprobt werden darf, und dass hierfür von den inhaltlichen und quantitativen Auflagen des theoretischen und praktischen Unterrichts, nicht aber in der Ausbildung am Patienten, von den berufsspezifischen Ausbildungs- und Prüfungsordnungen abgewichen werden darf.

Logopädie gehört zur Sprachheilkunde, ein Bereich, der um die Jahrhundertwende vom 19. zum 20. Jahrhundert an medizinischen Hochschulen in Deutschland eingerichtet wurde. So wurde z. B. an der Friedrich-Wilhelm-Universität zu Berlin (heute Humboldt-Universität) das Studienfach „Sprachheilkunde" 1905 eingeführt. Kurz danach erfolgt von Emil Fröschels (1885-1972) die viel zitierte Erstnennung des Begriffs „Logopädie" im Jahr 1913. Fröschels war Facharzt für Sprach- und Stimmheilkunde in Österreich, trieb die Wissenschaft der Sprachheilkunde stark voran und gründete 1924 in Wien die „Internationale Gesellschaft für Logopädie und Phoniatrie" (IALP). Auf der 2. Konferenz der IALP im Jahr 1926 wurde erstmalig gefordert, dass die Ausbildung von Logopädinnen und Logopäden an Universitäten – mangels Fachhochschulen, die es in diesem Sinne noch nicht gab – stattfinden sollte. Rausch und Schrey-Dern nennen dieses Jahr die Geburtsstunde der Logopädie (Rausch und Schrey-Dern 2007, S. 122). Auch aufgrund dieser Forderung wurde in vielen europäischen Ländern um Deutschland herum in den folgenden Jahren die Akademisierung der Logopädie durchgesetzt (Arbeitskreis Berufsgesetz Logopädie 2016, S. 14). Die Einführung schulischer Ausbildungen erfolgte erst nach dem 2. Weltkrieg. So hätte der Weg der Logopädie auch anders verlaufen können, wenn nach 1926 auch in Deutschland genügend Zeit gewesen wäre, die Etablierung als wissenschaftliche Disziplin umzusetzen.

Im Gegensatz zu anderen Gesundheitsfachberufen – oder auch Therapieberufen, was im Rahmen dieses Beitrags synonym verwendet werden soll – existierten vom Gründungsdatum an sehr ähnliche Ausbildungen in der Sonderpädagogik, namentlich die Sprachheil- oder Sprachbehindertenpädagogik. Diese Versorgung von sprachauffälligen Kindern im Bildungssystem bezieht sich ebenfalls auf das Gründungsdatum 1913 und Fröschels Definition, aber auch und vor allem auf den Hörgeschädigtenpädagogen Albert Gutzmann (1837–1910), der bereits 1879 eine erste Publikation zur Behandlung des Stotterns veröffentlichte (Grohnfeldt 2015). Die Parallelität der pädagogischen und medizinischen Entwicklungen wurde bereits in dieser Frühzeit wahrgenommen und war besonders deutlich dadurch, dass Albert Gutzmann gemeinsam mit seinem Sohn Hermann von 1891–1922 22 Jahrgänge der „Medizinisch-pädagogische Monatsschrift für die gesamte Sprachheilkunde" herausgab (Rausch und Schrey-Dern 2007, S. 122).

Dieses Nebeneinander von Versorgung im Bildungssystem durch spezifisch ausgebildete Lehrer und Versorgung im Gesundheitssystem durch Logopäden besteht bis heute. Auch ist die Parallelität von Sprachheilpädagogik und Logopädie eine Besonderheit, die die starke Dringlichkeit der Logopädie sich zu akademisieren und die Entstehung des Modellstudiengangs Lehr- und Forschungslogopädie an der RWTH Aachen erklären kann. Kurz danach werden Studiengänge der Sprachheilpädagogik mit Diplom- oder Magisterabschluss und einem spezifisch therapeutischen Curriculum an Universitäten von den Krankenkassen akzeptiert und deren Absolventen als therapeutischer Leistungserbringer zugelassen. Hierdurch verschwimmt das Bild der Trennung zwischen den Versorgungssystemen und ihren Ausbildungsgängen, was bis heute berufspolitisch durchaus Probleme aufwirft. Durch die Anerkennung von diplomierten Sprachheilpädagogen, in den kommenden Jahren kommen noch Klinische Linguistik und Patholinguistik dazu, verlässt die Logopädie innerlich aber bereits in den 1990er-Jahren ihre klassische Positionierung an der Seite der Medizin und wendet sich den starken psycho-, neuro- und patholinguistischen Strömungen sowie auch sonderpädagogischen Einflüssen zu.

Heute sieht sie sich wesentlich näher an diesen Bezugswissenschaften verortet als am medizinischen Gebiet der Sprachheilkunde orientiert. Dies ist einmal wesentlich in der Forschungsausrichtung; hier ist z. B. die Einzelfallforschung zu nennen, die durch die Neurolinguistik und die Neuropsychologie in den 1990er-Jahren in die Logopädie gekommen ist, die Aphasiologie stark geprägt hat und bis heute prägt. Aber auch Lehre und Didaktik im therapeutischen Handeln profitieren von den universitären Parallelausbildungen, wo Hochschuldidaktik und Hochschullehre eine wesentlich längere Tradition aufweisen als in der Logopädie. So ist das nach Wildt (2009) als Lehrformat beschriebene „forschende Lernen" z.B. aus der klinischen Linguistik und Patholinguistik leicht in die Masterstudiengänge der Logopädie und ebenso in viele forschungs- und empirisch ausgerichtete Bachelorstudiengänge übergegangen und kann auf Basis von forschungsdidaktischer Literatur wie dem Lehrbuch von Maya Honda und Wayne O'Neil „Thinking linguistically" (2007) bereits zu Beginn der Akademisierungsphase auf wissenschaftliche und methodische Literatur zurückgreifen, die nicht aus dem eigenen aber einem sehr nah verwandten Feld stammt. Das Resultat sind gute bis ausgereifte Forschungsaktivitäten in der Logopädie, die das Selbstverständnis als Wissenschaft sowohl unter den Hochschullehrern als auch in der Studierendenschaft verdeutlichen.

Auch bildungsbiographisch spielen die nichtmedizinischen Bezugswissenschaften und der Modellstudiengang von 1991 in Aachen eine wichtige Rolle, da so zu Beginn der Akademisierungsphase der Logopädie 2009 bereits viele gut qualifizierte, mit wissenschaftlicher Expertise versehene Personen vorhanden waren, die die Lehrstühle der Logopädie besetzen konnten. Diese bringen ihre Perspektive mit und geben ihr im Rahmen der Lehrveranstaltungen eine didaktische Transformation, die nicht unbedingt ursprünglich logopädisch sein muss, sondern linguistisch, sprachheilpädagogisch oder auch psychologisch geprägt sein kann. Bis heute ist dies zu bemerken; so ist die Logopädie wohl die einzige Profession der Modellphase, die kaum bis keine Besetzungsprobleme für Professuren hat.

10.2 Lehre in der Schulausbildung der Logopädie

Nach dem 2. Weltkrieg wurden in den 1960er-Jahren die ersten „Lehranstalten für Logopädie" eingerichtet, die nun als berufsfachschulische Ausbildungsgänge unter ärztlicher Leitung strukturiert wurden. Die letzte Novellierung des Berufsgesetzes der Logopäden und der bundeseinheitlichen Regelung der Berufsausbildung in der Logopädischen Ausbildungs- und Prüfungsverordnung (Log-APro) stammen von 1980. In der Log-APro wird festgelegt, dass eine Reihe medizinischer Fächer unterrichtet werden, und dass diese Lehre von Ärzten durchgeführt werden soll. Diese sogenannten „Arztfächer" sind gleichzeitig Teil der staatlichen Prüfung am Ende der dreijährigen Ausbildung (Arbeitskreis Berufsgesetz Logopädie 2016). Andere Fächer – hier sind vor allem die störungsbildorientierte Lehre und Übungen im therapeutischen Handeln gemeint – werden unter dem Begriff Logopädie zusammengefasst. Auch dieses Fach ist Teil der staatlichen Prüfung und wird in mehreren Teilprüfungen mündlich und schriftlich geprüft. Für diesen Bereich ist die Dozentenauswahl nicht mit besonderen Qualifikationen verbunden. Gewünscht sind Absolventen des gleichen Berufes, eine spezifische pädagogische Eignung oder eine höhere akademische Qualifikation ist nicht notwendig. Diese Gruppe formiert sich mit der Zeit als „Lehrlogopäden". Verschiedene Bundesländer fordern pädagogische Weiterbildungen oder grundständige Ausbildungen als Zulassungsvoraussetzung.

Laut der fachschulischen Strukturierung ist die Ausbildung am Patienten bei Logopäden auf 2100 Stunden anzusetzen. Es wird – im Gegensatz z. B. zur Ausbildung- und Prüfungsverordnung der Physiotherapeuten – keine Einteilung vorgenommen, wie diese 2100 Stunden fachlich bzw. störungsbildsortiert zu füllen sind. Dies schaffte in der Vergangenheit die Tradition der i.d.R. sog. Internen Praktika, die in dieser Weise nur in der Logopädie existierten. Das bedeutete, dass Schulen für Logopädie Lehrpraxen in mehr oder weniger von den Krankenkassen akzeptierter Form unterhielten, wo die Schüler kontinuierlich Patienten behandeln konnten. In der Regel wurden diese Internen Praktika von externen Blockpraktika (Klinikpraktika) begleitet, in denen dann Störungsbilder behandelt wurden, die eher in

Kliniksettings auftreten. Das bedeutete, dass Logopädie-Schüler in vielen Lehranstalten wesentlich weniger häufig in langen Praktika außer Haus sind als Schüler der Physiotherapie oder Ergotherapie. Theoretischer Unterricht und praktische Ausbildung können parallel laufen, die Betreuung durch den gleichen Dozenten wie in der theoretischen störungsbildorientierten Lehre ist einfacher etc.

Dieser Umstand wurde immer als ein großes Plus der logopädischen Schulausbildung gesehen. Die Folgen waren in der Regel so, dass die meisten Patienten in der logopädischen Ausbildung Kinder mit Sprachentwicklungsstörungen waren, die in den ambulanten Praxen in der Regel die größte Klientel darstellen. Seltenere Störungsbilder, vor allem aus dem neurologisch-geriatrischen Bereich erhalten dann in den nicht so regelmäßigen Klinikpraktika weniger Aufmerksamkeit. Die Logopädie hat durch diese Umsetzung der praktischen Ausbildung wesentlich stärker als die verwandten Berufsausbildungen Ergotherapie und Physiotherapie für den ambulanten Markt der niedergelassenen Praxen ausgebildet.

10.3   Hochschullehre – ist das EBP und Clinical Reasoning?

- **Übergang in die Modellphase**

Hochschullehre und Hochschulausbildung ist in der Logopädie zu Beginn der Modellphase nichts Neues. Dem Studiengang der Lehr- und Forschungslogopädie an der RWTH Aachen folgen im Jahr 2000 die Hochschule Fresenius mit dem ersten Fachhochschulstudiengang Logopädie und 2001 der berufsbegleitende Studiengang Logopädie an der Hochschule für angewandte Wissenschaft und Kunst (HAWK) Hildesheim (Arbeitskreis Berufsgesetz Logopädie 2016). Die Modellphase bedeutet für die Logopädie die Ausweitung, Systematisierung und grundsätzlichere Etablierung der Hochschulausbildung. Insgesamt werden während der Modellphase sieben Bachelorstudiengänge in der Logopädie akkreditiert und als Modellstudiengänge anerkannt. Die Hälfte dieser Studiengänge befindet sich in NRW.

Abgesehen von der Neugründung der Hochschule für Gesundheit (HSG) in Bochum werden alle Modellstudiengänge an bereits etablierten Standorten gegründet. Mit anderen Worten, die frühere Schule bzw. die Lehrenden des Schulteams werden mit einer Hochschule (Fachhochschule oder Universität) in Kooperation gebracht, um aus dem früheren Schullehrplan und einem Hochschulüberbau ein Hochschulcurriculum zu generieren. Inwieweit hier zwei Ausbildungsgänge in Anrechnung von Leistungen in loser Verbindung arbeiten oder ob beide Curricula zu einem ausbildungsintegrierenden System verschmolzen werden, unterscheidet sich stark von Modellstandort zu Modellstandort. Die Frage „Ist Hochschullehre Schulunterricht plus EBP und Clinical Reasoning?" mag ketzerisch sein, trifft aber auf einige Ideen der Curriculumsentwickler 2009–2010 durchaus zu. Was ist Hochschullehre in der Logopädie denn, was es vorher noch nicht gab, was ist also neu an der Modellphase?

- **Kompetenzorientierung – Bologna**

Letztendlich ist es Zufall aber auch ein Zeichen der Zeit, dass die Akademisierung der Gesundheitsberufe zur gleichen Zeit stattfindet, in der nach der Bologna-Reform die Hochschulen aufgefordert werden, sich in Bachelor- und Masterprogramme zu modularisieren und kompetenzorientierte Lehre zu verwirklichen, die outcomeorientiert, problemorientiert und mit einem strikten Blick auf professionelle Handlungsfähigkeit sein soll (Pahn, Siegmüller, Rausch 2010; Weiss 2012). Im Gegensatz zu bestehenden Hochschulausbildungen, die vom Gefühl her von einem neunsemestrigen Magister- oder Diplomstudium auf einen Bachelor mit anschließendem Master herunterrechnen mussten, gibt die Modulstruktur und das ECTS-System für die Gesundheitsberufe ein sehr gutes Gerüst für strukturiertes und objektiv kontrollierbares Konstruieren von Studiengängen aus der Schullehrplanung heraus.

Die Kompetenzorientierung in der Logopädie wurde vom Bundesverband für Logopädie (dbl) als Projekt vorangetrieben. Im Jahr 2010 wurde eine Projektgruppe bestehend aus Prof. Dr. Monika Rausch, Prof. Dr. Julia Siegmüller und Claudia Pahn beauftragt, ein Kompetenzprofil für die Logopädie zu erstellen, welches 2014 von Rausch und Kolleginnen publiziert wurde (Rausch, Thelen, Beudert 2014). Für den rechtlich geregelten Beruf des Logopäden liegt es nahe, sich für die Konstruktion des

Kompetenzbegriffs und der Grundstrukturierung des Modells an der Berufsbildung zu orientieren und aus dieser Perspektive den Kompetenzbegriff mit professionellen beruflichen Aufgaben zu verbinden. Das entsprechende Modell der „Beruflichen Arbeitsaufgaben" nach Bremer (2002) wurde als „Modell der beruflichen Handlungsfelder" umgesetzt. Ebenso ordneten Rausch und Kolleginnen das Kompetenzprofil in den Deutschen Qualifikationsrahmen ein und nicht z. B. in den Hochschulqualifikationsrahmen (Rausch et al. 2014). So wurde es möglich, die schulische Ausbildung, die im DQR auf Niveau IV platziert ist, in Abgrenzung zur Hochschulausbildung zu betrachten und die Unterschiede deutlicher zu skizzieren.

Durch die Hochschulausbildung auf Niveau VI des Deutschen Qualifikationsrahmens (DQR) (Arbeitskreis DQR 2011) werden Kompetenzen in einer Gruppe von zehn Handlungsfeldern erworben (◘ Tab. 10.1).

Jedes Handlungsfeld wurde in einer Langfassung ausführlich beschrieben und mit den von Bremer definierten Kriterien einer beruflichen Arbeitsaufgabe abgeglichen. Aus diesen Angaben wurde eine bereinigte Punkteliste für jedes Handlungsfeld erstellt, die in Übereinstimmung mit dem Deutschen Qualifikationsrahmen in eine vierseitige Kompetenzmatrix übertragen und gestrafft wurde (Arbeitskreis DQR 2011; Rausch et al. 2014).

Als Kompetenz wird im „Kompetenzprofil der Logopädie" das Leistungsvermögen und die Leistungsbereitschaft verstanden, die als Lernergebnis bei Abschluss einer Qualifikation in einer ganz bestimmten Ausprägung zu erwarten sind (Rausch et al. 2014, S. 5). Kompetenz wird von Rausch und Kolleginnen damit in Übereinstimmung mit der Definition des Deutschen Qualifikationsrahmens als umfassende Handlungskompetenz definiert und

gliedert sich in Teilkompetenzen auf: Fachwissen, Fachfertigkeiten, Sozialkompetenz und Selbständigkeit/Eigenverantwortung (Arbeitskreis DQR 2011). Handlungskompetenzen werden in den definierten Handlungsfeldern sichtbar. Die Handlungsfelder werden damit zur Grundlage des logopädischen Handelns und Studierens, Lehre und Prüfung in kompetenzorientierten Curricula von Logopädie-Studiengängen finden jeweils in einem oder mehreren der definierten Handlungsfelder statt. So können z. B. im Handlungsfeld „Untersuchen und diagnostizieren" die vier genannten Teilkompetenzen durch

- Abfrage von diagnostischen Vorgehensweisen und Instrumenten (Fachwissen),
- Überprüfung von Durchführungsfertigkeiten von spezifischen Instrumenten (Fertigkeiten),
- Stellung und Verteidigung eines Befundergebnisses (Sozialkompetenz) und
- Erstellung und Weiterführung einer umfassenden Erstdiagnostik und vertiefenden Diagnostik (Selbständigkeit und Eigenverantwortung)

überprüft werden.

Auch die Vorschläge des Arbeitskreises Berufsgesetz für eine neue Ausbildungs- und Prüfungsverordnung basieren auf dem Handlungsfeldermodell von Rausch und Kollegen (Arbeitskreis Berufsgesetz Logopädie 2016; Rausch et al. 2014). So soll für jedes Handlungsfeld in der neuen Ausbildungsordnung festgelegt werden, ob und wieviel Praxis neben der theoretischen Ausbildung (unterschieden in praktischen Unterricht und Ausbildung am Patienten) notwendig ist.

Es stand während der Modellphase die Frage im Raum, ob man solche Kompetenzzuwächse überhaupt messen kann. Kompetenzen zu beurteilen ist Thema einer langanhaltenden und intensiven

◘ **Tab. 10.1** Berufliche Handlungsfelder der Logopädie nach Rausch et al. (2014)

Untersuchen und diagnostizieren	Schulen und Informationsveranstaltungen durchführen	Qualität sichern
Therapieren	Dokumentieren	Forschung rezipieren und anwenden
Beraten	Wirtschaftlich handeln und führen	Qualifizieren und anleiten
Vorbeugen		

wissenschaftlichen Debatte, auf die hier nicht weiter eingegangen werden kann. Im Folgenden wird ein Ausschnitt aus einer Analyse zum Modellphasen-Evaluationsbericht der Europäischen Fachhochschule (EUFH) präsentiert, aus der ersichtlich wird, wie eine solche strukturierte Beobachtung zum kompetenzorientierten Bewerten einzelner professioneller Teilhandlungen eines Handlungsfeldes beitragen kann (□ Abb. 10.1). Die Analyse entstammt dem Handlungsfeld „Untersuchen und Diagnostizieren". Verglichen werden hier Studierende eines Jahrgangs im 4. und im 5. Semester jeweils nach einem externen Blockpraktikum (Siegmüller 2015). Die Beobachtungen wurden jeweils von dem externen Praktikumsbetreuer vorgenommen.

Abbildung 10.1 verdeutlicht, dass die Studierenden in verschiedenen Teilbereichen des Feldes Untersuchen und Diagnostizieren im 4. Semester unterschiedlich gute Kompetenzen aufweisen, sie sind nach der Hälfte ihres Studiums also noch auf dem Weg. Ebenso sind unterschiedliche Lernfortschritte zum 5. Semester zu beobachten. Am stärksten wächst die Reflexionsfähigkeit über den diagnostisch-therapeutischen Prozess und zeigt damit die wachsende

Professionalität der Studierenden an. Dagegen ist die Festlegung der Befundschwerpunkte offenbar ein noch schwierigeres Thema. Solche Analysen geben die Möglichkeit genauer zu supervidieren, Stärken und Schwächen detaillierter und von der Betrachtungsweise des Betreuers unabhängiger zu beurteilen und den Studierenden damit gezieltere Hilfestellung zu bieten.

■ **Curriculare Strukturierung der Praxisausbildung**

Auch die Hochschulausbildung in der Logopädie schreibt die Ausbildung am Patienten groß. Durch die Verpflichtung der Modellstudiengänge, die Praxisausbildung mit der gleichen Anzahl Stunden zu realisieren wie die Fachschulausbildung, ist das Logopädie-Studium geprägt von Praxismodulen. Dabei ist es nicht verpflichtend, die gesamten 2100 Stunden pro Student im Curriculum während der Vorlesungsperioden abzubilden. Würde man dies wollen, so müssten in etwa 70 ECTS-Punkte eines Bachelorstudiengangs ausschließlich für die Ausbildung am Patienten vergeben werden, wenn man pro ECTS-Punkt 30 Stunden Workload berechnet. Dies

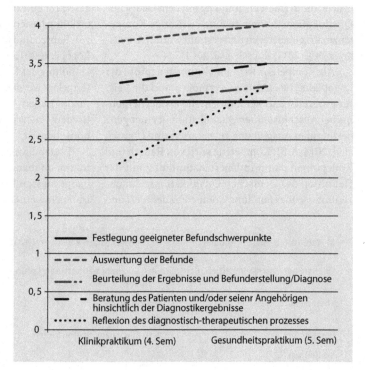

□ **Abb. 10.1** Vergleich von diagnostischen Teilhandlungen in kompetenzorientierter Perspektive bei Studierenden im 4. Und 5. Semester, maximal zu vergebende Punktzahl ist 4

Festlegung geeigneter Befundschwerpunkte

Auswertung der Befunde

Beurteilung der Ergebnisse und Befunderstellung/Diagnose

Beratung des Patienten und/oder seienr Angehörigen hinsichtlich der Diagnostikergebnisse

Reflexion des diagnostisch-therapeutischen prozesses

Klinikpraktikum (4. Sem)   Gesundheitspraktikum (5. Sem)

wird in keinem der Modellstudiengänge realisiert. Stattdessen sind Praktika während der vorlesungsfreien Zeit in Kliniken bzw. studiumsbegleitende Praktika über die Vorlesungsperioden hinaus feste Planungsgrößen und bilden sich in ECTS-Punkt-Pauschalen oder anerkannten zusätzlichen Leistungen ab.

Nichtsdestotrotz ist es günstig für das qualitative Monitoring der Ausbildung am Patienten, so viele ECTS-Punkte wie möglich curricular abzubilden. Denn die Gliederung der Praxisausbildung in Module bedeutet, dass die einzelnen Praktika mit Modulprüfungen abgeschlossen werden müssen und so vor dem staatlichen Abschluss geprüft werden können. Sie können als Behandlungsproben, schriftliche oder mündliche Kasuistika oder als wissenschaftliche Aufarbeitungen eines Falls realisiert werden. Praktische Modulprüfungen sind nicht anders zu handhaben als theoretische Modulprüfungen, d. h. auch hier gibt es eine durch das Landeshochschulgesetz festgelegte Anzahl an Versuchen, die bei Nicht-Bestehen zur Exmatrikulation führen können. Eine solche Konsequenz ist in der Fachschulausbildung nicht möglich. Das heißt, erst das hochschulische Curriculum mit definierten Modulen und Prüfungen ermöglicht es, Studierende aufgrund mangelnder therapeutischer Fähigkeiten vor der staatlichen Prüfung aus der Ausbildung zu nehmen. Es ist gerade dieser Aspekt, der in der Hochschulausbildung dafür sorgen sollte, dass auch in Kooperationsmodellen (Hochschule und Schule) die Ausbildung am Patienten nicht allein in der Verantwortung der Schule verbleibt.

In jüngster Zeit erreicht die Diskussion um das Skills-Lab die Logopädie. Skills-Labs sollen durch die Arbeit mit Simulationspatienten Studienanfänger auf die Arbeit am echten Patienten vorbereiten. Auch hier wird durch die Möglichkeit der Modulprüfung eine Qualitätssteigerung der Praxisausbildung erreichbar, indem zeitlich versetzt das Skills Lab in einem eigenen Modul (das bestanden werden muss) dem Erstkontakt mit einem echten Patienten vorausgeht. Auf diese Weise kann einem Aspekt der klinischen Ethik Rechnung getragen werden und sowohl Patientenschutz als auch Schutz vor Überforderung von noch nicht ausreichend gereiften Studierenden realisiert werden. Evaluationen zum Effekt einer Ausbildung mit Skills Lab stehen noch aus.

■ **Neue Ausbildungsstandards in der akademischen Logopädie**

Der Arbeitskreis Berufsgesetz legte 2016 in seiner Handreichung Standards fest, die den Rahmen für das Studium der Logopädie nach der Modellphase bilden sollen (Arbeitskreis Berufsgesetz Logopädie 2016). Die Eckdaten werden an dieser Stelle aufgeführt.

1. Verlängerung der Ausbildung. Es ist ein wichtiges Ergebnis der Evaluation der Modellphase, dass die Ausbildung verlängert werden soll. Der Arbeitskreis Berufsgesetz nahm dieses Ergebnis auf und legt die Hochschulausbildung auf mindestens sieben Semester, d. h. 3,5 Jahre fest. Es werden damit mindestens 210 ECTS-Punkte vergeben. Abbildung 10.2 illustriert dieses Kriterium empirisch (◘ Abb. 10.2). In der Modellphasenevaluation der EUFH erbrachte die Befragung der Praktikumspartner das Ergebnis, dass 62 % der Befragten (N=88) eine Verlängerung der Ausbildung auf 7 Semester befürworten.

2. Handlungsfelder bilden die Basis der Lehre. Die in Tabelle 10.1 genannten Handlungsfelder sind die Basis für die theoretische und praktische

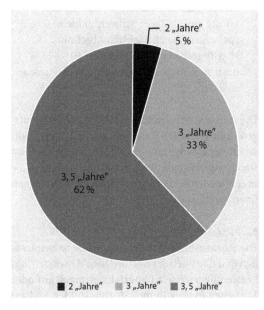

◘ **Abb. 10.2** Befragung der Praktikumspartner der EUFH zur optimalen Dauer der Ausbildung zum Logopäden

Ausbildung in Bachelorstudiengängen der Logopädie.

3. ECTS-Punkte-Anzahl für Ausbildung am Patienten. Der Arbeitskreis legt fest, dass zwischen 40–60 ECTS-Punkte für die reine Ausbildung am Patienten verwendet werden sollen. Gemeint sind hier ausschließlich die Stunden, die Studierende direkt mit dem Patienten und der Praxisbegleitung verbringen. Begleitende Lehrveranstaltungen wie Kasuistik-Kolloquien oder ähnliches dürfen nicht hierein zählen. Diese ECTS-Summe steht in Übereinstimmung mit den Empfehlungen des Wissenschaftsrates zum Praxisanteil in dualen Hochschulcurricula (Wissenschaftsrat 2013).

4. Dauer und Verortung der Praxisausbildung. Die Dauer der Praxisausbildung wird auf mindestens drei Semester festgelegt und soll sich auf mindestens drei verschiedene Lernorte erstrecken. Einer der Lernorte soll die Hochschule sein. Dadurch soll zum einen die Störungsbildbreite gewährleistet werden und zum anderen verhindert werden, dass Ausbildungsanbieter weder die praktische Ausbildung vollständig auslagern noch vollständig intern abwickeln.

5. Wahlpflichtbereiche. Die Studierenden sollen die Möglichkeit bekommen, über Pflichtinhalte hinaus eigene Schwerpunkte zu setzen (siehe hierzu auch nächsten Abschnitt). Hierfür sollten die Hochschulen 10 %–15 % der insgesamt zu studierenden ECTS-Punkte ansetzen.

Die Aufstellung zeigt, dass der Arbeitskreis Berufsgesetz die veralteten Standards, die in der logopädischen Ausbildungs- und Prüfungsordnung festgelegt werden, überwunden wissen will und die Logopädie in eine moderne, kompetenzorientierte Wissenschaft überführen möchte.

■ **Spezialisierung und Breite des Berufs**

Die Störungsbildbreite der Logopädie ist beträchtlich und führt neben verschiedenen Arbeitssettings notwendigerweise zu Spezialisierungen auf oder Vorlieben für bestimmte Störungsbilder. So kam und kommt immer mal wieder die Frage auf, ob das zunehmende Wissen im einzelnen Störungsbild nicht dazu führen muss, Spezialisierungen im Beruf des Logopäden möglich zu machen. Auch die Akademisierung wurde öfter mal für Spezialisierungsfragen herangezogen, genauso wie einige der universitären Parallelausbildungen, die ebenfalls auf bestimmte Störungsbilder fokussieren.

In der Ausbildung ist sowohl auf Schul- als auch auf der Hochschulebene das Ziel eine Vollzulassung, d. h. Absolventen der staatlichen Prüfung bzw. eines Bachelorstudiums sind berechtigt und müssen in der Lage sein, alle Störungsbilder der Logopädie behandeln zu können. Die Comité Permanent de Liasion Orthophonistes-Logopèdes des l'UE (CPLOL), der europäische Logopädie-Verbund hat sich im Mai 2016 in seiner 11. Resolution dazu gerade eindeutig positioniert und gegen Teilzulassungen Stellung bezogen (CPLOL 2016). Teilzulassungen wären die Alternative, um Berufsrecht und Spezialisierung in Einklang zu bringen. Die Folge wäre, dass der Bereich der menschlichen Kommunikation von verschiedenen Teildisziplinen behandelt würde, das Wissen des einzelnen Therapeuten weniger substanziell den gesamten Bereich umfasst. Dies wird durch den CPLOL als Zielstellung abgelehnt.

Neben der vollzulassenden Ausbildung sollen sich fertige Logopäden auch möglichst in der Breite der Störungsbilder weiterbilden. Die Stofffülle ist also beträchtlich und eröffnet das Risiko einer besonders stark verschulten Curriculumsstruktur. Wie stellt sich dies aber in Hochschulcurricula dar?

Auf den ersten Blick scheint die Aufstellung von Wahlpflichtbereichen dieser Politik entgegenzustehen. Die Wahl von Vertiefungsbereichen, Spezialisierungen oder auch frei gewählten Ergänzungen sind von jeher ein wesentlicher Bestandteil eines Studiums im humboldtschen Sinne und halten damit auch in die Gesundheitsberufe Einzug. Die Frage besteht darin, welche Möglichkeiten Hochschulen für ihre Studierenden zur Spezialisierung anbieten. Bestehen die Wahlpflichtbereiche in vertiefenden Lehrveranstaltungen zu Störungsbildern, so ergibt sich ein anderes Bild als wenn neue Handlungsfelder angeboten werden, wie z. B. Pädagogik, Prävention, Gesundheitsmanagement oder ähnliches. Letztere geben den Studierenden Möglichkeiten, sich über die Störungsbilder hinaus in bestimmte Bereiche hineinzugeben und dort Expertise zu erlangen. Im kompetenzorientierten Sinne ist dies eine wesentlich bessere Ausgestaltung von Wahlpflichtbereichen. Auch harmoniert die Konzeption von Wahlpflichtbereichen auf diese Weise sowohl mit dem berufsrechtlichen Denken einer umfassenden Vollzulassung als auch mit Wählbarkeitsaspekten, die Studierende in ihrem Studium vorfinden sollten.

10.4 Hochschuldidaktik in einer sich entwickelnden Wissenschaft

- **Interdisziplinarität**

Interdisziplinarität ist eines der Kernelemente der hochschulischen Lehre in der Logopädie. Interdisziplinäre Kommunikation, Gesundheitskommunikation sind Schlagwörter, die sich in diesem Zusammenhang finden. Interdisziplinäre Lehre als hochschuldidaktische Methode ist dabei immer noch an vielen Einrichtungen ein Exotikum, welches einer gewissen Pflege bedarf. Da ist die sich entwickelnde Wissenschaft Logopädie ein guter Lernort, da in der sich gründenden Wissenschaft noch wenige eingefahrene Positionen erreicht und zu verteidigen sind. Interdisziplinäre Lehre als Co-teaching (2 Dozenten aus 2 Fachrichtungen mit Studierenden aus 1 oder 2 Fachrichtungen) oder auch als interdisziplinär ausgeschriebene Lehrveranstaltung (1 Dozent mit Studierenden aus mehreren Fachrichtungen) sind Formate, die für die Dozenten in der Regel vorbereitungsintensiv sind, aber sowohl für Lehrende als auch Lernende Lernzuwächse erbringen, die mit fachdisziplinärem Unterricht auch mit vergleichbarem Vorbereitungsaufwand nicht leicht zu erbringen sind. Gerade das Co-Teaching ist dafür ein gutes Beispiel für den starken Lernzuwachs (Koller 2012). Hier lernen nicht nur die Studierenden viel durch ihre interdisziplinäre Diskussion, sondern auch die Kollegen untereinander: Lernziel und -inhalt werden gemeinsam diskutiert und festgelegt. Thementreue und Disziplin im Lehrablauf sind viel stärker notwendig als bei Lehrveranstaltungen ohne Teaching-Partner. Exkurse können nicht so einfach integriert werden, trotzdem sollte der Unterricht nicht starr werden. Andere Unterrichtsgesprächsformate wie ein Interview unter den Dozierenden treten in den Vordergrund.

Interdisziplinäre Lehre bedeutet nicht, dass Grenzen zwischen Positionen und Fächern verschwimmen, sondern vielmehr, dass die eigenen fachlichen Kernanliegen sich sogar schärfer abzeichnen, da Fächergrenzen überschreitende Fragestellungen auch immer Abgrenzung bedeuten (Koller 2012, S. 113). Für die Studierenden bedeutet Co-Teaching die Mehrperspektivensicht auf das gewählte Thema und damit die Ahnung, dass das vermeintlich eindeutig umschriebene Themengebiet von anderer Perspektive ganz anders aussieht und mit anderen Erkenntnissen und Methoden erarbeitet werden kann.

- **Transfer Forschung, Lehre und Praxis**

Die Neubildung wissenschaftlicher Disziplinen ist ein langwieriger Prozess und bedarf neben Lehranstalten der Entwicklung wissenschaftlicher Infrastruktur. Im Falle der Akademisierung der Gesundheitsberufe liegt der Fokus eindeutig auf der Entwicklung von Studiengängen, die sich in einer infrastrukturell nicht entwickelten Welt bewähren sollen. In diesem Abschnitt greife ich einen für mich zentralen Aspekt heraus.

Der Transfer von theoretischem Wissen und empirischen oder theoretischen Forschungsergebnissen in die berufliche Praxis ist ein Anliegen jeder angewandten Wissenschaft. In Disziplinen mit einer längeren Forschungsgeschichte sind Methoden, Prozesse und Instrumente etabliert, die diesen Transfer bewerkstelligen sollen. In der sich entwickelnden Wissenschaft Logopädie bestehen hier noch einige Stolpersteine:

- Unterfinanzierung der Forschung, gerade der angewandten Therapieforschung verlangsamt die Generierung neuer Erkenntnisse.
- Wenig Erfahrung der zur Forschung qualifizierten Hochschullehrer in Forschung, Antragsstellung, Publikation.
- Zu wenig gute, wissenschaftlich relevante Fachzeitschriften hemmen die Verbreitung erworbenen Wissens und die Auffindbarkeit von Ergebnissen in Datenbanken z. B. für Studierende.
- Schnittstellen zwischen Ausbildungsstätten und Praxen umfassen den Wissenstransfer von Praxis zu Auszubildenden (klassisch im Sinne einer Praktikumsbetreuung), weniger jedoch den Wissenstransfer von Ausbildungsstätte in die Praxis.
- Kaum Zugang für Praktiker zu wissenschaftlichen Zeitschriften.

Patientenorientierte Forschung sollte aber möglichst rasch beim „Endverbraucher" ankommen und damit der praktisch arbeitenden Kollegin und deren Patienten zu Gute kommen. Dies ist implizit auch im Ziel der Modellphase 2009-2017 enthalten, mit der Absicht, den Mehrwert einer akademischen Ausbildung an der Behandlung der Patienten messen zu wollen. Erfolgt ist dies bis dato nicht. Es besteht die Gefahr, dass die Gesundheitsberufe auch nicht in der Lage sein werden, einen solchen Beleg zu erbringen. So vielfältig die Gründe dafür sind, die oben aufgelisteten Themenbereiche tragen einen wesentlichen Bestandteil dazu bei.

10.5 Die Realität: das gestufte Ausbildungssystem?

Der Übergang von schulischer zu hochschulischer Ausbildung wird nach dem aktuell zu ersehenden politischen Willen nicht vollständig sein. Auszugehen ist davon, dass die Logopädie auf ein gestuftes Ausbildungssystem zuläuft, welches mit den neuen Berufsgesetzen und Ausbildungs- und Prüfungsverordnungen wohl in gestufte Aufgabensysteme resultiert (Borgetto 2013). Die Aufteilung kennen wir noch nicht, Borgetto skizziert 2013 seine Erwartungen, die im Sinne des Stufensystems bis heute gelten:

- Berufliche Ausbildung an der Schule für Logopädie, was den Beruf für Schulabsolventen ohne Hochschulzugangsberechtigung offen halten soll.
- Integrative Studiengänge, die die Durchlässigkeit zwischen Bildungssektoren gewährleisten. Hier sind Kooperationsmodelle zwischen Fachhochschulen und Schulen zu nennen.
- Ausschließlich hochschulische, grundständige akademische Erstausbildungen.

Die Frage der gestuften Aufgaben skizziert er ebenfalls und bringt damit eine Stufung in den Beruf, die von vielen nicht erwünscht ist: „Berufsfachschulabsolventen werden weiterhin in Abhängigkeit von Diagnosen und Verordnungen arbeiten; denkbar ist aber auch, dass die Tätigkeiten noch stärker assistierenden bzw. helfenden Charakter erhalten" (Borgetto 2013, S. 28). Völlig unabhängig von der eigenen Meinung zu dem Thema der Assistenzberufe, liegt die Gefahr einer schleichenden oder auch offenen Stufung der Aufgaben auf der Hand. Es muss daher das Bestreben der Hochschulpolitik in der Logopädie sein, Durchlässigkeit zwischen den Bildungsebenen zu fördern, Nachqualifizierungssysteme wie die fachspezifischen berufsbegleitenden Konzepte zu etablieren und damit der gesamten Logopädenschaft die Möglichkeit zu geben, die hochschulische Qualifikation für sich zu erreichen.

10.6 Fazit

In diesem Beitrag wurde versucht, die Besonderheiten der Logopädie auf ihrem Weg von der schulischen Ausbildung ins Hochschulstudium zu skizzieren. Betrachtet man den bisherigen Weg der Logopädie in dieser Form komprimiert und gleicht ihn mit der aktuellen politischen Situation ab, so muss weiterhin konstatiert werden, dass die nachhaltige Akademisierung der Logopädie überfällig war und ihre Bestätigung auch immer noch ist. Die Schritte, die inzwischen durch die Akademisierungsphase unternommen wurden, sind gut und weisen in die richtige Richtung. Die Kraft, die diese Phase bisher alle Beteiligten gekostet hat, ist beträchtlich und das Plädoyer für einen weiteren Ausbau der Hochschullandschaft darf an dieser Stelle nicht fehlen. Es braucht mehr Forschung, mehr Hochschulen und mehr akademische Lehrkonzepte, um den Weg der Logopädie in die akademische Logopädie erfolgreich weiter zu beschreiten.

Literatur

Arbeitskreis Berufsgesetz Logopädie (2016). *Vom "Gesetz über den Beruf des Logopäden" zum "Berufsgesetz für Stimm-, Sprech- und Sprachtherapie"* - Ergebnisse des Arbeitskreises Berufsgesetz. Präsentiert auf dem Symposium am 8.11.16 in Berlin, Frechen: Arbeitskreis Berufsgesetz.

Arbeitskreis DQR (2011). *Deutscher Qualifikationsrahmen für lebenslanges Lernen.* http://www.deutscherqualifikationsrahmen.de

Borgetto, B. (2013). Die Zukunft der Logopädie. *Forum Logopädie, 27* (1), S. 28.

Bremer, R. (2002). *Kompetenzwicklung durch berufliche Arbeitsaufgaben - berufliche Identitätsentwicklung in Abhängigkeit von Arbeitsprozessen.* http://www.bibb.de/

redaktion/fachkongress2002/cd-rom/PDF/03_3_02B.pdf: (zugegriffen am 16. Juli 2014).

Comité Permanent de Liasion Orthophonistes-Logopèdes des l'UE (CPLOL) (2016): *Resolution 11: The indivisibility of the speech and language therapy profession*. Zugegriffen am 13. Januar 2017 (http://www.cplol.eu/documents/send/10-resolutions/2465-resolution-no-11-2016.html).

Grohnfeldt, M. (2015).Geschichtliche Entwicklungslinien und ihre Bedeutung für die heutige Situation. In M. Grohnfeldt (Hrsg.). *Grundwissen der Sprachheilpädagogik und Logopädie*. Berlin: Kohlhammer, S. 127–134.

Honda, M. & O'Neil, W. (2007). *Thinking linguististically – a scientific approach to language*. Oxford: Blackwell Publ.

Koller, S. (2012). Interdisziplinarität 1. In: M. Klatt, S. Koller (Hrsg.). *Lehre als Abenteuer*. Frankfurt/M.: Campus, S. 112–114.

Pahn, C., Siegmüller, J., Rausch, M. (2010). Vom Input zum Outcome. Berufliche Arbeitsaufgaben als Grundlage für die Kompetenzableitung in der Logopädie. *Forum Logopädie*, *24* (5), S. 32–37.

Rausch, M., Schrey-Dern, D. (2007). Geschichte der Logopädie. In M. Grohnfeldt (Hrsg.). *Lexikon der Sprachtherapie*. Stuttgart: Kohlhammer, S. 122–124.

Rausch, M., Thelen, K., Beudert, I. (2014). *Kompetenzprofil der Logopädie*. Frechen: DBL.

Siegmüller, J. (2015). *Evaluationsbericht EUFH, Abschlussbericht zum 1.Mai 2015 zu den Modellvorhaben der EUFH in Kooperation mit den staatlich anerkannten Schulen der Medica-Akademie für die Fachrichtungen Physiotherapie, Ergotherapie und Logopädie*. Rostock: unv. Bericht des Fachbereichs.

Weiss, S. (2012). Projektseminar. In: M. Klatt, S. Koller, (Hrsg.). *Lehre als Abenteuer*. Frankfurt/M.: Campus, S. 170–173.

Wildt, J. (2009). Forschendes Lernen: Lernen im "Format" der Forschung, *Journal Hochschuldidaktik*, *20*, S. 4–7.

Wissenschaftsrat (2013). *Empfehlungen zur Entwicklung des dualen Studiums*. Positionspapier: Drs. 3479–S. 13.

Pflege und Hochschulbildung in der Schweiz

Elke Steudter

11.1   Die Notwendigkeit der beruflichen Qualifizierung
        in der Pflege – 122

11.2   Der Weg zur Pflegehochschule – 124

11.3   Neupositionierung der Pflegepädagogik – 126

11.4   Nachträglicher Titelerwerb – 126

11.5   Unterschiede in der deutschen und der französischen
        Schweiz – 127

11.6   Neue gesetzliche Rahmenbedingungen – 127

11.7   Zukünftige Entwicklungen – 128

        Literatur – 129

© Springer-Verlag GmbH Deutschland 2018
K.-H. Sahmel (Hrsg.), *Hochschuldidaktik der Pflege und Gesundheitsfachberufe*,
https://doi.org/10.1007/978-3-662-54875-2_11

Die folgenden Ausführungen zeichnen die Entwicklung des Schweizer Aus- und Weiterbildungssystems für den Bereich Pflege und Betreuung nach und beschreiben, wie sich dieses in den vergangenen zwanzig Jahren verändert und etabliert hat. Dazu werden zunächst die historischen Meilensteine dieser Entwicklung aufgezeigt und in einen Gesamtzusammenhang mit den Veränderungen der professionellen Pflege und deren verschiedenen Bildungsmöglichkeiten gestellt. Diese Darstellungen werden um relevante Aspekte sowohl zu aktuellen als auch zu sogenannt altrechtlichen Bildungsabschlüssen ergänzt. Damit sollen die historisch gewachsenen Begebenheiten der Pflegebildung im Hinblick auf die Hochschulstufe dargelegt und nachgezeichnet werden.

An diese einführenden Aspekte schließen sich Ausführungen zu den Unterschieden in der Bildungslandschaft Pflege in den deutsch- bzw. französischsprachigen Landesteilen an. Darüber hinaus wird dargelegt, welche Rahmenbedingungen zu diesen Differenzierungen geführt haben. Die Akademisierung der Pflege und die Entwicklung der Pflegewissenschaft in der Schweiz wurden und werden von verschiedenen gesundheits- und bildungspolitischen Veränderungen beeinflusst. Verschiedene Entwicklungsstränge verliefen parallel und sollen daher mehrperspektivisch betrachtet werden. So werden am Ende dieses Kapitels zusätzlich Aspekte aufgenommen, die die Veränderungen im Bereich der Ausbildung in Pflegepädagogik in den Blick nehmen.

Abschließend wird vor dem Hintergrund der aktuellen Entwicklungen ein Blick in die Zukunft geworfen und gezeigt, welchen Herausforderungen sich der Bereich Pflege und Betreuung – und mit ihr die Pflegewissenschaft – stellen müssen.

11.1 Die Notwendigkeit der beruflichen Qualifizierung in der Pflege

Die Entwicklungen, die den Bereich Pflege und Betreuung in den vergangenen zwei Dekaden als Dienstleistungssektor geprägt haben, sind eng gekoppelt mit dem Ziel, den Bedarf einer effizienten und effektiven Gesundheitsversorgung aktuell und zukünftig sicherzustellen (Ludwig und Schäfer 2011;

Schäfer 2006). Darüber hinaus sind sie das Ergebnis politischer Entscheidungen, wie im Verlauf der Ausführungen dargelegt werden wird. Die ersten Schritte, die zur heutigen Bildungslandschaft in der Pflege, den daraus resultierenden Karrieremöglichkeiten und zum stetig wachsenden Dienstleistungssektor innerhalb der Gesundheitsversorgung Schweiz führten, reichen jedoch bis in die 1950er-Jahre zurück, als erste Bestrebungen der beruflichen Weiterqualifikation von Pflegefachpersonen unternommen wurden. Eine detailgetreue Wiedergabe aller Einzelheiten erscheint an dieser Stelle wenig sinnvoll. Daher werden lediglich die wichtigsten Stationen dieser Anfangszeit hier aufgegriffen und im Überblick beschrieben.

Mit der „Fortbildungsschule für Krankenschwestern" wurde in Zürich Ende des Jahres 1950 zunächst eine Bildungseinrichtung gegründet, die dem aufkommenden Bedürfnis nach Fort- und Weiterbildung nachkam. Das Angebot richtete sich vor allem an Personen, die eine Pflegestation leiteten (Mühlherr 2007). Wie im Weiteren dargestellt werden wird, sollte diese Einrichtung bzw. ihre Nachfolgeinstitutionen über viele Jahrzehnte bis heute eine tragende Rolle in der professionellen Pflege der Schweiz spielen.

Die weiteren Entwicklungen, die in den nächsten Jahren die Pflegebildung und später auch die Pflegeakademisierung vorantrieben, waren vor allem zu Beginn durch das persönliche Engagement und die biografischen Begebenheiten der damals an verschiedenen Institutionen tätigen Pflegefachpersonen in Lehre und Führung gekennzeichnet (Baumgartner et al. 2016). Und wie häufig am Anfang von innovativen Vorgängen spielten auch der Zufall und die Zeit, in die die Bestrebungen zur beruflichen Weiterqualifikation fielen, eine wichtige Rolle.

Verschiedene Pionierinnen (u. a. Martha Meier, Verena Fiechter, Dr. Silvia Käppeli, Dr. Annemarie Kesselring) absolvierten ab den 1970er-Jahren ihre akademische Pflegebildung in England oder den USA und kamen dort umfassend mit den theoretischen und wissenschaftlichen Belangen der Pflege in Berührung. In den genannten Ländern wurde Pflege nicht nur als praktische, medizinabhängige Verrichtung, sondern bereits früh als eigener konzeptionell-theoretisch hinterlegter Verantwortungsbereich anerkannt und an Hochschulen gelehrt (Baumgartner et al. 2016). Mit diesem Bildungshintergrund engagierten sich die oben genannten und andere Personen ab den 1980er-Jahren in der Schweiz dafür, dass Pflegefachpersonen die Möglichkeit einer Pflegeaus- und -weiterbildung auf Hochschulniveau eröffnet werden konnte, ohne dazu ins Ausland wechseln zu müssen. Bis dies jedoch realisiert werden konnte, musste so manche Hürde überwunden werden. Organisatorische und finanzielle Fragen müssen geklärt, Behörden, Verantwortliche und Berufsangehörige überzeugt und tradierte Vorstellungen korrigiert werden (Baumgartner et al. 2016).

- **Höhere Fachbildungen Pflege als Wegbereiter**

Auf dem Weg zum heutigen Hochschulangebot für Pflege dominierten über viele Jahre hinweg zwei renommierte Weiterbildungsmaßnahmen die Schweizer Pflegelandschaft. Diese Höheren Fachbildungen Pflege der Stufe I und II (HöFa I und HöFa II) wurden Mitte der 1980er-Jahre an der Kaderschule für Krankenpflege des Schweizerischen Roten Kreuzes, Zürich – wie inzwischen die oben erwähnte Fortbildungsschule bezeichnet wurde – als Weiterbildungsmöglichkeit für Pflegefachpersonen etabliert und später auch am Bildungszentrum des Schweizer Berufsverbandes für Krankenpflege (SBK) in Zürich angeboten (Baumgartner et al. 2016).

Beide Bildungswege schlossen sich an die dreijährige, grundständige Pflegeausbildung an. Sie ermöglichten praktisch erfahrenen Pflegefachpersonen die berufliche Weiterqualifikation und wurden prägend für eine ganze Pflegegeneration in der Schweiz. Die HöFa I zielte dabei primär auf die Vertiefung des Pflegeprozesses und befähigte die Absolventinnen und Absolventen durch erweiterte Fachkenntnisse, Pflegeteams in der Bewältigung von komplexen Situationen in der Praxis zu unterstützen. Die HöFa II, die als Nachdiplomstudiengang konzipiert war, vermittelte darüber hinaus weiterführende und vertiefte Kenntnisse auch in der anwendungsorientierten Pflegeforschung sowie in der Qualitäts- und Organisationsentwicklung (Eidgenössisches Departement für Wirtschaft, Bildung und Forschung 2014). Die Absolventen wurden anschließend in Kliniken, Pflegeheimen oder in der ambulanten Pflege (spitalexterne Pflege, sogenannte Spitex) als Pflegeexperten angestellt. Die Erfolgsgeschichte der HöFa II sollte

bis ins Jahr 2010 reichen, in dem der letzte Lehrgang dieser zweijährigen Weiterbildungs- und Qualifizierungsmaßnahme erfolgreich abgeschlossen wurde.

Das Weiterbildungsprogramm HöFa I wurde inzwischen aufgrund der gesetzlichen Neuregelung, die im Weiteren noch beschrieben wird, in die Programme der Nachdiplomkurse (NDK) überführt. Pflegefachpersonen haben damit die Möglichkeit, sich innerhalb eines pflegerischen Fachgebietes, z. B. in Palliative Care zu vertiefen. Daneben können heute verschiedene Nachdiplomstudiengänge (NDS) besucht werden, die eine umfassende fachspezifische Vertiefung bieten. Diese Weiterbildungen sind nicht an einer Hochschule, sondern an einer Höheren Fachschule auf dem Niveau Tertiär B angesiedelt. Exemplarisch sind hier die Bereiche der Anästhesiepflege, der intensivmedizinische Pflege, der Pflegeberatung oder der Mütter-Väter-Beratung zu nennen.

- **Bildungssystematik der Pflege**

Um die Hochschulbildung im Bildungssystem Pflege verankern zu können, soll zunächst kurz auf die allgemeine Pflegeausbildung sowie deren Entwicklung in den vergangenen Jahren eingegangen und auf die heutigen Gegebenheiten übergeleitet werden. Die Grundausbildung in Pflege wurde bis zur Jahrtausendwende unter kantonaler Aufsicht durch das Schweizer Rote Kreuz in Form des Diplomniveaus 1 und 2 (DN 1 und DN 2) organisiert. Ein Mindestalter von 18 Jahren und der Abschluss des 10. Schuljahres einer allgemeinbildenden Schule waren und sind die Voraussetzung für den Beginn einer Pflegeausbildung auf der Tertiärstufe (Schäfer 2004).

2004 trat das neue Berufsbildungsgesetz (BBG) in Kraft. Damit wurden die bis dahin in der Verantwortung des Schweizer Roten Kreuzes (SRK) liegenden nicht-universitären Aus- und Weiterbildungen der Pflege in die allgemeine Berufsbildung der Schweiz und somit in die Zuständigkeit des Bundes, genauer dem Bundesamt für Bildung und Technik (BBT) – heute Staatssekretariat für Bildung, Forschung und Innovation (SBFI) – überführt. Aus den beiden oben aufgeführten Diplomausbildungen wurde mit dem neuen BBG die heute noch bestehende, dreijährige Pflegeausbildung HF, die an einer Höheren Fachschule für Krankenpflege absolviert wird und die auf dem Niveau Tertiärstufe B angesiedelt ist. Darüber hinaus wurde mit dem 2004 neu geschaffenen Beruf „Fähigkeitszeugnis Fachangestellte/Fachangestellter Gesundheit" eine dreijährige Berufslehre auf Sekundarstufe II konzipiert. Im Rahmen dieser Ausbildung kann die Berufsmaturität (Fachabitur) erworben werden, was im Anschluss zur Zulassung an eine Fachhochschule führen kann. So legt diese Berufslehre innerhalb der Bildungssystematik die Basis für die höhere Berufs- und Hochschulbildung in der Pflege (Schäfer 2004). In der Schweiz wird der Grundsatz „kein Abschluss ohne Anschluss" verfolgt (Ludwig und Schäfer 2011). Dies konnte mit den aktuell geltenden gesetzlichen Regelungen und der neu geschaffenen Bildungssystematik auch für den Bereich Pflege und Betreuung umgesetzt werden. Somit stellt die inzwischen etablierte Berufslehre Fachangestellte/Fachangestellter Gesundheit eine wichtige Säule innerhalb der Gesundheitsversorgung dar.

Parallel zu den bisher beschriebenen Entwicklungen etablierte sich ab 2006 die Ausbildung an den Fachhochschulen im Studiengang Bachelor of Science in Nursing, die auf dem Niveau Tertiärstufe A eingeordnet wird (SBK 2015) und sich an den Vorgaben der Bologna-Reform ausrichtet. Die rechtlichen Rahmenbedingungen dieser akademischen Pflegeausbildung wurden über zehn Jahre im Schweizer Fachhochschulgesetz FHSG von 2005 geregelt (Schäfer et al. 2013). Diese gesetzlichen Regelungen wurden 2015 vom Hochschulförder- und -koordinationsgesetz (HFKG) abgelöst (Baumgartner et al. 2016).

11.2   Der Weg zur Pflegehochschule

Zunächst aber zurück zu den Anfängen. Auch wenn mit den Ausführungen oben schon etwas vorgegriffen wurde – die aktuell bestehenden Bildungsmöglichkeiten mussten sich auch in der Schweiz historisch entwickeln und wachsen. Die oben erwähnte Kaderschule für Krankenpflege war 1986 aus Platz- und Kapazitätsgründen von Zürich nach Aarau gezogen. Zu Beginn noch vereinzelt und fraktioniert wurde dann in den frühen 1990er-Jahren der Bedarf an akademischer Pflegebildung in der Schweiz immer deutlicher und vorsichtige Professionalisierungstendenzen in Richtung Hochschulbildung setzten ein. So entstand 1991 an der Kaderschule

für Krankenpflege unter der damaligen Leitung von Susy Bruschweiler die Idee eines Pflegestudiums in Kooperation mit einer europäischen Partneruniversität. Die spätere Leiterin des Kooperationsstudienganges, die Erziehungswissenschaftlerin Iris Ludwig, besuchte zu dieser Zeit eine Summerschool an der niederländischen Universität in Maastricht, die damals noch Rijksuniversiteit Limburg hieß. Beeindruckt durch das Lehrangebot und die Unterrichtsmethode des problembased learning (Rappold und Scherer, ▶ Kap. 15) sollte ein solches Angebot auch in der Schweiz eingerichtet und damit den Pflegefachpersonen der Zugang zu einem Hochschulstudium ermöglicht werden. Es sollten jedoch noch einige Jahre vergehen, bevor nach zweijähriger Vorarbeit 1996 die Pläne eines Schweizer Pflegestudiums mit dem Kooperationsprogramm zwischen der niederländischen Universität Maastricht, der Kaderschule – die im Jahr 1998 in „Weiterbildungszentrum für Gesundheitsberufe" (kurz WE`G) umbenannt worden war – und dem Schweizerischen Roten Kreuz, Abteilung Berufsbildung umgesetzt wurden und die ersten Pflegefachpersonen ihr Studium aufnehmen konnten (Ludwig 2006).

Besucht wurden Module in Maastricht und Aarau, entweder in Deutsch oder in Englisch. Für wenige Jahre schloss sich auch die Humboldt Universität Berlin diesem Kooperationsprogramm an, so dass auch Lehrveranstaltungen in der heutigen deutschen Hauptstadt angeboten wurden (Baumgartner et al. 2016). Überlappend zu diesem Programm folgte 1998 die Gründung der ersten Fachhochschule Gesundheit im Auftrag des Kantons Aargau in alleiniger Regie des WE`G in Aarau. Nach zwei Durchführungen wurde das sechssemestrige Programm mit seinem breit angelegten, gesundheitsorientierten Fokus jedoch wieder eingestellt.

Parallel dazu entwickelte eine Gruppe in Basel die Idee eines Instituts für Pflegewissenschaft. Erfahrungen aus dem Ausland wurden zusammengetragen und von den Verantwortlichen in ein Konzept eingearbeitet. An diesen Entwicklungen waren vor allem die Pflegedienstleiterin des Universitätsspitals Basel Marianne Zierath und Dr. Annemarie Kesselring beteiligt. Zunächst mussten zahlreihe administrative Vorgänge geregelt und die Finanzierung des Instituts gewährleistet werden. Um Letztgenanntes besser bewerkstelligen zu können, wurde 1995 der Verein

zur Förderung der Pflegewissenschaft und Pflegeforschung (VfP, heute nur noch Verein für Pflegewissenschaft) gegründet. Nach jahrelanger Vorarbeit
stimmte die Koordinationsstelle der Medizinischen
Fakultät den Gründungsplänen zu und ebnete so den
Weg für die universitäre Ausbildungsmöglichkeit für
Pflege in der Schweiz (Institut für Pflegewissenschaft
2008). Angesiedelt an der Universität Basel haben seit
1999 Pflegefachpersonen die Möglichkeit, ein universitäres, pflegewissenschaftliches Studium am Institut
für Pflegewissenschaft (INS) zu absolvieren.

Viele interessierte Pflegefachpersonen verfügten
zu Beginn der neuen Möglichkeiten einer pflegewissenschaftlichen Ausbildung in der Schweiz zwar über
einen HöFa II Abschluss, können aber keine Matura
(Abitur) vorweisen, die in Basel – mit wenigen Ausnahmen – als Voraussetzung zum Studium gilt. Das
oben erwähnte Programm der Universität Maastricht
und des WE`G ermöglichte hingegen die Zulassung
via HöFa II oder Diplom als Berufschullehrer. Dies
eröffnete einer Vielzahl von Pflegefachpersonen den
Zugang zur hochschulischen Pflegebildung und trug
dadurch maßgeblich neben dem Institut für Pflegewissenschaft in Basel zur Entwicklung der Schweizer
Pflegewissenschaft bei.

Die Universität Maastricht richtete sich zu
Beginn der 2000er-Jahre konzeptionell neu aus. Parallel dazu änderten sich die Finanzierungsmodalitä-
ten des Studienprogramms. Dies führte in der Folge
im Jahr 2006 nach sechs Studiengängen mit insgesamt 84 graduierten MNSc-Absolventinnen und
Absolventen zur Auflösung der Kooperationsver-
einbarung und zum Ende dieses Studiengangs.

Parallel zu den bisher geschilderten Entwicklungen zeichneten sich aufgrund gesetzlicher Neurege-
lungen weitere Veränderungen im Bildungswesen
Pflege ab. Mit dem Beschluss der Gesundheits-
direktorInnen-Konferenz (GDK) im Jahr 1999
wurden die Ausbildungen der Gesundheitsberufe
in den darauf folgenden Jahren durch das Inkrafttreten des neuen BBG – wie oben bereits erwähnt
– in das Schweizer Bildungssystem überführt. Auf
diesen Schritt hin wurden in den folgenden Jahren
der Aufbau und die Etablierung der kantonalen Fachhochschulen Gesundheit mit den Bereichen Pflege,
Physiotherapie, Ergotherapie, Ernährungsberatung
und für Hebammen vorangetrieben. Das WE`G
beschloss nach dem Ende des oben beschriebenen

Kooperationsstudiengangs unter der 2004 eingesetzten Rektorin Dr. Silvia Kübler die Gründung einer
privaten Hochschule, die 2006 ihre Pforten öffnete.
Als Teil der Kalaidos Fachhochschule Schweiz wurde
das Departement Gesundheit am WE`G in Aarau
angesiedelt und setzte unter dem Namen WE`G
Hochschule Gesundheit die pflegewissenschaftliche Bildungstradition und -verantwortung, die mit
der Fortbildungsschule Zürich begonnen hatte, fort.
Im Jahr 2012 übernahm die Careum Stiftung die
Aktienmehrheit, als Folge davon wechselt die WE`G
Hochschule Gesundheit ihren Standort, zog auf den
Careum Campus nach Zürich und kehrte so in die
Stadt ihrer Ursprünge zurück. Mit dem Ortwechsel
änderte sich auch der Name in Kalaidos Fachhoch-
schule Gesundheit.

Parallel zu dieser Entwicklung etablierten sich
weitere Hochschulen in allen Landesteilen, so dass es
heute in der Schweiz möglich ist, an acht Hochschulen an den folgenden Standorten Pflegewissenschaft
zu studieren: Basel (Universität), Bellinzona, Bern,
Fribourg, St. Gallen, Visp/Sion, Winterthur, Zürich.
Da in der Schweiz vier Landessprachen gesprochen
werden (deutsch, italienisch, französisch und räto-
romanisch) verteilen sich die Hochschulen auf die
verschiedenen Sprachregionen. Fünf Fachhochschulen (Basel, Bern, St. Gallen, Winterthur, Zürich)
sind im deutschsprachigen Landesteil angesiedelt.
Die Hochschule in Bellinzona ist italienischsprachig
ausgerichtet. In den Hochschulen Fribourg und Visp/
Sion werden die Vorlesungen in Deutsch und Französisch angeboten.

Derzeit können in der Schweiz die Abschlüsse
Bachelor of Science in Nursing (BScN) und der
daran anschließende konsekutive Master of Science
in Nursing (MScN) als Vollzeitstudium oder berufsbegleitend absolviert werden. Der BScN wird an
verschiedenen Fachhochschulen sowohl als grund-
ständiger Studiengang als auch als Aufbaustudien-
gang für diplomierte Pflegefachpersonen nach dem
Abschluss an einer Höheren Fachschule bzw. des
Pflegediploms HF (Tertiärstufe B) angeboten. Wie
oben bereits kurz erwähnt, erweist sich die Berufslehre Fähigkeitszeugnis Fachangestellte/Fachange-
stellter Gesundheit in Verbindung mit dem Erwerb
der Berufsmatura als wichtige Stufe innerhalb des
Bildungssystems, die den Einstieg in die grundständige Pflegebildung auf BScN-Niveau fördert.

An der Universität Basel besteht die Möglichkeit, den MScN mit 120 ECTS-Punkten abzuschließen, die Fachhochschulen vergeben einen MScN mit 90 ECTS-Punkten. Viele Absolventen der MScN-Studiengänge werden in der pflegerischen Praxis als Pflegeexperten tätig und arbeiten als klinische Pflegewissenschaftler. Auch in den Bereichen der Führung oder der Pflegeforschung nehmen sie verantwortungsvolle Positionen ein. So haben sich beispielsweise an fast allen größeren Krankenhäusern in der Schweiz (Universitäts- oder Kantonsspitäler) Fachabteilungen für Forschung und Entwicklung in der Pflege etabliert.

Neben den genannten Hochschulausbildungen in Pflege kann die akademische Laufbahn seit 2008 an der Universität Basel am Institut für Pflegewissenschaft und an der Universität Lausanne mit der pflegewissenschaftlichen Promotion weitergeführt werden (Schäfer et al. 2013). Die Kompetenzen, die im Rahmen der zuvor aufgeführten Hochschulabschlüsse erworben werden, orientieren sich in der jeweiligen Bildungsstufe an den Dublin Descriptors (Joint Quality Initiative 2004).

Parallel zu den Ausbildungsmöglichkeiten hat sich ein vielfältiges Angebot an pflegeorientierten Weiterbildungsstudiengängen an den Hochschulen entwickelt. Schweizweit werden derzeit ca. 20 verschiedene Richtungen der Weiterbildung auf Tertiärstufe A angeboten (Schäfer et al. 2013). Dazu zählen beispielsweise die Spezialisierungen in Geriatric Care oder Gerontologische Pflege, Palliative Care, Pflegemanagement oder Schmerzmanagement. Drei verschiedene Niveaus der Weiterbildungsabschlüsse sind dabei möglich: Certificate of Advanced Studies (CAS) mit einem Umfang von 450 Lernstunden bzw. 15 ECTS-Punkten, Diploma of Advanced Studies (DAS) mit einem Umfang von 900 Lernstunden bzw. 30 ECTS-Punkten sowie der Master of Advanced Studies (MAS) mit einem Umfang von 1800 Lernstunden bzw. 60 ECTS-Punkten. Innerhalb der Bildungssystematik (OdASanté 2016) gilt der BScN-Abschluss als Zulassungsvoraussetzung. Da bisher insgesamt noch zu wenige Pflegefachpersonen diesen Abschluss nachweisen können, besteht zu den Weiterbildungsstudiengängen Zugang „sur dossier". Voraussetzung ist dabei in der Regel eine mindestens dreijährige Berufserfahrung, ausreichende Englischkenntnisse mindestens auf B 2 Niveau sowie die Fähigkeit zum wissenschaftlichen Arbeiten.

11.3   Neupositionierung der Pflegepädagogik

Mit dem Inkrafttreten des bereits erwähnten BBG änderten sich auch die Modalitäten im Bereich der Pflegepädagogik. Bis ins Jahr 2004 wurden die Lehrkräfte für Pflegeberufe an den oben aufgeführten Bildungseinrichtungen wie der Fortbildungsschule für Krankenpflege und vor allem am WE`G weitergebildet. Über viele Jahre hinweg wurden dort sogenannte Unterrichtsassistenten und weiterführend die Berufsschullehrer für Pflege auf die Tätigkeit an einer Krankenpflegeschule vorbereitet. Mit der Überführung der Pflegebildung in das allgemeine Bildungswesen der Schweiz wechselten diese Weiterbildungen an die Eidgenössische Hochschule für Berufsbildung und die Pädagogischen Hochschulen. Angeboten werden Zertifikatsstudiengänge für Lehrpersonen im Nebenberuf sowie Diplomstudiengänge für Lehrpersonen im Hauptberuf. In einem berufsbegleitenden Studium werden letztgenannte Lehrpersonen für die Höheren Fachschulen im Bereich Gesundheit und Soziales mit einem Umfang von 1800 Lernstunden bzw. 60 ECTS weitergebildet. Als Voraussetzung gilt ein Abschluss an einer Hochschule oder einer Höheren Fachschule, ein abgeschlossener Zertifikatsstudiengang und Unterrichtserfahrung im angestrebten Fach.

Im Bereich der Hochschule wird die Lehre in der Regel von Personen mit einem MScN- oder einem vergleichbaren Abschluss gewährleistet und fachbezogen in Kursen oder Lehrveranstaltungen angeboten. Vielfach verfügen die Lehrpersonen inzwischen auch über eine Promotion oder Habilitation.

11.4   Nachträglicher Titelerwerb

Die Herausforderungen des Gesundheitswesens und die Anpassungen im Bildungswesen der Schweiz führen zu weiteren Veränderungen in den pflegerelevanten Bildungsabschlüssen bzw. haben Auswirkungen auf die Anerkennungen von altrechtlichen Bildungsabschlüssen. Ab Oktober 2000 ist es in der Schweiz in verschiedenen Berufssparten möglich, nachträglich einen Fachhochschultitel zu erwerben bzw. die altrechtlichen Abschlüsse an die veränderte Bildungssystematik anpassen zu lassen. Zunächst wurden jedoch nur die Bereiche von Wirtschaft,

Technik, Design, soziale Arbeit und Kunst in dieser Regelung berücksichtigt (Eidgenössisches Departement für Wirtschaft, Bildung und Forschung 2014). In den genannten Bereichen ist die Ausbildung heute ausschließlich an einer Hochschule möglich, so dass diese Anpassungen nötig wurden. Dieser Aspekt trifft auf die Pflege – wie oben dargestellt – nicht zu. Vielmehr besteht die Möglichkeit der Pflegeausbildung auf Tertiärstufe B (Höhere Fachschule bzw. HF) oder auf Tertiärstufe A (Fachhochschule bzw. FH). Daraus ergab sich zunächst für den Bereich Pflege kein zwingender Handlungsbedarf. Darüber hinaus sollten zunächst die verschiedenen Abschlusskompetenzen der beiden Ausbildungswege in der Pflege (akademisch, nicht-akademisch) klar definiert werden. Verschiedene Gründe haben inzwischen dazu geführt, dass für Pflegefachpersonen mit einem altrechtlichen Pflegeabschluss, der vor 2006 erworben wurde und daher keine Möglichkeit bestand, eine hochschulische Pflegeausbildung zu beginnen, der nachträgliche Titelerwerb (NTE) möglich ist.

Die Entscheidung für die Öffnung dieses Weges wurde Ende 2013 durch verschiedene Faktoren beeinflusst: Zum einen konnten und können sich Pflegefachpersonen während ihrer beruflichen Laufbahn durch die Höheren Fachbildungen Pflege der Stufe I und II (oben erwähnte altrechtliche Abschlüsse) oder durch einen Nachdiplomkurs (neurechtlicher Abschluss) vertieftes und erweitertes Fachwissen aneignen und somit Kompetenzen erwerben, die unter bestimmten Bedingungen bzw. einer zusätzlichen Lernleistung einem Bachelorabschluss entsprechen. Zum anderen zeichnet sich auch in der Schweiz zunehmend ein Mangel an hochqualifizierten Pflegefachpersonen ab. Durch die Möglichkeit des NTE soll die Attraktivität des Berufes gestärkt und die Verweildauer in der Pflege erhöht werden (Eidgenössisches Departement für Wirtschaft, Bildung und Forschung 2014).

Voraussetzung für den NTE ist eine abgeschlossene, altrechtliche Pflegeausbildung auf Tertiärstufe B, mindestens zwei Jahre Berufserfahrung und der erfolgreiche Abschluss einer beruflichen alt- oder neurechtlichen Pflegeweiterbildung (z. B. HöFa I, HöFa II, NDK oder NDS). Zusätzlich müssen die Pflegefachpersonen eine Weiterbildung auf Hochschulstufe im Umfang von insgesamt 10 ECTS-Punkten nachweisen (dies entspricht in der Regel zwei

Modulen in einem Studiengang, z. B. in Geriatric Care). Pflegefachpersonen, die über einen HöFa II Abschluss verfügen, sind hingegen nicht verpflichtet, eine Weiterbildung auf Hochschulstufe zu absolvieren. Sind diese Voraussetzungen erfüllt, kann der nachträgliche Titelerwerb beantragt und die Berufsbezeichnung „Diplomierte Pflegefachperson FH" geführt werden. Der Antrag und die Anerkennung sind kostenpflichtig.

11.5 Unterschiede in der deutschen und der französischen Schweiz

In der Auseinandersetzung mit dem Schweizer Bildungssystem muss stets berücksichtigt werden, dass das Land – wie oben bereits erwähnt – über vier Sprachregionen verfügt. Die kulturellen Unterschiede zwischen diesen Regionen sind mitunter beträchtlich. Dies spiegelt sich auch im Bereich der Pflege wider. Da die Pflegeausbildung auf Kantonsebene umgesetzt wird, stellt sich dies insbesondere für den deutsch- und den französischsprachigen Teil seit 2004 mit der Einführung des BBG unterschiedlich dar.

Im deutschsprachigen Teil bestehen nach wie vor zwei Ausbildungsmöglichkeiten für den Pflegeberuf. Zum einen an einer höheren Fachschule mit Abschluss als diplomierte Pflegefachperson HF. Zum anderen kann die Ausbildung an einer Hochschule absolviert und der Titel diplomierte Pflegefachperson FH bzw. BScN erworben werden. Beide Abschlüsse sind auf der Tertiärstufe angesiedelt und werden in Tertiär A (Hochschule) und Tertiär B (Höhere Fachschule) aufgeteilt. In der Westschweiz – im französischsprachigen Landesteil – hat man entschieden, nur einen Bildungsabschluss auf der Tertiärstufe anzubieten. So wurden dort alle altrechtlichen Bildungsabschlüsse mit der neuen Regelung in die Fachhochschulen überführt.

11.6 Neue gesetzliche Rahmenbedingungen

Im Jahr 2016 hat das Schweizer Parlament das Gesundheitsberufegesetz (GesBG) diskutiert und Ende des Jahres verabschiedet. Diese neue gesetzliche Regelung wurde nötig, da das Fachhochschulgesetz durch das Hochschulförder- und –koordinationsgesetz abgelöst und so die Pflegeausbildung auf Hochschulstufe neu geregelt wurde. Das GesBG fördert im Interesse der öffentlichen Gesundheit die Qualität in den Gesundheitsberufen und regelt dazu die Abschlusskompetenzen auf Bachelorstufe folgender Berufe gesamtschweizerisch: Pflege, Physiotherapie, Ergotherapie, Ernährung und Diätetik, Hebammen, Optometrie und Osteopathie. Dies bedeutet für die Pflege, dass die Hochschulausbildungen in der deutsch- und in der französischsprachigen Schweiz vereinheitlicht und somit besser vergleichbar werden.

Ein nationales Register ermöglicht durch das neue Gesetz darüber hinaus die schweizweite Rückverfolgung von Abschlüssen und Disziplinarmaßnahmen und trägt dadurch zu Transparenz und Qualität bei (Baumgartner et al. 2016). Im GesBG ist darüber hinaus die obligatorische Programmakkreditierung der pflege- und gesundheitsbezogenen Studiengänge festgehalten. Dabei ist einzig für die Osteopathie der Abschluss des Konsekutivmasters (MSc) geregelt, nicht aber für die anderen Berufe (BAG 2016).

Die Entscheidung, die Masterstufe im GesBG nicht zu regeln, ist vor allem für die Pflegewissenschaft und die praktische Pflege relevant. Der Gesetzgeber vertritt die Auffassung, dass der Pflegeexperte in der Funktion von Advanced Nursing Practice (ANP) nicht genügend definiert und in der Praxis noch zu wenig etabliert sei. Wie bei allen Gesetzen besteht ca. fünf Jahre nach Inkrafttreten des Gesetzes die Möglichkeit einer Revision, d. h. in Bezug auf das GesBG circa ab dem Jahr 2023. Bis dahin gilt es die Zeit zu nutzen, um die Rolle der MScN klar und eindeutig zu beschreiben, sodass sie auch in die Landessprachen übersetzbar ist. Dazu ist von Berufsverbänden, Fachhochschulen und Universitäten zusammen mit der Pflegepraxis ein gemeinsames Vorgehen erforderlich, damit die Kompetenzen der Masterstufe im Sinne der Patientensicherheit und interprofessionellen Zusammenarbeit bei der Revision ins GesBG integriert werden können (Baumgartner et al. 2016).

11.7 Zukünftige Entwicklungen

In den vergangenen Jahren wurden und werden immer wieder der Umfang der Eigenverantwortlichkeit des Pflegeberufes und die damit in Verbindung stehenden praktischen Kompetenzen diskutiert. Der Schweizer Bundesrat hat am 23. März 2016 entschieden, dass Pflegefachpersonen Leistungen weiterhin nur auf Anordnung – in der Regel durch den ärztlichen Dienst – erbringen sollen. Daher lehnte er die 2011 eingereichte parlamentarische Initiative „Gesetzliche Anerkennung der Verantwortung der Pflege (Joder)" des Nationalrates Rudolf Joder ab, die diesen Systemwechsel forderte. Gestützt auf das Krankenversicherungsgesetz (KVG) arbeiten Berufsangehörige der Pflege somit weiterhin für die medizinische Diagnose und Therapie auf Delegationsbasis und können in der häuslichen und ambulanten Gesundheitsversorgung ihre Leistungen, die in der Krankenpflege-Leistungsverordnung (KLV, Art. 7) aufgeführt sind, nur mit einer ärztlichen Verordnung mit den Krankenversicherungen abrechnen (Baumgartner et al. 2016).

Die Pflegewissenschaft wird national und international als angewandte Wissenschaft verstanden, die das Wohl von Patienten sowie deren Angehörigen ins Zentrum stellt und für die Zielerreichung betriebliche und gesetzliche Rahmenbedingungen berücksichtigt und untersucht. Die interprofessionelle Zusammenarbeit stützt sich dabei nicht nur auf überfachliche Schlüsselkompetenzen, sondern auch darauf, dass jeder Akteur im Behandlungsteam die eigene berufliche Perspektive in die gemeinsamen Ziele einbringt, um so wirksam und effizient bestehende Probleme lösen zu können. Für die gesellschaftlich wichtigen Aufgaben gelten für Pflegefachpersonen hohe Standards der Berufsausübung. Entsprechend gibt es in der Bildung und Berufspraxis seit Jahrzehnten gesetzliche Richtlinien, die das Anspruchsniveau der professionellen Pflegearbeit festlegen (Baumgartner et al. 2016). Parallel dazu lancierte der Schweizer Berufsverband für Krankenpflege (SBK) im Jahr 2016 eine Volksinitiative als „Pflegeinitiative", die ab Januar 2017 mit verschiedenen Aktionen auf die Rahmenbedingungen der Pflege aufmerksam macht und das Anliegen der Eigenverantwortlichkeit der Pflege mit einer geplanten Volksentscheidung zur Abstimmung bringt.

Literatur

BAG (2016). Gesetz über die Gesundheitsberufe. http://www.
gesbg.admin.ch/index.html?lang=de (Zugegriffen am 23.
Dezember 2016).

Baumgartner, U., Bischofberger, I. & Steudter, E. (2016). *Von
Maastricht über Aarau nach Zürich. 20 Jahre Maastricht-
WE`G und 10 Jahre Kalaidos Fachhochschule Gesundheit.*
Zürich: Careum Verlag.

Eidgenössisches Departement für Wirtschaft, Bildung und
Forschung WBF (2014). *Änderung der Verordnung des WBF
über den nachträglichen Titelerwerb des Fachhochschul-
titels.*

Institut für Pflegewissenschaft (2008). Geschichte des
Instituts. Prolog 1999–1990. https://nursing.unibas.ch/
institut/institut-fuer-pflegewissenschaft/geschichte/
prolog-1999-1990/ (Zugegriffen am 21. Dezember 2016).

Joint Quality Initiative (2004). Gemeinsame „Dublin Descriptors" für Bachelor-, Master- und Promotionsabschlüsse.
Unter: www.fibaa.org/uploads/media/Dublin-Descrip-
tors-Deut_03.pdf (Zugegriffen am 20. Februar 2017).

Ludwig, I. (2006) (Hrsg.). *Studieren geht über Probieren. Pflegewissenschaft und Pflegeentwicklung in der Schweiz*. Nidda:
Verlag hpsmedia.

Ludwig, I.& Schäfer, M. (2011). Die Differenzierung der beruf-
lichen Funktionen in der Pflege als Herausforderung und
Chance. In: S. Käppeli, (Hrsg.). *Pflegewissenschaft in der
Praxis. Eine kritische Reflexion*. Bern: Huber.

Mühlherr, L. (2007). *Arbeit – Beruf – Profession: der Weg zur
Fachhochschule. Zentrale Ereignisse der Berufsbildung in der
Krankenpflege*. Institut für Pflege, Department Gesundheit, Zürcher Hochschule für Angewandte Wissenschaften ZHAW, Winterthur.

OdASanté (2016). Schweizerische Bildungssystematik Gesundheit. https://www.odasante.ch/bildungssystematik/
(Zugegriffen am 19. Dezember 2016).

SBK (2015). Merkblatt Berufsbezeichnungen. http://www.
sbk.ch/de/bildung/berufstitel.html (Zugegriffen am 21.
Dezember 2016).

Schäfer, M. (2004). Bildungsreform und deren Konsequenzen
für die Aus- und Weiterbildung des Bereichs Pflege und
Betreuung. In: I. Ludwig, R. Mahrer, L. Imhof & M. Schäfer
(Hrsg.). *Pflege lehren und lernen. Pädagogische und fach-
didaktische Impulse zur Ausbildung im Gesundheitswesen.*
Bern: hep, S. 137–156.

Schäfer, M. (2006). Integration der Gesundheitsberufe ins
schweizerische Bildungssystem: Ein Meilenstein in der
Professionalisierung der Pflege. In: I. Ludwig (Hrsg.).
*Studieren geht über Probieren: Pflegewissenschaft und
Pflegentwicklung in der Schweiz*. Nidda: hpsmedia,
S. 130–135.

Schäfer, M., Scherrer, A. & Burla, L., (2013). *Bildungsabschlüsse
im Bereich Pflege und Betreuung. Systematische Übersichts-
arbeit*. (Obsan Dossier 24), Neuchâtel: Schweizerisches
Gesundheitsobservatorium.

Die Bildungspyramide der Pflegeberufe in Österreich

Von der Pflegeassistenz bis zum Doktorat der Pflegewissenschaft

Christa Them, Jutta Wetzlmair, Eva Schulc

12.1   Novelle zum Gesundheits- und Krankenpflegegesetz – 132

12.2   Der Weg zur Akademisierung – 133

12.3   Aktueller Stand der Pflegeausbildungen – 133

12.4   Ausblick – 138

Literatur – 139

© Springer-Verlag GmbH Deutschland 2018
K.-H. Sahmel (Hrsg.), *Hochschuldidaktik der Pflege und Gesundheitsfachberufe*,
https://doi.org/10.1007/978-3-662-54875-2_12

In Österreich erfolgten mit dem Inkrafttreten des Gesundheits- und Krankenpflegegesetzes (GuKG) im Jahr 1997 grundlegende Änderungen in den damaligen dreijährigen Ausbildungen (allgemeine Gesundheits- und Krankenpflege, Kinder- und Jugendlichenpflege, psychiatrische Gesundheits- und Krankenpflege) zum Krankenpflegefachdienst, welcher damals (alle drei Sparten) die neue Berufsbezeichnung „Gehobener Dienst für Gesundheits- und Krankenpflege" (folgend GuKP genannt) (GuKG 1997, § 1) erhalten hat.

Im Rahmen der allgemeinen GuKP-Ausbildung wurden pflege- und gesundheitsbezogene Unterrichtsfächer (wie etwa „Hauskrankenpflege", „Palliativpflege", „Gesundheitserziehung und Gesundheitsförderung im Rahmen der Pflege" u. a.), sowie das Unterrichtsfach „Grundlagen der Pflegewissenschaft und Pflegeforschung" *neu* in den Fächerkanon aufgenommen, sowie bestehende Unterrichtsfächer (wie z. B. „Gesundheits- und Krankenpflege", „Pflege alter Menschen") im Gesamtstundenausmaß erhöht (Gesundheits- und Krankenpflege-Ausbildungsverordnung 1998, Anlage 1, S. 885ff., folgend GuK-AV genannt). Die Erhöhung an Ausbildungsstunden in zuvor genannten Fächern implizierte eine Reduktion an Unterrichtsstunden in Fächern mit medizinischen Inhalten. Zudem wurde die Dauer der allgemeinen GuKP- sowie der Kinder- und Jugendlichenpflege-Ausbildung von vier Jahren auf drei Jahre reduziert (die psychiatrische Ausbildung dauerte zum damaligen Zeitpunkt schon drei Jahre). Es erfolgte eine gesetzliche Streichung des ersten Ausbildungsjahres, welches bis zu diesem Zeitpunkt der Vertiefung der Allgemeinbildung sowie der Vorbereitung auf die Fachausbildung für Schüler dienen sollte. Das Gesamtstundenausmaß der dreijährigen Ausbildungen wurde von vormals 5.100 Stunden auf 4.600 Stunden reduziert. Von der Reduktion an Stunden war ausschließlich der praktische Ausbildungsbereich betroffen (Them und Landenberger 2005, S. 148f.).

Zusätzlich war neu, dass das Berufsbild der Pflegehilfe, welches im Jahr 1991 im Rahmen der damaligen Ausbildungen zum Sanitätshilfsdienst gesetzlich erlassen wurde (Beran und Haslinger 1991, S. 165f.), als Gesundheits- und Krankenpflegeberuf definiert im GuKG (1997, § 1) entsprechende gesetzliche Berücksichtigung fand. Die einjährige Ausbildung zur Pflegehilfe sah ein Gesamtstundenausmaß von 1.600 Stunden (800 Stunden in Theorie sowie 800 Stunden in Praxis) vor (GuKG 1997, § 92, Abs. 1). Diese erfuhr im Rahmen der Pflegehilfe-Ausbildungsverordnung (Pflh-AV 1999) in Anlehnung an die GuK-AV (1998) eine Vielzahl ausbildungsspezifischer Regelungen, wie z. B. Definition von Ausbildungszielen und didaktischer Grundsätze, Qualifikation der Lehrkräfte, Durchführung des theoretischen und praktischen Unterrichts u.v.m.

Im Jahr 2007 wurde durch das Gesundheitsberufe-Rechtsänderungsgesetz (GesBRÄG 2007, § 28, Abs. 2) die Rechtsgrundlage geschaffen, die Ausbildung zur allgemeinen GuKP im Rahmen eines Bachelorstudiums auch an Fachhochschulen zu ermöglichen. Die entsprechende Fachhochschul-Gesundheits- und Krankenpflegeausbildungsverordnung (FHGuK-AV) wurde im Jahr 2008 erlassen.

Eine im Jahr 2009 vom Bundesministerium für Gesundheit beauftragte und von der Gesundheit Österreich GmbH (GÖG, 2012) durchgeführte Evaluierung zu Ausbildungsbereichen der GuKP zeigte die dringliche Notwendigkeit auf, alle Pflegeausbildungsbereiche neu zu gestalten (z. B. Aufwertung der Pflegehilfe zur Pflegeassistenz, generalistische Ausbildung des Gehobenen Dienstes im Hochschulbereich, bedarfsorientierte Spezialisierungen).

Ausgehend von Reformvorschlägen des GÖG erarbeitete das Bundesministerium für Gesundheit im Jahr 2014 ein Reformkonzept für die Umsetzung der „Pflegeausbildungen NEU" und erstellte entsprechende Maßnahmenpakete. Nach einer mehrjährigen Vorbereitungsphase, in welcher eine Vielzahl an Experten im Gesundheits- und Bildungswesen involviert war, trat die viel diskutierte Novelle zum GuKG im September 2016 in Kraft.

12.1 Novelle zum Gesundheits- und Krankenpflegegesetz

Die Novelle zum Gesundheits- und Krankenpflegegesetz (2016; folgend GuKG-Novelle 2016 genannt), beinhaltet folgende Eckpunkte:

- Es erfolgten eine zeitgemäße Gestaltung und Aufwertung des Berufsbildes und des Tätigkeitsbereiches der Pflegehilfe einschließlich Umbenennung des Berufsbildes in Pflegeassistenz (GuKG-Novelle 2016, §§ 82, 83).

- Ein neues Pflegeberufsbild – die Pflegefach-assistenz – wurde eingeführt mit auf die Pflegeassistenz aufbauenden und erweiternden beruflichen Qualifikationen (GuKG-Novelle 2016, §§ 82, 83a).
- Bis längstens zum Januar 2024 laufen die speziellen Grundausbildung(en) des Gehobenen Dienstes für Kinder- und Jugendlichenpflege und psychiatrische GuKP zugunsten einer generalistischen Ausbildung in der allgemeinen GuKP aus. Zudem hat bis dahin eine vollständige Überführung der allgemeinen GuKP-Ausbildung in den tertiären Sektor (im Rahmen von Fachhochschulstudiengängen) zu erfolgen (GuKG-Novelle 2016, § 117, Abs. 27).
- Neu im Zusammenhang mit Spezialisierungen im Pflegebereich ist, dass deren Ausbildungen auf tertiärem Niveau mit mindestens 90 ECTS theoretischer und praktischer Ausbildung zu erfolgen haben und nach Abschluss zu einer Befugniserweiterung in der Ausübung an Tätigkeiten im entsprechenden Spezialbereich führen (GuKG-Novelle 2016, § 70, Abs. 1–3).

12.2 Der Weg zur Akademisierung

Die ersten Bestrebungen zur Förderung der Akademisierung der Pflege gab es in Österreich Anfang der 1970er-Jahre. Seit Mitte der 1980er-Jahre war es im Rahmen eines Pädagogikstudiums in Graz möglich, ein Fächerbündel „Pflegewissenschaft" zu studieren. Die erste Institutionalisierung der Pflegeforschung erfolgte 1992 in Wien mit der Einrichtung einer Abteilung für Pflegeforschung des Instituts für Pflege- und Gesundheitssystemforschung der Johannes-Kepler-Universität Linz. An der Universität Wien wurden seit 1998 Vorlesungen in der „Reihe Pflegewissenschaft" angeboten, die im Studienjahr 1999/2000 zur Einführung des „Individuellen Diplomstudiums (IDS) Pflegewissenschaft" führten. Das „IDS Pflegewissenschaft" dauerte mindestens acht Semester und endete mit dem akademischen Grad „Magister/Magistra der Philosophie". Das Interesse an dem Studium war groß (Them und Landenberger 2005, S. 148). Zeitweise waren pro Studienjahr mehr als 1.000 Studenten in dieser Studienrichtung

inskribiert. 2013 lief das „IDS Pflegewissenschaft" an der Uni Wien aus, da parallel bereits im Wintersemester 2011/12 mit einem Masterstudium der Pflegewissenschaft begonnen wurde (Universität Wien 2016a).

Die Möglichkeit eines „Studiums regulare" der Pflegewissenschaft besteht an österreichischen Universitäten seit dem Wintersemester 2004/05 an der Medizinischen Universität Graz (Medizinische Universität Graz 2016), ebenso seit dem Wintersemester 2004/05 an der UMIT – Private Universität für Gesundheitswissenschaften, Medizinische Informatik und Technik (UMIT 2016), seit Wintersemester 2007/08 an der PMU – Paracelsus Private Medizinuniversität Salzburg (PMU 2016) und – wie bereits zuvor erwähnt – seit 2011 an der Universität Wien (Universität Wien 2016).

12.3 Aktueller Stand der Pflegeausbildungen

Die aktuellen Ausbildungen für Pflegeberufe in Österreich werden anhand einer fünfstufigen Bildungspyramide (◯ Abb. 12.1), innerhalb welcher die einzelnen Pflegequalifikationsstufen *aufeinander aufbauen* und *durchlässig aufeinander abgestimmt* sind, dargestellt. Basen dafür stellen das Qualifikationsmodell des International Council of Nursing (ICN 2009) sowie des Österreichischen Gesundheits- und Krankenpflegeverbandes – Landesverband Steiermark (ÖGKV-LV Stmk. 2011) dar. Die Pyramide verdeutlicht, dass das Bildungssystem für Pflegeberufe nicht nur breit für Basiskräfte angedacht ist, sondern es auch an der Spitze an Pflegepersonen bedarf, die einen pflegewissenschaftlichen Abschluss zumindest auf Masterniveau vorweisen können. Die Frage, ob die Bildungspyramide für Pflegeberufe unter dem Aspekt von künftigen Ausbildungszahlen zu sehen ist, ist noch nicht geklärt. So postuliert eine Gruppe an Verantwortlichen im Gesundheitswesen im Sinne der Gewährung einer hohen bis sehr hohen Pflegequalität für Patienten und Klienten ein Beibehalten, ja sogar ein Erhöhen von Ausbildungszahlen von Studierenden auf Fachhochschulniveau, während umgekehrt eine andere Gruppe an Verantwortlichen unter dem Aspekt der dringlichen Kostenreduktion ein Senken von Ausbildungszahlen von

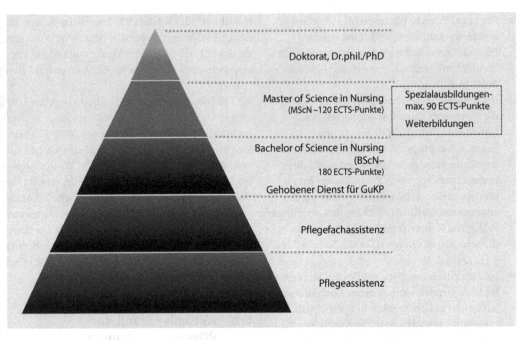

Abb. 12.1   Die Bildungspyramide der Pflegeberufe in Anlehnung an: ICN (2009) u. ÖGKV-LV Stmk. (2011)

Studierenden auf Fachhochschulniveau zugunsten einer Steigerung der Ausbildungszahlen im Pflegeassistenz- bzw. Pflegefachassistenzbereich thematisiert.

■ **Stufe 1: Die Ausbildung zur Pflegeassistenz**

Die einjährige Ausbildung zur *Pflegehilfe* ging vom Tag der Erlassung der GuKG-Novelle (2016, § 113a) in die Ausbildung zur Pflegeassistenz über. Eine Übergangsfrist für laufende Ausbildungen wurde gesetzlich nicht definiert. Die Ausbildung dauert, wie im Rahmen der Pflegehilfe, nach wie vor in Vollzeit ein Jahr, das Gesamtstundenausmaß von 1.600 Stunden blieb beibehalten. Es wurde gesetzlich definiert, dass mindestens die Hälfte an Ausbildungsstunden hierbei auf die theoretische und mindestens ein Drittel auf die praktische Ausbildung zu entfallen haben (GuKG-Novelle 2016, § 92, Abs. 1). Ausbildungen zur Pflegeassistenz finden im Rahmen von Lehrgängen weiterhin an Gesundheits- und Krankenpflegeschulen statt. Dies impliziert, dass Gesundheits- und Krankenpflegeschulen auch nach der Verlagerung der Ausbildung zum Gehobenen Dienst für GuKP an Fachhochschulen weiterhin Bestand haben werden.

Pflegeassistenten dürfen, wie zuvor Pflegehelfer auch, an den von Angehörigen des Gehobenen Dienstes für GuKP übertragenen Pflegemaßnahmen (diese sind: Mitwirkung beim Pflegeassessment, Beobachtung des Gesundheitszustandes, Durchführung von Pflegemaßnahmen, Information, Kommunikation, Begleitung) mitwirken und diese auch durchführen (GuKG-Novelle 2016; § 83, Abs. 1, 2). Im Rahmen des Tätigkeitsbereiches „Mitwirkung bei Diagnostik und Therapie" wurde die Durchführung folgender vier Tätigkeiten gesetzlich neu normiert. Diese sind:

- Blutentnahme aus der Vene (ausgenommen bei Kindern),
- Durchführung von Mikro- und Einmalklistieren,
- Absaugen aus den oberen Atemwegen sowie dem Tracheostoma in stabilen Pflegesituationen,
- Verabreichung von lokal, transdermal sowie über Gastrointestinal- und/oder Respirationstrakt zu verabreichenden Arzneimitteln (GuKG-Novelle 2016, § 83, Abs. 4).

Darauf abgestimmte curriculare Anpassungen sind laut Bundesministerium für Frauen und Gesundheit (2016) bereits in laufenden Ausbildungen vorzunehmen. Dagegen dürfen Personen, welche die Pflegehelferausbildung gemäß Ausbildungsverordnung (PFlh-AV 1999) absolviert haben, die betroffenen Tätigkeiten erst nach Erwerb der erforderlichen Kenntnisse und Fertigkeiten, die mittels Fortbildungen erworben wurden, durchführen.

- **Stufe 2: Die Ausbildung zur Pflegefachassistenz**

Die Ausbildung zur *Pflegefachassistenz* dauert in Vollzeit zwei Jahre und umfasst 3.200 Stunden, wobei mindestens die Hälfte auf die theoretische und mindestens ein Drittel auf die praktische Ausbildung zu entfallen haben (GuKG-Novelle 2016, § 92, Abs. 2). Dem Berufsbild der Pflegefachassistenten wurde eine eigenverantwortliche Durchführung der ihnen von Angehörigen des Gehobenen Dienstes für GuKP oder Ärzten übertragenen Aufgaben und Tätigkeiten gesetzlich zuerkannt. Zudem obliegt dieser Pflegeberufsgruppe die Anleitung und Unterweisung von Auszubildenden der Pflegeassistenzberufe (GuKG-Novelle 2016, § 83a, Abs. 1). Es ist davon auszugehen, dass die Ausbildung in weiten Teilen inhaltlich der aktuellen dreijährigen Ausbildung zur allgemeinen Gesundheits- und Krankenpflege entsprechen wird. An einem bundesweiten Ausbildungscurriculum arbeitet aktuell eine Arbeitsgruppe im Auftrag der GÖG, da mit den ersten Ausbildungen österreichweit im Ausbildungsjahr 2017/18 gestartet werden soll. Ausbildungen zur Pflegefachassistenz finden, gleich wie zur Pflegeassistenz, im Rahmen von Lehrgängen an Gesundheits- und Krankenpflegeschulen statt.

- **Stufe 3: Aktuell angebotene Ausbildungen zum Gehobenen Dienst für GuKP**

Aktuell werden Ausbildungen zum Gehobenen Dienst für GuKP in folgenden drei Varianten in Österreich angeboten:

Variante 1: Ausbildungen in der allgemeinen GuKP, Kinder- und Jugendlichenpflege, psychiatrischen GuKP an Gesundheits- und Krankenpflegeschulen Genannte drei Ausbildungen haben in Verbindung mit einer Krankenanstalt zu stehen (GuK-AV 1998, § 49), dauern drei Jahre und umfassen 4.600 Ausbildungsstunden (davon mindestens 2.000 Stunden in Theorie und mindestens 2.460 Stunden in Praxis). Explizit geregelt sind die Ausbildungen in

der GuK-AV (1998). Für alle drei Ausbildungen existieren entsprechende Ausbildungscurricula (ÖBIG/GÖG 2008, ÖBIG 2004, 2003), die eine österreichweite inhaltliche Vereinheitlichung der Ausbildungen zur Folge hatten. Wie bereits zuvor angeführt, laufen die speziellen Grundausbildungen des Gehobenen Dienstes für Kinder- und Jugendlichenpflege sowie für psychiatrische GuKP zugunsten der allgemeinen GuKP-Ausbildung auf Fachhochschulniveau mit spätestens 1. Januar 2024 aus (GuKG-Novelle 2016, § 117, Abs. 27).

Variante 2: Die Fachhochschul-Gesundheits- und Krankenpflegeausbildung Die Richtlinie zur Anerkennung von Berufsqualifikationen (Amtsblatt der Europäischen Union 2013, Abs. 20) stellt die Basis der allgemeinen Pflegeausbildung auf Fachhochschulniveau dar. Die Fachhochschul-Gesundheits- und Krankenpflegeausbildung dauert drei Jahre und umfasst 180 ECTS-Punkte. Absolventen erhalten den Titel Bachelor of Science sowie die Berufsberechtigung zur Ausübung von Tätigkeiten im Gehobenen Dienst für GuKP (GesBRÄG 2007, § 28, Abs. 5).

Entsprechende Studiengänge werden aktuell bereits an sieben Fachhochschulen in Österreich (Fachhochschule (FH) Wiener Neustadt für Wirtschaft u. Technik GmbH; FH Burgenland GmbH; FH Salzburg GmbH; IMC FH Krems; FH St. Pölten; FH Campus Wien; FH Joanneum GmbH) angeboten. Der FH-Campus Wien verfügt aktuell zudem über drei dislozierte Ausbildungsstandorte in Linz, Ried und Wien. Mit Erlass der GuKG-Novelle (2016) ist zu erwarten, dass in allen Bundesländern Österreichs eine rasche Überführung der bestehenden dreijährigen schulischen Pflegeausbildungen auf Fachhochschulniveau angestrebt wird. Alle Fachhochschulstudiengänge sind vor Studienbeginn einer Akkreditierung durch die Agentur für Qualitätssicherung und Akkreditierung Austria zuzuführen (GesBRÄG 2007, § 28, Abs. 4).

Variante 3: Ausbildungen zum Gehobenen Dienst für Gesundheits- und Krankenpflege in Kombination mit dem Bachelorstudium der Pflegewissenschaft an Universitäten Die UMIT war die erste Ausbildungsstätte in Österreich, die mit dem „Kombistudium Pflege", einer Kombination der Pflegeausbildungen zum Gehobenen Dienst für GuKP und dem

Bachelorstudium der Pflegewissenschaft (folgend Kombiprogramm genannt) in Zusammenarbeit mit zahlreichen kooperierenden Gesundheits- und Krankenpflegeschulen in Österreich begonnen hat. In den letzten fünf Jahren sind Kooperationen mit Berufsfachschulen für Krankenpflege in Deutschland hinzugekommen (UMIT 2016). Diesem innovativen Ausbildungskonzept folgten die PMU Salzburg mit dem 2-in-1-Modell, die auch mit mehreren Gesundheits- und Krankenpflegeschulen in Österreich und Berufsfachschulen für Krankenpflege in Deutschland kooperiert (PMU 2016), und die Medizinische Universität Graz, die ausschließlich mit Gesundheits- und Krankenpflegeschulen im Bundesland Steiermark kooperiert (Medizinische Universität Graz 2016). Die Ausbildungsdauer der Kombiprogramme variiert zwischen dreieinhalb Jahren an der UMIT und der PMU sowie vier Jahren an der Medizinischen Universität Graz.

Die universitären inhaltlichen Schwerpunkte der Kombiprogramme liegen auf folgenden Säulen:

a. Forschungsgeleitete GuKP,
b. Kooperation und Vernetzung,
c. Wissenschaft und Forschung (UMIT, PMU 2012).

Da die GuKG-Novelle (2016) ein Auslaufen bestehender dreijähriger Ausbildungen zum Gehobenen Dienst für GuKP vorsieht, werden die Kombiprogramme in den nächsten Jahren enden. Die Medizinische Universität Graz hat bereits auf die gesetzlichen Neuentwicklungen reagiert, indem im Wintersemester 2016/17 letztmalig mit dem Kombiprogramm in Kooperation mit Gesundheits- und Krankenpflegeschulen begonnen wurde. Das Kombiprogramm ist somit mit Auslaufen des letzten Studienganges im Sommersemester 2019 im Bundesland Steiermark Geschichte. Interessant ist der Aspekt, dass an der Medizinischen Universität Graz kein universitäres Bachelorstudium der Pflegewissenschaft neu angeboten werden soll. Auf deren Homepage (Medizinische Universität Graz 2016) ist zu lesen, dass „ab dem Studienjahr 2017/18 das Bachelorstudium der Pflegewissenschaft ausschließlich in Form einer dreijährigen Ausbildung zur allgemeinen GuKP an der Fachhochschule Joanneum GmbH in Graz absolviert werden kann".

„Pflegeausbildung neu" in Tirol

Mit Inkrafttreten der GuKG-Novelle (2016) wurde evident, dass österreichweit längstens bis Januar 2024 die Ausbildungen zum Gehobenen Dienst für GuKP auf Fachhochschulniveau zu überführen sind. Als daraus abgeleitete Konsequenz kann das bestehende „Kombistudium Pflege", im Rahmen dessen die UMIT Hall in Tirol seit dem Wintersemester 2007/08 mit allen Gesundheits- und Krankenpflegeschulen in Tirol kooperiert, als ein „Auslaufmodell" angesehen werden.

Im Bundesland Tirol gibt es aktuell zwei tertiäre Ausbildungsträger: die Fachhochschule Gesundheit am Standort Innsbruck (folgend fhg genannt) und die UMIT Hall in Tirol, welche vornehmlich Studien und/oder Studienprogramme mit dem Fokus Qualifizierung von Menschen in den Gesundheitsberufen in ihrem Ausbildungsportfolio aufweisen. Mit Inkrafttreten der GuKG-Novelle (2016) war es naheliegend, dass in Tirol die Pflegeausbildung auf Fachhochschulniveau künftig an der fhg in Innsbruck angeboten wird.

Den politisch Verantwortlichen in Tirol waren allerdings vor Überführung der Pflegeausbildung an die fhg zwei Aspekte von wesentlicher Bedeutung:

1. Die Einbindung der Universität UMIT, welche bereits langjährige Erfahrung im Angebot pflegewissenschaftlicher Studienprogramme (vom Bachelor- bis zum Doktorat der Pflegewissenschaft) aufweist. In diesem Kontext lautet der Auftrag, dass fhg und UMIT im Rahmen eines Kooperations-Programmes einen Fachhochschulstudiengang Pflege curricular entwickeln und gemeinsam anbieten sollen. Die UMIT soll dabei vornehmlich die gesundheits- und pflegewissenschaftlichen Unterrichtsfächer, die fhg vornehmlich die pflege- und berufsbezogenen Unterrichtsfächer verantworten.

2. Gewährleistung einer tirolweiten, wohnortnahen und praxisnahen Ausbildung in gelebter Vernetzung mit den Bezirkskrankenhäusern Kufstein, Lienz, Reutte, Schwaz und Zams, mit der Folge, dass fünf bestehende Gesundheits- und Krankenpflegeschulen in Tirol (Kufstein, Lienz, Reutte, Schwaz und Zams) als dislozierte Studienstandorte von fhg und UMIT fungieren sollen. Der sechste Standort – die GuKP-Schule in Innsbruck – wird am Hauptcampus der fhg verortet sein.

Es ist geplant, ab dem Wintersemester 2018/19 mit einem Fachhochschulstudiengang Pflege in Form eines Kooperations-Programmes zwischen fhg und UMIT am Standort Innsbruck, welcher den Hauptstandort der fhg darstellt und disloziert am Standort Schwaz zu beginnen. Die Jahre danach soll der Fachhochschulstudiengang Pflege auf die weiteren dislozierten Ausbildungsstandorte ausgeweitet werden. Aktuell arbeiten Experten der fhg und UMIT sowie anderer Gesundheitseinrichtungen Österreichs an dem Antrag auf Akkreditierung des Studienganges Pflege als Fachhochschulstudiengang in Form eines Kooperations-Programmes (FHStG 2016 §3(10)), welcher an die Argentur für Qualitätssicherung und Akkreditierung Austria zu richten ist (FHStG 2016, §8(1)).

- **Stufe 4: Spezialaus- und Weiterbildungen im Pflegebereich**

Zu sieben bis dato gesetzlich definierten setting- und zielgruppenspezifischen Spezialbereichen der Pflege (diese sind: Kinder- und Jugendlichenpflege; psychiatrische GuKP; Intensiv-, Anästhesiepflege und Pflege in der Nierenersatztherapie; Operationsbereich; Krankenhaushygiene (GuKG 1997, § 17, Abs. 2) wurden drei neue Spezialbereiche gesetzlich normiert. Diese sind: „Wundmanagement und Stomaversorgung", „Hospiz- und Palliativversorgung" und „Psychogeriatrische Pflege" (GuKG-Novelle 2016, § 17, Abs. 2). Zusätzlich finden sich in der GuKG-Novelle (2016, § 17, Abs. 2) Spezialisierungen für „Lehrund Führungsaufgaben", wie bereits im GuKG (1997, §§ 23-26) angeführt.

Für die Ausübung genannter zwölf Spezialisierungen der Pflege haben diplomierte Pflegepersonen *Spezialausbildungen* (Sonderausbildungen) zu absolvieren. Neu in diesem Zusammenhang ist, dass diese künftig auf tertiärem Bildungsniveau mit mindestens 90 ECTS theoretischer und praktischer Ausbildung und entweder als in sich geschlossene Studiengänge oder auf zwei Niveaus in Lehrgängen mit Einzelabschlüssen anzubieten sind (GuKG-Novelle 2016, § 70a, Abs. 1-3).

- Lehrgänge auf Niveau 1 haben medizinische, pflegerische und wissenschaftliche Vertiefungen in den entsprechenden Spezialbereichen der Pflege zum Inhalt und sind im Umfang von mindestens 30 ECTS-Punkten anzubieten. Absolventen erhalten *keine Befugniserweiterung* in der Ausübung von Tätigkeiten im Spezialbereich (GuKG-Novelle 2016, § 70a, Abs. 2).
- Lehrgänge auf Niveau 2 setzen inhaltlich auf das Niveau 1 im entsprechenden Spezialbereich auf und haben medizinische, pflegerische und wissenschaftliche Vertiefungen im Ausmaß von mindestens 60 ECTS-Punkten zum Inhalt. Absolventen erfahren *eine Befugniserweiterung* in der Ausübung von Tätigkeiten im Spezialbereich (GuKG-Novelle 2016, § 70a, Abs. 3).

Wesentlich im Kontext mit der Spezialausbildung für Lehraufgaben erscheint, dass deren Absolvierung in Zukunft ausschließlich für Lehrkräfte von Bedeutung sein wird, welche im Rahmen der Pflegeassistenz- und Pflegefachassistenzausbildungen unterrichten. Die Qualifikation von Lehrkräften an Fachhochschulen orientiert sich an der FHGuK-AV (2008, § 6, Abs. 1-3). Demnach haben Lehrkräfte eine Berufsberechtigung in der allgemeinen GuKP sowie eine mindestens zweijährige Berufserfahrung in der allgemeinen GuKP und eine entsprechende pädagogisch-didaktische Eignung nachzuweisen. Weder im FHStG (2016) noch in der FH-GuK-AV (2008) sind konkrete Aussagen dazu zu finden, welchen akademischen Grad Lehrpersonen, die im Rahmen eines Bachelorstudiums unterrichten, nachzuweisen haben. Auer (2005, S. 8f.) artikuliert in diesem Zusammenhang, dass „als minimale Faustregel gilt, dass, wer andere lehrt, selber mindestens eine Stufe über jenem Niveau stehen muss, auf das hin er ausbildet."

Nicht unerwähnt sollte im Kontext von pflegerischen Spezialausbildungen bleiben, dass im Rahmen der GuKG-Novelle (2016) keine Spezialausbildung in Advanced Practice Nursing (APN) gesetzlich definiert wurde, obgleich diese in der Entwicklungsphase von Fachexperten mit Nachdruck gefordert worden war. Gemäß ICN (2002, in: Neumann-Ponesch 2013, S. 8) wird unter APN eine diplomierte Pflegeperson verstanden, „die pflegerisches Expert/inn/enwissen auf Master- oder Doktoratsebene erworben hat, und die komplexe Entscheidungen treffen kann und über klinische Kompetenzen für eine erweiterte Pflegepraxis verfügt, wobei Merkmale vom Kontext und/oder Land bestimmt werden, in welchem die Pflegekraft ihre Arbeitserlaubnis erworben hat". Mit Verabschiedung der GuKG-Novelle (2016) hätte aus gesetzlicher Perspektive zum ersten Mal die Möglichkeit bestanden, für die Ausübung im Spezialbereich APN eine Spezialausbildung gesetzlich zu verankern, die einen Masterabschluss – aufbauend auf einen Bachelorabschluss – vorsieht und die diplomierte Pflegepersonen berechtigt, im Kontext von APN tätig zu sein (American Nurses Association 2004, in: Neumann-Ponesch 2013, S. 8). Die Gründe, dass APN in der GuKG-Novelle (2016) keine Berücksichtigung gefunden hat, sind vielfältig, wobei der Hauptgrund sicher darin zu sehen ist, dass die Schnittstellen zu ärztlichen Tätigkeiten, die APN-Pflegepersonen mit einem Masterabschluss in Österreich ausüben könnten, nicht entsprechend geklärt werden konnten.

Neben Spezialausbildungen können diplomierte Pflegepersonen zur fachlichen Erweiterung und Vertiefung Weiterbildungen (z. B. Basale Stimulation in der Pflege, Case and Care Management, Diabetesberatung, Familiengesundheitspflege, Gesundheitsförderung am Arbeitsplatz, …), absolvieren. Diese haben mindestens vier Wochen zu umfassen (GuKG-Novelle 2016, § 64). In der entsprechenden Weiterbildungsverordnung (GuK-WV 2010, Anlage 1) finden sich 45 Weiterbildungen im Gehobenen Dienst für GuKP definiert. Es ist anzunehmen, dass mit Anhebung der pflegerischen Grundausbildung auf Fachhochschulniveau pflegerelevante Weiterbildungen, ähnlich wie Ausbildungen für Spezialaufgaben, künftig vermehrt an Universitäten oder Fachhochschulen stattfinden werden.

- **Stufe 5: Master- und Doktoratsstudien der Pflegewissenschaft**

Konsekutive Masterstudien der Pflegewissenschaft (aufbauend auf einen Bachelorabschluss der Pflegewissenschaft) werden aktuell an der Medizinischen Universität Graz (2016), der PMU Salzburg (2016) und der UMIT Hall in Tirol (2016) angeboten. Die Universität Wien (2016) bietet seit Anbeginn ein Masterstudium der Pflegewissenschaft, ohne grundständiges Bachelorstudium der Pflegewissenschaft an. Wie bereits in Stufe 4 dargestellt, wird ab Herbst 2017 an der Medizinischen Universität Graz (2016) mit keinem weiterem Bachelorstudium der Pflegewissenschaft mehr begonnen.

Alle Masterstudien dauern in Vollzeit vier Semester. Je zwei Studienangebote schließen mit einem Master of Science (MSc.) bzw. einem Master of Science in Nursing (MScN.) ab. Die Masterstudien der Pflegewissenschaft an der Universität Wien (2016), der PMU Salzburg (2016) und der Medizinischen Universität Graz (2016) vermitteln vorwiegend pflegewissenschaftliche Inhalte, das Studium an der UMIT enthält zusätzliche Schwerpunkte in Pflegepädagogik und -management (UMIT 2016).

Neben diesen vier konsekutiven Masterstudien werden sowohl an der Donauuniversität Krems (2016) drei pflegewissenschaftliche Lehrgänge (Advanced Nursing Practice; Pflegemanagement; Gesundheits- und Pflegepädagogik) als auch am FH-Campus Wien (2016) (Advanced Nursing Counseling; Advanced Nursing Education; Advanced Nursing Practice) in Form von Universitätslehrgängen mit einem ECTS-Ausmaß von 120 Punkten angeboten. Absolventen erhalten als Abschluss einen MSc.-Titel.

Die Betitelung von Mastergraden, die nach Abschluss von pflegewissenschaftlichen Lehrgängen im Kontext beruflicher Weiterbildungen erworben wurden, ist zum Teil für Absolventen und Verantwortliche im Gesundheitswesen in Österreich verwirrend, da diese oftmals denselben Wortlaut wie Mastergrade aufgrund des Abschlusses ordentlicher (konsekutiver) Masterstudien aufweisen, nicht aber identisch mit den Mastergraden aufgrund des Abschlusses ordentlicher Studien (Masterstudien) sind. Auf Grund eines Mastergrades in der beruflichen Weiterbildung ist im Ausland nicht mit einer Zulassung zu einem Doktoratsstudium zu rechnen (bmwfw 2014). In Österreich obliegt es den Universitäten, ob für Interessierte eine Zulassung zum Doktoratsstudium unter Erfüllung von Auflagen möglich ist.

Aufbauend auf die konsekutiven Masterstudien der Pflegewissenschaft werden aktuell an der Medizinischen Universität Graz ein achtsemestriges PhD-Programm der Pflegewissenschaft mit 240 ECTS-Punkten (Medizinische Universität Graz 2016) und an der PMU Salzburg ein sechssemestriges PhD-Programm in „Nursing and Allied Health Sciences" (PMU Salzburg 2016) mit 180 ECTS-Punkten angeboten. Die UMIT (2016) Hall in Tirol sowie die Universität Wien (2016) weisen je ein sechssemestriges Doktoratsstudium der Pflegewissenschaft mit 180 ECTS-Punkten in ihrem Studienportfolio auf. Doktoratsstudierende der Pflegewissenschaft haben einen entsprechenden Beitrag mit eigener empirischer Forschung zur theoretischen Weiterentwicklung der Pflegewissenschaft zu leisten. Die Studierenden werden in der Regel von wissenschaftlichem Stammpersonal der Universität, welches über eine Venia im Bereich der Pflegewissenschaft oder verwandten Studienrichtungen verfügt, wissenschaftlich betreut.

12.4   Ausblick

Als ein Highlight der GuKG-Novelle (2016) ist sicherlich die Überführung der allgemeinen GuKP-Ausbildung in den tertiären Bereich (an

Fachhochschulen) zu bezeichnen. Unzufriedenstellend in diesem Kontext ist jedoch, dass der Gesetzgeber öffentliche und private Universitäten vom möglichen Angebot von Pflegeausbildungen mit der Verleihung der Berufsberechtigung zum Gehobenen Dienst für GuKP ausgeschlossen hat, obwohl es bereits an zwei öffentlichen und zwei privaten Universitäten seit mehr als zehn Jahren pflegewissenschaftliche Institute mit entsprechender pflegewissenschaftlicher Fachexpertise gibt. Auf existente universitäre pflegewissenschaftliche Fachexpertise im Rahmen der künftig bundesweiten Ausbildungen im Gehobenen Dienst für GuKP zu verzichten, wird seitens Verantwortlicher zweier Privatuniversitäten in Österreich, in welchen pflegewissenschaftliche Studien vom Bachelor bis zum Doktorat bzw. zum PhD bereits langjährig angeboten werden, sehr bedauert, da deren Ansicht nach, im Sinne der Weiterentwicklung der Pflegewissenschaft in Österreich, ein universitäres Studienangebot (vom Bachelorstudium der Pflegewissenschaft über Masterstudium der Pflegewissenschaft bis hin zum Doktoratsstudium der Pflegewissenschaft) als unerlässlich erscheint (UMIT, PMU 2012).

Im Bundesland Tirol soll der Ausgrenzung von Universitäten vom Bachelorstudium der Pflegewissenschaft mit Verleihung der Berufsberechtigung zur Ausübung von Tätigkeiten im Gehobenen Dienst für GuKP damit begegnet werden, dass eine Fachhochschule (fhg) und eine Privatuniversität (UMIT) im Rahmen eines Kooperations-Programmes einen Fachhochschulstudiengang Pflege gemeinsam inhaltlich verantworten. Im Sinne einer gelebten Vernetzung einer Fachhochschule, mit Fokus praxisorientierter Wissenschaft und einer Privatuniversität, mit Fokus Wissenschaftsorientierung, kann der aktuell sich in Entwicklung befindende Fachhochschulstudiengang Pflege als innovatives Pflegeausbildungskonzept für Österreich bezeichnet werden. Als großer Vorteil im Sinne der Weiterentwicklung der Pflegewissenschaft in Österreich ist zu sehen, dass pflegewissenschaftlicher Nachwuchs mit Einbindung einer Universität bereits über das Bachelorniveau herangebildet werden kann.

Abschließend ist noch anzumerken, dass die Änderungen und Erneuerungen, welche die GuKG-Novelle (2016) im Pflegeausbildungsbereich mit sich gebracht haben, als gut durchdacht und teilweise innovativ bezeichnet werden können. Dennoch wird die gelebte Zukunft – mit all ihren Herausforderungen an das Gesundheits- und Pflegesystem in Österreich – zeigen, ob die im Gesetz definierten ausbildungsbezogenen Inhalte dem aktuellen und zukünftigen Pflegealltag in seinen vielschichtigen Settings gerecht werden, oder ob zeitnah gesetzliche Anpassungen vorzunehmen sein werden.

Literatur

American Nurses Association (2004). In: Neumann-Ponesch, S. (2013): Advanced Nursing Practice in Österreich. Positionspapier. 2. Aktualisierte Auflage. Facultas, Wien.

Amtsblatt der Europäischen Union (2013): *Richtlinie 55/EU des Europäischen Parlaments und des Rates über die Anerkennung von Berufsqualifikationen.* http://eur-lex.europa.eu/LexUriServ/LexUriServ.do?uri=OJ:L:2013:354:0132:0170:de:PDF. (Zugegriffen am 19. Dezember 2016).

Auer, K.H. (2005). Hochschulen für Pädagogische Berufe in Österreich. In: *Kontakte 1* (2005), S. 4–12.

Beran, E. & Haslinger, A. (1991). *Krankenpflegerecht.* 3. erw. Neuaufl. Linz: Trauner.

Bundesministerium für Frauen und Gesundheit (2016). *Informationsschreiben vom 28.08.2016 (BMGF-92251/0083-II/A/2/2016) an die Landeshauptmänner zur GuKG-Novelle.*

Bundesministerium für Wissenschaft, Forschung und Wirtschaft (bmwfw) (2014). *Akademische Grade.* http://wissenschaft.bmwfw.gv.at/bmwfw/studium/studieren-in-oesterreich/oesterr-hochschulwesen/studien-und-akademische-grade/akademische-grade/) (Zugegriffen am 12. April 2017).

Donauuniversität Krems (2016). Fakultät Medizin, Gesundheit und Soziales. http://www.donau-uni.ac.at/de/index.php (Zugegriffen am 19. Dezember 2016).

Fachhochschulstudiengesetz (FHStG 2016). *BGBl. I, Nr. 97. Rechtsinformationssystem (RIS).* Bundeskanzleramt Wien.

FH-Campus Wien (2016). Department Gesundheit. www.fh-campuswien.ac.at/. (Zugegriffen am 12. April 2017).

FH-Gesundheits- und Krankenpflege-Ausbildungsverordnung (FHGuK-AV) (2008). BGBl. I, Nr. 200. *Rechtsinformationssystem (RIS).* Bundeskanzleramt, Wien.

Gesundheits- und Krankenpflegegesetz (GuKG 1997). BGBl. Nr. 108, Teil I. *Rechtsinformationssystem (RIS).* Bundeskanzleramt, Wien.

Gesundheits- und Krankenpflege-Ausbildungsverordnung (GuK-AV) (1998). *BGBl. I, Nr. 95. Rechtsinformationssystem (RIS).* Bundeskanzleramt, Wien.

Gesundheits- und Krankenpflegegesetz-Novelle (GuKG-Novelle) (2016). *BGBl. Nr. 75, Teil I. Rechtsinformationssystem (RIS).* Bundeskanzleramt, Wien.

Gesundheits- und Krankenpflege-Weiterbildungsverordnung (GuK-WV) (2010). *BGBl. II, 359. Rechtsinformationssystem (RIS).* Bundeskanzleramt, Wien.

Gesundheitsberufe-Rechtsänderungsgesetz (GesBRÄG) (2007). *BGBl. Nr. 57, Teil I, Artikel 1. Rechtsinformationssystem (RIS)*. Bundeskanzleramt, Wien.

GÖG/ÖBIG- Gesundheit Österreich GmbH (2008). *Curriculum für Ausbildungen in der Kinder- und Jugendlichenpflege*. Bundesministerium für Gesundheit und Frauen, Wien.

Gesundheit Österreich GmbH (2012). *Gesundheits- und Krankenpflege. Evaluierung der Ausbildungsbereiche*. Bundesministerium für Gesundheit und Frauen, Wien.

ICN-International Council of Nurses (2009). *Framework of Competencies for the Nurse Specialist. ICN Regulation Series*. International Council of Nurses, Genf.

ICN-International Council of Nurses (2002). In: Neumann-Ponesch S. (2013): Advanced Nursing Practice in Österreich. 2. Aktualisierte Auflage. Facultas, Wien.

Medizinische Universität Graz (2016). Institut für Pflegewissenschaft. *Bachelor-, Master-, Doktoratsstudium der Pflegewissenschaft*. https://www.medunigraz.at/pflegewissenschaft/ (Zugegriffen am 12. April 2017).

Neumann-Ponesch, S. (Hrsg.) (2013). *Advanced Nursing Practice in Österreich*. Positionspapier. Wien: facultas.

ÖBIG (2003). *Offenes Curriculum allgemeine Gesundheits- und Krankenpflege*. Bundesministerium für Gesundheit und Frauen, Wien.

ÖBIG (2004). *Curriculum Psychiatrische Gesundheits- und Krankenpflege*. Bundesministerium für Gesundheit und Frauen, Wien.

Österreichischer Gesundheits- und Krankenpflegeverband – Landesverband Steiermark (ÖGKV, LV Stmk.) (2011). *Kompetenzmodell für Pflegeberufe in Österreich*.

Pflegehilfeausbildungsverordnung (Pflh-AV) (1999). *Bundesgesetzblatt I, Nr. 116. Rechtsinformationssystem (RIS)*, Bundeskanzleramt, Wien.

PMU – Paracelsus Medizinische Privatuniversität (2016). Institut für Pflegewissenschaft und –praxis. *Bachelor-, Master-, Doktoratsstudium der Pflegewissenschaft*, http://www.pmu.ac.at/phd-pflege.html (Zugegriffen am 12. April 2017).

Them, C., Landenberger, M. (2005). Ausbildung Pflege- und Gesundheitsberufe in Österreich. In: M. Landenberger, G. Stöcker, J. Filkins, A. de Jong,C. Them. *Ausbildung der Pflegeberufe in Europa*. Hannover: Schlüter, S. 139–176.

UMIT – Private Universität für Gesundheitsberufe, Medizinische Informatik und Technik (2016). Department Pflegewissenschaft und Gerontologie. Institut für Pflegewissenschaft. *Bachelor-, Master-, Doktoratsstudium der Pflegewissenschaft*. https://www.umit.at/page.cfm?vpath=departments/pflege/ipw (Zugegriffen am 12. April 2017).

UMIT-Private Universität für Gesundheitswissenschaften, Medizinische Informatik und Technik, PMU – Paracelsus Medizinische Privatuniversität (2012). *Positionspapier Pflegeausbildung an der Hochschule*. Unveröffentlichtes Manuskript.

Universität Wien (2016). Institut für Pflegewissenschaft. *Master- und Doktoratsstudium der Pflegewissenschaft*. https://pflegewissenschaft.univie.ac.at/ (Zugegriffen am 12. April 2017).

Universität Wien (2016a). Institut für Pflegewissenschaft. *Individuelle Diplomstudien* https://pflegewissenschaft.univie.ac.at/studium-und-lehre/individuelle-diplomstudien/ (Zugegriffen am 19. Dezember 2016).

Innovative Ansätze der Hochschullehre im Bereich Pflege und Gesundheit

Kapitel 13   Szenisches Lernen an der Hochschule – 143
Uta Oelke

Kapitel 14   Digitale Lernwelten in der Pflege – 155
Elske Ammenwerth, Christiane Kreyer

Kapitel 15   Der holistische PBL-Zyklus im Curriculum
von heute – 171
Benjamin David Rapphold, Theresa Scherer

Kapitel 16   Kompetenzorientiertes Lehren und Lernen mit
Lernportfolios – 183
Mechthild Löwenstein

Kapitel 17   Forschendes Lehren und Lernen am Beispiel
pflegepädagogischer Kompetenzentwicklung – 195
Nadin Dütthorn

Kapitel 18   Lernen und Lernbegleitung in Praxisphasen
des Pflegestudiums – 209
Karl-Heinz Sahmel, Armin Leibig

Szenisches Lernen an der Hochschule

Uta Oelke

13.1   Szenisches Spiel in der Hochschullehre – 144

13.2   Szenisches Spiel als Lernform – 147

13.3   Ein Beispiel: Das Seminar „Eigene Haltung zu chronischer Krankheit" mit Mitteln szenischen Spiels – 149

Literatur – 151

© Springer-Verlag GmbH Deutschland 2018
K.-H. Sahmel (Hrsg.), *Hochschuldidaktik der Pflege und Gesundheitsfachberufe*,
https://doi.org/10.1007/978-3-662-54875-2_13

13.1   Szenisches Spiel in der Hochschullehre

- **Szenisches Spiel im Fachbereich Ästhetik und Kommunikation an der Universität Oldenburg (1974-2003)**

Szenisches Spiel in der Hochschullehre verfügt über eine lange, mehr als 40-jährige Tradition. Seine Ursprünge liegen in den politisch und pädagogisch bewegten 1970er-Jahren. Von 1974 bis 1984 wurde an der Universität Oldenburg der Modellversuch „Einphasige Lehrerausbildung" durchgeführt, in dem sich universitäre Theorie- und schulische Praxisphasen abwechselten. Ingo Scheller, Hochschullehrer im Fachbereich Ästhetik und Kommunikation, plante und leitete in diesem Kontext zahlreiche innovative Projekte. In diesen erprobte er erstmals die Möglichkeiten szenischen Spiels, aber auch kreativen Schreibens oder der Fotografie für das Lernen an Hochschule und Schule. Im Mittelpunkt stand dabei die Frage, „wie sich Studierende und Schüler/innen so mit gesellschaftlich relevanten Themen auseinandersetzen können, dass sie dabei auch ihre eigenen Erlebnisse, Erfahrungen und Fantasien einbringen, verarbeiten und veröffentlichen können" (Scheller 2008/2013, S. 5). Thematisch war die Arbeit Ingo Schellers sehr durch die damaligen politischen Ereignisse geprägt: Die terroristischen Anschläge der „Rote-Armee-Fraktion" („Deutscher Herbst 1977") und die damit verbundenen gesellschaftlichen, politischen und medialen Reaktionen und Aktionen mobilisierten ihn und andere Hochschullehrende, eine auch 25 Jahre später nicht vergessene hochschulische und außerhochschulische Gewalt-Diskussion in Gang zu setzten (Frankfurter Rundschau 2001, S. 18). Ingo Scheller schreibt dazu: „1977 hatte ich mit Hochschullehrern aus Berlin, Bremen und Oldenburg einen Dokumentation herausgegeben, die den Nachweis liefern sollte, dass das Mescalero-Flugblatt Göttinger Studenten, in dem anfängliche ‚klammheimliche Freude' über den Mord der Baader-Meinhoff-Gruppe an Generalstaatsanwalt Buback geäußert wurde, eine Absage an Gewalt als Mittel linker Politik war. Das Flugblatt, das nur in Auszügen bekannt geworden war, hatte eine öffentliche Empörung und zahlreiche Übergriffe der Polizei ausgelöst. Nach der Veröffentlichung der Dokumentation gerieten nun wir in den Focus der Anschuldigungen, wurden als Sympathisanten und Unterstützer denunziert; die Landesregierung in Niedersachsen leitete ein Disziplinarverfahren gegen uns mit dem Ziel der Entlassung aus dem öffentlichen Dienst ein" (Scheller 2008/2013, S. 5). Als Verfechter erfahrungsbezogenen Unterrichts vertrat Ingo Scheller dabei die Ansicht, dass die Veröffentlichung von Gewaltfantasien erforderlich sei, weil nur so verhindert werden könne, dass diese Fantasien unkontrolliert in Handlungen umschlagen. In seinen Hochschulseminaren thematisierte er „Die Notwendigkeit, Gewaltphantasien zu verarbeiten" (1979) und tat dies – angeregt durch den intensiven Austausch mit Reiner Steinweg – über die Arbeit mit Lehrstücken von Bertolt Brecht (Steinweg 1972, 1976, 1995).

Nach Jahren Brecht'scher Lehrstückarbeit erweiterte Scheller ab Mitte der 1980er-Jahre sein inhaltliches und methodisches Repertoire und entwickelte das Konzept der szenischen Interpretation von Dramen. Sein Ziel war es nun, Studierenden, Lehrern und Schülern die Möglichkeit zu eröffnen, „sich in die in Dramentexten entworfenen Rollen und Szenen einzufühlen und im Spiel etwas über sich selbst und die dort entworfenen historisch, kulturell und sozial fremden Menschen und sozialen Dramen in Erfahrung zu bringen" (Scheller 2008/2013, S. 6). In zahlreichen universitären und schulischen Projekten erprobte er unterschiedliche Verfahren szenischer Interpretation, wertete die dabei gewonnenen Erfahrungen aus, dokumentierte sie, entwickelte sie weiter und ließ sie ab 1988 in eine universitäre Spielleiterausbildung einfließen (Scheller 2004, 2008).

Konzentrierte sich Scheller in den 1980er-Jahren auf die szenische Interpretation von Dramen mit genderspezifischem Schwerpunkt (z. B. Büchners „Woyzeck" oder Wedekinds „Frühlings Erwachen"), vergrößerte er das methodische und thematische Spektrum seiner Arbeit nochmals in den 1990er-Jahren: Er weitete die szenische Interpretation auf Romane, Kurzgeschichten, journalistische Texte, Filme und Bilder aus, und er entwickelte nicht-textgebundene szenische Spielverfahren, die durch theater- und schauspielpädagogische (u.a. Boals „Theater der Unterdrückten") sowie sozio- und psychodramatische Ansätze inspiriert waren (Scheller 2004, S. 17). Themen, um die es ihm zunehmend sowohl in der Hochschullehre als auch in außerhochschulischen Bildungsveranstaltungen ging, waren: der Umgang mit dem Fremden (z.B. Migranten, Sinti und Roma, Skinheads), Jugend und Gewalt, Holocaust, Rechtsradikalismus, Alltag im „Dritten Reich". Aber auch die Genderthematik spielte nach wie vor eine wichtige Rolle: Gemeinsam mit Wolfgang Nitsch und Studierenden führte er ein Forschungsprojekt durch, in dem die Haltung männlicher Hochschullehrer mit Mitteln szenischen Spiels untersucht wurde (Scheller und Nitsch 1997; Nitsch und Scheller 1998).

Zusammenfassend lässt sich sagen: Mehrere Jahrzehnte lang hat Scheller seinen Ansatz szenischen Spiels bzw. szenischer Interpretation über die Hochschullehre, aber auch über Fort- und Weiterbildungen von Lehrern und Sozialpädagen theoretisch konzipiert, praktisch erprobt und weiterentwickelt. Über die große Bandbreite seiner Projekte und Publikationen gibt – aktueller als seine Monografien „Szenisches Spiel" (2012) und „Szenische Interpretation" (2004) – seine Homepage Auskunft: http://www.ingo-scheller.de. Mittlerweile wird sein Ansatz – weit über Deutschlands Grenzen hinaus – an Hochschulen, in Lehrerfortbildungen und Ausbildungsseminaren und Grund-, Haupt-, Förder-, Real- sowie Berufsschulen und Gymnasien umgesetzt. Er hat seinen Niederschlag in den Fächern Deutsch, Kunst, Musik, Fremdsprachen, Religion, Politik und Geschichte gefunden. In der interkulturellen Bildung hat er sich ebenso bewährt wie im Deutschunterricht für Ausländer. Es gibt ein „Institut für szenische Interpretation von Musik und Theater", auf dessen Homepage zahlreiche Forschungsergebnisse und Evaluationsberichte, aber auch szenische Materialen und Angebote veröffentlicht sind: http://www.musiktheaterpaedagogik.de/04_00.php. Und last but not least ist das szenische Spiel in viele Schulbücher und Rahmenrichtlinien eingegangen.

2006, drei Jahre nach seiner Pensionierung im Jahr 2003, wurde Scheller zu „offenen Fragen des Lebens, Lehrens und Lernens" interviewt. Seine dabei formulierten Vorstellungen „guter Hochschullehre" sollen seine Intentionen abschließend nochmals auf den Punkt bringen:

» Hochschulen müssten Orte des forschenden Lernens und der (Selbst-)Reflexion über den gesellschaftlichen Entstehungs- und Verwertungszusammenhang von Wissenschaft und Lehre sein. Zentrum und Bezugspunkt des Hochschullebens sollten kleine Projekte bilden, in denen Studierende und Hochschullehrer/innen gemeinsam an gesellschaftlich relevanten Fragestellungen arbeiten, die im Lebenszusammenhang von Menschen unterschiedlicher sozialer Gruppen eine Rolle spielen bzw. spielen können. (Scheller 2006, S. 7).

Eine gute Lehre ermöglicht (allen) Studierenden, sich in ihrer Weise Themen anzunähern und dabei nicht nur etwas über wissenschaftliche Erklärungsansätze und Methoden und die dahinter stehenden gesellschaftlichen Interessen und Haltungen, sondern auch etwas über die eigenen Zugänge, Erklärungs- und Aneignungsmöglichkeiten zu erfahren. Das ist nur möglich, wenn Lehrveranstaltungen so inszeniert werden, dass alle Teilnehmer/innen angeregt und gezwungen werden, sich auf das Thema einzulassen, Fragen und Haltungen zu entwickeln und diese im Gruppenzusammenhang darzustellen, zu diskutieren und zu reflektieren. (Scheller 2006, S. 8).

▪ **Szenisches Spiel in pflegebezogenen Studiengängen: außerhochschulischer Vorlauf und Umsetzung an der Hochschule Hannover (1992-2017)**

Die Entwicklung pflegebezogener szenischer Lerneinheiten nahm ihren Anfang im außerhochschulischen Bildungsbereich. Sie begann in den 1990er-Jahren, als die Akademisierung von Pflege noch in den Kinderschuhen steckte. 1992 referierte Scheller auf dem 1. Göttinger Symposion „Didaktik und Pflege" an der Werner-Schule vom Deutschen Roten Kreuz. Sein Vortrag und szenischer Workshop zum Thema „Erfahrungsbezogene Ausbildung – auch für das Pflegepersonal?" (Scheller 1995) veranlassten Gisela Ruwe und mich, uns von ihm an der Universität Oldenburg zu Spielleiterinnen ausbilden zu lassen. Im engen Austausch mit Scheller konzipierten wir ab 1995 unsere ersten pflegebezogenen szenischen Lerneinheiten, erprobten sie in unterschiedlichen Bildungsmaßnahmen (z. B. in der Weiterbildung „LehrerIn für Pflegeberufe", in Kurzfortbildungen für Pflegende oder Pflegelehrende, in der

Krankenpflegeausbildung), dokumentierten sie, werteten die dabei gewonnenen Erfahrungen aus, entwickelten sie weiter und ließen sie ab 2000 in eine erste pflegebezogene Spielleiterausbildung einfließen (an der Charité, Campus Benjamin Franklin). Das im Jahr 2000 erschienene Buch *Tabuthemen als Gegenstand szenischen Lernens in der Pflege* (Oelke, Scheller, Ruwe 2000) stellte eine erste Bestandsaufnahme dieses Prozesses dar.

Ausgangs- und Zielpunkt dieser wie auch nachfolgender Veröffentlichungen (Oelke 2001, 2007, 2009, Oelke und Ruwe 2007, Oelke und Scheller 2009, 2014; Oelke, Wedekin und Haas 2013) ist folgende **Grundannahme**: Pflegerische Arbeit ist im Kern Beziehungs- und Berührungsarbeit, sie ist Gefühls-, Emotions- und Körper- bzw. Leibarbeit (Strauss et al. 1980; Hochschild 1983; Badura 1990; Overlander 1994/1999; Koch-Straube 1997; Gröning 1998; Büssing, Giesenbauer und Glaser 2003; Henze und Piechotta 2004). Und sie ist Arbeit, die im Rahmen historisch gewachsener hierarchischer, teils inhumaner, zunehmend auf Gewinnmaximierung ausgerichteter institutionell-gesellschaftlicher Strukturen stattfindet. Um diese Arbeit professionell leisten zu können, müssen Angehörige der Pflegeberufe über ausgeprägte Empathie- und (Selbst-)Reflexionsfähigkeiten, über Fähigkeiten zur Perspektivübernahme und zum hermeneutischen Fallverstehen verfügen. Und sie müssen in ihren Widerstandskräften, ihren Selbstschutzkompetenzen und ihrem kritisch-analytischem, gesellschaftspolitischen Bewusstsein gestärkt sein. Entsprechend bedarf es nicht nur beruflicher Qualifizierung, sondern auch umfassenderer (Persönlichkeits-)Bildung (Oelke und Meyer 2013, S. 331ff.). Dieser Intention trägt der Ansatz szenischen Spiels Rechnung (Oertelt 2015; Mögliche Veränderungsprozesse bei Auszubildenden in der Gesundheits- und Krankenpflege in Bezug zur Pflegekompetenz durch den Einsatz des szenischen Spiels im theoretischen Unterricht, unveröffentlichte Master-Thesis an der Katholischen Hochschule Mainz). Mit unterschiedlichen szenischen Spielverfahren lassen sich sowohl existenziell-emotionale Themen im Zusammenhang mit Alter(n), Krankheit, Leid und Tod unter Berücksichtigung der Lebenswelten der betroffenen Menschen bearbeiten als auch Themen wie Expertokratie, Hierarchie, Macht und Gewalt im gesellschaftlich-institutionellen Kontext beleuchten.

Von 2002 an wurde bzw. wird in den pflegebezogenen Studiengängen der Hochschule Hannover (damals noch Evangelische Fachhochschule Hannover) szenisch gearbeitet bzw. gelernt. Wichtige Voraussetzung dafür war bzw. ist, dass das Kollegium der Abteilung Pflege den Intentionen szenischen Spiels gegenüber aufgeschlossen war und die Verankerung entsprechender Seminare im Hochschulcurriculum für notwendig und sinnvoll hielt. Folgende Seminare waren bzw. sind Bestandteil der Studiengänge:

- "Reflexion der Berufsbiografie": Dieses Seminar wurde in den damaligen Diplomstudiengängen Pflegemanagement und Pflegepädagogik angeboten. Zentrales Anliegen war, die Studierenden – examinierte Pflegekräfte, die berufsbegleitend studierten – zur Reflexion ihrer pflegeberuflichen Sozialisation bzw. gegenwärtigen und zukünftigen Haltung gegenüber professioneller Pflege anzuregen. Das Seminarkonzept und die von den Studierenden eingebrachten berufsbiografisch relevanten Seminarthemen sind in einer Publikation von Oelke und Ruwe (2007) beschrieben. Im Bachelorstudiengang Pflege werden ausgewählte Sequenzen dieses Seminars in der Lehrveranstaltung "Interaktion in der Pflege" bis heute weitergeführt.
- "Selbstreflexion: Die eigene Haltung zu chronischer Krankheit" und "Selbstreflexion: Die eigene Haltung zum Alter(n)": Beide Seminare sind seit 2007 Bestandteil der Lehre im Bachelorstudiengang Pflege. Das Seminar zum "Alter(n)" orientiert sich in Aufbau, Inhalt und Verfahren stark an der 2000 veröffentlichten Lerneinheit "Alte Menschen" (Oelke, Scheller und Ruwe 2000, S. 123ff.) und konzentriert sich auf die szenische Interpretation des Theaterstücks "Haus Abendrot" vom Werkteater Amsterdam (Ogden 1993). Das Seminar zu "Chronischer Krankheit" wird unten in ▶ Abschn. 13.3 beschrieben.
- "Lehrerhaltung und pädagogisches Selbstverständnis": Dieses Seminar wird seit 2011 im bildungswissenschaftlichen Schwerpunkt des Masterstudienganges angeboten. Mittlerweile hat sich hier das Thema "Schwierige SchülerInnen und ihre LehrerInnen" als Fokus herauskristallisiert. Wesentliche Informationen

zum Konzept des Seminars und zu den in ihm gewonnenen Erkenntnissen finden sich in Oelke (2015).

Seit 2008 wird am „Zentrum für Studium und Weiterbildung" der Hochschule Hannover eine zweijährige, berufsbegleitende Spielleiterweiterbildung angeboten, die speziell an Lehrende im Pflege- und Gesundheitsbereich adressiert ist. Hier lernen die Teilnehmer, ihre eigene Haltung zu existenziellen, schwierigen oder tabuisierten Pflege- und Gesundheitsthemen zu reflektieren bzw. zu klären, szenische Verfahren gezielt und begründet einzusetzen, szenische Lerneinheiten zu planen, szenische Spielprozesse zu leiten, zu begleiten und auszuwerten und sich bei schwierigen Spielsituationen zu verhalten. Die zwei Weiterbildungsjahre sind unserer Erfahrung nach der Mindestzeitraum, um eine eigene Spielleiterhaltung aufzubauen.

Im Rahmen dieser Spielleiterweiterbildung sind viele interessante neue Projekte erprobt und evaluiert worden. Einige von ihnen wurden veröffentlicht und stehen auf dem Portal des Cornelsen Verlages Berufliche Bildung (CBB) „Materialien zum szenischen Spiel im Pflegeunterricht" zum kostenlosen Download: http://www.cornelsen.de/herausforderung-pflege/1.c.3318856.de. Aktuell hat sich in einer Spielleitergruppe ein neues bzw. altes Thema herauskristallisiert: „Das Eigene und das Fremde" mit dem Fokus „Gruppenbezogene Menschenfeindlichkeit" (Amadeu-Antonio-Stiftung o.J.). Ich visiere – gerade vor dem Hintergrund aktueller gesellschaftlicher Entwicklungen – an, zu dieser Thematik zukünftig auch ein Seminar in den Pflegestudiengängen anzubieten.

13.2 Szenisches Spiel als Lernform

Im Folgenden werden die Charakteristika szenischen Spiels kurz skizziert. Ausführlich sind sie in Scheller (2012) und Oelke, Scheller und Ruwe (2000), komprimiert in Oelke und Scheller (2014) beschrieben.

▪ Lernen in Szenen

Zentral für den Ansatz szenischen Spiels ist ein spezifisches Verständnis vom Lernen: Lernen findet in Szenen statt, in die wir als „ganze Menschen" – also

körperlich/leiblich, sinnlich, emotional und geistig – eingebunden sind. Insbesondere unsere Beziehungserfahrungen – so die Erkenntnis der auf Interaktion und Intersubjektivität ausgerichteten modernen Psychoanalyse – schlagen sich in Szenen nieder (Auchter und Strauss 1999, S. 153) und werden in tieferen Gedächtnisschichten – dem szenischen/körperlichen Gedächtnis – gespeichert. Das für das szenische Spiel spezifische Lernverständnis lässt sich auch durch neuere neurodidaktische Erkenntnisse untermauern, beispielsweise durch die Theory of Mind (Spiegelneuronen) (Bauer 2009) sowie die Befunde zur Ausbildung von Metakompetenzen (Hüther 2009). Des Weiteren gibt es Parallelen zum phänomenologischen Lernverständnis (Becker 2009, S. 585ff.). Im Rahmen von Bildungsveranstaltungen bedeutet szenisches Lernen, anhand ausgewählter Szenen das szenische Gedächtnis des/der Einzelnen anzusprechen sowie an und mit den biografisch und kulturell geprägten Beziehungs- und Wahrnehmungsmustern der Lernenden zu arbeiten. Es geht um komplexes, nachhaltiges Lernen, um Lernen im Sinne folgenreichen Erfahrung-Machens. Es ist wichtige Aufgabe der Spielleitung, für eine angemessene Auswahl der Szenen zu sorgen. Bei der Arbeit mit Texten muss sie diese entsprechend der Thematik und Zielsetzung der Bildungsveranstaltung auswählen. Bei nichttextgebundenem Vorgehen, bei dem mit selbst erlebten Szenen der Teilnehmer gearbeitet wird, kommt der *kollektiven* Auswahl durch die Gruppe eine zentrale Bedeutung zu. Unter anderem durch diese inhalts- und zielbezogene bzw. kollektive Auswahl der Szenen unterscheidet sich der didaktische Ansatz szenischen Spiels vom szenischen Verstehen in der Psychotherapie, bei der *individuell* bedeutsame Szenen im Mittelpunkt stehen. Damit grenzt sich szenisches Spiel als Lernform von einem – im (hoch-) schulischen Bereich dominierenden – Lernbegriff ab, der Informationsverarbeitung, Wissensgenerierung und allein kognitive Fähigkeiten fokussiert. Es geht eher um Erkenntnis als Kenntnis, um (Nach-) Denken als Wissen. Oder – um es in den Worten eines lebensweltbezogenen und bildungsorientierten Konstruktivismus nach Siebert (1999, 2005) und Arnold (2005, 2006) zu formulieren: Es geht darum, dass Menschen durch den Austausch ihrer unterschiedlichen Deutungs- und Emotionsmuster von- und miteinander lernen. Unser Verständnis von

„Erkenntnis" deckt sich mit dem „praktischen" und dem „emanzipatorischen" Erkenntnisinteresse, wie es Darmann-Finck unter Rückgriff auf Habermas in ihrer interaktionistischen Pflegedidaktik bzw. pflegedidaktischen Heuristik herausgearbeitet hat (Darmann-Finck 2010, S. 174ff.).

▪ Arbeit an und mit Haltungen

Szenisches Spiel ist Arbeit an und mit Haltungen: Nach Scheller ist eine Haltung das Gesamt an inneren Vorstellungen, Gefühlslagen, sozialen und politischen Einstellungen (innere Haltung) sowie körperlichen und sprachlichen Ausdrucksformen (äußere Haltung), das eine Person oder Personengruppe in bestimmten Interaktionssituationen zeigt, aber auch längerfristig gegenüber anderen Personen und sich selbst aufrechterhält. Haltungen sind einerseits individuell unterschiedlich, weil sie Niederschlag und Ausdruck einer bestimmten Biografie in einem bestimmten Körper/Leib sind, weisen andererseits aber auch kollektive Gemeinsamkeiten auf. Nach Bourdieu (1997, S. 97ff.) teilen Menschen mit anderen Menschen, die dem gleichen Geschlecht angehören und/oder in der gleichen Epoche, Kultur, Schicht leben, einen bestimmten Habitus, der auch durch den Beruf geprägt wird. So betrachtet ist szenisches Spiel Arbeit an und mit (individuellen) Haltungen einerseits und (gesellschaftlich geprägten) Habitusformen andererseits. Und weil sich Menschen in sozialen Interaktionen sowohl bewusst als auch unbewusst mit ihren Haltungen und Habitusformen in Beziehung setzen, ist szenisches Spiel auch Arbeit an und mit individuell Bewusstem wie auch Un- und Vorbewusstem einerseits sowie gesellschaftlicher „Bewusstheit" bzw. „Unbewusstheit" (Erdheim 1992) andererseits.

▪ Handeln in vorgestellten Situationen im Schutz der Rolle

Für Lernprozesse im Sinne einer Arbeit an und mit der Haltung reicht die Begriffssprache nicht aus, weil sie nur erklären und rechtfertigen würde, was erst zum Bewusstsein kommen soll. Beim szenischen Spiel hingegen handeln die Teilnehmer in vorgestellten Situationen und können das Gesamt ihrer Gedanken, Gefühle sowie körperlich-sprachlichen Ausdrucksformen einbringen. Dabei bietet ihnen der Schutz der Rolle die Möglichkeit, eigene vergessene, unterdrückte, ausgegrenzte Anteile (wieder) zu entdecken. Indem sie sich auf die Rolle anderer Menschen einlassen und dabei für sie möglicherweise fremde Verhaltensmuster im Spiel erleben, können sie für sich erkunden, ob und inwieweit sie selbst solche Anteile haben (etwa Wünsche nach Schwäche, Zuwendung, Macht, Aggressivität). Akzeptieren sie diese Anteile als eigene und nehmen sie sie in ihr Selbstbild auf – also dass sie etwa als Pflegende auch schwach, weich, traurig, und hilfsbedürftig oder aggressiv, wütend und überfordert sind und das auch zeigen können –, brauchen sie diese nicht nur anderen zuzuschreiben und möglicherweise an diesen zu bekämpfen. Im Wechselspiel von Ich und Rolle können sie Abgrenzungen und Polarisierungen in Frage stellen und den Blick für die vielfältigen Schattierungen und Ambivalenzen in sich und ihren sozialen Beziehungen öffnen.

▪ Einfühlung und Reflexion

Die systematische, differenzierte Einfühlung und Reflexion gehören zu den substanziellen Merkmalen szenischen Spiels. Durch sie soll verhindert werden, dass sich die Spieler – wie es beim unterrichtlichen Rollenspiel oft der Fall ist – lediglich selbst inszenieren und/oder oberflächlich bereits existierende Stereotypen und Ressentiments reproduzieren bzw. verfestigen. Bei der Einfühlung der Spieler in Rolle und Situation kommt den durch die Spielleitung vorzunehmenden lebensweltbezogenen Einfühlungsfragen (z. B. beim Rollenschreiben, bei Rollengesprächen, bei Sprech-, Körper- Habitusübungen; Oelke, Scheller und Ruwe 2000, S. 47ff.) eine zentrale Bedeutung zu. Aus der Vielzahl der thematisch zu fokussierenden lebensweltbezogenen Einfühlungsfragen hier ein paar Beispiele: Wie sieht dein alltägliches Leben aus? Hast du Familie, Freunde? Was bedeuten sie dir? Wie wohnst du? Was machst du beruflich? Was magst du an deinem Beruf, was nicht? Wie ist deine finanzielle Situation? Welche Krankheiten machen dir besonders zu schaffen, wie beeinflussen sie dein Leben? Wovon träumst du? Wie stehst du zur aktuellen politischen Lage? (ebd., S. 52, S. 134ff.).

Über die Einfühlung sollen insbesondere die unvertrauten Anteile der Rolle, also fremde Haltungen, Handlungsmuster, Gesten, Blicke und Kleidung sowie die historischen, sozialen und kulturellen Regeln, die in diese eingegangen sind, innerlich wahrgenommen, äußerlich dargestellt und zum Gegentand anschließender Reflexion gemacht werden. Eine solche Reflexion findet nach jeder Spielsequenz statt. Von der Spielleitung moderiert tauschen sich Spieler und Beobachter, auf die beim szenischen Spiel nicht verzichtet werden kann, gemeinsam in der Gruppe dazu aus, was sie beim Spielen bzw. Beobachten der Szene erlebt und wahrgenommen haben. Eine Möglichkeit, die Reflexion in der Gruppe zu ergänzen und zu vertiefen, liegt darin, Reflexionsfragen in Einzelarbeit schriftlich bearbeiten zu lassen. Das kann während des Seminars erfolgen oder im Anschluss daran. Anregungen zur Formulierung solcher Reflexionsfragen finden sich in Oelke, Scheller und Ruwe (2000, S. 77ff.) oder Oelke und Ruwe (2007, S. 770f.). Dabei gleichen sie Selbst- und Fremdwahrnehmungen miteinander ab, interpretieren wahrgenommene Haltungen, soziale Beziehungen und Dilemmata, decken erlebte Widersprüche und Ambivalenzen auf oder/und analysieren individuelle und kollektive (berufliche) Probleme im situativen, aber auch historischen, gesellschaftlichen, kulturellen oder institutionellen Kontext. Bei der Bearbeitung insbesondere selbst erlebter schwieriger Szenen kann die Reflexion auch das Nachdenken über bzw. spielerisches Erproben (von) alternative(n) Handlungsmöglichkeiten beinhalten.

13.3 Ein Beispiel: Das Seminar „Eigene Haltung zu chronischer Krankheit" mit Mitteln szenischen Spiels

Das Seminar wird zunächst in seinem Modulkontext beschrieben. Anschließend wird der Seminarablauf skizziert und dabei durch einige Notizen aus meinen Seminarprotokollen inhaltlich angereichert. Zum Schluss erfolgt ein Seminarrückblick.

■ **Das Seminar als Bestandteil des Moduls „Gesundheitliche Versorgung und pflegerische Betreuung chronisch Kranker"**

Das Seminar „Eigene Haltung zu chronischer Krankheit" ist folgender übergeordneten Zielsetzung verpflichtet: „Die Studierenden verfügen über eine breit gefächerte theoriegeleitete Fachkompetenz zur Pflege chronisch kranker Menschen. Im Blick auf die „Klientel" kennen sie theoretische und empirische Erklärungsansätze zum Krankheitserleben, zum Körperbild, zur emotionalen Befindlichkeit,

zum Krankheitsverlauf und zu Formen der Krankheits- und Alltagsbewältigung chronisch kranker Menschen. Im Blick auf „professionelles Pflegehandeln" können sie allgemein gehaltene Pflegekonzepte in Bezug auf chronisch Kranke und ihre Angehörigen analysieren, konkretisieren und begründet anwenden. Sie sind in der Lage, auf spezifische Herausforderungen mit fundierten, wissenschaftsbasierten Strategien zu reagieren. Hinsichtlich der „eigenen Person" setzen sie sich mit der eigenen Haltung – ihren Voraussetzungen und Wirkungen – gegenüber chronischer Krankheit bzw. chronisch Kranken reflexiv auseinander." (Hochschule Hannover 2016, S. 12).

Das (Pflicht-)Modul ist mit 10 Credits veranschlagt, die u. a. in ca. sechs 1 bis 2 SWS umfassenden Lehrveranstaltungen zu erwerben sind. In den Lehrveranstaltungen wird mit unterschiedlichen Methoden bzw. didaktischen Ansätzen gearbeitet, unter anderem problemorientiertem Lernen, Fallarbeit und dem szenischem Spiel. Modulprüfungsleistung ist ein Portfolio, das auch ein Belegstück zur personalen Kompetenz enthalten soll, in dem die Studierenden ihre eigene Haltung im Umgang mit chronisch Kranken reflektieren. Das Seminar findet als 1,5-tägige Blockveranstaltung meist zum Modulabschluss statt und wird für zwei Gruppen mit jeweils ca. 20 Studierenden angeboten.

■ **Seminarablauf**

1. **Einstieg und Themenannäherung**
   Nachdem die Studierenden einen Seminarüberblick erhalten haben und in Arbeitsweise sowie zentrale Intentionen des Seminars eingeführt worden sind, beginnen wir mit der ersten szenischen Übung: Die Studierenden tun sich zu zweit zusammen und bekommen die Aufgabe, ihr Gegenüber ohne Worte in die – aus ihrer Sicht – typische Haltung
   a. eines chronisch kranken Menschen und anschließend
   b. einer Pflegekraft zu bringen.
   Danach erfolgt eine Auswertungsrunde (Oelke, Scheller und Ruwe 2000, S. 112).

Aus den Protokollnotizen Typisch für die Haltungen der „chronisch kranken Menschen" ist, dass sie oft hilflos, schmerzgeplagt, mit sich selbst beschäftigt, instabil, „aus dem Lot" gekommen wirken.

Selbstbewusste, aufrecht stehende Figuren gibt es kaum. Typisch für die aufgebauten „Pflegenden" ist, dass sie viel mit den Händen agieren, kaum Zeit haben und auf dem Sprung sind, Medikamente verteilen oder technische Handlungen vollziehen. Manche wenden sich auch dem Kranken zu, trösten ihn oder hören ihm zu.

2. **Das Typische „chronischer Krankheit bzw. chronisch Kranker" erkunden und sich dazu in Beziehung setzen**

Hier geht es um drei szenische Sequenzen:

- *Kollektive Assoziationsbilder bauen und interpretieren:* Die Studierenden werden per Zufall in Kleingruppen eingeteilt und haben die Aufgabe, sich in 5 Minuten drei Standbilder zum Thema „Typisch chronische Krankheit" zu überlegen und diese anschließend zu präsentieren. Nachdem die Bilder im Plenum hintereinander gezeigt worden sind, werden sie im Anschluss einzeln mittels unterschiedlicher szenischer Verfahren ausgewertet (ebd., S. 204ff.). Danach erfolgt eine Reflexionsrunde.

- *Denkmal bauen:* Die Studierenden werden aufgefordert, der „chronischen Krankheit" ein Denkmal zu bauen. Die Aufgabenstellung ist bewusst offen gehalten, damit die Teilnehmer verschiedene Facetten des Themas einbringen und es in unterschiedlichen Kontexten beleuchten können. Ergebnis dieser „Diskussion mit Körpern" soll ein Bild sein, das realistisch und kein Wunschbild ist und mit dem alle Studierenden – zumindest halbwegs – einverstanden sind (ebd., S. 66ff.).

- *Haltung zum Denkmal einnehmen:* Jeder Teilnehmer soll sich einen Ort suchen und eine Körperhaltung einnehmen, die seine persönliche Haltung zur „chronischen Krankheit" (= Denkmal) symbolisiert. Nacheinander werden die Teilnehmer von der Spielleitung befragt, warum sie an dem Ort stehen, was sie sehen, was ihre Körperhaltung bedeutet, ob sie sicher stehen, ob ihre Haltung anstrengend ist, ob sie es lange so aushalten können, wie sie sich fühlen etc.

Aus den Protokollnotizen   Als typisch für „chronische Krankheit bzw. chronisch kranke Menschen" werden oft folgende Themen angeführt: die verschiedenen Gesichter bzw. Phasen chronischer Krankheit (die „dunkle" Seite mit Schmerz, Verzweiflung, Trauer, Ratlosigkeit, Verunsicherung, Angst und die „helle" Seite mit Zuversicht, Stolz, Optimismus, Empowerment, Expertentum in eigener Sache); die gesellschaftliche Ausgrenzung und Stigmatisierung chronisch Kranker, aber auch ihr selbst gewählter Rückzug; die Belastungen des sozialen Umfeldes; geringe (inter-) professionelle Kooperation und Vernetzung im Gesundheitswesen; Ökonomisierung, Symptomorientierung, Medikalisierung und Technisierung als Behandlungsmerkmale; Selbsthilfegruppen als Orte der Stärkung, aber auch Spiegelung eigener Probleme; chronische Krankheit als materielle Bedrohung („Zeit- und Geldfresser"). Die Positionen, die die Studierenden zur „chronischen Krankheit" (dem Denkmal) einnehmen, sind individuell sehr unterschiedlich. Grundsätzlich lassen sie sich zwei Richtungen zuordnen: die einen stehen sehr nahe am bzw. mitten im Geschehen, nehmen direkten Kontakt zu Patienten/Angehörigen auf, möchten diese stützen oder an den Machtstrukturen etwas verändern und sind dabei meist sehr angestrengt; die anderen stehen oder sitzen in mehr oder weniger großer Distanz zum Geschehen, bewahren den Überblick und/oder betrachten das Ganze nachdenklich und fühlen sich dabei relativ sicher und weniger angestrengt.

3. **Bearbeitung nachhaltig erinnerter Situationen mit chronisch Kranken**

Die Seminargruppe wird in zwei Kleingruppen aufgeteilt. Hier soll jeder über eine selbst erlebte Situation mit einem chronisch kranken Menschen berichten, die ihm nachhaltig in Erinnerung geblieben ist bzw. die er als schwierig empfand. Jede Gruppe wählt eine sie besonders interessierende oder als exemplarisch empfundene Situation aus, die anschließend im Plenum unter Anleitung der Spielleitung bearbeitet wird. Die Bearbeitung der Szenen erfolgt entweder in Form eines *situationsbezogenen Standbildes* (wenn die Szene vorrangig zur Problemanalyse geeignet ist) oder als *szenische Rekonstruktion* (wenn

Handlungsalternativen erprobt werden können/sollen; ebd., S. 64ff., S. 113ff.).

Aus den Protokollnotizen In vielen der bearbeiteten Szenen stehen die infauste Prognose, die Begleitung chronisch Kranker beim Sterben, Aggressionen seitens der Patienten und ihrer Angehörigen, Schwierigeiten mit dem Team und/oder Ärzten im Blick auf eine humane, den Patientenwünschen entsprechende Begleitung oder Konflikte zwischen Kranken und ihren Angehörigen im Vordergrund. Da geht es beispielsweise um die Hilflosigkeit einer Pflegenden, die mitbekommt, wie einem sechsjährigen, schwerstkranken Mädchen, das nur mit einem künstlichen Herzen überleben kann, von der Mutter versprochen wird: „Wenn du nach Hause kommst, kriegst du ein Pony". Oder es geht um ärztliche, auf Symptomkontrolle ausgerichtete Anordnungen wie dem Insulinspritzen nach Stationsstandard, die Pflegende wider den Willen und auch die Expertise der chronisch Kranken – insbesondere in deren letzter Lebensphase – durchführen müssen. Es geht um die Schwiegertochter, die die Pflegende anschreit, weil sie ihrem Angehörigen nicht wie zuhause gewohnt eine Schnabel-, sondern eine Teetasse reicht, oder um den Ehemann, der ahnungs- und orientierungslos in der Notaufnahme sitzt und dort auf seine Ehefrau wartet, der er auf ihre eigene Anweisung hin viel zu viel Insulin gespritzt hat.

■ **Seminarrückblick**

Die Seminararbeit ist durchaus anstrengend. Das liegt sowohl an den (zeit-) intensiven, kognitiv und emotional sehr herausfordernden Spiel- und Gesprächsrunden als auch an den Themen, die sich oft als existenzielle Dramen „an der Abbruchkante des normalen Lebens" (Wettreck 2001, S. 101) abspielen.

Die Seminarintensität mag auch Ursache sein, dass sich manche Studierende (es sind meist diejenigen, die im Bachelorstudiengang den „Management-Schwerpunkt" gewählt haben) nach ersten Seminarerfahrungen dem weiteren Seminar entziehen. Meine Haltung hierzu ist ambivalent: Einerseits möchte ich als Hochschullehrerin das Seminar nur für wirklich Interessierte anbieten, andererseits möchte ich gerade diejenigen (verpflichtend) erreichen, die sich der Reflexion bzw. den Themen verschließen. Eine

Lösung habe ich noch nicht gefunden. Aber letztlich wiegt dieser neuralgische Punkt nicht allzu schwer. Führe ich mir das Seminar mit seinen vielfältigen Erkenntnissen und auch seinen ungeklärten Fragen, seiner Lebendigkeit und Nachdenklichkeit rückblickend vor Augen, möchte ich keinen Seminartag missen. Auch die meisten Studierenden sind nachhaltig beeindruckt und melden zurück, dass sie das, was sie im Seminar über sich und chronische Krankheit gelernt haben, anderweitig – über Bücher oder Vorträge – nie so erfahren hätten.

Literatur

Amadeau-Antonio-Stiftung (o. J.). *Gruppenbezogene Menschenfeindlichkeit*. Online: (Zugegriffen am 31. Dezember 2016).

Arnold, R. (2005). Die emotionale Konstruktion der Wirklichkeit. Online: https://www.sowi.uni-kl.de/fileadmin/paed/veroeff/Veroeffentlichungsreihen/gew05_3.pdf (Zugegriffen am 31. Dezember 2016).

Arnold, R. (2006). Der Kaiserslauterer Ansatz zum Lernen Erwachsener. Kaiserslautern. Online: https://www.sowi.uni-kl.de/fileadmin/paed/Dokumente/pdf/KaiserslautererAnsatz.pdf (Zugegriffen am 31. Dezember 2016).

Auchter, T. & Strauss, L. V. (1999). *Kleines Wörterbuch der Psychoanalyse*. Göttingen: Vandenhoeck und Ruprecht.

Badura, B. (1990). Interaktionsstreß. Zum Problem der Gefühlsregulierung in der modernen Gesellschaft. *Zeitschrift für Soziologie*, 19. Jg., H. 5, S. 317-328.

Bauer, J. (2009). Kleine Zellen, große Gefühle – wie Spiegelneuronen funktionieren. Die neurobiologischen Grundlagen der „Theory od Mind". In: U. Hermann (Hrsg.). *Neurodidaktik*. 2. erw. Aufl. Weinheim, Basel: Beltz, S. 49–57.

Bauer, J. (2009). Erziehung als Spiegelung. Die pädagogische Beziehung aus dem Blickwinkel der Hirnforschung. In: U. Hermann (Hrsg.). *Neurodidaktik*. 2. erw. Aufl. Weinheim, Basel: Beltz, S. 109–115.

Becker, N. (2009). Lernen. In: S. Andresen et al. (Hrsg.). *Handwörterbuch Erziehungswissenschaft*. Weinheim, Basel: Beltz, S. 577–591.

Bourdieu, P. (1997). *Sozialer Sinn. Kritik der Theoretischen Vernunft, 2. Aufl.* Frankfurt/M.: Suhrkamp.

Büssing, A., Giesenbauer, B. & Glaser, J. (2003). Gefühlsarbeit. Beeinflussung der Gefühle von Bewohnern und Patienten in der stationären und ambulanten Altenpflege. *Pflege*, 16. Jg., S. 357–365.

Darmann-Finck, I. (2010). *Interaktion im Pflegeunterricht*. Frankfurt/M.: Peter Lang.

Erdheim, M. (1992). *Die gesellschaftliche Produktion von Unbewußtheit. Eine Einführung in den ethnopsychoanalytischen Prozeß. 4. Aufl.* Frankfurt/M.: Suhrkamp.

Frankfurter Rundschau (2001). *Die klammheimliche Freude. Aus aktuellem Anlass: Die Professoren-Erklärung und der „Buback-Nachruf".* Ausgabe vom 25.01.2001, S. 18.

Frankfurter Rundschau (2001). *„Sprache des Hasses ..." August 1977: Ein offener Brief des Bremer Senators Horst Werner Funke.* Ausgabe vom 25.01.2001, S. 18.

Gröning, K. (1998). *Entweihung und Scham. Grenzsituationen in der Pflege alter Menschen.* 6. umfassend überarb. Aufl. 2014. Frankfurt/M.: Mabuse.

Henze, K.-H. & Piechotta, G. (Hrsg.) (2004). *Brennpunkt Pflege. Beschreibung und Analyse von Belastungen des pflegerischen Alltags.* Frankfurt/M.: Mabuse.

Hochschild, A. R. (1983). *The managed heart: Commercialisation of human feeling.* Berkeley: University of California Press Berkeley and Los Angeles,California.

Hochschule Hannover, Fakultät V (2016). *Modulhandbuch Bachelorstudiengang Pflege.* Online: http://f5.hs-hannover.de/fileadmin/media/doc/f5/studium/abteilung_pflege/Modulhandbuch_BA_Pflege_Stand_28.10.2016.pdf (Zugegriffen am 31. Dezember 2016).

Hüther, G. (2009). Die Ausbildung von Metakompetenzen und Ich-Funktionen während der Kindheit. In: U. Hermann (Hrsg.). *Neurodidaktik.* 2. erw. Aufl. Weinheim, Basel: Beltz, S. 99–108.

Koch-Straube, U. (1997). *Fremde Welt Pflegeheim. Eine ethnologische Studie.* Bern, Göttingen, Toronto, Seattle: Huber.

Nitsch, W. & Scheller, I. (1998). *Lehrkörper. Haltungen von Männern in der Lehre – erkundet mit Mitteln szenischen Spiels.* Oldenburger Vordrucke, S. 360.

Oelke, U. (2001). Szenisches Spiel. *Pflegemagazin, 2.Jg.,* H. 4, S. 42–46.

Oelke, U. (2007). Über die szenische Interpretation existenzieller Dramen „an der Abbruchkante des normalen Lebens". Szenisches Spiel in der Aus- und Weiterbildung von Pflegenden und Pflegelehrenden. *Zeitschrift für Theaterpädagogik, 23. Jg.,* H. *50,* S. 31–33.

Oelke, U. (2009). Szenisches Spiel. *Padua, 4. Jg.,* H. *3,* S. 13–19.

Oelke, U. (2015). Schwierige Schüler/innen und ihre Lehrer/ innen. Teil 1 und Teil 2. *Padua, 10. Jg.,* H. 4, S. 247-254; H. *5,* S. 314–320.

Oelke, U. & Meyer, H. (2013). *Didaktik und Methodik für Lehrende in Pflege- und Gesundheitsberufen.* Berlin: Cornelsen.

Oelke, U. & Ruwe, G. (2007). Reflexion der Berufsbiografie. Konzept und Themen einer szenisch gestalteten Lerneinheit. *PrInternet, 9. Jg.,* H. *12,* S. 767–772.

Oelke, U. & Scheller, I. (2009). Szenisches Spiel in der Pflege. In: Olbrich, C. (Hrsg.) (2009). *Modelle der Pflegedidaktik.* München: Elsevier, S. 45–61.

Oelke, U. & Scheller, I. (2014). *Grundsätze erfahrungsbezogenen bzw. szenischen Lernens.* Online: http://www.cornelsen. de/herausforderung-pflege/1.c.3318856.de (Zugegriffen am 30. Dezember 2016).

Oelke, U., Scheller, I. & Ruwe, G. (2000). *Tabuthemen als Gegenstand szenischen Lernens in der Pflege. Theorie und Praxis eines neuen pflegedidaktischen Ansatzes.* Bern, Göttingen, Toronto, Seattle: Huber.

Oelke, U., Wedekin, A. & Haas, S. (2013). Szenisches Lernen. In: R. Ertl-Schmuck & U. Greb (Hrsg.). (2013). *Pflegedidaktische Handlungsfelder.* Weinheim, Basel: Beltz, Juventa, S. 186–213.

Ogden, D. H. (1993). *Das Werkteater von Amsterdam.* Würzburg: Königshausen und Neumann.

Overlander, G. (1994). *Die Last des Mitfühlens. Aspekte der Gefühlsregulierung in sozialen Berufen am Beispiel der Krankenpflege.* Frankfurt/M.: Mabuse.

Overlander, G. (1999). Gefühlsarbeit in der Pflege. *Dr. med. Mabuse Nr. 121,* September/Oktober, S. 34–36.

Rohr, B. (1992). *Die allmähliche Schärfung des weiblichen Blicks. Eine Bildungsgeschichte zwischen Faschismus und Frauenbewegung.* Hamburg, Berlin: Argument.

Scheller, I. (1979). Über die Notwendigkeit, Gewaltphantasien zu verarbeiten. In: *Der Oldenburger Buback-Prozess.* Berlin: IfZ. S. 108–113.

Scheller, I. (1981). *Erfahrungsbezogener Unterricht.* Praxis, Planung, Theorie, (2. Aufl. 1987). Frankfurt/M.: Scriptor.

Scheller, I. (1982). Arbeit an Haltungen oder über Versuche, den Kopf wieder auf die Füße zu stellen – Überlegungen zur Funktion des szenischen Spiels. In: R. Scholz, & P. Schubert (Hrsg.). *Körpererfahrung. Die Wiederentdeckung des Körpers: Theater, Therapie und Unterricht.* Reinbek bei Hamburg: Rowohlt, S. 230–253.

Scheller, I. (1985). Wie lernen Lehrer? In: G. Schröder & D. Spindler (Hrsg.). *Zukunft der Schule. Chancen und Risiken.* 11. Ostfriesische Hochschultage, Aurich.

Scheller, I. (1995). Erfahrungsbezogene Ausbildung – auch für das Pflegepersonal? *PflegePädagogik 2/1995,* S. 18–20.

Scheller, I. (2004). *Szenische Interpretation. Theorie und Praxis eines handlungs- und erfahrungsbezogenen Literaturunterrichts in Sekundarstufe I und II.* Seelze-Velber: Kallmeyer.

Scheller, I. (2006). *„Glaubensfragen" – Antworten auf Fragen zum Leben, Lehren und Lernen. Dem Schweigen eine Stimme geben.* Online: http://www.ingo-scheller.de/autobiografie/antworten-auf-offene-fragen-zum-leben-lehrenund-lernen/ (Zugegriffen am 30. Dezember 2016).

Scheller, I. (2008). *Szenische Interpretation von Dramentexten. Materialien für die Einfühlung in Rollen und Szenen.* Baltmannsweiler: Schneider Hohengehren.

Scheller, I. (2008/2013). *Lebensschritte – Stationen aus meinem Leben.* Online: http://www.ingo-scheller.de/autobiografie/lebensschritte/ (Zugegriffen am 30. Dezember 2016).

Scheller, I. (2012). *Szenisches Spiel. Handbuch für die pädagogische Praxis,* 1. Aufl. 1998. Berlin: Cornelsen Scriptor.

Scheller, I. & Nitsch, W. (1997). Forschendes Lernen mit Mitteln des szenischen Spiels als aktivierende Sozial- und Bildungsforschung. In: B. Friebertshäuser & A. Prengel (Hrsg.). *Handbuch qualitative Forschungsmethoden in der Erziehungswissenschaft.* Weinheim, München: Juventa, S. 704–710.

Siebert, H. (1999). *Pädagogischer Konstruktivismus. Eine Bilanz der Konstruktivismusdiskussion für die Bildungspraxis.* Neuwied, Kriftel: Luchterhand.

Siebert, H. (2005). Bildung und Mündigkeit – Perspektiven einer konstruktivistischen Pädagogik. *PrInternet, 7. Jg.*, H. 1, S. 5–8.

Steinweg, R. (1972). *Das Lehrstück. Brechts Theorie einer politisch-ästhetischen Erziehung*. Stuttgart: Metzler.

Steinweg, R. (1976). *Brechts Modell der Lehrstücke*. Frankfurt/M.: Suhrkamp.

Steinweg, R. (1995). *Lehrstück und episches Theater. Brechts Theorie und die theaterpädagogische Praxis*. Frankfurt/M.: Brandes & Apsel.

Strauss, A. et al. (1980). Gefühlsarbeit. Ein Beitrag zur Arbeits- und Berufssoziologie. *Kölner Zeitschrift für Soziologie und Sozialpsychologie*, 32. Jg., S. 629–651.

Wettreck, R. (2001): *„Am Bett ist alles anders" – Perspektiven professioneller Pflegeethik*. Münster, Hamburg, London: Lit.

Digitale Lernwelten in der Pflege

Elske Ammenwerth, Christiane Kreyer

14.1   Digitale Technologien in der Pflege – 156

14.2   Digitale Lernwelten in der Pflege – 156

14.3   Voraussetzungen und Anforderungen für digitale Lernwelten – 157

14.4   Szenarien des Einsatzes digitaler Lernwelten – 158

14.5   Fazit – 167

Literatur – 168

© Springer-Verlag GmbH Deutschland 2018
K.-H. Sahmel (Hrsg.), *Hochschuldidaktik der Pflege und Gesundheitsfachberufe*,
https://doi.org/10.1007/978-3-662-54875-2_14

14.1 Digitale Technologien in der Pflege

Der pflegerische Arbeitsalltag ist ohne die Nutzung von modernen Informationstechnologien kaum mehr denkbar. Nach dem aktuellen IT-Report Gesundheitswesen setzen etwa ein Drittel aller Krankenhäuser in Deutschland bereits flächendeckend rechnergestützte Pflegedokumentationssysteme ein; in Österreich sind es sogar zwei Drittel aller Häuser (Hübner et al. 2015). Die Durchdringung mit Informationstechnologie wird aufgrund des demographischen Wandels, des technologischen Fortschritts und dem Druck nach Effizienz der klinischen Prozesse auch in Zukunft voraussichtlich weiter wachsen.

Umso erstaunlicher ist es, dass das Thema „Digitalisierung" in der pflegerischen Ausbildung nur am Rande vorkommt. Nach einer aktuellen Analyse gibt es nur vereinzelt Informatik-bezogene Inhalte in der pflegerischen Ausbildung in Deutschland, Österreich und der Schweiz (Mischak 2016). Die Vermittlung digitaler Kompetenzen im Curriculum der pflegerischen Ausbildung erfolgt derzeit also eher nicht.

Natürlich können digitale Grundkompetenzen auch implizit vermittelt werden, nämlich durch den Einsatz digitaler Medien als didaktische Methode. Der Einsatz von digitaler Technologie in der Unterrichtsdidaktik kann zu einer erhöhten Medienkompetenz und digitalen Kompetenz der Studierenden führen. Dies kann die Bereitschaft erhöhen, sich auch im beruflichen Alltag verstärkt mit Informationstechnologie zu beschäftigen.

Der Einsatz von digitalen Technologien in der Pflegeausbildung in Form von blended learning, also integriert in den Präsenzunterricht, erfolgt bereits an einigen pflegerischen Hochschulen und Ausbildungsstätten. Hofstadler (2014) stellt eine Reihe von Beispielen vor, u.a. die Nutzung von YouTube-Videos zur Darstellung der korrekten Erhebung von Vitalparametern, die Erstellung von Videos durch Studierende, in der sie das korrekte Anlegen einer elastischen Binde zeigen, oder die gemeinsame Erstellung eines Wikis sowie die Diskussion in einem Forum zu dem Thema „Pflege in der NS-Zeit". Eine Umfrage an allen österreichischen Hochschulen ergab, dass an allen blended-learning-Formate – wenn auch unterschiedlich oft – genutzt werden (Bratengeyer 2016). Genaue Zahlen zum Einsatz digitaler Technologie in der pflegerischen Ausbildung liegen aber nicht vor, die Verbreitung erscheint eher gering zu sein.

Auch im Bereich der Fort- und Weiterbildung in der Pflege entwickeln sich vermehrt Angebote, welche digitale Technologien einsetzen und teilweise oder ganz auf online-basierte Lehre setzen und damit auf Präsenzunterricht verzichten. Getrieben werden diese online-basierten Angebote nicht nur vom individuellen Wunsch nach „lebenslangem Lernen", sondern auch durch das Betrachten von Gesundheitseinrichtungen als „lernende Organisationen" sowie auf der politischen Ebene durch den Wunsch nach Stärkung des Wirtschaftsstandortes (Hülsken-Giesler 2008).

Diese online-basierten berufsbegleitenden Angebote sind in der Regel geblockt aufgebaut. Beispiele sind „E-learning Pflege" des TÜV Rheinland (http://www.tuv.com/de/deutschland/pk/weiterbildung/gesundheitswesen_soziales_wellness/elearning_pflege/elearning-pflege.html) oder die „Praxisseiten Pflege" des Bundesministeriums für Gesundheit (http://e-learning-pflege.bundesgesundheitsministerium.de/). Auch hier sind keine Zahlen zum Angebot und zur Nutzung bekannt, aber auch hier scheint die Nutzung eher gering zu sein.

Insgesamt scheint die Verbreitung digitaler Technologien in der pflegerischen Aus- und Fortbildung noch eher gering zu sein. Woran könnte das liegen? Welche besonderen Anforderungen stellt das Umfeld „Pflege" in Hinsicht auf die erfolgreiche Integration digitaler Technologien in den Unterricht? Wie können erfolgversprechende Ansätze aussehen?

Dieser Beitrag untersucht, welche Anforderungen an digitale Lernwelten in der pflegerischen Aus- und Fortbildung gestellt werden. Er zeigt dann Fallbeispiele für den erfolgreichen Einsatz neuer digital gestützter didaktischer Methoden an der Hochschule auf.

14.2 Digitale Lernwelten in der Pflege

Zunächst einmal sind einige Grundkonzepte zu definieren.

Unter E-Learning versteht man ein „vielgestaltiges gegenständliches und organisatorisches Arrangement von elektronischen bzw. digitalen Medien zum Lernen" (Arnold et al. 2015). Statt e-Learning wird auch von Distance Learning oder von online-basiertem Lernen gesprochen.

Blended learning steht dafür, dass „Lernen mit digitalen Medien in virtuellen Lernräumen ergänzt oder verbunden wird mit Lernen in Präsenzveranstaltungen" (Arnold et al. 2015). Hier werden also Präsenzveranstaltungen didaktisch sinnvoll um den Einsatz digitaler Medien ergänzt, z. B. durch online-gestützte Selbstlernphasen oder kooperativ und online zu bearbeitende Aufgaben.

Lernplattformen, auch Lernmanagementsysteme genannt, sind Anwendungssysteme, welche die Bereitstellung von digitalen Informationen und Lerninhalten ermöglichen und die Organisation der individuellen oder kooperativen online-gestützten Lernprozesse unterstützen. Klassische Vertreter sind Moodle (moodle.org) oder Blackboard (blackboard. com).

Neben den klassischen Lernplattformen gibt es zahlreiche weitere Werkzeuge, welche E-Learning unterstützen und teilweise auch in die Lernplattformen eingebettet werden können. Hierzu gehören z. B. Werkzeuge zur Entwicklung von Kursen, für Umfragen, zur Dokumentation und Präsentationen von Inhalten, zur Gestaltung von Animationen, Videos oder Screencasts oder zur Kommunikation und Kollaboration. Das Centre for Learning & Performance Technologies publiziert jedes Jahr eine Liste der 100 wichtigsten E-Learning-Werkzeuge (Hart 2015). ◘ Tab. 14.1 stellt einige Beispiele für Werkzeuge daraus vor.

14.3 Voraussetzungen und Anforderungen für digitale Lernwelten

Die Voraussetzungen und Anforderungen für digitale Lernwelten in der Pflege sollen nun von zwei Seiten betrachtet werden: Von Seiten der Pflegepersonen, welche an entsprechenden Lernsettings teilnehmen; und von Seiten der Bildungsorganisationen, welche das Lernsetting anbieten.

Pflegepersonen benötigen zur Nutzung digitaler Lernwelten zunächst einmal elementare Grundkenntnisse in der Nutzung digitaler Werkzeuge wie Email, Internet und Textverarbeitung. Diese Grundkenntnisse sind heutzutage insbesondere bei den jüngeren Pflegepersonen in der Regel vorhanden, sei es durch schulische Ausbildung, sei es durch private Nutzung. Aber auch ältere Pflegepersonen haben in der Regel bereits durch privaten oder beruflichen

◘ **Tab. 14.1** Beispiele für E-Learning-Werkzeuge, angelehnt an (Hart 2015)

Entwicklung von Kursen	Articulate Storyline, Camtasia
Umfragen und Datensammlung	GoogleForms, SurveyMonkey
Kursmanagement	Moodle, Canvas
Dokumentation von Inhalten	GoogleDocs, Wordle, TitanPad
Präsentationen von Inhalten	GoogleSlides, Powerpoint
Gestaltung von Animationen	PowToon, Videoscribe
Entwicklung von Videos	YouTube, Vimeo, ExplainEverything
Screencapture und Screencasts	Snagit, Jing, Screencast-o-matic
Einbinden von Bildern oder Ton	Canvas, AdobePhotoshop, Audacity
Entwickeln von Webseiten und Blogs	WordPress, Blogger, Weebly
Abstimmungen, Quizzes	Kahoot, Edpuzzle
Lernportfolios	Mahara
Kommunikation	Skype, WhatsApp, GoogleHangout
Brainstorming	Padlet
Austausch von Dateien	GoogleDrive, DropBox

Umgang zumindest Grundkenntnisse im Umgang mit digitaler Technologie. Ebenso kann man davon ausgehen, dass jede Pflegeperson Zugang zu einem internetfähigen PC, Laptop oder Smartphone hat. Von technischer Seite steht der Nutzung digitaler Lernwelten damit in der Regel nichts im Wege.

- **Anforderungen an digitale Lernwelten in der Pflege**

Relevanter als die Anforderungen an IT-Grund-kenntnisse sind die Anforderungen der Pflegeper-sonen an die Gestaltung digitaler Lernwelten. Diese Anforderungen hat Kamin (2013) im Rahmen einer qualitativen Interviewstudie ausführlich analysiert. Sie untersuchte dabei berufsbiografische Lernmus-ter von Pflegepersonen und leitete daraus medien-pädagogische Beobachtungen und Empfehlungen ab. Sie schreibt, dass Pflegende motiviert sind, neue digitale Medien in der Fort- und Weiterbildung zu verwenden, dass aber oft die Medienkompetenz für neue Web2.0-Werkzeuge nicht gegeben ist. Entspre-chend sollten in Kursen Einführungen angeboten und Tutoren eingesetzt werden, die beim Einstieg in die digitale Lernwelt helfen können.

Ein besonderes Bedürfnis von Pflegenden ist dabei nach Kamin (2013) der informelle Austausch mit anderen Pflegenden als Teil von Fortbildun-gen. Dies müsse daher auch in digitalen Lernwelten ermöglicht werden. Lernen müsse auch weiterhin „voneinander und miteinander" möglich sein. Ent-sprechend sei auch eine Mischung von Online-Ele-menten und Präsenzelementen im Sinne von Blended Learning eine sinnvolle Kombination für Pflegende. Digitale Lernsettings sollten dabei in jedem Fall die Kommunikation und Kollaboration der Teilnehmer ermöglichen und fördern, damit Teilnehmer so ihre individuellen Kompetenzen einbringen können. Ins-gesamt dürfte auch der Faktor „Herausforderung und Spaß" bei der Entwicklung digitaler Lernangebote nicht fehlen. Ebenso dürfe eine ausreichende Struk-turierung der Angebote nicht vernachlässig werden.

- **Anforderungen an Bildungseinrichtungen**

Von Seiten der anbietenden Bildungseinrichtungen ist ebenfalls eine Reihe von Anforderungen zu erfül-len. Auf technischer Seite muss zunächst eine Lern-plattform verfügbar sein, zusammen mit kompeten-tem Personal zu dessen Administration. Es gibt eine große Auswahl an Lernplattformen, viele davon open access, also kostenfrei verfügbar (Hofstadler 2014).

Der wichtigere Aspekt ist aber wohl organisato-rischer Natur: Die Lehrenden müssen für die digita-len Lernwelten „gewonnen" werden und ausreichend didaktische und technische Kompetenz erwerben, diese sinnvoll in der Lehre anzuwenden. Hochschu-len sollten zunächst ihre didaktischen Leitprinzipien in Form einer E-Learning-Strategie formulieren, aus der sich dann eine Reihe von Maßnahmen ableiten lassen (Kerres et al. 2009). Hierzu gehören:

1. Informationen über E-Learning für Lehrende bereitstellen, z. B. durch Webseiten.
2. Einstellungen der Lehrenden zu E-Learning positiv beeinflussen, z. B. durch Events.
3. Handlungsbereitschaft der Lehrenden erhöhen, z. B. durch E-Learning-Preise.
4. Bildungsangebote für e-Learning anbieten, z. B. Kurse und Workshops.
5. Qualitätsentwicklung lernförderlich gestalten, z. B. durch Zertifizierungen.
6. Beratende Unterstützung für Lehrende beim Aufbau von E-Learning bieten.
7. Austausch zwischen Lehrenden fördern, z. B. in Arbeitsgruppen.
8. Innovationen verbindlich machen.

14.4 Szenarien des Einsatzes digitaler Lernwelten

Digitale Lernwelten können nach dem Grad der Online-Unterstützung in drei verschiedenen Stufen eingeteilt werden (Arnold et al. 2015, S. 141):

- Anreicherung der Präsenzlehre durch digitale Elemente und Lernplattformen;
- Verschränkung von Präsenzlehre und Online-Lehre in Blended-Learning Formaten; sowie
- rein online-basierte Lehrveranstaltungen.

Im Folgenden werden Beispiele des Einsatzes von digitalen Lernwelten in der pflegerischen Aus-, Fort- und Weiterbildung für jede dieser drei Stufen vorgestellt.

Zunächst wird gezeigt, wie Lernplattformen sinnvoll zur Unterstützung des Präsenzunterrichts in der Pflegeausbildung eingesetzt werden können. Dann wird ein Beispiel für eine digitale Lernaktivität im Rahmen eines Blended-Learning-Settings in der Pflegeausbildung vorgestellt. Schließlich wird ein Beispiel für einen rein online-basierten Kurs in der pflegerischen Fort- und Weiterbildung präsentiert.

Bei allen diesen drei Fallbeispielen wird diskutiert, wie die oben formulierten Anforderungen an digitale Lernsettings für Pflegepersonen adressiert werden und wie die Erfahrungen sind.

- **Fallbeispiel 1: Unterstützung des Präsenzunterrichts durch Lernplattformen**

Hintergrund und Ziele Lernplattformen können nicht nur für die Bereitstellung von Dokumenten genutzt werden, sondern den Präsenzunterricht didaktisch sinnvoll unterstützen. Dabei können mehrere Ziele erreicht werden. So kann die Präsenzlehrveranstaltung durch eine systematische Nutzung einer Lernplattform zeitlich und inhaltlich entlastet werden. Zudem kann die Wissenskonstruktion bei den Teilnehmenden durch selbstständige Bearbeitung von Aufgaben deutlich unterstützt werden.

Im Folgenden werden didaktische Möglichkeiten zum Einsatz von Lernplattformen im Präsenzunterricht vorgestellt. Als Beispiel wird die Lehrveranstaltung „Pflegeinformatik" aus einem Bachelor-Studiengang Pflegewissenschaft vorgestellt.

Didaktischer Ansatz Zur Unterstützung des Präsenzunterrichts kann eine Lernplattform in vielerlei Hinsicht eingesetzt werden.

Zunächst einmal hilft sie, der Lehrveranstaltung eine Struktur zu geben:
- Bereitstellung von Informationen zur Lehrveranstaltung wie Titel und Zuordnung der Lehrveranstaltung, Lehrende, Lernziele, Inhalte, didaktischer Ansatz, Prüfungsleistungen usw. (◘ Abb. 14.1 zeigt ein Beispiel).

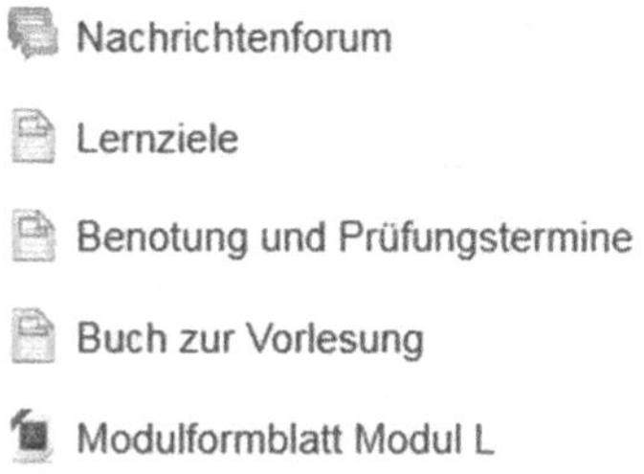

🗊 Nachrichtenforum

📄 Lernziele

📄 Benotung und Prüfungstermine

📄 Buch zur Vorlesung

📄 Modulformblatt Modul L

◘ **Abb. 14.1** Einführende Informationen zur Lehrveranstaltung „Pflegeinformatik"

- Überblick über die Inhalte einer Lehrveranstaltung durch Gliederung anhand einer thematischen oder zeitlichen Struktur.
- Bereitstellung von Foliensätzen und anderen Lernunterlagen.
- Bereitstellung von Dokumenten (Skripten, Texten, Studien usw.) sowie Ressourcen im WWW (etwa auch Filme, Webseiten, Datenbanken usw.) zum Selbststudium.

Eine Lernplattform kann auch genutzt werden, um das Vorwissen der Studierenden zu aktivieren:
- Deutlich machen, welches Vorwissen für die LV benötigt wird. Es können – freiwillige oder verpflichtende – Aktivitäten zur Verfügung gestellt werden, um das eigene Vorwissen zu überprüfen (z. B. Vorwissenstest, Texte usw.).
  - Trigger wie Filme, Webseiten usw. nutzen und Fragen dazu stellen, deren Antworten in die Lehrveranstaltung mitgebracht werden.
  - Verpflichtende Vorbereitung für die Lehrveranstaltung mit dem Ziel, eine gemeinsame Wissensbasis für den Präsenzunterricht zu schaffen (z. B. Erarbeitung und Diskussion von Grundlagenliteratur, von zentralen Begriffen usw.; ◘ Abb. 14.2 zeigt ein Beispiel).
  - Um sicherzustellen, dass die Studierenden die Aufgabe erfüllen, kann das Lesen mit Aufgabenstellungen verbunden werden, die in den Präsenzunterricht hineingezogen werden (z. B. Kurzreferat im Präsenzunterricht halten, Anwendungsaufgabe vorbereiten und mitbringen).

Eine Lernplattform unterstützt auch die Interaktion außerhalb des Präsenzunterrichts:
- Interaktion zwischen Lernenden und Lehrenden: Klärung organisatorischer Fragen sowie Begleitung des Selbststudiums durch die Lehrperson. Dies kann sowohl synchron als auch asynchron stattfinden, z. B. über Nachrichten, online Sprechstunden oder Feedback zu Aufgabenstellungen (◘ Abb. 14.3 zeigt ein Beispiel).
- Interaktion zwischen Lernenden: Kommunikation & Kooperation der Studierenden kann gefördert werden, z. B. durch Gruppenarbeiten

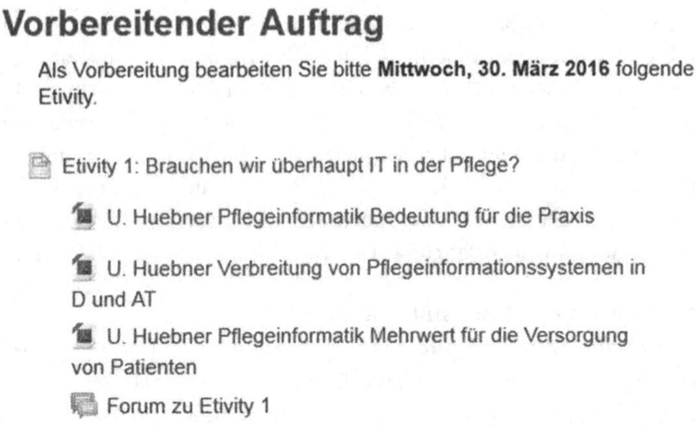

◘ Abb. 14.2 Vorbereitender
Auftrag für die Lehrveranstaltung
„Pflegeinformatik"

Vorbereitender Auftrag

Als Vorbereitung bearbeiten Sie bitte **Mittwoch, 30. März 2016** folgende
Etivity.

📄 Etivity 1: Brauchen wir überhaupt IT in der Pflege?

📱 U. Huebner Pflegeinformatik Bedeutung für die Praxis

📱 U. Huebner Verbreitung von Pflegeinformationssystemen in
D und AT

📱 U. Huebner Pflegeinformatik Mehrwert für die Versorgung
von Patienten

💬 Forum zu Etivity 1

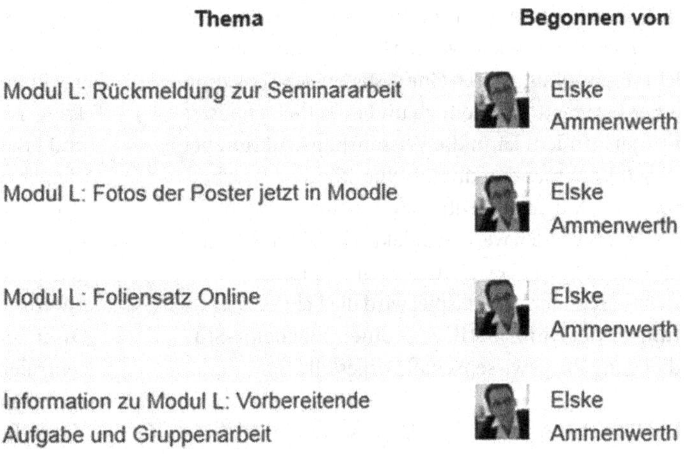

◘ Abb. 14.3 Beispiel für Foren-
Nachrichten der Lehrenden in der
Lehrveranstaltung „Pflegeinformatik"

Thema		Begonnen von
Modul L: Rückmeldung zur Seminararbeit		Elske Ammenwerth
Modul L: Fotos der Poster jetzt in Moodle		Elske Ammenwerth
Modul L: Foliensatz Online		Elske Ammenwerth
Information zu Modul L: Vorbereitende Aufgabe und Gruppenarbeit		Elske Ammenwerth

oder andere Aufgabenstellungen, die bearbeitet, hochgeladen und ggf. gegenseitig kommentiert werden, oder die in Chats oder Foren gemeinsam gelöst werden. (◘ Abb. 14.4 zeigt ein Beispiel).

— Schließlich kann eine Lernplattform genutzt werden, um den Lernerfolg mittels Tests, Feedback und Beurteilung zu evaluieren:

— Lernplattformen eignen sich, um Arbeitsergebnisse oder Seminararbeiten hochzuladen, zu kommentieren und zu bewerten – dies ist eine Arbeitserleichterung für Lehrende.

— Auf Lernplattformen können Tests durchgeführt werden. Diese können im Sinne der (formativen) Selbstevaluation oder der (summativen) Fremdevaluation genutzt werden. (◘ Abb. 14.5 zeigt ein Beispiel).

— Beurteilung und Feedback aller Lernaktivitäten können über Lernplattformen systematisch verwaltet werden.

Erfahrungen Der Einsatz von Lernplattformen zur Unterstützung des Präsenzunterrichtes hat viele Vorteile sowohl für Studierende als auch für die Lehrenden. Informationen sind an einem Platz abrufbar und für alle einsehbar. Durch Hochlade- und Kommentierungsmöglichkeiten wird der organisatorische Arbeitsaufwand für Lehrende deutlich reduziert.

Durch gezielte Lernaktivitäten können Studierende zum Lernen auch außerhalb der Präsenzzeit angeregt werden. Selbstevaluierungstests ermöglichen die Einschätzung des Lernfortschrittes. Aktivitäten wie das gegenseitige Peer-Review, zum Beispiel von Hausaufgaben, unterstützen kollaboratives Lernen. Insgesamt zeigt der flächendeckende Einsatz einer Lernplattform auch nach außen eine professionelle und studierendenzentrierte Organisation einer Bildungseinrichtung.

Empfehlungen Eine Bildungseinrichtung sollte eine klare Strategie zum Einsatz einer Lernplattform

Thema	Begonnen von	Antworten
Zusammenfassung: Chancen und Risiken von IT-Systemen	Elske Ammenwerth	0
IT-Lösungen im Stationsalltag	Thomas	2
Chancen und Risiken	Martin	6
IT Systeme	Yvonne	5
Verspätet aber doch noch^^	Oliver	0
IT-Lösungen in der Pflege	Silvia	3

◘ **Abb. 14.4** Ausschnitt aus einem Forum zum Thema „Chancen und Risiken von IT-Systemen" in der Lehrveranstaltung „Pflegeinformatik"

Vorname / Nachname	E-Mail-Adresse	Status	Begonnen am	Beendet	Verbrauchte Zeit	Bewertung/23,0
Tanja Versuch erneut ansehen	℈edu.umit.at	Beendet	29. April 2016 08:09	29. April 2016 08:30	21 Minuten 51 Sekunden	22,5
Lisa-Maria Versuch erneut ansehen	@edu.umit.at	Beendet	29. April 2016 08:18	29. April 2016 08:40	22 Minuten	20,7
Sarah Versuch erneut ansehen	@edu.umit.at	Beendet	29. April 2016 08:43	29. April 2016 08:58	15 Minuten 35 Sekunden	21,7
Thomas Versuch erneut ansehen	@edu.umit.at	Beendet	29. April 2016 08:53	29. April 2016 09:23	30 Minuten 1 Sekunde	18,2
Elisabeth Versuch erneut ansehen	@edu.umit.at	Beendet	29. April 2016 09:37	29. April 2016 09:59	21 Minuten 32 Sekunden	21,4
Yvonne Versuch erneut ansehen	@edu.umit.at	Beendet	29. April 2016 10:09	29. April 2016 10:26	16 Minuten 47 Sekunden	20,4

◘ **Abb. 14.5** Ergebnisse des online-basierten Multiple-Choice-Abschlusstests zur Lehrveranstaltung „Pflegeinformatik"

haben, welche unter anderem den Umfang der verpflichtenden Nutzung durch alle Lehrenden beschreibt. Nur so können die Vorteile breit ausgenutzt und Stückwerke und Insellösungen vermieden werden. Parallel dazu sind Schulungs- und Beratungsangebote für Lehrende zur Verfügung zu stellen.

Die Weiterentwicklung der Lernplattform sollte sinnvollerweise durch eine Arbeitsgruppe koordiniert werden, in der alle größeren Studiengänge und Fachbereiche vertreten wird. Diese Arbeitsgruppe ist unter anderem zuständig für die Planung und Koordination von Updates der Lernplattform; die einheitliche Strukturierung und Parametrierung der Lernplattform; die Entwicklung von Schulungsunterlagen und die Organisation regelmäßiger Schulungsangebote; das zentrale Anlegen und Verwalten von Kursen; sowie die Beratung der Einrichtungsleitung zu allen Fragen rund um die Lernplattform.

- **Fallbeispiel 2: Verschränkung von Online-Lernaktivitäten und Präsenzunterricht**

Hintergrund und Ziele Im Masterstudium Pflegewissenschaft an der Tiroler Landesuniversität UMIT ist eine Lehrveranstaltung Palliative Care Teil des Curriculums. Das Thema ist für Pflegeberufe zentral und soll auch in der weiterführenden Ausbildung Platz haben. Dennoch berührt die Lehrveranstaltung das emotional besetzte Thema Sterben und Tod, zu dem die Studierenden sowohl private als auch berufliche Erfahrungen haben. Die Auseinandersetzung damit benötigt Zeit und einen Rahmen, der in den zwei Tagen, die im Modul hierfür vorgesehen sind, kaum herstellbar ist.

Ein wesentlicher Aspekt der Wissenskonstruktion ist die Anbindung neuen Wissens an das Vorwissen der Lernenden. Vorwissen soll aktiviert werden, damit es bewusst wird und verändert werden kann. Nur so kann neues Wissen sinnvoll angeknüpft werden und zu aktivem Wissen werden (Widulle 2009). Für die Aktivierung von Vorwissen erscheint die Interaktion zwischen den Studierenden als sinnvolle Herangehensweise.

Die Ziele für den Einsatz der Blended Learning Sequenz waren daher folgende:

- Einstimmung auf das Thema
- Ermitteln des Erfahrungshintergrunds der Studierenden im Bereich Palliative Care
- Aktivierung persönlicher Erfahrungen, Einstellungen und Haltungen der Studierenden (Vorwissen)
- Anregen der Auseinandersetzung mit zentralen Themen des Präsenzunterrichtes

Didaktischer Ansatz Zur Förderung des kooperativen Lernens wurde ein didaktischer Ansatz gewählt, welcher auf Lernaufgaben beruhte. Für die inhaltliche Strukturierung der Lernaufgaben orientierten wir uns dabei an dem Modell der Etivities von Salmon (2013). Die Lernaufgaben sollen zu einer tieferen Auseinandersetzung mit den Lernmaterialien führen, die zu vermittelnden Inhalte erfahrbar machen und letztendlich den angestrebten Lernprozess vollziehen (Fallbeispiel 2).

Es wurden bewusst zwei Etivities mit unterschiedlicher Zielrichtung ausgewählt. Die erste Etivity war auf berufliche Selbstreflexion ausgerichtet. Die zweite Etivity war darauf ausgerichtet, in Bezug auf einen wesentlichen Inhalt (Palliative Care als Spezialdisziplin und damit verbundene Effekte) einen kognitiven Konflikt (Piaget) zu erzeugen und damit das Interesse für die Auseinandersetzung mit den zentralen Themen der Lehrveranstaltung anzuregen. ❏ Abb. 14.6 zeigt den Einstieg in die Etivities.

Die Etivities wurden so angelegt, dass sie nicht als „Zusatzarbeit" verstanden wurden, sondern einen

Lernaktivität VOR der Lehrveranstaltung

Bitte bearbeiten Sie vor der Lehrveranstaltung in der KW 15 folgende zwei Etivities, was maximal eine Stunde dauern sollte. Etivities sind online Lernaktivitäten. Den Auftrag erhalten Sie, wenn Sie die Etivity anklicken.

Der Auftrag hat das Ziel, Sie auf die Lehrveranstaltung einzustimmen und Ihre persönlichen Erfahrungen und Haltungen zu aktivieren.

Etivity 1: Wenn nichts mehr zu machen ist, ist noch viel zu tun!

Forum 1: Wenn nichts mehr zu machen ist, ist noch viel zu tun!

Etivity 2: Palliative Care - nothing new?

Forum 2: Palliative Care - nothing new?

❏ **Abb. 14.6** Zwei Etivities als Vorarbeit für die Lehrveranstaltung Palliative Care

Etivity 1: Wenn nichts mehr zu machen ist, ist noch viel zu tun!

Als Pflegepersonen hatten wir alle schon mit Palliative Care, also der Versorgung von Menschen am Lebensende, zu tun – indem wir Schwerkranke und Sterbende begleitet oder in eine spezialisierte Einrichtung vermittelt haben, Angehörigen zugehört und Verstorbene versorgt haben. Auch als MentorIn, im Management oder in der Lehre haben wir damit zu tun.

Zur Einstimmung auf die Lehrveranstaltung Palliative Care wollen wir in dieser Etivity eigene Erfahrungen austauschen und daraus Aspekte ableiten, die für eine gute und würdevolle Begleitung am Lebensende wichtig sind.

Ziel: Eigene Erfahrungen mit Palliative Care analysieren und daraus Erkenntnisse für eine gute und würdevolle Begleitung am Lebensende ableiten.

Aufgabe: Erstellen Sie einen Eintrag im Forum mit folgendem Inhalt: Beschreiben Sie eine persönliche Erfahrung mit Palliative Care, die für Sie wichtig oder sogar prägend war. Was war geschehen, was resultierte daraus? Leiten Sie dann aus diesen persönlichen Erfahrungen ab, welche Aspekte aus Ihrer Sicht zu einer guten und würdevollen Versorgung am Lebensende beitragen. Der Eintrag sollte eher kurz sein (2 - 3 Absätze).

Reaktion: Lesen Sie die Beiträge der anderen Studierenden und reagieren Sie, indem Sie Gemeinsamkeiten der analysierten Aspekte suchen und diskutieren. Reagieren Sie dabei auf mindestens drei andere Beiträge.

Ich werde am Ende die Ergebnisse der Diskussion zu Aspekten für eine gute und würdevolle Begleitung am Lebensende zusammenfassen. In der Lehrveranstaltung werden wir auf diese Zusammenfassung zurückgreifen.

◘ Abb. 14.7 Ziele und Aufgabenstellung der Etivity 1 in der Lehrveranstaltung Palliative Care

motivierenden Charakter hatten. Demensprechend wurde der Zeitaufwand begrenzt. Die Lernaufgabe sollte an persönliche Erfahrungen der Teilnehmenden anknüpfen, die zu diesem Zeitpunkt nicht bekannt waren. Es sollten nicht nur eigene Erfahrungen reflektiert und präsentiert werden, sondern auch auf Beiträge anderer reagiert werden, um eine interaktive Auseinandersetzung der Studierenden mit den Themen Sterben und Tod anzuregen. ◘ Abb. 14.7 zeigt beispielhaft Ziele und Aufgabenstellung der ersten Etivity.

Erfahrungen Insgesamt gab es zur Etivity 1 13 Erfahrungsbeiträge und 21 Reaktionen und zu Etivity 2 13 Beiträge und 23 Reaktionen.

Die Erfahrungen waren auf mehreren Ebenen positiv. Die Studierenden setzten sich mit ihren persönlichen Erfahrungen auseinander und konnten sich ihrer Haltungen bewusst werden. Gleichzeitig konnten sie aber das Ausmaß der Selbstreflexion selbst bestimmen und auch selbst entscheiden, was und wieviel davon sie mit den Mitstudierenden teilen wollten.

Sowohl für die Lehrperson als auch für die Studierenden selbst wurde der unterschiedliche Erfahrungshintergrund der Teilnehmenden transparent (von junger, mit Sterben und Tod unerfahrener Pflegeperson bis zu Expertin in Palliative Care). Auch unterschiedliche Einstellungen und der ungleiche Wissensstand der Gruppe wurden deutlich. Durch den verpflichtenden Charakter waren auch ruhigere Studierende gefordert, sich zu äußern.

Wirklich interessant für die Lehrperson und die Studierenden wurde die Aufgabenstellung aber erst durch die Interaktion, die durch die verpflichtende Reaktion auf drei Beiträge von Mitstudierenden stimuliert wurde. Überraschend waren das Ausmaß und die Qualität der gemeinsamen Wissensproduktion.

Die Beiträge der Studierenden wurden von der Lehrperson zusammengefasst und die Ergebnisse am Beginn der Präsenzphase mit Hilfe einer Mind Map an der Tafel entwickelt und diskutiert. ◘ Abb. 14.8 stellt diesen Mind Map dar.

Das Sichtbar-Machen der gemeinsam erzielten Ergebnisse und die Einbindung in den Präsenzunterricht erhöhte die **Motivation** der Studierenden für die Lehrveranstaltung merklich. ◘ Abb. 14.9 stellt den Auszug aus einer studentischen Reflexion dar.

Empfehlungen Damit Blended Learning gelingt, sind aus unserer Sicht einige Faktoren bei der Auswahl und Gestaltung von online Lernaufgaben wichtig:

- Mit der gestellten Aufgabe wird ein zentraler Inhalt der Lehrveranstaltung bearbeitet und sie wird zielgerichtet eingesetzt. Entsprechende Lernziele werden definiert.
- Die Aufgabe ist interessant und hat einen prägnanten und Interesse weckenden Titel. Sie kann in einem geplanten Zeitumfang bearbeitet werden.
- Die Ergebnisse der Bearbeitung werden in den Präsenzunterricht integriert. Dass und

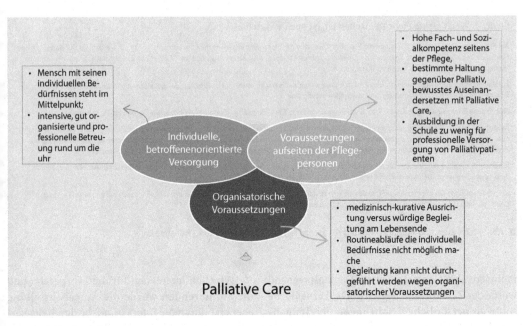

◼ Abb. 14.8   Mind Map der Ergebnisse von Etivity 1 (von einer Studierenden dargestellt)

wie dies geschieht, wird den Studierenden kommuniziert.

— Die Teilnahme ist verpflichtend, es gibt einen klaren Auftrag über die Form und den Umfang des erwarteten Beitrags.

— Die Aufgabe enthält das verpflichtende Reagieren auf Beiträge anderer, womit gezielt Interaktion angeregt wird. Auch hierfür benötigt es einen klaren Auftrag, worauf und wie reagiert werden muss.

— Die Arbeitsergebnisse werden durch die Lehrperson bearbeitet und es wird damit im Präsenzunterricht weiter gearbeitet. Fehlt dieser Aspekt, wird die Aufgabe als sinnlos betrachtet.

■ **Fallbeispiel 3: Kooperative online-basierte Lehre in der Fort- und Weiterbildung**

Hintergrund und Ziele   An der Tiroler Landesuniversität UMIT wurde im März 2016 ein rein online-basierter, vierwöchiger kollaborativer Kurs zum Thema „Professionelles Projektmanagement" durchgeführt. Dieser basierte auf einem bisher als Präsenzunterricht organisierten Kurs, welcher jedes Jahr im Master-Studium der Pflegewissenschaft durchgeführt wurde.

In der Konzeption für den Online-Kurs wurde besonders darauf geachtet, eine durchgängige Aktivierung der Teilnehmenden zu unterstützen, um den Aufbau einer sozialen Gruppe und das gemeinsame Lernen zu unterstützen (Ammenwerth et al. 2016).

Die Zielgruppe des Online-Kurses umfasste berufstätige Studierende verschiedenster Fachbereiche, darunter auch eine Reihe von Pflegepersonen. Die Teilnehmer waren alle berufstätig, der Online-Kurs fand berufsbegleitend statt.

Didaktischer Ansatz   Zur Förderung des kooperativen Lernens wurde ein didaktischer Ansatz gewählt, der sich am Modell der Etivitites von Salmon (2013) orientierte (Fallbeispiel 2).

Eine Lernaufgabe war dabei immer wie folgt beschrieben (Ammenwerth et al. 2016):

— Laufende Nummer und ein neugierig machender Titel

— Formulierung des Lernziels

— Formulierung der Lernaufgabe sowie der erwarteten Reaktion auf die anderen Teilnehmenden

— Zu erwartendes Feedback durch Kursleitung sowie zu erwartender Zeitaufwand

Die beiden Etivitys, die über Moodle im Vorfeld der Lehrveranstaltung zu erledigen waren, boten eine gute Gelegenheit mir meine bisherigen Erfahrungen in Palliative Care ins Gedächtnis zu rufen und mir meiner konkreten Erlebnisse aus der Praxis wieder bewusst zu werden. Zunächst ist es mir schwer gefallen meine Erinnerungen zu rekonstruieren. Die Verschriftlichung im Forum war dafür allerdings hilfreich. Den Austausch der Erfahrungen mit den anderen Studierenden über die Kommentare der geschilderten Erlebnisse hat geholfen, verschiedene Sichtweisen zu den Situationen aufzudecken. Der persönliche Einstieg in das Thema über die Etivitys hat mir sehr gut gefallen. So konnte innerhalb der Lehrveranstaltung ein Bezug zu den Vorerfahrungen der Teilnehmer hergestellt werden, ohne die persönliche Auseinandersetzung der einzelnen Studierenden mit dem Umgang zum Thema Tod und Sterben zu sehr in den Vordergrund zu stellen.

Abb. 14.9 Auszug aus der Reflexion einer Studierenden zur Lehrveranstaltung

Der Kurs (3 ECTS) war in Wochenblöcke unterteilt. Zum Kurs gab es zunächst Metainformationen bezüglich Inhalten und Lernzielen, didaktischem Ansatz, Kursablauf, Prüfungsleistungen, Netikette und Lehrenden. Jeder Wochenblock umfasste folgende Informationen:(Ammenwerth et al. 2016)

- Kurze Übersicht über die Inhalte der Woche
- Besprochener Foliensatz mit einer Einführung in wesentlichen Grundlagen und einer kurzen Beschreibung der Lernaktivitäten
- 5 bis 6 Lernaktivitäten (in der oben dargestellten Struktur)
- Eine Reflexion der Woche.

Alle Informationen und Dokumente wurden in der Lernplattform Moodle bereitgestellt. Über Moodle fand auch die Kommunikation statt. Hierfür wurden unter anderem Foren, Chats und Wikis in Moodle genutzt.

Die meisten Lernaufgaben verlangten zunächst von jedem Teilnehmer einen eigenen Beitrag (z. B. einen Entwurf für den Strukturplan des Projekts). Dieser Beitrag wurde dann mit den anderen Teilnehmern diskutiert und ggf. überarbeitet. Einige Lernaufgaben beinhalteten eine echte Kooperation, wie zum Beispiel die gemeinsame Erstellung eines Wikis. Die Kursleiterin verfolgte die Diskussionsstränge und fasste sie geeignet zusammen.

Abb. 14.10 zeigt beispielhaft einen Ausschnitt aus Woche 3. **Abb. 14.11** stellt eine Lernaktivität aus dieser Woche vor. **Abb. 14.12** zeigt eine Übersicht über das zugehörige Diskussionsforum.

Die Lernerfolgskontrolle umfasste die aktive Teilnahme an allen Lernaktivitäten, die Durchführung der Reflexion des Lernfortschrittes am Ende jeder Woche, eine persönliche Reflexion am Kursende sowie die Abgabe eines Projektplans eine Woche nach Kursende.

Erfahrungen Neun Teilnehmende beendeten erfolgreich den Kurs. Die Evaluierung zeigte sehr gute Ergebnisse (Ammenwerth et al. 2016): So wurde die „mitreißende" didaktische Konzeption und die starke Anwendungsorientierung gelobt. Der hohe Aufwand von ca. 15 bis 20 Stunden pro Woche stand aus Sicht der Teilnehmenden in gutem Verhältnis mit dem eigenen Lernerfolg: „Es war spannend und herausfordernd zugleich!", „Es war anstrengend, hat aber auch großen Spaß gemacht", „Sehr hoher Erkenntniszuwachs – Danke und Gratulation".

Besonders positiv wurde die gelungene Kommunikation und Kooperation in der Gruppe, die hilfreichen gegenseitigen Kommentare sowie das Gefühl einer sehr hohen Interaktivität hervorgehoben: „Ich bin immer noch hingerissen von der Intensität der Diskussionen, die ich bei einem Online Kurs nicht erwartet habe." Als kritische Punkte wurde der hohe zeitliche Aufwand thematisiert und die Notwendigkeit, „ständig dranbleiben" zu müssen.

■ **Abb. 14.10** Ausschnitt aus Woche 3 in der Online-Lehrveranstaltung „Projektmanagement"

Woche 3: Thema: Projektplanung

In der 3. Woche beschäftigen wir uns intensiver mit der Phase der **Projektplanung**. In dieser Phase wird der Projektplan erstellt, der die Basis für die Projektdurchführung darstellt. Bitte seht&hört Euch zunächst den einführenden Foliensatz an, der die wichtigsten Schritte der Projektplanung vorstellt. Aufgrund der Größe der Datei ist dieser Vortrag zweigeteilt.

Bitte bearbeitet dann folgende Lernaktivitäten. Es ist sinnvoll, sie der Reihe nach durchzuarbeiten. Teilt Euch Eure Wochenzeit gut ein und beginnt früh. Etivities 3.3, 3.4 und 3.5 sind diese Woche besonders aufwändig. Hier benötigt Ihr auch Zugriff auf **MS Project oder eine vergleichbare Software**.

🖥 Foliensatz Projektplanung (14 Min.) Teil 1

🖥 Foliensatz Projektplanung (11 Min.) Teil 2

📄 Etivity 3.1: Struktur ist alles!

💬 Forum 3.1: Struktur ist alles!

📊 Wiki 3.1 zum gemeinsamen Arbeiten

📄 Etivity 3.2: Zeit ist Geld

💬 Forum 3.2: Zeit ist Geld

📄 Etivity 3.3: Und nun zum Ablauf!

💬 Forum 3.3: Und nun zum Ablauf!

Etivity 3.1: Struktur ist alles!

Dein Projektteam steht fest und entspricht Deinen in Etivity 2.5 formulierten Wünschen. Jetzt möchte jeder im Team wissen, was zu tun ist. Du als Projektleiter musst also die Arbeitspakete schnüren. Diesen ersten und wichtigen Schritt der Projektplanung nennt man **Strukturplanung**. Der Projektstrukturplan (PSP) wird auch als „Plan der Pläne" bezeichnet. In dieser Etivity erstellst Du basierend auf dem Projektauftrag NursingDok aus Etivity 2.3 einen Strukturplan und definierst geeignete Arbeitspakete.
Hinweis: Die Ergebnisse zu dieser Etivity kannst Du in den zu erstellenden Projektplan (siehe Etivitiy 3.6) übernehmen.

Ziel: Für einen gegebenen Projektauftrag einen Strukturplan erstellen, also die Arbeitspakete planen können. (gehört zu: Lernziel 5)
Aufgabe: Erstelle einen Eintrag im Forum 3.1, in dem Du **Arbeitspakete** vorschlägst, die notwendig sind, um die im Auftrag formulierten Projektziele von Nursingdok zu erreichen. Lies hierfür bei Bedarf Literatur zum Thema „Projektstrukturplan" (z.B. Buch IT-Projektmanagment, S. 52 - 54). Beschreibe für jedes Arbeitspaket auch mindestens drei Aktivitäten, die im Rahmen des Arbeitspakets zu tun sind (wir benötigen diese Informationen später für den Projektplan in Etivitiy 3.6). Der Eintrag sollte also umfassen: Name von Arbeitspaketen, und für jedes Arbeitspaket eine kurze Beschreibung von mindestens drei Aktivitäten.
Reaktion: Vergleicht Eure Vorschläge und erarbeitet als Gruppe einen gemeinsamen Vorschlag für einen Projektstrukturplan. Zum gemeinsamen Erstellen steht das Wiki 3.1 zur Verfügung. Achtet darauf, ob der Strukturplan vollständig ist, d.h. können alle Projektziele damit erreicht werden?
Einschränkung: Bitte beschränkt Eure Liste auf 10 - 12 relevante Arbeitspakete - es wird sonst einfach zu umfangreich.

Ich werde die Diskussionen verfolgen und bei Bedarf fachlichen Input geben. Am Ende werde ich einige Erkenntnisse der Diskussionen zusammenführen.

Mache dann weiter mit Etivity 3.2. Dort werden wir uns mit der Ablaufplanung beschäftigen.

Weiterführende Literatur:
Ammenwerth E, Haux R, Knaup-Gregori P, Winter A. IT-Projektmanagement im Gesundheitswesen: Lehrbuch und Projektleitfaden. 2. Auflage. Stuttgart: Schattauer-Verlag. 2014. *Kapitel 5: Projektplanung, insb. S. 52-54 zur Strukturplanung.*
Der Projektstrukturplan: Nutzen und Aufbau. http://projekte-leicht-gemacht.de/blog/pm-methoden-erklaert/der-projektstrukturplan-teil-1-nutzen-aufbau-vorlage/. Aberufen am 26.1.2016.

■ **Abb. 14.11**   Beispiel für eine Lernaktivität aus Woche 3 zum Thema „Strukturplanung" in der Online-Lehrveranstaltung „Projektmanagement"

Thema	Begonnen von	Antworten
arbeitspakete	Jindrich	0
Arbeitspakete	Gerhard	12
Zusammenfassung: Strukturplanung (Etivity 3.1)	Elske Ammenwerth	0
PSP	Renate	0
Arbeitspakete	Matthias	11
Mein Strukturplan	Heide	2
Frage zum Aufbau Strukturplan	Christiane	7
Arbeitspakete	Lucas	5
Strukturplan tabellarisch und grafisch	Simon	15

◘ **Abb. 14.12** Übersicht über das Diskussionsforum zum Thema „Strukturplanung" in der Online-Lehrveranstaltung „Projektmanagement". Neben Teilnehmerbeiträgen ist auch die Zusammenfassung durch die Kursleiterin ersichtlich

Diese für uns erste Erfahrung mit einem rein online-basierten Kurs zeigte, dass es gelungen ist, die formulierten Anforderungen an digitale Lernwelten in der Pflege zu erfüllen. So war die Teilnahme mit einer üblichen IT-Ausstattung sowie mit üblichen IT-Kenntnissen ohne Probleme möglich. Einige wenige Moodle-spezifische Fragen konnten in der ersten Woche geklärt werden. Der Kurs wurde als herausfordernd angesehen, hat aber gleichzeitig Spaß gemacht. Trotz einer durchgehend asynchronen Kursgestaltung wurde der Kurs als stark kooperativ angesehen, in dem soziales und informelles Lernen möglich war, Wissen geteilt wurde und Kontakte entstanden sind.

Die Teilnehmer konnten sich die Lernzeiten frei einteilen, trotzdem wurden durch die Wochenstruktur und durch die Lernaufgaben Struktur und Rhythmus vorgegeben, welche das „Dranbleiben" und „Mitlernen" förderte.

Empfehlungen Insgesamt waren die Erfahrungen positiv, so dass dieses didaktische Modell in einen vollständig virtuellen Master-Studiengang einfließen wird, welcher derzeit an der UMIT in Vorbereitung ist (Studiengang Health Information Management, http://www.umit.at/him). Dieser wird passenderweise das Thema „IT-Einsatz im Gesundheitswesen" zum Thema haben und als eine wesentliche Zielgruppe Pflegekräfte ansprechen.

14.5 Fazit

Nach überhöhten Erwartungen bezüglich des Nutzens von E-Learning in den 1990ern (Hülsken-Giesler 2008) und einer Krise in den 2000er-Jahren scheint jetzt ein Status erreicht sein, wo auch für die Pflege realistische Szenarien für den sinnvollen Einsatz digitaler Lernwelten entstehen können. Im Beitrag haben wir einige Beispiele genannt. Andere gute Beispiele ließen sich sicherlich finden.

Blended Learning, also die sinnvolle Integration online-gestützter Lernphasen mit Präsenzunterricht, scheinen dabei ein „akzeptabler Konsens und eine Alternative zum Konzept des E-Learnings" (Hofstadler 2014) zu sein und eine Abkehr vom rein virtualisierten Lernen einzuläuten (Hülsken-Giesler 2008). Auch WebCourseworks beschreibt in seiner „2016 eLearning Predictions Hype Cycle" das Blended Learning als die einzige Technologie, welche den „Plateau of Productivity" erreicht habe (Web-CoureWork 2016).

Nach dem SAMR-(Substitution, Augmentation, Modification, Redefinition)-Modell (Puentedura 2006) kann der Einsatz digitaler Lernwelten im Vergleich zu traditionellem Unterricht auf vier Ebenen beschrieben werden: Bei der „Substitution" wird durch neue Technologie nur eine alte Technologie ersetzt. Bei der „Augmentation" bietet die Technologie bereits neue Funktionalitäten. Bei „Modification" ermöglicht die Technologie, eine Aufgabe anders zu lösen als vorher und so Lehr- und Lernprozesse zu verändern und zu verbessern. Bei „Redefinition" wird neue Technologie eingesetzt, um Lehr- und Lernprozesse völlig neu zu gestalten und so neue Lernerlebnisse zu ermöglichen.

Unser erstes Fallbeispiel ist im Bereich Substitution und Augmentation angesiedelt – so erfolgt Kommunikation statt per E-Mail jetzt über die Lernplattform (Substitution), wobei Nachrichten für alle sichtbar sind und archiviert und gesucht werden können (Augmentation). Unser zweites Fallbeispiel ist bereits eine Modification – der Einsatz von Etivities ermöglicht eine Gestaltung bzw. Veränderung von Lernprozessen als Vorbereitung auf eine Präsenzveranstaltung. Das dritte Fallbeispiel ist eine Redefinition – durch die kooperative online-Lernumgebung werden neue kollaborative Lernprozesse und ein neuer Grad der Aktivierung der Studierenden ermöglicht, die im reinen Präsenzunterricht nicht erreichbar erscheinen.

Wir sind nach Issing (2011) aber überzeugt, dass nicht die Art der eingesetzten Technologie für den Erfolg digitaler Lernwelten entscheidend ist, sondern „deren psychologisch und pädagogisch begründete Gestaltung und Verwendung". Blended Learning- oder online gestaltete Lernangebote können, wenn sie didaktisch überlegt gestaltet sind, die Anforderungen für berufsbegleitende Fort- und Weiterbildung in der Pflege sehr gut erfüllen, wie unsere Beispiele zeigen.

Lehrende benötigen hierfür aber auch entsprechende Kompetenzen. Dies Kompetenzen umfassen vor allem „Technological Pedagogical Content Knowledge", also Kompetenzen, um das Erreichen pädagogischer Ziele durch geeigneten Einsatz von Technologie bei der Vermittlung bestimmter fachlicher Inhalte zu ermöglichen (Mishra et al. 2006). Und das sind Kompetenzen, die in der Pflegepädagogik-Ausbildung allenfalls am Rande gelehrt werden.

Auch ist dabei zu beachten, dass bestimmte Kompetenzen, wie sie im direkten Patientenkontakt benötigt werden, in der Pflegeausbildung nur begrenzt rein virtuell gelehrt werden können – Hülsken-Giesler (2008) spricht hier von der Gefahr einer „Entsinnlichung der Lernerfahrung" im reinen E-Learning.

Die reine Verfügbarkeit von Technik wird allerdings die didaktische Praxis von Lehrenden kaum verändern, wie Kerres et al. (2009) richtigerweise schreiben. Bildungseinrichtungen müssen bei der Nutzung digitaler Lernwelten strategisch vorgehen, um Erfolg zu haben.

Literatur

Ammenwerth, E. & Hackl, W. (2016). *Aktivierung von TeilnehmerInnen in einem online-basierten Lernsetting: Ergebnisse und Erkenntnisse bei der Umstellung von Präsenz- auf Online-Lernen.* Tagungsband des 15. E-Learning-Tages Graz, 15.9.2016.

Arnold, P., Kilian, A., Thillosen, A. & Zimmer, G. (2015). *Handbuch E-Learning – Lehre und Lernen mit digitalen Medien.* 4. Aufl. Bielefeld: Bertelsmann.

Bratengeyer, E. (2016). *Die österreichische Hochschul-E-Learning-Landschaft.* Verein Forum neue Medien in der Lehre, Austria, Graz.

Hart, J. (2015). *Top 100 Tools for Learning.* http://c4lpt.co.uk/top100tools/best-of-breed/. (Retrieved from 27. November 2015).

Hofstadler, R. (2014). "*Blended Learning in der Pflegeausbildung – Möglichkeiten und Grenzen*" Masterarbeit an der Karl-Franzens-Universität Graz http://unipub.uni-graz.at/obvugrhs/download/pdf/801005?originalFilename=true.

Hübner, U., Liebe, J.-D., Hüsers, J., Thye, N., Egbert, E., Ammenwerth, E., & Hackl, W. (2015). *IT-Report Gesundheitswesen – Schwerpunkt: Pflege im Informationszeitalter.* Retrieved 27.11.2015, from http://www.it-report-gesundheitswesen.de/. (Retrieved from 27. November 2015)

Hülsken-Giesler, M. (2008). *Selbstgesteuertes Lernen mit Neuen Medien – Pflege(aus)bildung zwischen Persönlichkeitsbildung und Bildungstechnologie.* Hochschultage Berufliche Bildung 2008. http://www.bwpat.de/ht2008/eb/huelsken-giesler_ft09-ht2008_spezial4.shtml. (Zugegriffen am 27.November 2015)

Issing, L. & Klimsa, P. (2011). *Online-Lernen. Handbuch für Wissenschaft und Praxis.* München: Oldenburg, S. 19–33.

Kamin, A.-M. (2013). *Beruflich Pflegende als Akteure in digital unterstützten Lernwelten: Empirische Rekonstruktion von berufsbiografischen Lernmustern.* Wiesbaden: Springer.

Kerres, M., Stratmann, J., Ojstersek, N. & Preußler, A. (2009). Digitale Lernwelten in der Hochschule. In: K.-U. Hugger & M. Walber (Hrsg.). *Digitale Lernwelten.* Wiesbaden: VS-Verlag.

Mischak, R. (2016). *Angewandte Informatik als Ausbildungs-chance für Pflege- und MTD-Berufe im deutschsprachigen Raum.* Vortrag auf dem 8. Wissenschaftlichen Kongress für Informationstechnologie im Gesundheits-, Pflege- und Sozialbereich (ENI 2016), 29.9.2016, Hall in Tirol. http://www.kongress-eni.eu/informationen/letzte-kongresse/texte-videos?download=51:folien-zum-download. (Zugegriffen am 29. September 2016).

Mishra, P., & Koehler, P. (2006). Technological Pedagogical Content Knowledge: A Framework for Teacher Knowledge. *Teachers college Record 108*(6): 1017–1054.

Puentedura, R. (2006). *The SAMR Model: Transformation, Technology, and Education.* http://hippasus.com/resources/tte. (Retrieved from 27. November 2015).

Salmon, G. (2013). *Etivities – The key to active online learning.* New York: Routledge.

WebCourseWork (2016). *2016 E-Learning Hype Curve Predictions.* http://www.webcourseworks.com/2016-elearning-hype-curve-predictions/. (Retrieved from 29. September 2016).

Widulle, W. (2009). *Handlungsorientiert Lernen im Studium – Arbeitsbuch für soziale und pädagogische Berufe.* Wiesbaden: VS Verlag.

Der holistische PBL-Zyklus im Curriculum von heute

Benjamin David Rapphold, Theresa Scherer

15.1   Das problembasierte Lernen – 172

15.2   Evidenz zum problembasierten Lernen – 172

15.3   Entstehung des problembasierten Lernens – 173

15.4   Das PBL-Curriculum des Bachelorstudiengangs Pflege – 174

15.5   Der holistische PBL-Zyklus – 174

15.6   Das PBL-Tutorat – 175

15.7   Systematische Bearbeitung der PBL-Aufgabe durch den Siebensprung – 176

15.8   Fähigkeitsanforderung mit problembasiertem Lernen – 177

15.9   Evaluationsprozess – 178

15.10   Ausblick: Interprofessionelles problembasiertes Lernen – 179

Literatur – 179

© Springer-Verlag GmbH Deutschland 2018
K.-H. Sahmel (Hrsg.), *Hochschuldidaktik der Pflege und Gesundheitsfachberufe*,
https://doi.org/10.1007/978-3-662-54875-2_15

15.1   Das problembasierte Lernen

Problem-based Learning (PBL) oder problembasiertes Lernen ist eine didaktische Methode, welche die Entwicklung von Problemlöse-Kompetenzen durch ein situiertes, erkenntnis- und problemorientiertes Lernen ermöglicht, indem fachliche, soziale, personale, motivierende und methodische Kompetenzen explizit mit einbezogen werden (Weber 2007a; Darmann-Finck 2008; Schmidt et al. 2007). Der Begriff „Problem" wird dabei als das Problematische an einer Situation oder als Fragestellung verstanden, in dem exploratives und praktisches Lernen ermöglicht wird, um die Entwicklung von Kompetenzen zum konkreten Handeln zu ermöglichen (Wilkie 2001; Schwarz-Govaers 2008).

Das PBL findet in Kleingruppen statt, die von einem Tutor oder einer Tutorin unterstützt werden. Die Ausgangslage des Lernens bilden dabei reale oder der Realität nachempfundene Probleme, Fragestellungen oder Phänomene, die schriftlich oder multimedial dargeboten werden. Diese Probleme sollen sowohl motivieren als auch dem Vorwissen der Studierenden entsprechen (Barrows 1996; Mayer 2009). Die Kompetenzen werden systematisch in verschiedenen Schritten durch die aktive Auseinandersetzung mit neuen Themen entwickelt. Diese Themen stehen im Zusammenhang mit dem individuellen Vorwissen der Lernenden, sodass sie zum selbstgesteuerten Lernen, zur Hypothesenbildung, zur Auseinandersetzung mit Quellen, zu anspruchsvolleren Wissens- und Lernzielen, zur Entwicklung meta-kognitiver Strategien, zu konstruktiven Leistungen sowie persönlichen Erfahrungen angeregt werden (Mayer 2009; Weber 2007; Bate et al. 2014). Das generierte Wissen wird dabei immer wieder individuell konstruiert, reorganisiert und erweitert. Deshalb ermöglicht dieses Wissen das aktive Konstruieren von Wissen: die Studierenden müssen aus Informationen Probleme definieren und diese lösen, ohne dem rein passiven Speichern von Informationen zu erliegen (Stadelmann und Isenschmid 2005). Das Lernen ist dabei immer situations- und kontextgebunden und muss als ein individueller Prozess betrachtet werden, bei dem es darum geht, das präsentierte Material in eine kohärente mentale Repräsentation zu integrieren, bei dem aktiv Sinn erzeugt wird (Mayer 2009; Schmidt et al. 2007). Diese durch das problembasierte Lernen vermittelte Wissensgrundlage und die Handlungsstrategie unterstützen die Auseinandersetzung mit zukünftigen Problemen. Die Auseinandersetzung ermöglicht im Kontext einer sich ständig wandelnden Wissens- und Informationsgesellschaft die Voraussetzung sowie die Motivation für ein lustvolles lebenslanges Lernen (Reich 2003). Somit stellt PBL ein fokussiertes, experimentelles Lernen mit Erforschung, Erklärung und Lösung von Problemsituationen dar, die im Einklang mit der natürlichen Grundfunktion des Menschen verstanden werden kann, ohne die der Mensch in einer komplexen, instabilen Welt nicht als selbst denkendes, sein Verhalten selbst regulierendes und das gesamte Ganze verantwortlich mitgestaltendes Wesen überleben kann (Dohmen 1996).

15.2   Evidenz zum problembasierten Lernen

Mit seiner zunehmenden Verbreitung wurde das problembasierte Lernen in den letzten zwei bis drei Dekaden aus den verschiedensten Blickwinkeln viel diskutiert sowie in seiner Evidenz intensiv erforscht (Schmidt et al. 2011; Parton und Bailey 2008; Nowak und Plucker 2002). Ein empirischer Vergleich von Lehr-Lern-Methoden ist äusserst schwierig, da PBL ein multidimensionales Konstrukt des Problemlösens bildet. PBL lässt sich als Lernumgebung genauso wenig wie eine konventionelle Lernumgebung standardisieren, da Lehren und Lernen in einem komplexen und sich verändernden Netzwerk sozialer Interaktionen stattfinden. In diesem Netzwerk ist jeder Kontext individuell und verlangt nach angepassten Verhaltensweisen und Methoden (Berliner 2002; Eva 2004). Trotz dieser Herausforderungen zeigen sich valide empirische Befunde, welche die Wirksamkeit bzw. das positive Ergebnis dieser Lern- und Lehrmethode aufzeigen. So weisen die Studierenden, welche die PBL-Methode geübt haben, im Vergleich zu jenen, die mit traditionellen Lehrformen unterrichtet wurden, eine hohe Zufriedenheit mit der PBL-Methode auf, zeigen bessere Kompetenzen bei der Problemlösung sowie der systematischen und gezielten Informationssammlung und zeigen im Allgemeinen eine höhere mündliche Ausdrucksfähigkeit und bessere zwischenmenschliche Fähigkeiten auf. Sie sind erfolgreicher in ihren ersten Schritten ins Berufsleben, in dem sie eine ganzheitliche Sichtweise mit einer effizienten Arbeitsplanung verbinden und weisen in der praktischen Anwendung von Wissen bessere Beobachtungs- und Analysefertigkeiten auf, denen ein schärferes kritischen Denken zu Grunde liegt (Dochy et al. 2003; Schmidt et al. 2006; Applin et al. 2011; Strobel und van Barneveld 2009; Kong et al. 2014). Die Studierenden verbessern im Lauf des Studiums ihre Fähigkeiten zum selbstgesteuerten Lernen und entwickeln einen auf ein holistisches (ganzheitliches) Verständnis ausgerichteten Lernstil. Denn sie erlangen mehr Sicherheit in der Anwendung von Wissen auf neue und praxisnahe Problemstellungen (Reusser 2005; Dochy et al. 2003; Schmidt et al. 2006). Die Studienlage zeigt, dass problembasierte Programme zum Erwerb von Grundlagenwissen noch unklare Befunde erzeugen (Newman 2003; Zumbach 2003; Scherer und Schaffner 2011). Die Herausforderung einer PBL-Aufgabe über Grundlagenwissen besteht darin, dass oft zu Beginn kaum Spielraum bei der Lernfrage besteht und dass ohne didaktische Anreicherungen in der Aufgabenstellung das problembasierte Lernen zu einer Alibiübung verkommen könnte (Scherer und Schaffner 2011).

15.3 Entstehung des problembasierten Lernens

Wie ein Mensch mit Problemen umgeht und welche problemorientierten Lernansätze dabei zum Zuge kommen, über diese Themen wurde bereits in der antiken Philosophie nachgedacht. So hat schon Sokrates aufgezeigt, dass Menschen, die von einer Frage ausgehen und diese durch schrittweise Lösungsansätze zu beantworten suchen, die schwierigsten Probleme bewältigen können. Denn durch das Hinterfragen lernt der Mensch, mit einem Lösungsweg verborgene Ressourcen aufzudecken (Reich 2003).

Ende der 1960er-Jahre zeigte sich, dass die damals üblichen Unterrichtsformen dem sich beschleunigenden Wissenszuwachs in der Medizin nicht mehr gerecht werden konnten. Den Absolvierenden fehlte es trotz eines langen Studiums an Zusammenhangswissen, sie wiesen beim Transfer des angehäuften Faktenwissens in die Praxis Defizite auf, ihnen mangelten angepasste Problem-Lösungsstrategien sowie die Motivation zum Lernen. Im Zuge dieser Erkenntnisse erfuhren die medizinischen Curricula eine umfassende Reform, in der 1968 Howard Barrows und seine Kollegen an der Medical Faculty der McMaster Universität in Hamilton, Kanada, das problembasierte Lernen als Grundlage initiierten, womit das PBL seinen bedeutenden Anfang nahm (Davis und Harden 1999). Diese Reform gilt als die wichtigste didaktische Entwicklung seit Flexners Report von 1910 und kann als Paradigmenwechsel verstanden werden, in dem man sich vom dominierenden Frontalunterricht abgewandt hat zum selbstgesteuerten, kollaborativen Lernen in der Gruppe (Albanese und Mitchell 1993; Weber 2007a). Das PBL hat sich seitdem weltweit in den verschiedensten Wissenschaftsdomänen erfolgreich etabliert, etwa in Architektur, Informatik, Ingenieurwissenschaften, Mathematik, Recht, Sozialarbeit oder Wirtschaft. Das PBL wurde eine Grundlage für Unterrichtseinheiten sowie in ganzen Curricula an zahlreichen Hochschulen, so auch in der Schweiz (Donner 1993; Schmidt und Moust 1998; Savery 2006).

Nach einer schweizerischen Verfassungsänderung sowie bilateralen Verträgen mit der Europäischen Union hat die Schweizerische Konferenz der kantonalen Gesundheitsdirektorinnen und -direktoren (GDK) um die Jahrtausendwende eine umfassende, abgestimmte nationale Reform der Gesundheitsberufe in der Schweiz beschlossen. Diese Reform beeinflusste die Berufsausübung im Gesundheitssektor dahingehend, dass der Fachbereich Gesundheit der schweizerischen Fachhochschulen 2005 in die Regelungskompetenz des Bundes überführt wurde (▶ Kap. 11 Elke Steudter). Die schweizerische Regierung hat mit dem Bundesgesetz über die universitären Medizinalberufe 2006 eine Harmonisierung aller reglementierten Berufe im Gesundheitssektor ermöglicht. Die Curricula wurden reformiert, indem neue Formen wie Skillslab, Objective Structured Clinical Examination (OSCE) und PBL schweizweit integriert wurden (Process 2007; Sottas 2011; Schweizerischen Eidgenossenschaft 2007). Dies eröffnete der Berner Fachhochschule Gesundheit die Chance, ein nach den Prinzipien des problembasierten Lernens aufgebautes Curriculum in Form eines neu entwickelten holistischen PBL-Zyklus für den Studiengang Pflege zu entwickeln.

15.4   Das PBL-Curriculum des Bachelorstudiengangs Pflege

Im Jahr 2006 sind die ersten Bachelor- und später Masterstudiengänge Pflege an der Berner Fachhochschule Gesundheit gestartet. Darin werden die Studierenden in einem generalistischen Studium zur Berufsbefähigung unterrichtet. Feste Bestandteile des PBL-Curriculums sind zudem Praxis- und Kompetenzorientierung, exemplarisches Lehren und Lernen, Evaluation und Qualitätssicherung (Scherer 2009). Das Curriculum ist bolognakompatibel und orientiert sich an dem Referenzmodell der CanMEDS-Rollen von Gesundheitsfachpersonen, das in einem breit abgestützten Prozess für die Medizinerausbildung in Kanada erarbeitet worden ist und sich international etabliert hat, sodass es zunehmend für alle Gesundheitsberufe genutzt wird. Diese Rollen von Gesundheitsfachpersonen stehen im Kontext einer problemlösungsorientierten Berufsausübung und beinhalten folgende Rollen (Imhof et al. 2010 in Scherer und Monteverde 2015):

- *Experte*, der die berufsspezifischen Tätigkeiten ausübt und entsprechende Entscheidungen trifft
- *Kommunikatorin*, die vertrauensvolle Beziehungen ermöglicht und Informationen gezielt weiter gibt
- *Teamworker*, der in einem interprofessionellen Team mitarbeitet
- *Managerin*, welche die fachliche Führung übernimmt und zur Wirksamkeit der Organisation beiträgt und ihre eigene Berufskarriere entwickelt
- *Gesundheitsanwalt*, der sich verantwortungsvoll auf seine Expertise stützt und Gesundheit und Lebensqualität der Patientinnen und Patienten sowie der Gesellschaft fördert
- *Lernende* und *Lehrende*, die sich für lebenslanges Lernen und für die Entwicklung, Weitergabe und Anwendung von Wissen engagieren
- *Professionsangehörige,* die sich für die Fachleute, für die Gesundheit und Lebensqualität des Einzelnen und der Gesellschaft einsetzen.

Im Curriculum des Bachelorstudiengangs Pflege wird das problembasierte Lernen, das die Methode und pädagogische Haltung unter Einbezug von Schlüsselkompetenzen vereint, zur bestmöglichen Vorbereitung der Studierenden auf das Berufsleben genutzt. Der problembasierte Zugang soll für die Studierenden einen direkten Bezug zur Praxis herstellen, womit Wissensvermittlung und Wissensaneignung gezielt für die Berufsbefähigung gefördert werden. Nicht nur das Fachwissen, sondern auch der kompetente Umgang mit fachlichem Wissen werden durch das PBL-Konzept begünstigt (Scherer und Monteverde 2015). Für den Aufbau eines Curriculum, bei dem das problembasierte Lernen im Zentrum steht, wurde der holistische PBL-Zyklus entwickelt.

15.5   Der holistische PBL-Zyklus

Das gesamte Studium ist modular aufgebaut und in den Hauptmodulen wird konsequent nach dem Prinzip des problembasierenden Lernens gearbeitet. Der im Zentrum stehende holistische PBL-Zyklus bietet eine umfassende Sichtweise auf ein Problem, bei dem Vorlesungen, Expertenforen, Skillstrainings und Seminare weitere wichtige Ressourcen für die Studierenden darstellen, die für das Problemverständnis und die Problembearbeitung notwendig sind, um sich weiteres Wissen, Fertigkeiten und Erfahrung anzueignen (Scherer und Monteverde 2015). Jedes Hauptmodul umfasst jeweils acht PBL-Aufgaben, die in Tutoraten mit der Siebenschritt-Methode bearbeitet werden. Im Anschluss an den ersten Tutoratsblock (Schritt 1-5) findet immer eine Doppelvorlesung statt, welche die Thematik vertieft. Je nach PBL-Thema schließt sich ein Skillstraining oder ein Seminar an, in dem die Studierenden in Begleitung von Expertinnen und Experten Kompetenz, Fertigkeiten und Fähigkeiten im Kontext der PBL-Thematik praxisorientiert erwerben. Mit dem in der Vorlesung, im Selbststudium und im Skillstraining bzw. Seminar erworbenen Wissen werden in der zweiten Tutoratsveranstaltung (Schritt 7) die Lernfragen beantwortet und in der PBL-Gruppe diskutiert. Zur Wissenssicherung findet im Anschluss daran das Expertenforum statt, in dem offene Fragen und Unsicherheiten geklärt werden. Unter Einbezug aller Lehrformate schließt sich der gesamte Zyklus einer Problemsituation für die Studierenden und bildet somit den holistischen PBL-Zyklus (◻ Abb. 15.1).

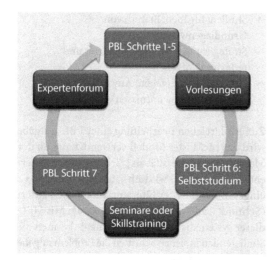

Abb. 15.1 Der holistische PBL-Zyklus im Curriculum des Bachelorstudiengangs Pflege

Der Erwerb von Fertigkeiten und Fähigkeiten ist Teil eines holistischen PBL-Zyklus, in dem die Problembearbeitung nicht nur theoretisch stattfindet, sondern sich die Studierenden auch im Skillscenter unter realitätsnahen Verhältnissen, die im Kontext der PBL-Aufgabe stehen, systematische Fähigkeiten und Fertigkeiten aneignen. Dieses schrittweise Erlernen und das Einüben beruhen auf den adaptierten Lernmethoden Skillslab und Cognitive Apprenticeship (Collins et al. 1988). Dabei handelt es sich wie beim PBL um einen sozial-konstruktivistisch begründeten Ansatz, der deutliche Prinzipien einer konstruktivistischen Didaktik trägt. Dabei wird davon ausgegangen, dass Wissen am besten durch die direkte Interaktion mit Expertinnen und Experten innerhalb authentischer Problemsituationen entsteht (Collins et al. 1988). Problemsituationen, die typische berufliche sowie domänenspezifische Situationen widerspiegeln, stehen für die Studierenden in einem bereits bekannten Kontext einer PBL-Aufgabe und ermöglichen den Studierenden, Wissen zu erwerben.

15.6   Das PBL-Tutorat

In einem Tutorat verschiebt sich die Aufgabe des klassischen Lehrers vom traditionellen Belehren zum konstruktiven Begleiten. Der oder die Dozierende unterstützt die Studierenden bei der Suche

nach eigenen Lösungswegen sowie bei der Entwicklung ihrer eigenen Lernziele. Der Lernbegleiter begünstigt zurückhaltend die Planung und Durchführung der Lernaktivitäten im Tutorat, indem er bevorzugt jene Fragen einbringt, die zu einem besseren Verständnis sowie zu einem bewussteren Umgang mit der Problemaufgabe auf einem metakognitiven Niveau anregen. Die Intensität dieser Lernbegleitung hängt vom Prozess in der einzelnen Gruppe ab. Von der Lernbegleitungsperson wird eine hohe Kommunikationskompetenz und ein bedeutendes Einfühlungsvermögen in die diversen Denkansätze der Studierenden erwartet, sowie entsprechende Methoden- und Fachkompetenzen (Reich 2003; Bate et al. 2014).

Ein erfolgreicher Gruppenprozess im PBL erfordert einerseits Schlüsselkompetenzen der Studierenden: vor allem Einsatz- und Lernbereitschaft, Problemlösefähigkeit und Sprachgewandtheit. Andererseits verlangt er von der Tutorin oder dem Tutor Gestaltungswillen, zielorientiertes Führen, Fachwissen und Lehrfähigkeit (Scherer und Monteverde, 2015). In den PBL-Turoraten ist, anders als bei den anderen Lehrformaten des holistischen PBL-Zyklus, eine Präsenzpflicht eingeführt worden. Diese Präsenzpflicht umfasst 80 Prozent der Kurszeit. Die Präsenzpflicht soll sicherstellen, dass das Grundanliegen des Studiengangs realisiert wird: die beruflichen Schlüsselkompetenzen sollen umfassend und erfolgreich gefördert werden – ebenso die Fachkompetenz, die persönliche, methodische und sozial-kommunikative sowie Aktivitätskompetenz. Bei Fehlzeiten wurde verlangt, dass die Studierenden eine Ersatzleistung erbringen, indem sie im Selbststudium ein Modulthema mit einer vorgegebenen PBL-ähnlichen Methodik selbständig erarbeiten. Das Bestehen dieser Ersatzleistung ist für die Studierenden die Bedingung für die Zulassung zur Modulabschlussprüfung.

Zur bestmöglichen Umsetzung dieser Schlüsselkompetenzen orientiert sich das PBL-Tutorat an den von Barrows (1996 in Müller Werder, 2008) entwickelten Charakteristika, die für ein erfolgreiches Tutorat unerlässlich sind:

1. Das Lernen ist lernerzentriert, sodass die Studierenden unter der Anleitung einer Tutorin oder eines Tutors die Verantwortung für das Lernen übernehmen. Dabei leitet eine Studierende oder ein Studierender das Gespräch.

2. Das Lernen erfolgt in Kleingruppen, die sich aus maximal 12 Studierenden zusammensetzen und deren Mitglieder in jedem Modul wechseln. Dadurch sollen die Studierenden lernen, mit unterschiedlichen Menschen intensiv, effektiv und lösungsorientiert zusammenzuarbeiten.

3. Der Lernprozess wird durch eine Tutoratsleitung unterstützt, die mit dem Fachgebiet des Lernens umfassend vertraut ist und über Erfahrungen in der Rolle der Unterstützung sowie Begleitung verfügt.

4. Probleme bilden den Ausgangspunkt fürs Lernen und den Anreiz zum Lernen: Sie spiegeln eine praxisorientierte Situation, die den Studierenden als Wissenserinnerung, Vernetzung sowie zum Transfer von Wissen auf neue Situationen dient.

5. Praxisnah präsentierte Probleme sind das Mittel zur Entwicklung von Problemlösefähigkeiten. Nur so können die Studierenden die erforderlichen Kenntnisse und prozeduralen Fertigkeiten, also jenes praktisch nutzbare Wissen, das in Gestalt unbewusster Verarbeitungsroutine auftritt, erwerben, um in Zukunft genau solche Problemsituationen in der Praxis erfolgreich zu bewältigen.

6. Die Studierenden akquirieren neue Informationen durch selbstgesteuertes Lernen, indem sie ihr eigenes Wissen durch Studieren erweitern und gemeinsam in der PBL-Gruppe das erworbene Wissen diskutieren, vergleichen und überdenken.

15.7 Systematische Bearbeitung der PBL-Aufgabe durch den Siebensprung

Als Ausgangslage für eine erfolgreiche PBL-Aufgabe braucht es eine berufsrelevante Situation, die als Problem bzw. als Herausforderung dargestellt wird. Dabei bestehen unterschiedliche PBL-Aufgabentypen (Van Meer 1994; Weber 2007):

- Problemaufgaben: Suche nach Erklärungen für Phänomene
- Diskussionsaufgaben: Förderung des kritischen Urteilsvermögens

- Studienaufgaben: Erwerb von Grundlagenwissen
- Strategieaufgaben: Regelgeleitetes und reflexives Vorgehen
- Anwendungsaufgaben: Anwendung von erworbenen Erkenntnissen

Zur erfolgreichen Bearbeitung einer PBL-Aufgabe wird das McMaster Modell verwendet, das an der Maastrichter Universität als „Siebensprung" weiterentwickelt wurde. Es wird am häufigsten in der Praxis eingesetzt und in der Literatur am meisten zitiert (Schmidt 1983; Müller Werder 2008). Mit Hilfe dieser systematischen Prozessstrategie können die Studierenden in sieben Schritten die Problemaufgabe bearbeiten und über die konkrete Problemlösung hinaus transferfähiges Wissen und fachspezifische Lern- und Denkstrategien erwerben (◘ Abb. 15.2).

Im Bachelorstudiengang Pflege findet die Umsetzung des Siebensprungs statt, angepasst gemäss Weber (2007) und van Til und van der Heijden (2006):

Zu Beginn des Tutorats lesen die Studierenden die PBL-Aufgabe und klären in der Gruppe unverständliche Begriffe oder Formulierungen, damit alle ein gemeinsames Verständnis für die PBL-Aufgabe haben (Schritt 1). Dann formulieren die Studierenden in der Gruppe die Schlüsselbegriffe, welche die PBL-Aufgabe ausmachen und halten diese auf einem Flipchart fest (Schritt 2). Die Studierenden sammeln in einem Brainstorming ihr Vorwissen in Zusammenhang mit diesem Problem. Dabei werden zu Grunde liegende Ursachen, Mechanismen, mögliche Lösungen, Unsicherheiten, Wissenslücken, aber auch Hypothesen formuliert. In diesem Schritt wird noch nicht diskutiert, sondern es werden Äusserungen gesammelt und auf der Tafel für alle sichtbar dargestellt (Schritt 3). Nun werden die Überlegungen detailliert geprüft, indem die Gruppe diskutiert. Weitere Fragen oder Überlegungen, die nicht geklärt werden können, notieren die Studierenden an der Tafel. In diesem Schritt werden die Aussagen zu Clustern gebündelt und in der Gruppendiskussion werden dazu Oberbegriffe gebildet (Schritt 4). Zu den Clustern formuliert die Gruppe konkrete und vollständige Lernfragen (Schritt 5). Die Studierenden erarbeiten sich das Wissen selbst, das sie zur Beantwortung der Lernfragen benötigen. Dabei

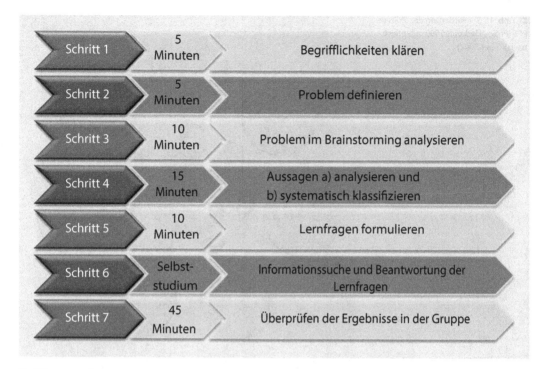

Abb. 15.2   Adaptierter Siebensprung nach Weber (2007) und Van Til/van der Heijden (2006)

stehen ihnen verschiedene Quellen zur Verfügung (Schritt 6). Im letzten Schritt kommt die Gruppe wieder zusammen und tauscht ihr Wissen aus. Dabei werden Fakten und Zusammenhänge aus der PBL-Aufgabe besprochen und das Wissen wird gegenseitig überprüft. Gemeinsam werden Unsicherheiten und weiterführende Fragen formuliert und gesammelt, die zum Abschluss des PBL-Zyklus im Expertenforum geklärt werden.

15.8 Fähigkeitsanforderung mit problembasiertem Lernen

Mit Hilfe des problembasierten Lernens werden jene Fähigkeiten gefördert, die den Studierenden ein praxisorientiertes Lernen ermöglichen und sie umfassend auf ihren Arbeitsalltag mit einer lösungsorientierten Herangehensweise vorbereiten (Prpic und Hadgraft 1999; Weber 2007). Diese Förderung beinhaltet folgende primäre Fähigkeiten (Abbildung 15.3):

Die *Entwicklung der Fähigkeiten zur Selbststeuerung* (1) durch Selbstverantwortung und aktive Beteiligung ermöglicht es den Studierenden, sich problemlösende und metakognitive Strategien anzueignen, sodass neuronale Gedächtnisstrukturen erweitert bzw. positiv verändert werden.

Die *sozialen und kommunikativen Kompetenzen* (2) werden durch den Austausch in einer PBL-Gruppe, in der verschiedene Rollen eingenommen werden, so gestärkt, dass ein höheres intellektuelles Niveau sowie mehr problemlösende Strategien entwickelt werden. Diese Strategien werden durch den Austausch der unterschiedlichen Interpretationen der PBL-Gruppenmitglieder entstehen (Brunner 1985, in Weber 2007).

Im PBL wird Vorwissen aktiviert und es wird neues Wissen mit vorhandenem Wissen vernetzt, damit entsteht *nachhaltiges Lernen* (3). Aber auch die erworbenen Erkenntnisse, die Analyse- und die Problemlösefähigkeiten in den anregenden lebensnahen Problemstellungen des PBL fördern das nachhaltige Lernen (◻ Abb. 15.3).

Die PBL-Problemstellungen sind vielschichtig und umfassen je nach Komplexität nicht nur eine Disziplin, sondern erfordern das breite Spektrum

■ **Abb. 15.3**   Förderung der Skills im PBL (Prpic / Hadgraft 1999; adaptiert nach Weber 2007)

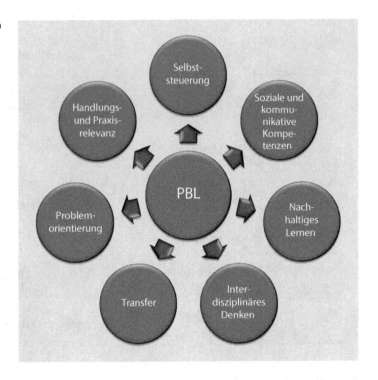

interprofessionellen Denkens (4), das eine Verknüpfung zum Vorwissen sowie eine fächerübergreifende Vernetzung ermöglicht.

Der *Ausbau der Fähigkeiten zum Transfer von Wissen* (5) wird durch eine authentische PBL-Situation gefördert, die gleichzeitig herausfordernde und motivierende Komponenten beinhaltet. Damit sollen die Studierenden praxisrelevantes Wissen leicht auf konkrete Situationen übertragen können, die der PBL-Situation ähnlich sind.

Der Anspruch an eine PBL-Aufgabe, ein *Fähigkeitentraining zur Problemorientierung mit Haltungs- und Praxisrelevanz* (6) zu ermöglichen, beinhaltet ein exemplarisches, praxisnah konstruiertes und multiperspektivisches Fallbeispiel, dessen Wahl von der Zielsetzung und den Vorkenntnissen der Lernenden abhängt. Die Arbeit am Fallbeispiel soll die Studierenden darauf vorbereiten, zukünftige Probleme zu lösen.

Der *Umgang mit Informations- und Kommunikationstechnologien* (7) ist ein unabdingbarer Bestandteil des selbstgesteuerten Wissenserwerbs – er fördert die Studierenden in ihrer Selbständigkeit und Eigenverantwortung.

15.9   Evaluationsprozess

Der Evaluationsprozess, der zur kontinuierlichen Optimierung und Qualitätssicherung parallel zum Curriculum entwickelt worden ist, hat ebenfalls eine zyklische Form. Diese Form entspricht dem problembasierten Lernen, in dem immer wieder Neues gewagt werden muss. So wird in einer sich laufend und rasch entwickelnden Welt ein Stillstand vermieden und ein adaptives auf alle Aspekte des Lebens fokussiertes kontinuierliches Lernen wird möglich. Dies beinhaltet auch die Fähigkeit, den eigenen Lernfortschritt sowie den anderer Menschen angemessen einzuschätzen. Im Einklang mit diesem Grundverständnis wurde ein Auswertungsprozess für den holistischen PBL-Zyklus entwickelt, der sich gemäss der Evaluationsliteratur für PBL-Curricula bewährt hat und auf eine kontinuierliche Optimierung des Studiengangs abzielt. Das neu entwickelte Evaluationskonzept beinhaltet folgende Charakteristika (Scherer und Monteverde 2015):

- Kontinuierliche Evaluation aller Module durch Dozierende und Studierende für strukturell-organisatorische Anpassungen innerhalb der einzelnen Module.

- Kontinuierliche Anpassung des ganzen Curriculums durch die Survey-Gruppe, die aus der Studiengangsleiterin, dem Leiter des Ressorts Ausbildungsprogramm und dem Wissenschaftlichen Mitarbeiter besteht. Damit werden strukturell-inhaltliche Aktualisierungen innerhalb des gesamten Curriculums ermöglicht.
- Kontinuierliche Qualitätsentwicklung durch den Qualitätszirkel, der aus dem gesamten Kollegium des Studiengangs besteht. Dieser Qualitätszirkel sorgt für Anpassungen systemisch-haltungsmäßiger Art, zum Beispiel die pädagogische Grundhaltung und Verwirklichung des zukünftigen Berufsbildes.

Jedes Modul bzw. jeder PBL-Zyklus wird am Ende von den Studierenden mit einem standardisierten Fragebogen evaluiert, z. B. am Ende einer Präsenzveranstaltung. Dadurch wird jeweils die sehr hohe Rücklaufquote von über 90 Prozent der Feedbacks erreicht. Die erhobenen Daten werden qualitativ und quantitativ ausgewertet und in einem Bericht zusammengefasst, der den Studierenden präsentiert wird und der Diskussionen ermöglicht. Dies eröffnet den Austausch zwischen den Dozierenden und den Studierenden, denn die partizipative Evaluation zur weiteren Entwicklung des PBL-Curriculums steht im Zentrum.

Dann überarbeiten die Modulteams den PBL-Zyklus eines Moduls mit spezifisch entwickelten Leitfragen und spezifischen Rastern unter Berücksichtigung der studentischen Evaluationsergebnisse und der summativen Prüfungsergebnisse.

15.10 Ausblick: Interprofessionelles problembasiertes Lernen

Die wachsende Bedeutung des interprofessionellen Lernens wurde auch an der Berner Fachhochschule Gesundheit erkannt. Die Entwicklung und Durchführung interprofessioneller Lehrangebote haben in den letzten Jahren markant an Bedeutung gewonnen, sowohl innerhalb der vier Gesundheitsberufe des Fachbereichs – Pflege, Hebammen,

Ernährungsberatung sowie Physiotherapie – als auch mit der Medizinischen Fakultät der Universität Bern.

Das problembasierte Lernen ist ein vielseitig einsetzbares Konzept, das sich stets weiterentwickeln lässt. Für die Berner Fachhochschule Gesundheit ist das interprofessionelle Lernen (IPL) in Kombination mit PBL eine bedeutende und zukunftsweisende Methode. Die Literatur weist bereits sehr positive Daten zum IPL auf (Dahlgren 2009; Tayyeb 2013; L'Ecuyer et al. 2015). Dass Studierende verschiedener Professionen voneinander, miteinander und übereinander lernen, kann nirgendwo praxisnäher erprobt werden als in einem interprofessionellen PBL-Gruppentutorat. In einer interprofessionellen Gruppe von Studierenden bringt jedes Mitglied das Wissen ein, das aus seiner beruflichen und individuellen Sicht zur Lösung des Falles beiträgt. Dieser konstruktivistische Ansatz des PBL dürfte besonders die Arbeit in berufsgemischten Gruppen bereichern, da jedes Individuum seine subjektive Theorie in sein berufliches Umfeld einbringt. Die Gruppenmitglieder lernen sich kennen, nicht nur als Berufsangehörige, bzw. zukünftige Berufsangehörige, sondern auch als Persönlichkeiten. Damit wird die gegenseitige Verständigung gestärkt, indem sowohl berufsspezifische als auch individuell-biografische Denkmuster aufgezeigt und eventuell aufgebrochen werden. Die Fähigkeit, als Fachperson einen Perspektivenwechsel zu vollziehen, wirkt sich günstig auf die spätere interprofessionelle Zusammenarbeit aus. Ein Perspektivenwechsel kann wohl nirgends so gut angeleitet und geübt werden, wie in einem interprofessionellen PBL-Tutoriat.

Literatur

Albanese, M. A. & Mitchell, S. (1993). Problem-based learning: a review of literature on its outcomes and implementation issues. *Academic medicine, 68(1)*, 52–81.

Applin, H., Williams, B., Day, R. & Buro, K. (2011). A comparison of competencies between problem-based learning and non-problem-based graduate nurses. *Nurse Education Today, 31(2)*, 129–134.

Barrows, H. S. (1996). Problem-based learning in medicine and beyond: A brief overview. New directions for teaching and learning, (68), 3–12.

Bate, E., Hommes, J., Duvivier, R. & Taylor, D. C. (2014). Problem-based learning (PBL): Getting the most out of your students – Their roles and responsibilities, AMEE Guide No. 84. *Medical teacher, 36(1)*, 1–12.

Berliner, D. C. (2002). Comment: Educational research: The hardest science of all. *Educational researcher, 31(8)*, 18–20.

Brunner, R. (1985). Der Einsatz praxisorientierter Verfahren in der Lehrerbildung an den Hochschulen der Bundesrepublik Deutschland. *Unterrichtswissenschaft, 2*, 169–181.

Collins, A., Brown, J. S. & Newman, S. E. (1988). Cognitive apprenticeship. Thinking. *The Journal of Philosophy for Children, 8(1)*, 2–10.

Dahlgren, L. O. (2009). Interprofessional and problem-based learning: A marriage made in heaven?. *Journal of interprofessional care, 23(5)*, 448–454.

Darmann-Finck I. & Boonen A. (2008). *Problemorientiertes Lernen auf dem Prüfstand*. Erfahrungen und Ergebnisse aus Modellprojekten. Hannover: Schlütersche Verlagsgesellschaft.

Davis, M. H. (1999). AMEE Medical Education Guide No. 15: Problem-based learning: a practical guide. *Medical teacher, 21(2)*, 130–140.

Dochy, F., Segers, M., Van den Bossche, P. & Gijbels, D. (2003). Effects of problem-based learning: A meta-analysis. *Learning and instruction, 13(5)*, 533–568.

Dohmen, G. (1996). *Das lebenslange Lernen: Leitlinien einer modernen Bildungspolitik*. Bonn (Bundesministerium für Bildung, Wissenschaft, Forschung und Technologie).

Donner R.S. & Bickley, H. (1993). Problem-based learning in American medical education: an overview. *Bull Med Libr Assoc. 81(3)*, 294–298.

Eva, K. W. (2004). Issues to consider when planning and conducting educational research, *Journal of dental education, 68(3)*, 316–323.

Imhof, L., Rüesch, P., Schaffert, R., Mahrer-Imhof, R., Fringer, A. & Kerker-Specker, C. (2010). *Professionelle Pflege Schweiz: Perspektive 2020*. Ein Grundlagenbericht Winterthur: ZHAW.

Kong, L. N., Qin, B., Zhou, Y. Q., Mou, S. Y. & Gao, H. M. (2014). The effectiveness of problem-based learning on development of nursing students' critical thinking: A systematic review and meta-analysis. *International Journal of Nursing Studies, 51(3)*, 458–469.

L'Ecuyer, K. M., Pole, D. & Leander, S. A. (2015). The use of PBL in an interprofessional education course for health care professional students. *Interdisciplinary Journal of Problem-Based Learning, 9(1)*, 6.

Mayer, R. E. (2009). *Multimedia learning*, 2. Aufl. New York: Cambridge University press.

Müller C. (2008). Gestaltung von problembasierten Lernumgebungen: Eine Analyse aus motivations- und kognitionspsychologischer Sicht. *Netzwerk – Zeitschrift für Wirtschaftsbildung Schweiz, 1*, 20–33.

Newman, M. (2003). A Pilot Systematic Review and Meta-analysis on the Effectiveness of Problem-Based Learning. Newcastle: *Learning & Teaching Subject Network for Medicine, Dentistry and Veterinary Medicine*.

Nowak, J. A. & Plucker, J. A. (2002). Do as I say, not as I do: Student assessment in problem-based learning. *Inquiry: Critical Thinking Across the Disciplines, 21(2)*, 17–31.

Parton, G. & Bailey, R. (2008). Problem-based learning: a critical rationalist perspective, *London Review of Education, 6(3)*, 281–292.

Process, B. (2007). London Communiqué, towards the European higher education area: *Responding to challenges in a globalised world*, 18 May 2007.

Prpic, J. K. & Hadgraft, R. G. (1999). *What is Problem-Based Learning?* In: URL: http://cleo.eng.monash.edu.au/teaching/learning/strategy/whatispbl.html (Zugegriffen am 10. September 2013).

Reich, K. (2003). *Methodenpool*. In: url: http://methodenpool.uni-koeln.de/download/pbl.pdf (Zugegriffen am 10. September 2013).

Reusser, K. (2005). Problemorientiertes Lernen – Tiefenstruktur, Gestaltungsformen, Wirkung. *Beiträge zur Lehrerbildung, 23(2)*, 159–182.

Savery, J. R. (2006). Overview of problem-based learning: Definitions and distinctions. *Interdisciplinary Journal of Problem-based Learning, 1(1)*, 3.

Scherer, T. (2009). Neue Perspektiven im Pflegeberuf. *Frequenz, 11(9)*; 10–12.

Scherer, T., & Schaffner, N. (2012). *Wenn der Sieben-Schritt zum Alibi wird: Die Studienaufgabe, Problem-Based Learning im Dialog*, 1–11.

Scherer, T. & Monteverde, S. (2015). Entwicklung von Schlüsselkompetenzen im Pflegestudium: Der Beitrag des Problem-Based Learning. In: V. Heyse & M. Gyger (Hrsg.). *Erfolgreich in die Zukunft. Schlüsselkompetenzen in Gesundheitsberufen*. Heidelberg: medhochzwei, 389–407.

Schmidt, H. G. (1983). *Problem-based learning: Rationale and description*. Medical education, 17(1), 11–16.

Schmidt, H. G. & Moust, J. H. C. (1998). *Problem-based learning: Practice and theory*. Groningen: Wolters-Noordhoff.

Schmidt, H. G., Vermeulen, L. & Van Der Molen, H. T. (2006). Longterm effects of problem-based learning: a comparison of competencies acquired by graduates of a problem-based and a conventional medical school. *Medical education*, 40(6), 562–567.

Schmidt, H. G., Loyens, S. M. M., Van Gog, T. & Paas, F. (2007). Problem-based learning is compatible with human cognitive architecture: Commentary on Kirschner, Sweller, and Clark (2006). *Educational Psychologist, 42(2)*, 91–97.

Schmidt, H. G., Rotgans, J. I. & Yew, E. H. (2011). The process of problem-based learning: what works and why. *Medical education*, 45(8), 792–806.

Schwarz-Govaers R. (2008). Problemorientiertes Lernen (POL) und Subjektive Theorien (ST) – was hat das eine mit dem anderen zu tun? In: I. Darmann-Finck & A. Boonen (Hrsg.). *Problemorientiertes Lernen auf dem Prüfstand. Erfahrungen und Ergebnisse aus Modellprojekten*. Hannover: Schlütersche Verlagsgesellschaft, 13–24.

Schweizerische Eidgenossenschaft, D. B. (2007). *Bundesgesetz über die universitären Medizinalberufe*. https://www.admin.ch/opc/de/classified-compilation/20040265/201601010000/811.11.pdf (Zugegriffen am 09. Oktober 2016).

Strobel, J. & Van Barneveld, A. (2009). When is PBL more effective? A meta-synthesis of meta-analyses comparing PBL to conventional classrooms. *Interdisciplinary Journal of Problem-based Learning, 3(1)*, 4.

Sottas, B. (2011). Abschlusskompetenzen für alle Gesundheitsberufe: das schweizerische Rahmenwerk und seine Konzeption. *GMS Z Med Ausbild, 28(1)*, 1–12.

Stadelmann, B. & Isenschmid, B. (2005). Was bringt problemorientierter Unterricht den psychosozialen Fächern? Erste Erfahrungen an der Medizinischen Fakultät Bern. *GMS Z Med Ausbild, 22*, 2.

Tayyeb, R. (2013). Effectiveness of problem-based learning as an instructional tool for acquisition of content knowledge and promotion of critical thinking among medical students. *Journal of the College of Physicians and Surgeons Pakistan, 23(1)*, 42–46.

Van Meer, K. (1994). Problemorientiertes Lernen. Referat zum 1. Internationalen Kongress zur Didaktik der Pflege. In: R. Schwarz-Govaers (Hrsg.). *Kongress-Sammelband*. Verlag der Kaderschule für die Krankenpflege, SRK: Aarau.

Van Til, C. & Van der Heijden, F. (2006). *PBL Study Skills: an overview. Department of Educational Development and Research*. Universiteit Maastricht.

Weber A. (2007a). *Problem-Based Learning. Ein Handbuch für die Ausbildung auf der Sekundarstufe II und der Tertiärstufe*. 2. überarb. Aufl., Bern: hep.

Wilkie K. (2001). Das Wesen des problemorientierten Lernens. In: S. Glen & K. Wilkie (Hrsg.). *Problemorientiertes Lernen für Pflegende und Hebammen*. Bern: Huber, 37–64.

Zumbach, J. (2003). *Problembasiertes Lernen*. Münster: Waxmann.

Kompetenzorientiertes Lehren und Lernen mit Lernportfolios

Mechthild Löwenstein

16.1   Notwendigkeit pädagogischer
        Hochschulentwicklung – 184

16.2   Lernkompetenz als zentrales Moment beruflicher
        Handlungskompetenz – 185

16.3   Studierende – Subjekte individueller Lernprozesse – 185

16.4   Was ist ein Lernportfolio? – 186

16.5   Bedeutung der Metakognition im Portfolioprozess – 187

16.6   Intentionen und Evaluation von Lernportfolios – 188

16.7   Portfolioarbeit – Prozess der Entstehung eines
        Lernportfolios – 188

16.8   Realisierung von Prinzipien und Klärung der Kriterien – 190

16.9   Inhalte der Lernportfolios – 191

16.10   Herausforderungen und Stolpersteine – 191

        Literatur – 192

© Springer-Verlag GmbH Deutschland 2018
K.-H. Sahmel (Hrsg.), *Hochschuldidaktik der Pflege und Gesundheitsfachberufe*,
https://doi.org/10.1007/978-3-662-54875-2_16

Das Portfoliokonzept als Reformimpuls für kompetenzorientiertes Lehren und Lernen in unterschiedlichen pädagogischen Arbeitsfeldern wird seit vielen Jahren diskutiert und empfohlen. In der Hochschulausbildung werden Portfolios allerdings bisher nur begrenzt in der Lehrerausbildung und in Studiengängen zu Gesundheitsberufen eingesetzt (Winter 2013, S. 15).

Auf der Suche nach Portfolios im Hochschulbereich fällt auf, dass vielfältige, sehr unterschiedliche Portfoliotypen angewendet werden. Im Bereich der Gesundheitsberufe kommen vor allem Prüfungsportfolios und Portfolios als Sammelmappen, in denen Erfahrungen und Belege aus dem Praxissemester zusammengeführt werden, zum Einsatz.

Das hier vorgestellte Lernportfolio entspricht einem ausbildungsbegleitenden Portfolio bzw. Studienportfolio. Mit Blick auf die Anforderungen an professionell Pflegende, den gegenwärtigen Erkenntnissen zum Lehren, Lernen und Bewerten in Verbindung mit vielfältigen Beobachtungen in der Pflegebildung hat die Autorin ein umfassendes Konzept zur Förderung der Lernkompetenz konzipiert. Dieses wurde in die Bildungspraxis implementiert, mit allen am Lernprozess Beteiligten in einem Zeitraum von fünf Jahren mehrfach evaluiert und weiterentwickelt (Löwenstein 2016).

16.1 Notwendigkeit pädagogischer Hochschulentwicklung

Nicht allein die zunehmende Heterogenität der Studierenden erfordert eine Veränderung von Lernen und Lehren in der Hochschulausbildung. Aktuelle Forschungsergebnisse zeigen Bedarfe der Studierenden auf, aus denen sich Ansätze für Innovationen der Lehre ableiten lassen. Die beobachteten Bedarfe werden folgenden fünf Bereichen zugeordnet:

- Studienmotivation: Diese nimmt mit Studienbeginn rasch ab. Das Interesse der Studierenden orientiert sich vermehrt an Prüfungsleistungen anstelle von Studieninhalten.
- Verstehensprozesse: Oberflächliche statt intensive und anwendungsorientierte Auseinandersetzung mit Studieninhalten wird „auf eine zu große Anzahl zu vermittelnder theoretischer Inhalte zurückgeführt, auf eine

zu wenig anwendungsorientierte, aktivierende Lehre oder eine zu passive „Konsumhaltung" der Studierenden." (Jütte, Walber und Lobe 2017, S. 46).

- Individuelle Betreuung: Hier wird der Bedarf sichtbar, auf unterschiedliche Bedürfnisse der Studierenden einzugehen. Die Etablierung zusätzlicher Betreuungsformen erfordert die Erhebung notwendiger Lehrressourcen.
- Wissenschaftliches Arbeiten: Studierende müssen wissenschaftliches Arbeiten gezielt üben und sollen in konkreten Forschungsprojekten forschendes Lernen erfahren.
- Berufsvorbereitung: Diese soll durch den Bezug der Lehrinhalte zur Berufspraxis gefördert werden. (Jütte, Walber und Lobe 2017, S. 44ff.).

Wissenschaftliches Studium muss auf Kompetenzorientierung (Schaper 2012) sowie Employability und Praxisbezüge (Schubarth und Speck 2014) ausgerichtet sein. „Deutlich werden muss einerseits, dass eine Hochschulausbildung nicht auf eine unmittelbare Verwertbarkeit am Arbeitsmarkt abzielt, andererseits aber eine ganzheitliche Persönlichkeitsbildung i.S. eines akademischen Kompetenzverständnisses arbeitsmarktrelevanter und bürgerschaftlicher Inhalte (Citizenship) und Reflexionen beinhaltet." (Schubarth und Speck 2014, S. 99f.).

Ohne Anspruch auf Vollständigkeit weisen die Empfehlungen des Fachgutachtens „Employability und Praxisbezüge im Studium" (Schubarth und Speck 2014) auf konkrete pädagogische Ansätze zur Hochschulentwicklung hin:

- Verstärkte Reflexion des Zusammenhangs von Studium und Beruf
- Entwicklung und Umsetzung eines akademischen Kompetenzverständnisses
- Studiengangentwicklung und individuelle Studienberatung
- Unterstützung der Studierenden, ein berufliches Selbstverständnis aufzubauen und sich ihrer Stärken und Interessen bewusst zu werden
- Etablierung einer Feedback-Kultur in der Hochschule
- Ausbau der Diagnosekompetenz der Lehrenden
- Praktika als intensive Verknüpfung von Theorie und Praxis

Reflexion der Praxiserfahrungen und des Lernzuwachses (Schubarth und Speck 2014, S 99ff.).

Hochschullehrende haben demnach die Aufgabe, das Lernverhalten der Studierenden verstärkt in den Blick zu nehmen und die Studierenden individuell in verschiedenen Studienphasen zu begleiten. Dazu bedarf es innovativer Instrumente, die nicht nur die Weiterentwicklung von Lehren und Lernen in der Hochschule forcieren, sondern auch die Organisation Hochschule analysieren und konkrete Hinweise auf Veränderungspotentiale aufdecken. „Die Entwicklung von angemessenen Beobachtungsinstrumentarien, vorzugsweise aus systemtheoretischer Perspektive, könnte dazu beitragen, das Implementations- und Verstetigungspotenzial innovativer Lehrprojekte innerhalb der Hochschulen besser abschätzen zu können." (Jütte, Walber und Lobe 2017, S. 228).

Das Lernportfolio kann sich bei erfolgreicher Implementierung in die Hochschule als ein innovatives Instrument zur Reflexion individueller Lernprozesse, zum Dialog über Lernen, Lehren und Leisten sowie als Motor zur Veränderung von Lehr-Lern-Kultur erweisen. Dabei darf der Kontext spezifischer Fachdisziplinen und die konkreten beruflichen Anforderungen nicht außer Acht gelassen werden.

16.2 Lernkompetenz als zentrales Moment beruflicher Handlungskompetenz

In allen Gesundheitsberufen sind entsprechend dem Deutschen Qualifikationsrahmen für lebenslanges Lernen (2011) neben Wissen und Fertigkeiten zugleich Sozialkompetenz und Selbständigkeit nachzuweisen. Selbstständigkeit steht hierbei für „ … Fähigkeit und Bereitschaft, eigenständig und verantwortlich zu handeln, eigenes und das Handeln anderer zu reflektieren und die eigene Handlungsfähigkeit weiterzuentwickeln" (DQR 2011, S. 17). Die Entwicklung fachübergreifender Lernkompetenz wird als Schlüssel für berufliche Handlungskompetenz thematisiert und u.a. im Entwurf eines Gesetzes zur Reform der Pflegeberufe (2016, S. 11) explizit als Ziel benannt.

Lernkompetenz erfordert die „Bereitschaft und Befähigung, Informationen über Sachverhalte und Zusammenhänge selbstständig und gemeinsam mit anderen zu verstehen, auszuwerten und in gedankliche Strukturen einzuordnen. Zur Lernkompetenz gehört insbesondere auch die Fähigkeit und Bereitschaft, im Beruf und über den Berufsbereich hinaus Lerntechniken und Lernstrategien zu entwickeln und diese für lebenslanges Lernen zu nutzen" (KMK 2011, S. 15).

Gleichzeitig gilt als oberstes Bildungsziel weiterhin, die Selbstbestimmungs-, Solidaritäts- und Mitbestimmungsfähigkeit der Studierenden zu fördern. „Selbstbestimmungs- und Solidaritätsfähigkeit schließen als konstruktive Momente rationale Diskursfähigkeit, d. h. Fähigkeit zu Begründung und Reflexion, entwickelte Emotionalität und Handlungsfähigkeit" ein. (Klafki 1996, S. 256).

Die Implementierung von Lernportfolios in die Bildungspraxis erfordert eine Auseinandersetzung mit den Themen ‚Selbstgesteuertes Lernen', ‚Portfolioarbeit' und ‚Gestaltung der Lernumgebung' von allen am Lernprozess Beteiligten.

16.3 Studierende – Subjekte individueller Lernprozesse

Portfolioarbeit stellt Studierende in den Mittelpunkt der Hochschulbildung. Nachfolgende Definitionen von selbstgesteuertem Lernen und Leitkriterien zur methodischen Gestaltung von Lehr-Lern-Prozessen verdeutlichen die Subjektorientierung. Es können Lernbiographien und individuelle Lernprozesse der Studierenden sichtbar werden.

Die Definitionen von selbstgesteuertem Lernen zeigen die vielfältigen Handlungsspielräume der Studierenden sowie die Orientierung am Lernprozess, in dem Studierende gleichzeitig ihre Persönlichkeit weiterentwickeln.

Weinert bezeichnet Lernformen als selbstgesteuert, bei denen „der Handelnde die wesentlichen Entscheidungen, ob, was, wann, wie und woraufhin er lernt, gravierend und folgenreich beeinflussen kann." (Weinert 1982, S. 102 zitiert aus Friedrich 2000, S. 3).

In der Definition von Knowles (1980) steht der Lernprozess im Vordergrund, bei dem „ … der Lerner – mit oder ohne Hilfe anderer – initiativ wird, um seine Lernbedürfnisse festzustellen, seine Lernziele zu formulieren, menschliche und dingliche Ressourcen für das Lernen zu identifizieren, angemessene Lernstrategien zu wählen und zu realisieren und um die Lernergebnisse zu evaluieren." (Friedrich 2000, S. 3).

Boekaerts (1999) versteht Lernen als Interaktion der kognitiven, metakognitiven und motivationalen Aspekte des Lernens. Das Drei-Schichten-Modell beruht auf Forschungsergebnissen von Lernstilen, Metakognitionen und Regulationsstilen sowie auf Theorien zum Selbst und zum zielorientierten Verhalten.

- Regulation des Verarbeitungsmodus: Dies bezieht sich auf die Auswahl kognitiver Lernstrategien
- Regulation des Lernprozesses: Hier werden sowohl kognitive als auch metakognitive Lernstrategien – wie Planen, Durchführen, Beobachten, Beurteilen und Korrigieren – aufgezeigt. Diese können mit bestimmten Kontexten verbunden sein
- Regulation des Selbst: Dies spricht die Wahl von Zielen und Ressourcen an und betont die motivationalen Aspekte des selbst regulierten Lernens.(Straka 2006, S. 394f.).

Am Drei-Schichten-Modell des selbstregulierten Lernens lässt sich erkennen, dass Lernen immer auch Persönlichkeitsentwicklung beinhaltet.

Für Lehrende stellt sich gleichzeitig die Frage, wie sich Kompetenzen entwickeln und welche didaktisch-methodische Unterstützung notwendig wird. Gillen (2006) bestimmt verschiedene Kriterien zur methodischen Kompetenzentwicklung (Gillen 2006, S. 73; Gillen 2013, S. 7f.). Der Erfolg und damit die entwickelten Kompetenzen der Studierenden sind einerseits von jedem individuell zu verantworten, aber immer auch von der Haltung und Begleitung der Lehrenden und einer lernfördernden Organisation der Hochschule beeinflusst.

16.4   Was ist ein Lernportfolio?

Das Lernportfolio als Entwicklungsportfolio zeigt die Lernfortschritte des Einzelnen an. Für eine erfolgreiche Umsetzung in die Hochschulausbildung bedarf

es intensiver Auseinandersetzungen der Lehrenden und Lernenden zu Klärung der jeweiligen Rollen und Aufgaben sowie vielfältiger Veränderungen der Organisation Hochschule. Das Verständnis der Portfolioarbeit als einfache Unterrichtsmethode führt schnell zu Fehlentwicklungen und Enttäuschungen der Akteure.

Paulson et al. charakterisieren Portfolio auf einer Konferenz im Jahre 1990 unter der Fragestellung und dem gleichnamigen Artikel „What makes a portfolio a portfolio?" folgendermaßen:

> » Ein Portfolio ist eine zielgerichtete Sammlung von Arbeiten, welche die individuellen Bemühungen, Fortschritte und Leistungen der/des Lernenden auf einem oder mehreren Gebieten zeigt. Die Sammlung muss die Beteiligung der/des Lernenden an der Auswahl der Inhalte, der Kriterien für die Auswahl, der Festlegung der Beurteilungskriterien sowie Hinweise auf die Selbstreflexion der/des Lernenden einschließen (Paulson et al. 1991, S. 60 zit. aus Häcker 2007, S. 127).

Unter den zahlreichen Definitionsversuchen, was Portfolioarbeit beinhaltet, genießt diese Beschreibung unter den Befürwortern der Portfolioidee große Akzeptanz.

Zur Förderung von selbstgesteuertem Lernen soll das Portfolio Lernenden und Lehrenden tiefere Einblicke in Lernprozesse aus der Perspektive der Lernenden ermöglichen: „Portfolios have a potential to reveal a lot about their creators. They can become a window into students' heads, a means for both staff and students to understand the educational process at the level of the individual learner" (Paulson et al. 1991, S. 61 zit. aus Häcker 2007, S. 127).

In der Portfolioarbeit wird die „Einzigartigkeit eines jeden Menschen hervorgehoben, die Vielfältigkeit menschlicher Begabungen wertgeschätzt, die Interessen der Lernenden berücksichtigt und die Bedeutung der Lernergebnisse für das Lebensprojekt jedes Einzelnen erkennbar gemacht" (Brunner 2006, S. 73). Dabei erfolgt die Darstellung anhand von Kompetenzen und weist den Lernenden eine aktive Rolle im Prozess zu. Ziel der Portfolioarbeit ist es, die Individualität des Lernenden nicht nur beim Lernen, sondern auch bei der Leistungsbewertung zu berücksichtigen. Dies setzt eine Gesprächskultur voraus, die von gegenseitiger Wertschätzung geprägt ist und ein Klima des Vertrauens schafft.

16.5 Bedeutung der Metakognition im Portfolioprozess

„Gezielte Reflexionen über das eigene Lernen sind das Herzstück des Portfolioprozesses" (Häcker 2005a, S. 6) und stellen gleichzeitig den entscheidenden Unterschied zwischen Portfolios und anderen Dokumentationsformen dar (Häcker 2007, S. 109). Der Lernprozess wird sichtbar und der Selbst- und Fremdreflexion zugänglich. Begründungen zu den ausgewählten Arbeiten machen den Lern- und Erkenntnisprozess transparent.

» Portfolioarbeit im Sinne Paulsons hat eine *dialogische Unterrichtspraxis* im Blick, das heißt, sie ist Ausdruck eines auf Schülerbeteiligung zielenden Unterrichtsverständnisses. Sie betreibt „Spurensicherung", um Lernwege und Lernergebnisse der Reflexion verfügbar zu machen im Dienste weiterer, zunehmend selbständigeren Lernens (Häcker 2006, S. 37, Hervorh. im Orig.).

Das Nachdenken über das eigene Lernen findet dabei auf zwei Ebenen statt. Einerseits werden Erkenntnisse zu konkreten Lerngegenständen festgehalten und andererseits werden Arbeits- und Lernstrategien während des gesamten Lernprozesses reflektiert. Mit der Anforderung, die Auswahl der Arbeiten im Portfolio zu begründen, entsteht innerhalb der Dokumentensammlung eine Metaebene des Denkens. Das eigene Lernen so zu reflektieren, dass es individuelles Denken und Handeln verändert, muss als spezielle Kompetenz angeeignet werden (Bräuer 2007, S. 47f.). „Wir evaluieren gleichsam unsere eigenen Wahrnehmungen, Kognitionen und Emotionen" (Siebert 2003, S. 19). Metakognitionen beziehen sich gleichzeitig auf Erfahrungen, die allerdings relativ, zeit- und kontextabhängig sind. Zur Metakognition gehört deshalb auch die Einsicht, dass Lebenserfahrungen nur bedingt gültig sind. „Selbstgesteuertes Lernen beinhaltet deshalb nicht nur eine Erfahrungskontinuität, sondern auch eine Offenheit für neue

Erfahrungen und eine Verabschiedung lieb gewonnener ‚Muster' und Deutungen" (Siebert 2003, S. 20). Metakognitive Auseinandersetzungen mit dem eigenen Lernen stellen die Voraussetzung für zunehmend eigenverantwortliches Lernen dar.

Die Bedeutung einer praktizierten Metakognition für den persönlichen Lernfortschritt konnte empirisch nachgewiesen werden. „Schüler und Schülerinnen konnten ihre Leistungen im Unterricht von 20 % auf 46 % steigern" (Gudjons 2006, S. 24). Lernende zeigen in solchen selbstkontrollierten Umgebungen mehr Engagement, während umgekehrt ein hohes Maß an Lehrerkontrolle die Einschätzung der eigenen Kompetenz negativ beeinflusst (Gudjons 2006).

Nach Hasselborn (1992) können Metakognitionen die Lernleistungen verbessern, wenn nachfolgende Bedingungen gegeben sind:

- Aufgaben von mittlerer subjektiver Schwierigkeit
- Günstige erfolgs- und handlungsorientierte Motivkonstellationen
- Lernen in einem neuen Themenbereich lassen die positive Wirkung von Metakognitionen besonders deutlich werden (Reichel 1998, S. 3).

Die Reflexionen dürfen sich allerdings nicht ausschließlich auf das Lernen der Studierenden konzentrieren, da ihnen nicht allein die Verantwortung übertragen werden darf. Die Reflexion über den eigenen Lernprozess und die Lernergebnisse müssen immer relativ zu den Lernbedingungen gesehen werden. Sowohl die Gestaltung der Lernumgebung als auch das Lehrerhandeln haben wesentlichen Einfluss auf den Erfolg des Lernens.

Unter dem Anspruch der Förderung von selbstgesteuertem Lernen findet daher in Portfolioprozessen systematisch eine Reflexion und Kommunikation

- „über förderliche und hinderliche Aspekte des eigenen Lern- und Arbeitsverhaltens bzw. des eigenen Lehr- und Instruktionsverhaltens,
- des Lehr-Lern-Arrangements sowie
- des institutionellen und gesellschaftlichen Kontextes" (Häcker 2007, S. 151) statt.

Durch Reflexionen auf allen Ebenen werden fördernde und hemmende Faktoren bei Studierenden, Lehrenden und auf der Ebene der Organisation Hochschule erkennbar.

16.6 Intentionen und Evaluation von Lernportfolios

Zum Gelingen innovativer Veränderungen der Bildungspraxis ist es weiterhin wichtig, die Intentionen von Lernportfolios mit allen am Lernprozess Beteiligten zu klären.

Lernportfolios bedürfen Veränderungen bei Lernenden, Lehrenden sowie der Organisation Hochschule, was sich in den Zielen widerspiegelt.

Lernportfolios:

- verbinden konstruktiven Wissenserwerb mit der Reflexion individueller Lernprozesse,
- fördern die Transparenz von Lernentwicklungen sowie Lernbedingungen,
- ermöglichen den Dialog über Lernen und Leisten an konkreten Beispielen,
- tragen zur Transparenz von Leistungsanforderungen und -bewertungen bei,
- ermöglichen die Festlegung und Überprüfung von Entwicklungspotentialen,
- etablieren eine wertschätzende Feedback-Kultur,
- fokussieren Stärkenorientierung anstelle von Fehlerorientierung,
- unterstützen die Zusammenführung einzelner Lerninhalte,
- tragen zur Entwicklung realistischer Selbstreflexion durch Verlagerung der Überprüfung und Beurteilung auf den Urheber des Lernergebnisses bei,
- fördern die Reflexions- und kommunikative Kompetenz der Lernenden,
- tragen zur Steigerung der Motivation und Selbstwirksamkeitsüberzeugung durch individuelle Entscheidungsmöglichkeiten und Kompetenzerleben bei,
- begünstigen die Veränderung der Lehrenden vom Wissensvermittler zum Lernbegleiter,
- geben konkrete Hinweise zur Verbesserung der Lehre und Weiterentwicklung der Organisation Hochschule (Häcker 2007; Winter 2012; Löwenstein 2016).

Die definierten Ziele bilden gleichzeitig die Basis für ein Evaluationskonzept zu Veränderungen der Lehr-Lern-Kultur in der Hochschulbildung. Das im Forschungsprojekt entwickelte Evaluationskonzept zum Lernportfolio verdeutlicht, dass sich Veränderungen aus Sicht der Lernenden, der Lehrenden und der Lernumgebung gegenseitig beeinflussen und nur als Ganzes zum Erfolg führen können (Löwenstein 2016, S. 124ff.).

16.7 Portfolioarbeit – Prozess der Entstehung eines Lernportfolios

Portfolioarbeit erfolgt in einem Prozess, dessen Schritte je nach Zweck und Ziel unterschiedlich ausgestaltet werden. Die einzelnen Komponenten der Portfolioarbeit können mehrfach durchlaufen werden. Anders als in herkömmlichen Leistungsnachweisen können die Belege individueller Lernprozesse verbessert werden. Gemeinsames Ziel der Portfolioarbeit ist, Lernende so zu unterstützen, dass sie die Anforderungen und Standards des zu erstellenden Portfolios kennen und auf dieser Basis am Ende gute Lernergebnisse präsentieren können. Die von Häcker definierten sechs Komponenten der Portfolioarbeit verdeutlichen den Prozess der Entstehung eines Portfolios und mögliche Chancen selbstgesteuerten Lernens (Häcker 2007, S. 145f.).

1. Gestaltung

Ausgangspunkt der Portfolioarbeit ist eine Frage, ein Problem oder Themenstellung. Die eigene Idee in eine Frage umzusetzen, stellt bereits eine Herausforderung dar. Mit der Formulierung der Fragestellung bekommt das Thema eine bestimmte Richtung und so lässt sich auch die Zielsetzung festlegen. Die gestellten Anforderungen sollten nach Möglichkeit in Standards mit definierten Zielen transparent gemacht werden.

Vor Beginn der Portfolioarbeit müssen der Zweck, die Ziele, Anforderungen sowie Zeitressourcen geklärt werden. Für eine aussagekräftige Dokumentation der Reflexionen muss verbindlich vereinbart werden, wer Einsicht in die Lernportfolios nehmen darf und wo diese aufbewahrt werden.

Durch maximale Transparenz über Anforderungen und Handlungsspielräume haben die Lernenden die Möglichkeit, ihr Lernen selbst zu steuern. Mit den gemeinsam getroffenen Vereinbarungen wird allen Beteiligten von Anfang an ersichtlich, welche Selbst- bzw. Mitbestimmungsmöglichkeiten bestehen. Die

Studierenden sollen hier bereits ihre Lerninteressen einbringen und Mitverantwortung für ihr Lernen übernehmen.

2. Sammlung

Die Sammlung erfolgt unter Berücksichtigung der festgelegten Lernziele und liegt in der Hand der Studierenden. Die Sammelphase verläuft parallel zum Lernprozess, dessen Verlauf und Ergebnisse reflektiert und im Lernportfolio dokumentiert werden. Was und wie gesammelt wird, muss mit entsprechenden Kommentaren versehen werden.

3. Auswahl

Diese ist aus didaktischer Sicht die bedeutendste Phase der Portfolioarbeit. Dem Auswahlprozess wird bei der Portfolioarbeit besonders große Aufmerksamkeit geschenkt. Eine gezielte Sammlung und damit die zunehmende Verbindung von Sammlung und Auswahl können als Zeichen für die wachsende Diagnose des Portfolioautors betrachtet werden. Die Auswahl muss schriftlich begründet werden. Dabei werden nur die Dokumente aufgenommen, die sich für die Darstellung des eigenen Lernweges und der Lernergebnisse eignen. Die Auswahl soll sinnvoll begrenzt und unter der Kontrollfrage gesehen werden: „Was würde meinem Portfolio fehlen, wenn ich dieses Dokument nicht aufnehmen würde?" (Häcker 2005a, S. 3). Die Qualität des Portfolioprozesses hängt eng „mit dem Augenmerk und der Sorgfalt zusammen, die auf den Auswahlprozess gelegt werden" (Häcker 2007, S. 135).

Sowohl bei der Sammlung als auch bei der Auswahl kann sich der Lernende beraten lassen. Die Beratung erfolgt auf Initiative des Lernenden, wobei sich der Lernbegleiter über den Stand und die Entwicklung der Portfolioarbeit informiert. Durch Orientierung am Lerngegenstand ist es dem Lehrenden möglich, die Lernenden gezielt und individuell zu beraten und dabei die Handlungsmöglichkeiten der Lernenden zu erweitern. „Portfolioarbeit ist als sozialer Lernprozess konzipiert, d. h. er ist kommunikativ und kooperativ angelegt" (Häcker 2007, S. 147). Im Austausch mit dem Lernbegleiter und/oder anderen Lernenden erhält der Portfolioautor nicht nur Feedback, sondern „die entwicklungstheoretische Bedeutung der Auswahlphase liegt in der Möglichkeit der Perspektivenverschränkung" (ebd.). Alle am Austausch Beteiligten erhalten Einblick in die Perspektiven, Kategorien und angelegten Kriterien der Anderen. Sie lernen gleichzeitig andere Lösungswege und Handlungsalternativen kennen. Auf der Basis fundierter Überlegungen können Lernende klare Entscheidungen treffen und lernen diese sinnvoll zu begründen. Als wesentliche Voraussetzung für selbst gesteuertes Lernen werden im sozialen Austausch nicht nur Kommunikation und Kooperation mit Lernenden und Lehrenden gefördert, sondern auch über Entscheidungen laut nachgedacht. Weiterhin ist es von großer Bedeutung, die Balance zwischen selbstbestimmtem Lernen mit dem Lernportfolio und einer unterstützenden Lernbegleitung zu halten.

4. Reflexion

Die Bedeutung der Reflexion über das eigene Lernen in der Portfolioarbeit wurde bereits ausgeführt. Reflexionen finden während des gesamten Entwicklungsprozesses des Lernportfolios statt. In Zwischenreflexionen wird die Qualität individueller Arbeiten durch die Lernenden selbst und/oder ihre Mitlernenden sowie den Lernbegleiter begutachtet. In dieser Phase wird die Lernbiografie transparent, die Selbstreflexion über das eigene Denken geübt und Denkprozesse bewusst. Das Erkennen von Stärken und Schwächen hat einen wesentlichen Einfluss auf die Steuerung und die reflexive Auseinandersetzung mit dem eigenen Lernprozess. Gleichzeitig wird eine Feedbackkultur etabliert. Die vereinbarten Kriterien geben außerdem Hinweise auf die Qualität des Lehrens und Lernens.

5. Projektion

In dieser Phase werden die Konsequenzen und weitere Perspektiven für das künftige Lernen reflektiert und dokumentiert. Dadurch können die gewonnenen Erfahrungen gezielt eingesetzt werden. Auf der Basis einer realistischen Selbsteinschätzung gewinnen Lernende zunehmend Selbstsicherheit und Selbstbewusstsein. Durch die Versachlichung des Denkens und Sprechens über Leistungen spielen externe Faktoren, wie z. B. Glück oder Antipathie des Lehrenden eine untergeordnete Rolle.

6. Präsentation

Das Portfolio wird „zu einem Medium gemeinsamer Betrachtung, Kommunikation und Beurteilung" (Häcker 2005b, S. 4) zwischen Lernenden, Lehrenden und ggf. weiteren Personen. Die Motivation der Lernenden wird gestärkt und sie lernen, ihre Leistung zu vertreten. Außerdem zeigt sich die Qualität der Bildungseinrichtung an den Produkten (direkte Leistungsvorlage) und nicht an den wenig aussagekräftigen Noten (Häcker 2007, S. 145ff.; Reich 2003, S. 10ff.).

16.8 Realisierung von Prinzipien und Klärung der Kriterien

Die Praxis zeigt, dass gerade die Offenheit des Portfolios die Gefahr von Missverständnissen mit sich bringt. Daher ist wichtig, Prinzipien und Kriterien der Portfolioarbeit zu klären. Portfolioarbeit zeichnet sich durch eine kooperative Beziehung zwischen den am Lernprozess Beteiligten aus. Die Realisierung von Kommunikation, Transparenz und Partizipation im Portfolioprozess tragen wesentlich zum Gelingen der Portfolioarbeit bei (Rihm 2004, S. 18).

Dieses ist sowohl für die Aufgabenstellung als auch für die Beurteilung von entscheidender Bedeutung. Vor dem Start der Portfolioarbeit müssen Fragen zum Umfang, zur Auswahl von Arbeiten, zur Anordnung, zu Pflichtteilen und freien Teilen im Lernportfolio sowie zu Kriterien der Bewertung geklärt sein. Die Portfoliobewertung erfolgt im Idealfall an gemeinsam mit Studierenden definierten Kriterien entsprechend den Anforderungen der vorliegenden Lernaufgaben.

▪ Konstruktion der Lernportfolios

Vor der Einführung von Lernportfolios ist es wichtig, vorhandene Ressourcen und Rahmenbedingungen zu betrachten. Die aktuelle Hochschulentwicklung muss analysiert und dokumentiert werden. Personelle Ressourcen und organisatorische Regelungen sind ebenso bedeutend wie die gegenwärtige Lehr-Lern-Kultur der Hochschule. Für eine erfolgreiche Implementierung von Lernportfolios und nachhaltige Veränderungen in der Hochschulbildung werden Weiterentwicklungen von Studiengängen, veränderte Prüfungsleistungen und schrittweise organisatorische Umstrukturierungen erforderlich. Die dokumentierte Analyse bietet eine gute Grundlage zur schrittweisen Weiterentwicklung einer Hochschule. Im Folgenden werden die Basis für Lernportfolios, der Aufbau und Struktur der Inhalte des konzipierten Lernportfolios vorgestellt.

▪ Lernstrategien und Lernaufgaben als Basis

In Anlehnung an die Systematisierung der Lernstrategien nach Friedrich und Mandl (2006) werden kognitive und metakognitive Lernstrategien, die strategische Nutzung von Lernressourcen, Motivations- und Emotionsstrategien sowie Strategien für kooperatives Lernen in Seminaren gemeinsam thematisiert.

Die Lernkompetenz der Studierenden weist erfahrungsgemäß zu Studienbeginn große Unterschiede auf. Diese gilt es zunächst aufzudecken. Parallel zur Reflexion persönlich ausgewählter Lernstrategien sollen Lernaufgaben mit zunehmender Komplexität geeignete Übungsmöglichkeiten zu individueller Förderung der Lernkompetenz bieten. Lernaufgaben können z. B. sein:

- Kritische Darstellung der Zusammenhänge zweier Themenkomplexe
- Erstellen einer wissenschaftlichen Arbeit
- Analyse des eigenen Wissens- und Kompetenzzuwachses
- Präsentation eines Referates
- Soziale Interaktion und Lernzuwachs während eines Projektes
- Reflexion der zukünftigen Berufsrolle.

▪ Aufbau der Lernportfolios

Der Aufbau des Lernportfolios ist offen gestaltet, sodass dieses über die gesamte Studienzeit mit verschiedenen, zunehmend komplexeren Aufgaben einsetzbar ist und individuelle Handlungsspielräume ermöglicht. Gleichzeitig soll der Aufbau Lernenden Orientierung und Handlungsanleitung geben. Die im Lernportfolio festgelegten Kriterien bestimmen im erheblichen Maße die nachfolgende Beobachtung individueller Lernprozesse und damit die Qualität der Portfolioarbeit.

Mit offenen Fragen zur Reflexion des Lernprozesses werden individuelle Rückmeldungen möglich und die kommunikative Kompetenz der Studierenden wird gezielt gefördert. In der Anwendung verschiedener und/oder auch gleicher Lernstrategien in Verbindung mit unterschiedlichen Lernaufgaben können individuelle Lerngewohnheiten bewusstwerden.

Der Aufbau am Prozessmodell der Selbstregulation nach Schmitz und Wiese (2006) wird als sehr hilfreich für eine strukturierte Reflexion von Lernenden zurückgemeldet. Transfer und Umsetzung geordneter Reflexionen in die berufliche Praxis gelingen erfahrungsgemäß ohne Schwierigkeiten.

16.9 Inhalte der Lernportfolios

Da es sich um ein Entwicklungsportfolio handelt, lassen sich die Inhalte der individuellen Lernportfolios nicht miteinander vergleichen. Parallel zu Lernergebnissen werden individuelle Lernprozesse sichtbar. Für den Dialog zwischen Lehrenden und Lernenden, bzw. den Lernenden untereinander, hat es sich als nützlich erwiesen, eine definierte Ordnung der einzelnen Elemente im Lernportfolio zu vereinbaren. So werden bestimmte Inhalte schnell gefunden und die Zuordnung neuer Beiträge wird erleichtert.

Die Lernenden erhalten zuerst den Auftrag, einen persönlichen Ordner zu gestalten, mit dem sie gerne lernen möchten. Dieser gliedert sich wie folgt:

Leitfaden zu Lernportfolios Dieser beinhaltet Erfahrungen und Tipps von Lernenden, die bereits mehrere Lernprozesse in ihrem Lernportfolio bewältigt haben, wie z. B. „Das Lernportfolio ist sehr zeitaufwendig, aber ihr werdet durch intensive Bearbeitung euer Selbstbewusstsein stärken" (Löwenstein 2016, S. 308).

Informationen zum Portfolio Hier werden alle theoretischen Inhalte abgelegt, die im Verlauf des Aneignungsprozesses zur Portfolioarbeit erfolgen. Themen wie:

- Theorie zur Portfolioarbeit
- Bedeutung der Reflexion
- Balance zwischen Selbst- und Fremdreflexion
- Lernstrategien
- Prozessmodell der Selbstregulation

müssen vollständig eingeführt und entsprechend der individuellen Fragen wiederholt bzw. vertieft werden (Löwenstein 2016, S. 184).

Meine Lernerfolge Diese Übersicht stellt ein wachsendes Inhaltsverzeichnis dar, in dem die bereits bewältigten Lernaufgaben und der damit erzielte Lernzuwachs rasch erkennbar sind.

Meine Lernergebnisse Hierunter werden die dokumentierten Lernprozesse mit den jeweiligen Lernergebnissen abgelegt. Je differenzierter die Dokumentation erfolgt, desto besser stehen individuelle Lernerfahrungen der Selbst- und Fremdreflexion zu Verfügung. Die anfangs ungewohnte Methode der Selbstbeobachtung und deren Beschreibung muss geübt und angeleitet werden. Nach Rückmeldungen der Lernenden sind die Struktur der Lernportfolios sowie die mündlichen und schriftlichen Kommentare in den Lernentwicklungsgesprächen hierbei besonders hilfreich.

Beratungsgespräche Hier werden alle Rückmeldungen von Lehrenden und Lernenden protokolliert und abgelegt. Regelmäßige Begutachtungen vollständiger Lernprozesse in Verbindung mit Lernergebnissen werden in sogenannten Portfoliostunden von Lernenden und Lehrenden anhand gemeinsam vereinbarter Bewertungskriterien vorgenommen.

Meine Lernerfahrungen In dieser Rubrik werden individuelle Lernerfahrungen dokumentiert. Zu Beginn der Portfolioarbeit reflektieren Lernende ihre Lernstrategien und beschreiben diese mit Hilfe von Leitfragen. Die ausführliche Reflexion von Lernerfahrungen und deren Dokumentation im Lernportfolio bilden die Grundlage für den intensiven Austausch in der Gruppe und die Reflexion individueller Kompetenzentwicklungen. Mit der Erkenntnis sich weiterentwickelt zu haben, steigt das Selbstwertgefühl und die Motivation Neues zu lernen.

16.10 Herausforderungen und Stolpersteine

Das Lernportfolio kann als zentrales Instrument des Konzeptes zu Förderung der Lernkompetenz betrachtet werden. Das Verständnis der Portfolioarbeit als eine Unterrichtsmethode führt jedoch schnell zu Fehlentwicklungen und Enttäuschungen.

Sowohl die Einführung als auch die Anwendung der Portfolioarbeit wird von allen Portfolioexperten als eine zeitaufwendige und zunächst ungewohnte Art zu lehren und zu lernen erfahren. Lehrende müssen Vertrauen in die Kompetenzen der Lernenden setzen und sich als Lernbegleiter verstehen. Lernende übernehmen Verantwortung für ihr Lernen und müssen in der Lage sein, sich individuelle Ziele zu setzen und ihren Lernweg zu beobachten. Die Dokumentation des Lernprozesses benötigt neben Motivation und Ausdauer entsprechende Sprach- und Kommunikationskompetenz. Diese fällt zunächst schwer und muss durch externe Impulse in Lernentwicklungsgesprächen angeleitet werden. Der Austausch über Lernen, Lehren und Bewerten mit allen am Lernprozess Beteiligten kann nur gelingen, wenn Lernen als selbstgesteuerter, aktiver und sozialer Prozess verstanden wird. Die Gestaltung einer vertrauensvollen und wertschätzenden Beziehung ist hier gleichzeitig wesentliche Voraussetzung und Chance der Portfolioarbeit. Die Komplexität erfordert eine umfassende Einführung und Vertiefung notwendiger Inhalte zu Lernportfolios. Zielformulierungen und Dokumentation mit Begründungen müssen in wiederkehrenden Lernprozessen geübt werden. Portfolioarbeit wird von Lehrenden und Lernenden gleichermaßen gelernt. Mit ihrer Einführung werden vielfältige Veränderungen der Lernumgebung notwendig. Diese sollten schrittweise erfolgen, um Verunsicherungen bei Lehrenden und Lernenden zu vermeiden. Die Offenheit der Lehrenden, didaktische Gestaltungsprozesse in den Blick zu nehmen und die Bereitschaft an Veränderungsprozessen mitzuwirken, sind wesentliche Gelingensbedingungen für Portfolioarbeit. Rückmeldungen in den Lernportfolios können außerdem dazu beitragen, Lernergebnisse, Lehr-Lern-Prozesse und Prüfungsformen im Sinne eines „Constructive Alignments" abzustimmen. Auch hier sind Ausdauer, Geduld, Motivation und kontinuierliche Kommunikation von allen Beteiligten gefragt.

Die Implementierung von Lernportfolios in die Hochschule kann in einem jahrelangen Prozess gelingen. Bereits mit der Einführung müssen die Rahmenbedingungen der Organisation Hochschule Beachtung finden. Anspruchsvolle und beratungsintensive Begleitung sowie Absprachen unter Lehrenden erfordern Zeit und somit einen erhöhten personellen Bedarf, der aktuell in der Lehre keine Berücksichtigung findet. Weiterhin werden adäquate Räumlichkeiten für z. B. die Lernentwicklungsgespräche und den Austausch der Studierenden in Kleingruppen benötigt. Begleitforschungen müssen hier erforderliche personelle und sachliche Ressourcen evaluieren, um bei den Entscheidungsträgern einer kompetenzorientierten Hochschulentwicklung u.a. die entstehenden Mehrkosten zur

Weiterentwicklung im Hochschulbereich begründen und einfordern zu können. Gleichzeitig müssen Grenzen der Portfolioarbeit aufgezeigt werden, wann der hohe Zeitaufwand den Einsatz von Lernportfolios nicht zu rechtfertigen ist. Weiterhin existieren im Bereich der Gesundheitsberufe aktuell keine Konzepte zur angemessenen Gestaltung von komplexen Lernaufgaben sowie geeigneter Analyseinstrumente für konkrete Aufgabenstellungen während des gesamten Studiums.

Kommt es zum Austausch über Lehren, Lernen und Bewerten in der Hochschule und dadurch zum Umdenken von Lehrenden und Lernenden in einer sich kontinuierlich weiterentwickelnden Lernumgebung, kann das Ergebnis lauten: „Lernportfolios fördern effektives Lernen, motivieren und entwickeln Reflexionskompetenz!" (Löwenstein 2016, S. 266).

Literatur

Boekaerts, M. (1999). Self-regulated learning: where we are today, *International Journal of Educational Research*, *31(6)*, 445–457.

Bräuer, G. (2007). Portfolios in der Lehrerausbildung als Grundlage für eine neue Lernkultur in der Schule. In: M. Gläser-Zikuda & T. Hascher (Hrsg.) (2007). *Lernprozesse dokumentieren, reflektieren und beurteilen. Lerntagebuch und Portfolio in Bildungsforschung und Bildungspraxis.* Bad Heilbrunn: Klinkhardt, 45–62.

Brunner, I. (2006). Stärken suchen und Talente fördern. Pädagogische Elemente einer neuen Lernkultur mit Portfolio. In: I. Brunner, T. Häcker & F. Winter (Hrsg.) (2006). *Das Handbuch Portfolioarbeit. Konzepte, Anregungen, Erfahrungen aus Schule und Lehrerbildung.* Seelze-Velber: Friedrich, 73–78.

Brunner, I., Häcker, T.& Winter, F. (Hrsg.) (2006). *Das Handbuch Portfolioarbeit. Konzepte, Anregungen, Erfahrungen aus Schule und Lehrerbildung.* Seelze-Velber: Friedrich.

DQR (2011). Deutscher Qualifikationsrahmen für lebenslanges Lernen (DQR) am 22. März 2011 verabschiedet vom Arbeitskreis Deutscher Qualifikationsrahmen (AK DQR). http://www.dqr.de/media/content/Der_Deutsche_Qualifikationsrahmen_fuer_lebenslanges_Lernen.pdf (24.01.17).

Friedrich, H. F. (2000). *Selbstgesteuertes Lernen – sechs Fragen, sechs Antworten.* https://www.mvhs-online.de/file.php/1/Selbst_gesteuertes_Lernen.pdf (Zugegriffen am 22. November 2016).

Friedrich, H. F. & Mandl, H. (2006). Lernstrategien: Zur Strukturierung des Forschungsfeldes In: H. Mandl & H. F. Friedrich (Hrsg.) (2006). *Handbuch Lernstrategien.* Göttingen: Hogrefe, 1–23.

Gillen, J. (2006). *Kompetenzanalysen als berufliche Entwicklungschance – Eine Konzeption zur Förderung beruflicher Handlungskompetenz*. Bielefeld: Bertelsmann.

Gillen, J. (2013). Kompetenzorientierung als didaktische Leitkategorie in der beruflichen Bildung – Ansatzpunkte für eine Systematik zur Verknüpfung curricularer und methodischer Aspekte. www.bwpat.de/ausgabe24/gillen_bwpat24.pdf (Zugegriffen am 24. Januar 2017).

Gläser-Zikuda, M. & Hascher, T. (Hrsg.) (2007). *Lernprozesse dokumentieren, reflektieren und beurteilen. Lerntagebuch und Portfolio in Bildungsforschung und Bildungspraxis*. Bad Heilbrunn: Klinkhardt.

Gudjons, H. (2006). *Neue Unterrichtskultur - veränderte Lehrerrolle*. Bad Heilbrunn: Klinkhardt.

Häcker, T. (2005a). *Portfolio als Instrument der Kompetenzdarstellung und reflexiven Lernprozesssteuerung*. http://www.bwpat.de/ausgabe8/haecker_bwpat8.pdf (Zugegriffen am 22. November 2016).

Häcker, T. (2005b). Mit der Portfoliomethode den Unterricht verändern. *Pädagogik, 57(3)*, 13–18.

Häcker, T. (2006). Vielfalt der Portfoliobegriffe. In: I. Brunner, T. Häcker & F. Winter (Hrsg.) (2006). *Das Handbuch Portfolioarbeit. Konzepte, Anregungen, Erfahrungen aus Schule und Lehrerbildung*. Seelze-Velber: Friedrich, 33–39.

Häcker, T. (2007). *Portfolio: ein Entwicklungsinstrument für selbstbestimmtes Lernen. Eine explorative Studie zur Arbeit mit Portfolios in der Sekundarstufe I*, 2. überarb. Aufl., Baltmannsweiler: Schneider Hohengehren.

Hasselhorn, M. (1992). *Metakognition und Lernen*. http://www.pedocs.de/volltexte/2012/2001/pdf/Hasselhorn_Marcus_Metakognition_und_Lernen_D_A.pdf (Zugegriffen am 13. Juli 2014).

Jütte, W., Walber, M. & Lobe, C. (2017). *Das Neue in der Hochschullehre. Lehrinnovationen aus der Perspektive der hochschulbezogenen Lehr-Lern-Forschung*. Wiesbaden: Springer.

Klafki, W. (1996). *Neue Studien zur Bildungstheorie und Didaktik. Zeitgemäße Allgemeinbildung und kritisch-konstruktive Didaktik*, 5. Aufl. Weinheim, Basel: Beltz.

KMK (2011). (Sekretariat der ständigen Konferenz der Kultusminister der Länder in der Bundesrepublik Deutschland) *Handreichung für die Erarbeitung von Rahmenlehrplänen der Kultusministerkonferenz für den berufsbezogenen Unterricht in der Berufsschule und ihre Abstimmung mit Ausbildungsordnungen des Bundes für anerkannte Ausbildungsberufe*. http://www.kmk.org/fileadmin/Dateien/veroeffentlichungen_beschluesse/2011/2011_09_23_GEP-Handreichung.pdf (Zugegriffen am 22. November 2016).

Knowles, M. (1980). *Self-directed learning. A guide for learners and teachers*. 4. Aufl., Englewood Cliffs: Prentice Hall.

Koch-Priewe, B., Leonhard, T., Pineker, A. & Störtländer, J. C. (Hrsg.) (2013). *Portfolio in der LehrerInnenbildung. Konzepte und empirische Befunde*. Bad Heilbrunn: Klinkhardt.

Löwenstein, M. (2016). *Förderung der Lernkompetenz in der Pflegeausbildung – Lehr-Lern-Kultur durch Lernportfolios verändern*. Heidelberg: Springer.

Paulson, F. L., Paulson, P. R. & Meyer, C. A. (1991). What makes a Portfolio a Portfolio? Eight thoughtful guidelines will help educators encourage self-directed learning. *Educational Leadership, 48*, H. 5, 60–63.

Pflegeberufereformgesetz - PflBRefG (2016). *Entwurf eines Gesetzes zur Reform der Pflegeberufe*. https://www.bundesgesundheitsministerium.de/fileadmin/Dateien/3_Downloads/Gesetze_und_Verordnungen/GuV/P/160113_KabinettentwurfPflBG.pdf (Zugegriffen am 24. Januar 2017).

Reichel, H. (1998). Selbstgesteuertes Lernen. *Pädagogische Nachrichten, 2. Pädagogisches Zentrum. Rheinland-Pfalz*. http://pz.bildung-rp.de/pn/pn2_98/s08-10.htm (Zugegriffen am 15. März 2008).

Rihm, T. (2004). *Portfolio: Baustein einer neuen Lernkultur? Anmerkungen zur Portfolioarbeit aus subjektbezogener Sicht*. http://www01.ph-heidelberg.de/org/ifw/Download/Info67.pdf (Zugegriffen am 24. Januar 2017).

Schaper, N. (2012). *Fachgutachten zur Kompetenzorientierung in Studium und Lehre. HRK-Fachgutachten*. https://www.hrk-nexus.de/fileadmin/redaktion/hrk-nexus/07-Downloads/07-02-Publikationen/fachgutachten_kompetenzorientierung_schaper.pdf (Zugegriffen am 24. Januar 2017).

Schmitz, B. & Wiese, B. (2006). New perspectives for the evaluation of training sessions in self-regulated learning: Time series-analyses of diary data. *Contemporary Educational Psychology, 31*, 64–96.

Schubarth, W. & Speck, K. (2014): *Employability und Praxisbezüge im wissenschaftlichen Studium. HRK-Fachgutachten*. https://www.hrk-nexus.de/fileadmin/redaktion/hrk-nexus/07-Downloads/07-02-Publikationen/Fachgutachten_Employability-Praxisbezuege.pdf (Zugegriffen am 24. Januar 2017).

Siebert, H. (2003). Lernen ist immer selbstgesteuert – eine konstruktivistische Grundlegung. In: U. Witthaus, W. Wittwer & C. Espe (Hrsg.) (2003). *Selbstgesteuertes Lernen. Theoretische und praktische Zugänge*. Bielefeld: Bertelsmann, 13–25.

Straka, G. A. (2006). Lernstrategien in Modellen selbst gesteuerten Lernens. In: H. Mandl & H. F. Friedrich (Hrsg.) (2006). *Handbuch Lernstrategien*. Göttingen: Hogrefe, 390–404.

Weinert, F. E. (1982). Selbstgesteuertes Lernen als Voraussetzung, Methode und Ziel des Unterrichts. *Unterrichtswissenschaft, 10(2)*, 99–110.

Winter, F. (2012). *Leistungsbewertung. Eine neue Lernkultur braucht einen anderen Umgang mit den Schülerleistungen*. Baltmannsweiler: Schneider Hohengehren.

Winter, F. (2013). Das Portfolio in der Hochschulbildung – Reformimpulse für Didaktik und Prüfungswesen. In: B. Koch-Priewe, T. Leonhard, A. Pineker & J. C. Störtländer (Hrsg.) (2013). *Portfolio in der LehrerInnenbildung. Konzepte und empirische Befunde*. Bad Heilbrunn: Klinkhardt, 15–40.

Witthaus, U., Wittwer, W. & Espe, C. (Hrsg.) (2003). *Selbstgesteuertes Lernen. Theoretische und praktische Zugänge*. Bielefeld: Bertelsmann.

Forschendes Lehren und Lernen am Beispiel pflegepädagogischer Kompetenzentwicklung

Nadin Dütthorn

17.1   Einleitung – 196

17.2   Pflegepädagogische Kompetenzanforderungen – 196

17.3   Forschendes Lernen als divergentes hochschuldidaktisches
         Konzept – 198

17.4   Fazit und Ausblick – 205

         Literatur – 207

© Springer-Verlag GmbH Deutschland 2018
K.-H. Sahmel (Hrsg.), *Hochschuldidaktik der Pflege und Gesundheitsfachberufe*,
https://doi.org/10.1007/978-3-662-54875-2_17

17.1 Einleitung

In diesem Beitrag wird das Konzept des Forschenden Lernens als hochschuldidaktischer Ansatz vorgestellt und hinsichtlich verschiedener Einsatzmöglichkeiten in hochschulischen Lehr- und Lernarrangement pflegepädagogischer Studiengänge diskutiert. Wenngleich das Konzept des Forschenden Lernens auf weitere hochschulische Studienbereiche der Gesundheitsberufe übertragbar wäre, wird mit Bezugnahme auf die bisher zahlreich erschienenen pflegedidaktischen Befunde das Forschende Lernen hier exemplarisch in seinem Potential für eine Kompetenzentwicklung in pflegepädagogischen Studiengängen diskutiert. Im Mittelpunkt steht hierbei die Disziplin Pflegedidaktik in seiner Brückenfunktion zwischen Fachwissenschaft Pflegewissenschaft und den Erziehungswissenschaften sowie den wechselseitigen Bezügen auf Pflegepraxis und schulische Ausbildungspraxis (Ertl-Schmuck und Fichtmüller 2009). Die hochschuldidaktische Legitimation erfolgt anhand einer vorangestellten Diskussion um Kompetenzmerkmale pflegedidaktischen Handelns. Es werden hier Merkmale einer „doppelten Handlungslogik personenbezogener Dienstleistungsberufe" (Dewe et al. 1992; Remmers 2000) herausgearbeitet, die weiterführend als kategorialer Rahmen der hochdidaktischen Legitimation des Konzeptes Forschendes Lernen dienen. Hinsichtlich der Anbahnung professioneller Lehrkompetenz wird die These vertreten, dass über verschiedene didaktische Zugänge des Forschenden Lernens jeweils theoretisch-reflexive Kompetenzen zur Bewältigung komplexer, situativer Berufsanforderungen angebahnt werden und damit ein Beitrag zur Grundlegung und Entwicklung eines wissenschaftsorientierten-forschenden und eines situativ-reflexiven, persönlichkeitsbildenden Habitus geleistet wird.

17.2 Pflegepädagogische Kompetenzanforderungen

Lehrende für Pflegeberufe sind aufgefordert, mit einem Blick auf die Berufsbildungspraxis sowohl den ohnehin komplexen Anforderungen an die Lehrtätigkeit allgemein als auch unter Bezugnahme auf die Berufspraxis ihrer Lernenden den besonderen Ansprüchen der sich im Wandel befindlichen Pflegeausbildung gerecht zu werden. Pflegepädagogische Lehrkompetenzen konturieren sich im Handlungsfeld Pflege als Disposition zur Bewältigung professionellen, sozialen Handelns mit komplexen, unvorhersehbaren und zeitweise auch widersprüchlichen Berufsanforderungen. Lehrende benötigen „solche Fähigkeiten oder Dispositionen, die ein sinnvolles und fruchtbares Handeln in offenen, komplexen, manchmal auch chaotischen Situationen erlauben, die also ein selbstorganisiertes Handeln unter gedanklicher und gegenständlicher Unsicherheit ermöglichen." (Erpenbeck und Rosenstiel 2007, XI). Wissenschaftlich begründetes Regelwissen über pflegedidaktische Modelle, Konzepte und Befunde allein reichen für sinnvolles und professionelles Handeln im Sinne pädagogischen Könnens nicht aus. Der Unterrichtsprozess gestaltet sich freilich im Rahmen institutioneller Bedingungen, zeitlicher und curricularer Vorgaben sowie nach den vorweg geplanten didaktischen Absichten der Lehrenden. Andererseits sind Pflegepädagogen allerdings auch aufgefordert, diese Lehrbedarfe an den individuellen Lernbedürfnissen der Auszubildenden auszurichten, die geprägt sind durch beispielsweise gerade erlebte Praxiseinsätze in der Berufswirklichkeit, prägende biographische Erfahrungen oder auch aktuelle pflegerisch relevante Erlebnisse im Umfeld von Familie und Freunden (Weyland und Dütthorn 2011). Beim pflegedidaktischen Handeln kommt es vielmehr darauf an, sich auf den Lernprozess unter Berücksichtigung der Lernsituation einzulassen, die Bedarfe der Lernenden zu erfassen und davon ausgehend wissenschaftsorientierte und empirisch legitimierte Wissensbestände auszuwählen, diese hinsichtlich Aktualität und Güte zu bewerten und dann in einem gemeinsam verantworteten Lernprozess einzubringen. Damit sind Lehrende aufgefordert, unvorhergesehene didaktisch-pädagogische Entscheidungen in der gegebenen Lernsituation unter Handlungsdruck zu treffen, ohne eine theoretisch-reflektierte Begründung der pädagogischen Entscheidung schuldig zu bleiben. Die hier verhandelte „doppelte Handlungslogik personenbezogener Dienstleistungen" (Dewe et al. 1992; Remmers 2000) verweist hinsichtlich der Anbahnung jener professionellen pflegedidaktischen Lehrkompetenz auf die notwendige Verschränkung von allgemeingültigem, wissenschaftsorientierten

Regelwissen mit einer hermeneutischen Kompetenz des Einzelfallverstehens in der konkreten Lernsituation (Ertl-Schmuck et al. 2007).

„Hermeneutische Fallkompetenz bedarf der Fähigkeit generalisiertes, also zeitenthobenes Wissen auf stetig wechselnde Situationen in der Zeit personenbezogen anzuwenden." (Greb 2010, S. 144) Im Zentrum hermeneutischen Fallverstehens steht die Erfahrung, sich der grundsätzlichen Fremdheit eines je individuellen wie situativen Sinnzusammenhangs zu vergegenwärtigen und darin plurale Deutungsperspektiven zu erproben. Biographisches Wissen, performative Erlebnisse werden dabei ebenso in sinnstiftende Verstehensprozesse überführt wie auch wissenschaftliche Befunde berücksichtigt werden. (Böhnke und Straß 2006).

Hochschulische Bildungsprozesse erfordern also Lernangebote, die jene hermeneutische Fallkompetenz zum Verstehen von individuellen Einzelfällen mit wissenschaftsorientierten Kompetenzen standardisierbarer Normen und Regeln zu verknüpfen erlauben. Die berufliche Bildungspraxis benötigt reflektierte Lehrende, deren hochschuldidaktische Ausbildung Lernangebote bereitstellt, durch die eine situationsbezogene Bezugnahme auf diverse Wissensformen sowie reflexiv-hermeneutische Verständigung eingeübt wird (Walter 2015). Ein solches Lernangebot, welches komplexe berufliche Herausforderungen einer berufsfeldbezogenen doppelten Handlungslogik personenbezogener Dienstleistungsberufe in relationalen, also beziehungsfördernden und sozialen Lehr-Lernarrangements zur Reflexion bringt, wird mit dem Konzept des Forschenden Lernens eingelöst (◻ Abb. 17.1). Relationale Lehr-Lernarrangements würdigen ein wechselseitiges Aufeinander/Bezogen-Sein der Lehrenden und Lernenden im Lernprozess. Dabei werden individuelle Perspektiven auf den Lernenden allein und dualistische Auffassungen von Lehrerzentrierung versus Lernendenzentrierung überwunden und

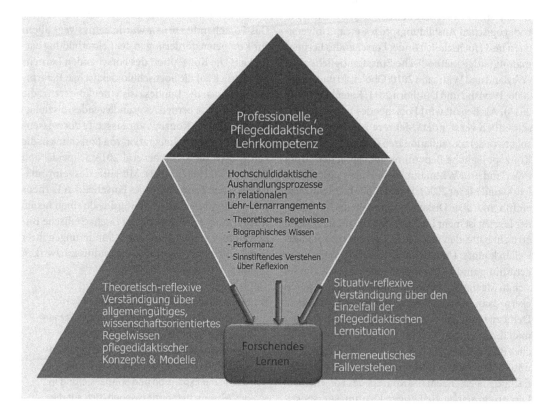

◻ **Abb. 17.1** Anbahnung Professioneller Pflegedidaktischer Lehrkompetenz durch das Forschende Lernen. (Quelle: Eigene Darstellung)

Lehr-Lernarrangement in eine gemeinsame Verantwortung von Lehrenden und Lernenden überführt (Dütthorn 2015). Dieser Ansatz relationalen Lernens ist die Voraussetzung für gelingende Kompetenzentwicklung im Sinne des Forschenden Lernens. Forschendes Lernen, so wird im Folgenden aufgezeigt, ermöglicht über verschiedene Zugänge die Anbahnung jener pflegedidaktischen Lehrkompetenz im Spannungsfeld zwischen situativem, komplexen Handlungsvollzug in konkreten Unterrichtssituationen und ihrer wissenschaftlich-begründeten sowie theoretisch-reflexiven Legitimation des zur Performanz gebrachten didaktischen Handelns.

17.3 Forschendes Lernen als divergentes hochschuldidaktisches Konzept

Das Konzept des Forschenden Lernens erfreut sich seit den 1970er-Jahren als hochschuldidaktischer Ansatz anhaltender Aufmerksamkeit, besonders in pädagogischen Ausbildungsprozessen an Universitäten und Hochschulen findet Forschendes Lernens mannigfaltige methodische Einsatzmöglichkeiten (Weyland und Wittmann 2010; Obolenski und Meyer 2006; Weyland und Dütthorn 2011; Katenbrink et al. 2014). Als Begriff wird Forschendes Lernen unterschiedlich verwendet. Mehrere Autoren warnen sogar vor seinem inflationären Gebrauch, der dem Konzept jegliche Bedeutung abzusprechen droht (Weyland und Wittmann 2010; Huber 2013; Obolenski und Meyer 2006). Huber (2006) schreibt dazu einführend: „Die Diskussion zum Thema Forschendes Lernen ist mehr im Fluss als dass sie einen Stand erreicht hätte, den man leicht überblicken und feststellen könnte. Und dieser Fluss strömt keineswegs geradlinig und zielstrebig voran, sondern windet sich in Mäandern dahin, scheint zeitweilig zu versickern, dann wieder sich in Verzweigungen wie einem Delta zu verlieren. Je nachdem, von welchem Ufer man ihn anschaut, bietet er ein recht unterschiedliches Bild" (Huber 2009, S. 17). Der Differenz dieser unterschiedlichen Bilder wird in diesem Beitrag nachgegangen, indem das Konzept des Forschenden Lernens in seinen vielfältigen Deutungsperspektiven dargestellt wird und hinschlich seiner Potenziale für eine pflegedidaktische Kompetenzentwicklung

befragt wird. Im Zentrum der Ausführung steht hierbei zum einen der Zugang Forschenden Lernens über wissenschaftliches Arbeiten zum Erleben pflegedidaktischer Bildungs-forschung. Forschendes Lernen wird hierbei als Einheit von Forschung und Lehre begriffen und fördert Selbstorganisationsprozesse der Studierenden. Zum anderen erwirkt Forschendes Lernen einen reflexiven Zugang zur Übernahme sowohl theoretischer als auch selbstreflexiver Deutungsperspektiven auf professionelles, pflegedidaktisches Handeln in Praxisphasen (Sahmel und Leibig, ▶ Kap. 18 in diesem Band). Forschendes Lernen wird hierbei zum Reflexionsgegenstand der Praxisphasen. Ein weiterer Zugang des Forschenden Lernens über biographisches Lernen wird in seiner hoch relevanten Bedeutung zur avisierten pflegedidaktischen Kompetenzentwicklung abschließend skizziert.

■ **Forschendes Lernen als Einheit von Forschung und Lehre durch Dynamisierung studentischer Selbstorganisationsprozesse**

Das Forschende Lernen wurde keineswegs allein zur Kompetenzförderung in der Lehrerbildung entwickelt. Die Konzeption des Forschenden Lernens geht zurück auf die hochschuldidaktischen Reformbestrebungen der Bundesassistentenkonferenz, die das Forschende Lernen als grundlegendes, disziplinübergreifendes Konzept voraussetzte zur wissenschaftsorientierten Integration von Forschung in die Lehre (BAK 2009; Wischer et al. 2013; Schneider und Wildt 2009; Huber 2013). Mit Hilfe des reformpädagogischen Programms des Forschenden Lernens sollten Humboldt'sche Bildungsideale einen neuen Aufschwung erfahren und für hochschulische Bildungsprozesse weitreichende Veränderungen ihrer bestehenden Wissenschaftsverständnisse bewirken (Schneider und Wildt 2009).

>> Der Auftrag, Studium als eine Einheit von Lernen und Forschen, als Forschendes Lernen zu ermöglichen, ist der neuen deutschen Universität von ihren Gründern mitgegeben worden; er erhält neues Gewicht in einer Zeit, in der Expansion und Spezialisierung in der Wissenschaft dazu zwingen, sich auf die aller wissenschaftlichen Arbeit gemeinsamen Einstellungen und Verfahrensweisen zu

besinnen und an ihnen die wissenschaftliche Ausbildung nicht nur der Universitäten sondern auch einer zukünftigen Gesamthochschule zu orientieren (BAK 2009, S. 9).

In diesem Begriffsverständnis zielt Forschendes Lernen auf bildungspolitische Reformprozesse zur aktiven Teilhabe Studierender an aktuellen Forschungsprozessen. Es geht in diesem ursprünglichen Begriffsverständnis um ein Lernen durch Forschung im Sinne einer aktivierenden, projektförmigen Beteiligung Studierender an wissenschaftlichen Forschungsprozessen (Huber 2006; Schneider und Wildt 2009).

Wissenschaftliche Hochschulbildung verbleibt in dieser Forderung nach Forschendem Lernen nicht auf der theoriegeleiteten Rezeption von Erkenntnissen und wissenschaftlich generierten Forschungsergebnissen, sondern es ermöglicht den Lernenden frühzeitig (laut BAK bereits im Bachelorstudium; Huber 2013) die aktive Teilhabe am Forschungsprozess. Dies schließt eine studentische Beteiligung am gesamten Forschungsprozess mit ein und bezieht sich nicht ausschließlich auf eine theoretische Betrachtung der Prozessstruktur oder kritische

Beurteilung von Forschungsergebnissen. Forschendes Lernen orientiert sich dabei laut Huber (2006) an den wesentlichen Phasen des Forschungsprozesses und wird in allen Erkenntnisstufen wissenschaftlicher Arbeit zum Einsatz gebracht. In ◘ Abb. 17.2 werden wesentliche Einsatzbereiche des Forschenden Lernens aufgezeigt, die Abbildung stellt die von Schneider und Wildt (2009, S. 10, in Anlehnung an BAK 1970) aufgeführten Möglichkeiten des Einsatzes des Forschenden Lernens auf den verschiedenen Ebenen im Erkenntnisprozess wissenschaftlichen Arbeitens dar.

Diese „Einbettung von Wissenserwerbsprozessen in Forschungskontexte" (Schneider und Wildt 2009, S. 10) entstand in den 70er-Jahren aufgrund der Kritik an kumulativen Wissenserwerbsprofilen. Mit den jüngsten hochschuldidaktischen Entwicklungen der Bologna Reform (Sahmel ▶ Abschn. 1.3 in diesem Band), die Studierenden wiederum zahlreiche, zumeist fachsystematisch isolierte Leistungsnachweise einzelner Module im Studienverlauf abverlangt und dadurch disziplinübergreifendes, vernetztes Lernen verhindert, dürfte diese Rezeption des Forschenden Lernens von weiterführendem hochschuldidaktischen Interesse sein. Studierende wenden ihr

Einsatz des Forschenden Lernens in Stufen wissenschaftlicher Arbeit (vgl. Schneider u. Wildt 2009, S. 10)
1) Beobachtung der Bedingungen, Probleme und Wirkungen wissenschaftlicher Tätigkeit in einem Praxisfeld
2) Untersuchung der Abhängigkeit des angeeigneten Wissens in ausgewählten Bereichen von Erkenntnisinteressen und Methoden
3) Anwendung einzelner Methoden zur Erweiterung des positiven Wissens um Details
4) Anwendung aller einschlägigen Methoden auf ein gestelltes Problem
5) Erweiterung, Abwandlung, Verfeinerung einer Methode oder Methodenkombination
6) Konzeption neuer Forschungsaufgaben
7) Entwicklung neuer Methoden an neuen Forschungsaufgaben
8) Forschung über Forschung

◘ **Abb. 17.2** Einsatz Forschenden Lernens im Erkenntnisprozess wissenschaftlichen Arbeitens (Quelle: Eigene Darstellung nach Schneider und Wildt, S. 10, in Anlehnung an BAK 1970)

hochschulisch erworbenes Wissen vielmehr interdisziplinär auf ein für sie interessantes Problem aus der Berufspraxis an. Zur wissenschaftsorientierten Problembearbeitung greifen sie auf bezugswissenschaftliche (zur pflegedidaktischen Problemanalyse wären dies pflegewissenschaftliche, sozialwissenschaftliche und auch erziehungswissenschaftliche) und auch pflegedidaktische Wissensbestandteile zurück und binden diese je nach Fragestellung in adäquate methodologische Forschungslogiken ein. Damit greifen die Studierenden modulübergreifend auf mehrere Wissensdomänen zurück und integrieren diese in ihren pflegedidaktisch geleiteten Erkenntnisprozess. Forschendes Lernen zielt damit auf die Förderung von Eigeninitiative und Selbständigkeit der Lernenden. In dieser Bedeutung wird Forschendes Lernen als Bildung durch Wissenschaft an folgende hochschuldidaktische Prämissen geknüpft:

- „Wissenschaft muss als Aufklärung verstanden werden
- Wissenschaft muss als unabgeschlossen vermittelt werden
- Wissenschaft, die man selbst betreibt, ist mit Selbstreflexion verbunden" (Huber 2007 in Reimann 2013, S. 42).

Forschendes Lernen entfaltet sich hierbei in einem Handlungsfeld, in dem wissenschaftliches Regelwissen aktiv durch wissenschaftliches Handeln in einem von Forschenden angeleiteten Projekt erworben und hinsichtlich seiner beruflichen Handlungssituationen kritisch zur Reflexion gebracht werden kann.

„Forschendes Lernen findet demnach statt, wenn Studierende eine eigene Forschungsarbeit durchführen (z. B. als Abschlussarbeit), wenn sie durch Übernahme einer einzelnen Aufgabe an einem Forschungsprojekt mitwirken (z. B. in größeren Projekten), wenn sie, im Kleinen', also angeleitet und übend Forschung praktizieren (Lehrforschung im Rahmen von Veranstaltungen) oder wenn sie einen Forschungsprozess zumindest nachvollziehen können (genetisches Lernen)" (Reinmann 2013, S. 43). Die BAK (2009) bezeichnet mit genetischem Lernen den „Nachvollzug wichtiger Erkenntnisprozesse von den Anfangsfragen über die schwierigen Stationen bis hin zum Resultat" (BAK 2009, S. 13). Während beim genetischen Lernen die Wahl des Problems, der Hypothesen und der Methoden

durch den Lehrenden vorgenommen wird, zielt das Forschende Lernen in diesem Verständnis auf eine eigenständige, bestenfalls intrinsisch motivierte Wahl der thematischen Ausrichtung des Lernprozesses durch den Lernenden selbst. Denkbar sind in diesem Rahmen auch die Durchführung von Projektstudien, bei denen sich nur einzelne Studierende in kleinen Interessensgruppen zusammenfinden, sich mit einer für sie relevanten Thematik beschäftigen und diese über einen längeren Zeitraum von etwa 2 Semestern selbsttätig planen, durchführen und auch evaluieren (Straß 2013). Weitere methodische Umsetzungsformen manifestieren sich in dem Angebot von Forschungswerkstätten (Wischer et al. 2014) oder der aktiven Einbindung von Studierenden in Wahlvertiefungsseminare, die sich thematisch an größeren Forschungsprojekten der Lehrenden ausrichten. Damit zielt Forschendes Lernen in diesem Verständnis auf eine wissenschaftsorientierte Kompetenzentwicklung der Studierenden zum Erwerb aber auch zur kritischen Reflexion standardisierten Regelwissens im Kontext pflegedidaktischer Bildungsforschung. Für pflegepädagogische Studiengänge bedeutet dies die „Grundlegung eines wissenschaftlich-reflexiven Habitus, der sich einlässt auf differenzierte Problemanalysen, begriffliche Präzisierung und theoretische Durchdringung pädagogischer Prozesse" (Horstkemper und Beck 2001, S. 5). In diesem Anwendungsfeld avisiert das Konzept des Forschenden Lernens die Grundhaltung eines forschenden Habitus, welcher als Voraussetzung zur Entwicklung pflegedidaktischer Professionalität von Lehrenden gilt. Professionalität im Lehrberuf drückt sich – mit Blick auf die unter ▶ Abschn. 17.2 dargestellte Lehrkompetenz – aus in der systematischen und methodisch-kontrollierten Reflexion des pflegedidaktischen Handelns, welches auf sich stetig wandelnde Bedingungen angepasst werden muss. „Aufgeschlossenheit für eine kritische Aneignung solchen Forschungswissens wäre dann eine wesentliche Grundhaltung, die in der Ausbildung bereits eine Basis bekommen muss" (Horstkemper und Beck 2001, S. 5). Die projektorientierte, selbstgesteuerte Durchführung von Forschungsszenarien ermöglicht den Studierenden ein wissenschaftsorientiertes Selbstverständnis, wonach eine theoriegeleitete und methodengestützte Reflexion des pflegedidaktischen Handelns zum integrativen Bestandteil auch der späteren beruflichen Praxis wird. Forschendes Lernen leistet in dieser Bestimmung einen wesentlichen Beitrag zur Förderung wissenschaftlicher Neugier sowie systematischen, gesellschaftskritischen Denkens im lebenslangen Lernprozess (Heis und Mascotti-Knoflach 2010). „Die Konzeption eines Forschenden Lernens ist daher mehr an den Wirkungen solcher Forschungssituationen auf den Lernenden als an den in der betreffenden Wissenschaft herrschenden Vorstellungen von Forschungsergebnissen zu orientieren" (BAK 2009, S. 15).

Zusammenfassend kann postuliert werden, dass Forschendes Lernen in der Rezeption als hochschuldidaktisches Konzept zur Integration von Forschung in die Lehre auf die Dynamisierung studentischer Selbstorganisationsprozesse zielt. Damit steht dieses hochschuldidaktische Konzept in enger Verwandtschaft mit weiteren Konzepten zur Förderung von Eigenständigkeit und Selbstbestimmung der Studierenden, etwa dem Selbstgesteuerten Lernen, Entdeckenden Lernen, Problemzentrierten Lernen und auch dem klassischen Projektlernen. Die diesen Konzepten gleichsam inhärente Lernendenzentrierung geht im Verständnis des Forschenden Lernens allerdings über subjektiv bedeutsame Lerngegenstände hochschulischer Bildungsprozesse hinaus, und definiert sich über eine weiterführende Ausrichtung des Forschenden Erkenntnisgewinns an der Generierung neuer Erkenntnisse, die immer auch für weitere Personen von Interesse sind (Huber 2013). Folgende Definition illustriert die Ausführungen zur Begriffsbestimmung Forschenden Lernens als Einheit von Forschung und Lehre durch Dynamisierung studentischer Selbstorganisationsprozesse:

» Forschendes Lernen zeichnet sich vor anderen Lernformaten dadurch aus, dass die Lernenden den Prozess eines Forschungsvorhabens, das auf die Gewinnung von auch für Dritte interessanten Erkenntnissen gerichtet ist, in seinen wesentliche Phasen – von der Entwicklung der Fragen und Hypothesen über die Wahl und Ausführung der Methoden bis zur Prüfung und Darstellung der Ergebnisse in selbständiger Arbeit oder in aktiver Mitarbeit in einem übergreifenden Projekt – (mit) gestalten, erfahren und reflektieren (Huber 2013, S. 11).

Widerstände und Schwierigkeiten in der didaktischen Umsetzung dieser Form des Forschenden Lernens werden vor allem in den Bereichen Curriculare Organisation, Heterogenität der Lerngruppe und mangelnde Lernvoraussetzung zum zielgerichteten Lernen in ergebnisoffenen, selbstgesteuerten Lernprozessen beklagt (Huber 2013; Hellmer 2013; Straß 2013). Pragmatische Widerstände richten sich dabei gegen das disziplinübergreifende, thematisch frei gestaltete Konzept des Forschenden Lernens, welches vorwiegend aus Sicht der Fachwissenschaftler die Vermittlung fachsystematisch notwendiger Stofffülle bedroht. Eine häufige Argumentation legt nahe: „In der straffen Zeitplanung und Stundenplanung des Bachelorstudiums lässt sich Forschendes Lernen nicht organisieren." (Huber 2013, S. 22). Auch sind die Arbeitsformen und Ergebnisse des Forschenden Lernens nur schwer mit standardisierten Prüfungsformen und einer entsprechenden Anerkennung der Leistung vereinbar. Diesen Bedenken wäre zu begegnen, wenn auch in hochschulischen Modulstrukturen exemplarisches, an disziplinübergreifenden Lerneinheiten orientiertes Lehren, Lernen und Prüfen ermöglicht würde und damit längst überholte fachsystematische Strukturen reformiert werden. Es bedarf hier zukünftig der hochschuldidaktischen Entwicklung adäquater Prüfungsformate, die den Kompetenzerwerb auch in freien Lernformen, wie dem Forschenden Lernen, zur Anrechnung bringen. Beispiele für hochschuldidaktische Prüfungsformate in diesem Sinne wären Portfolio, Simulation komplexer Situationen oder auch eine Dokumentation der Forschungsergebnisse über Posterpräsentationen (Huber 2013, S. 25; Bonse-Rohmann et al. 2008). Zu berücksichtigen gilt allerdings auch dann der organisatorisch hohe Zeitaufwand, den Lehrende für die Planung der Veranstaltungsformate im Forschenden Lernen und weiterführend zur Beratung der Studierenden während der Durchführung und Evaluation des Lernprozesses in aufwändigen Prüfungsformaten aufzubringen haben (Hellmer 2013). Gerade selbstgesteuertes Lernen erfordert seitens der Lehrenden viel pädagogisches Gespür für die Bedarfe, die unterschiedlichen Interessen und auch den je individuellen Entwicklungsstand der Lernenden: „Die Projekte zum forschendem Lernen sind so konzipiert, dass den Studierenden Verantwortung für den Lern- und Forschungsprozess übertragen wird. Der Umgang der Studierenden mit der damit einhergehenden Freiheit und der Zeit ist allerdings nicht immer konzentriert und zielgerichtet." (Hellmer 2013, S. 217). Eine Schwierigkeit kann darüber hinaus dadurch entstehen, dass die Studierenden den Kompetenzgewinn in der Aneignung theoretisch-reflexiver, wissenschaftsorientierter Kompetenzen und der Entwicklung eines forschenden Habitus selbst nicht erkennen und im Vergleich mit Ergebnissen größerer Forschungsprojekte als gering einschätzen (Straß 2013; Hellmer 2013).

Forschendes Lernen in diesem Verständnis zur Anbahnung eines wissenschaftlich-reflexiven Habitus bedarf einer relationalen, auf Verständigung ausgerichteten Lehr-Lernbeziehung, in der Lehrende flexibel auf die Bedürfnisse und den Entwicklungsstand der Lernenden eingehen und die Lernenden sich in neuen, unvertrauten Lernformen unter aktiver Verantwortungsannahme öffnen (Dütthorn 2015).

Die sicherlich größte Stärke dieses Formates liegt in der Möglichkeit zur arbeitsteiligen Aufgabengestaltung, die unterschiedliche Vorkenntnisse, Fähigkeiten und Interessen der Lernenden in einer heterogenen Studierendengruppe zum Ausdruck bringt. Auf diese Weise wird den Lernenden im relationalen, sozialen Austausch mit der Gruppe neben der Ausbildung eines wissenschaftlich-reflexiven Habitus, ebenfalls die Möglichkeit zur Selbsterkenntnis und Reflexion persönlicher Ressourcen eröffnet (Huber 2013; Dütthorn 2015). Damit leistet Forschendes Lernen einen entscheidenden Beitrag zur Persönlichkeitsbildung der zukünftigen Pädagogen.

- **Forschendes Lernen als Reflexionsgegenstand der Praxisphasen**

In der hochschulischen Lehrerbildung nimmt das Konzept des Forschenden Lernens eine zunehmend prominente Rolle hinsichtlich erkenntnistheoretisch-reflexiver und auch selbsterfahrungsbezogener Auseinandersetzung in den Praxisphasen ein (Weyland und Busch 2009; Weyland und Wittmann 2010; Weyland und Dütthorn 2011). Gerade in der zweiphasigen Lehrerbildung an Universitäten findet das Forschende Lernen in seiner Funktion zur Überbrückung und Anerkennung der oftmals beklagten Theorie-Praxis-Differenz vielseitige Anwendung. Forschendes Lernen wird als hochschuldidaktisches

Konzept in der ersten Phase der Lehrerbildung zur kritisch-reflexiven, theoriegeleiteten Reflexion der in den Praxiseinsätzen erlebten Erfahrungen eingesetzt. Der Schwerpunkt liegt hierbei auf einer methodisch strukturierten, theoretisch-reflektierten Auseinandersetzung mit den Erfahrungen aus den Praxisphasen sowie der selbstreflexiven Wahrnehmung von berufspraktischen Erfahrungen und den davon abzuleitenden Entwicklungsaufgaben. Damit sollte Forschendes Lernen weniger einer handelnd-pragmatischen Aneignung von Lehrbefähigungen im Sinne des Unterrichtens dienen (Weyland und Wittmann 2011; Weyland und Dütthorn 2010). „So wird davon ausgegangen, dass gerade durch das forschende Lernen einer Theoriefeindlichkeit von Lehramtsstudierenden vorgebeugt werden könne, da dieser Ansatz reflektierte Erfahrungen mit der Funktion und Differenz der zunächst strukturell zu unterscheidenden Wissensformen, im Sinne von Theoriewissen einerseits und Handlungswissen andererseits, ermöglichen kann" (Weyland und Busch 2009, S. 2). Während also die universitäre, zweiphasige Lehrerbildung, stärker erkenntnisbezogene und selbstreflexive Perspektiven an das Konzept des Forschenden Lernens knüpft (Weyland und Dütthorn 2011), wäre für die Reflexion und Lernbegleitung der hochschulischen Praxisphasen im Rahmen der einphasigen Lehrerbildung an den Fachhochschulen (Sahmel und Leibig in ▶ Kap. 18) eine handeln-pragmatische Perspektive zum Erwerb von pflegedidaktischer Handlungskompetenz zusätzlich zu berücksichtigen. Damit entfalten sich die Zieldimensionen Forschenden Lernens in den Praxisphasen entlang der folgenden, differenten Reflexionsgegenstände:

- eine erkenntnisbezogene Dimension zur Reflexion theoretischen Regelwissens,
- eine selbstreflexions- und entwicklungsbezogene Dimension zur Reflexion der Persönlichkeitsentwicklung im Kontext pädagogisch-professioneller Habitusbildung,
- und für die einphasige Ausbildung an Fachhochschulen auf eine handeln-pragmatische Perspektive zum Erwerb pflegedidaktischer Fertigkeiten zur Planung, Durchführung und der Evaluation von Unterricht (modifiziertes Modell zur Entwicklung pädagogischer Professionalität nach Weyland 2010; Weyland und Dütthorn 2011).

Forschendes Lernen leistet in dieser Rezeption insofern einen Beitrag zur Anbahnung professioneller Lehrkompetenz, indem die Komplexität sowie die Antinomien professionellen, pädagogischen Handelns im Spannungsfeld zwischen theoretischem Begründungswissen, praktischem Handlungswissen und einzelfallbezogenen Erfahrungswissen zum Reflexionsgegenstand erhoben werden. Die Reflexion dieser Dimensionen findet stets handlungsentlastet im hochschulischen Setting begleitender Lehrveranstaltungen statt.

Forschendes Lernen als hochschuldidaktischer Zugang in Praxisphasen bietet die Chance, genau das Spannungsverhältnis zwischen empirisch-theoretischem, wissenschaftlichen Wissen und praktischem Handlungswissen erfahrbar zu machen. Hierbei betont Forschendes Lernen den Aspekt der Wissenschaftlichkeit, indem die in den Praxisphasen erworbenen Erfahrungen von den Studierenden nicht nur wahrgenommen werden, sondern zur pflegedidaktischen Kompetenzentwicklung weiterführend theoriegeleitet und selbstreflektiert aufbereitet werden. Forschendes Lernen ermöglicht in diesem Zusammenhang reflektierte Erfahrungen unter Anerkennung der jeweiligen Besonderheit von theoretischem Regelwissen und erfahrungsbezogenem Fallverstehen im direkten Handlungsvollzug. Forschendes Lernen fördert in diesem Verständnis die Entwicklungsperspektive eines doppelten Habitus: von praktisch-professionellem Können und wissenschaftsbasierter Reflexivität (Straß 2013).

Im Hinblick auf die Umsetzung forschenden Lernens in hochschulischen Praxisphasen gibt es verschiedene Möglichkeiten (Altrichter und Mayr 2004; Weyland und Wittmann 2011; Weyland und Busch 2009; Weyland und Dütthorn 2011). In diesem Beitrag werden die Reflexive Fallarbeit und die Kriteriengeleitete Hospitation exemplarisch als methodische Formen dargestellt.

Forschendes Lernen realisiert sich im methodischen Einsatz von Fallarbeit in Gestalt einer angeleiteten Auseinandersetzung mit authentischen, innerhalb der Praxisphasen selbst erlebten Fälle (Koch-Priewe und Thiele 2013; Weyland und Dütthorn 2011; Dütthorn und Busch 2016; Bolland 2011). Die Studierenden planen diese Fallarbeit im Vorfeld der Praxisphase, indem sie eine konkrete interessensgeleitete Perspektive einnehmen oder sich auf ein bestimmtes pädagogisches Phänomen vorbereiten (z. B. Umgang mit Unterrichtsstörungen, Thematisierung von emotionsbetonten Lerngegenständen wie Trauerarbeit). In der Praxisphase werden dann erlebte, beobachtete, immer also authentische Fälle zum gewählten Lerngegenstand dokumentiert. Hilfreich kann hierfür das regelmäßige Führen eines Lerntagebuches sein (Weyland und Dütthorn 2010). Darüber hinaus können auch Interviews mit Dozenten in den Praxiseinrichtungen zu bestimmten Situationen geführt werden, aus denen dann anschließend authentisches Fallmaterial generiert wird. Studierende nutzen in den begleitenden hochschulischen Lehrveranstaltungen zu den Praxisphasen dann die dokumentierten eigenen Erlebnisse und Beobachtungen als authentisches Fallmaterial. Dabei werden die Erfahrungen der authentischen Fallsituationen vorgetragen, die Problemsituationen werden dabei aufgedeckt und anschließend im Kontext eines pflegedidaktischen Begründungsrahmens reflektiert. In den begleitenden hochschulischen Lehrveranstaltungen erfolgt eine angeleitete Rekonstruktion der authentischen Fallsituationen. Diese verdeutlicht den Lernenden im Austausch untereinander die Perspektivenvielfältigkeit situativer Interpretationen und bringt darin die bereits explizierte doppelte Handlungslogik pädagogischen Handelns zur Reflexion. Die Studierenden erkennen zum einen die situative, einzelfallbezogene Spezifik der pflegedidaktischen Situation, sie reflektieren dabei ihr persönliches Erleben und ihre in der Situation zum Ausdruck gebrachte Haltung. Zum anderen sind die Studierenden angehalten, diese Situation anhand theoretischer Wissensbestände zu analysieren und weitere Problemlösestrategien reflexiv an den Fall heranzutragen (Weyland und Dütthorn 2011). Methodisch können diese Rekonstruktionsprozesse professioneller Reflexion auch ergänzend durch Methoden der Rekonstruktiven Fallarbeit aufgearbeitet werden (Dütthorn und Busch 2016).

Methoden der Rekonstruktiven Fallarbeit sind beispielsweise Dokumentarische Methode, Metaphernanalyse und Biographiearbeit. Sie bieten einen differenzierten forschungs- und wissenschaftsorientierten Analyserahmen zur Erfassung berufsspezifischer Phänomene. Im Rahmen des Forschenden Lernens erwerben Lernende durch Methoden der Rekonstruktiven Fallarbeit Deutungskompetenzen zur wissenschaftsorientierten Erfassung und Beschreibung der Komplexität professionellen Handelns (Dütthorn und Busch 2016). In dieser Form der Rekonstruktion von authentischem Fallmaterial aus den Praxisphasen ermöglicht der Ansatz des Forschenden Lernens die Anbahnung pflegedidaktischer Lehrkompetenz (Weyland und Dütthorn 2011).

Als weitere methodische Form der Anwendung des Forschenden Lernens in den Praxisphasen gilt die kriteriengeleitete Hospitation in schulischen und außerschulischen Lernsituationen (Weyland und Dütthorn 2011). Hierbei sind die Studierenden aufgefordert, die durchzuführenden Hospitationen unter einer zielgerichteten Fragestellung, an einem spezifischen Erkenntnisinteresse orientiert und methodisch regelgeleitet durchzuführen und anschließend auch zu analysieren. Studierende nehmen hierbei eine „forschende Perspektive" insofern ein, als dass die Beobachtungen entlang vorstrukturierter, theoriegeleiteter Beobachtungsmerkmale erfolgen. Die Studierenden werden befähigt, die Berufspraxis als Forschungsfeld methodisch reflektiert und in der Komplexität des Handlungsfeldes zu erfassen und zu interpretieren. Zwar müssen Lehrkräfte in ihrem späteren schulischen Arbeitsfeld nicht forschend tätig sein, allerdings sind diese z. B. im Rahmen von Schulentwicklung usw. mit Tätigkeiten konfrontiert, die Parallelen zu forschenden Tätigkeiten aufweisen (Altrichter und Mayr 2004; Weyland und Dütthorn 2011). Insofern bereitet forschendes Lernen auch auf diese Aufgaben vor und unterstützt durch die Anbahnung eines forschenden und theoretisch-reflexiven Habitus als Grundlage professioneller pädagogischer Lehrkompetenz die Bereitschaft von Lehrenden, ihr pflegedidaktisches Handeln selbst fortwährend zu reflektieren und damit weiterzuentwickeln.

Zusammenfassend ist zu postulieren, dass Forschendes Lernen im Rahmen von Praxisphasen also die vornehmliche Funktion annimmt, studentische Entwicklungsperspektiven zur Reflexion zu bringen – sowohl bezüglich des professionellen Könnens (insbesondere bezogen auf die einphasige Lehrerbildung an Fachhochschulen) als auch im Kontext einer vertieften Aneignung wissenschaftsbasierter Wissensbestände. Weyland und Busch (2009) sehen mit didaktischer Einbindung des Konzeptes Forschendes Lernens als Reflexionsgegenstand der Praxisphasen die Möglichkeit gegeben, „ … Praxisbezug in einen reflexiven Kontext zu stellen, der den Studierenden die Sinnhaftigkeit von Studium für pädagogisch-professionelles Lehrerhandeln im Zusammenhang mit ihrem eigenen Lern- und Entwicklungsprozess verdeutlichen kann. Die in Schulpraktischen Studien [resp. Praxisphasen] gemachten Erfahrungen werden durch den Rückgriff auf theoretische Erkenntnisse und die Auseinandersetzung mit selbstreflexivem Wissen in einen studien- und professionsbezogenen Zusammenhang gestellt, so dass ein gezielter Beitrag zur Professionalisierung angehender Lehrkräfte geleistet werden kann." (Weyland und Busch 2009, S. 17). Damit eröffnet das Forschende Lernen einen Reflexionsraum zur Wahrnehmung der Differenz zwischen Theorie und Praxis und ermöglicht den Studierenden gleichzeitig, genau in diesem Differenzraum durch die Wahrnehmung unterschiedlicher Deutungsperspektiven hinsichtlich ihrer persönlichen Kompetenzentwicklung zum professionell handelnden Lehrenden produktiv zu wirken.

▪ Forschendes Lernen als Biographisches Lernen

Eine für die hochschulische Ausbildung von Pflegelehrern interessante Erweiterung der vorangestellten Konzeptualisierungen stellt das Forschende Lernen als biographisches Lernen dar. Unter Bezugnahme auf verschiedene theoretische Positionen begründet Bolland (2011) das biographische Lernen für die Anwendung in der Lehrerbildung als pädagogische Werkstattarbeit. Als grundlegende theoretische Perspektiven beruft sich Bolland (2011) vor allem auf experimentelle Forschungsverständnisse von Dewey (Erfahrung, Mitbestimmung) und Freinet (Praxis als Lernaufgabe), auf Perspektiven der Kritischen Psychologie zur subjektiven Begründung von Handlungsoptionen nach Holzkamp sowie auf neuere pädagogische Konzepte eines learning by teaching. Hierin ist in kritischer Bezugnahme zu Ansätzen Forschenden Lernens, die zur Instrumentalisierung, quasi allein „als didaktische Strategie für Theorievermittlung" (Bolland 2011, S. 36) eingesetzt werden, ein weiterführendes Konzept Forschenden Lernens legitimiert, welches sich an den persönlichkeitsbildenden Prinzipien Erfahrungs- und Biographieorientierung ausrichtet. Forschendes Lernen erhält somit bildungshaltige Zieldimensionen mit emanzipatorischem und selbstbildenden Charakter (Bolland 2011). „Forschendes Lernen bedeutet die Praxis als Lernaufgabe zu verstehen und im Rahmen studentischer Lern- und Berufsbiographien während des Studiums ein sinnstiftendes Handeln in der Praxis zum Zweck ihrer Verbesserung zu ermöglichen. Dabei beinhaltet es eine neue Art der Wahrnehmung, der ‚Anschauung‘ und des Beobachtens von Alltäglichem." (Bolland 2011, S. 36). Lernen wird in diesem Kontext stärker an die subjektiven Erfahrungen und erlebten Geschichten der Studierenden gebunden, die über authentische Fallerzählungen und biographische Erinnerungen in der Werkstattarbeit zur Reflexion gebracht werden. Mit dieser Auffassung ist Lernen stets subjektiv bedeutsam und bindet biographische Momente bewusst in hochschulische Bildungsprozesse ein. Forschendes Lernen ist diesem Verständnis nicht ohne biographisches Lernen zu denken, vielmehr kann erst über den Zugang des Forschenden Lernens, biographisches Lernen sinnvoll in die hochschulische Lehrerbildung eingebunden werden (Bolland 2011). Der reflektierte Umgang mit der eigenen Biographie, den erlebten berufsspezifischen Geschichten und Erfahrungen steht im Zentrum des Aneignungsprozesses. Forschendes Lernen leistet im Kontext eines biographischen Lernens einen Beitrag zur Entwicklung von „biographischer Kompetenz" und „biographischer Reflexivität" (Bolland 2011, S. 51). In diesem Bildungsverständnis wird die eingangs geforderte Ausbildung reflektierter Praktiker eingelöst, die bezüglich der Pflegelehrerbildung mit Blick auf die schulische Bildungspraxis, aber auch für die professionelle Gestaltung der pflegerischen Berufspraxis, eine doppelte Bedeutung einnimmt. „Ausgehend von den Geschichten, die die Studentinnen erzählen, wird Reflexion in der Forschungswerkstatt zum Bindeglied zwischen forschendem Handeln in der Schule und der eigenen Lerngeschichte" (Bolland 2011, S. 70). In dieser Umsetzung werden dann auch die Paradoxien professionellen Lehrerhandelns durch eine reflexive Auseinandersetzung mit individuellen Deutungsmustern erfahrbar. „In diesem Zusammenhang geht es nicht um eine Reflexion um ihrer selbst willen, sondern um Reflexion als Möglichkeit, Fragen aus der Praxis aufzuwerfen und für Probleme der Praxis geeignete Lösungen zu finden.

Reflexion steht – ebenso wie Theorie – im Dienste der Praxis" (Bolland 2011, S. 70).

Forschendes Lernen als Biographisches Lernen in der pädagogischen Werkstattarbeit ist gekennzeichnet durch Selbstorganisation und Handlungsorientierung, durch Erfahrungsbezug und Reflexion als konstitutiver Bestandteil sowie durch die forschend-fragende Grundhaltung während des gesamten Aneignungsgeschehens (Bolland 2011, S. 73). Handlungszusammenhänge im schulischen Alltag und entsprechende Erfahrungen werden Gegenstand des Reflexions- und damit des Lernprozesses. Forschendes Lernen als biographisches Lernen stellt insofern eine hochschuldidaktisch neuartige Lernerfahrung dar, als dass Studierende in einen Möglichkeitsraum eintreten, der ihnen ein handlungsbezogenes, praxisveränderndes sowie reflektierendes Lernen eröffnet, indem sie zu Forscherinnen ihrer persönlichen Erfahrungen und berufsfeldbezogenen Beobachtungen werden. Lehrende begleiten diesen Lernprozess und stellen Methoden und Schritte methodischer Reflexion zur Verfügung. Mit den Worten Bollands (2011) ausgedrückt: „Entgegen einer subjektiven Distanz, die ich zu rein theoretischem Wissen einnehmen kann, bin ich als Forschende Bestandteil der Praxis und somit Gegenstand von Reflexion. Die Bedeutung der Erfahrung beim forschendem Lernen macht das Ausklammern der eigenen Person nahezu unmöglich." (Bolland, 2011, S. 71).

17.4 Fazit und Ausblick

Die unterschiedlichen Konzeptualisierungen zum Forschenden Lernen, die in diesem Beitrag dargestellt sind, verweisen auf ganz unterschiedliche Begriffsverständnisse. Darüber hinaus geben zahlreiche Sammelbände, die zu dieser Thematik allein im Bereich der Lehrerbildung fast jährlich erscheinen (Roters et al. 2009; Huber et al. 2013; Katenbrink et al. 2014) ihren Lesern einerseits Hinweise auf die herausgehobene Bedeutung dieses hochschuldidaktischen Konzeptes, sie mahnen andererseits allerdings auch einen inflationären Gebrauch Forschenden Lernens (Huber 2013; Wischer et al. 2014).

Koch-Priewe (2009) identifiziert anhand einer induktiv entwickelten Vergleichsmatrix allein 6

Typen Forschenden Lernens in der Lehrerbildung (◨ Abb. 17.3).

Forschendes Lernen wird darüber hinaus in verschiedene hochschulische Settings eingebunden, am häufigsten findet dieser Ansatz eine theoretisch-reflexive Rezeption im Rahmen von Praxisphasen (Weyland und Wittmann 2011; Weyland und Dütthorn 2011). In diesem Kontext besteht die Gefahr, dass der Ansatz des Forschenden Lernens unter Bezugnahme auf theoriegeleitet entwickelte, wissenschaftsorientierte Beobachtungsschwerpunkte zu einer praktisch aufgewerteten Theorievermittlung instrumentalisiert wird (Bolland 2011). Zwar werden in den begleitenden Veranstaltungen zu den Praxisphasen, neben der hier angesprochenen theoretisch-reflexiven Perspektive, immer auch persönliche Erfahrungen und die erste Anbahnung von unterrichtsrelevanten Handlungskompetenzen der Studierenden in den Blick genommen, aber diese „gemachten Erfahrungen werden durch den Rückgriff auf theoretische Erkenntnisse und die Auseinandersetzung mit selbstreflexivem Wissen in einen studien- und professionsbezogenen Zusammenhang gestellt, so dass ein gezielter Beitrag zur Professionalisierung angehender Lehrkräfte geleistet werden kann" (Weyland und Busch 2009, S. 17). Zukünftig, auch darauf verweisen Weyland und Busch (2009), sind stärker Methoden der Fallarbeit, beispielsweise unter Bezugnahme rekonstruktiver Fallanalysen in die reflexive Auseinandersetzung mit den erlebten Lernsituationen aus den Praxisphasen einzubinden (Dütthorn und Busch 2016). Dann erst wäre der in diesem Beitrag vorangestellte Anspruch zur Entwicklung jener professionellen pflegedidaktischen Lehrkompetenz, die die notwendige Verschränkung von allgemeingültigem, wissenschaftsorientiertem Regelwissen mit einer hermeneutischen Kompetenz des Einzelfallverstehens in der konkreten Lernsituation zur Reflexion bringt, umfassend gelungen.

Vor diesem Hintergrund erweist sich das im vorliegenden Beitrag skizzierte Format des Forschenden Lernens als biographisches Lernen zur Aneignung und Reflexion professioneller Lehrkompetenz im Handlungsfeld Pflege am bedeutendsten. Hierin werden professionstheoretische Überlegungen und hochschulische Prämissen einer Wissenschaftsorientierung an ein persönlichkeitsentwickelndes Bildungsverständnis im Sinne Humboldts geknüpft. Denn: „Für eine LehrerInnenbildung, die … Qualitätsmerkmale der Praxiswissenschaftlichkeit und Berufsbezogenheit anstrebt, ist nicht nur ein erweitertes Verständnis von Wissen und deren Anwendung, sondern ein umfassenderes Verständnis gemeint, die Bildung als Aufklärung versteht und

Hochschuldidaktische Typen des Forschenden Lernens (Koch-Priewe 2009, S. 276 ff.)
Typ A: Forschendes Lernen durch praktische Einführung in empirisch-wissenschaftliches Arbeiten
Typ B: Forschendes Lernen als Orientierung an dem Paradigma der „Praxisforschung" bzw. „Aktionsforschung"
Typ C: Forschendes Lernen als Fallarbeit
Typ D: Forschendes Lernen im Rahmen der Reflexion eigener praktischer Erfahrungen inner- oder außerhalb von Unterricht
Typ E: Forschendes Lernen mit dem Schwerpunkt der Reflexion biographischer Zugänge zum Lehrberuf
Typ F: Forschendes Lernen mit dem Schwerpunkt der interdisziplinären Integration von professionellem Lehrerwissen und - können

◨ **Abb. 17.3** Übersicht Hochschuldidaktischer Typen zum Konzept Forschenden Lernens (Quelle: eigene Darstellung nach Koch-Priewe 2009, S. 276 ff)

einen emanzipatorischen Anspruch einlösen will" (Bolland 2011, S. 74). Diese bildungstheoretischen Begründungen zum Forschenden Lernen als biographischer Zugang, gehen konform mit pflegedidaktischen Kernelementen, die unter vorwiegend geisteswissenschaftlicher Perspektive zur Legitimation pflegedidaktischen Handelns auf allen Reflexionsebenen herangezogen werden. Als pflegedidaktische Kernelemente, die allen pflegedidaktischen Modellen und Konzepten gemeinsam zugrunde liegen, wurden identifiziert:

- Bildungstheoretischer Begründungsrahmen zur emanzipativen Persönlichkeitsentwicklung und Reflexion gesellschaftlich restriktiver Widersprüche,
- Lernsubjekte als Ausgangspunkt pflegedidaktisch begründeter Kompetenzentwicklung,
- Hermeneutische Fallkompetenz als multiperspektivischer Zugang zu pflegeberuflichen Situationsdeutungen,
- Sensibilisierung für leibliches Spüren und Handeln als Lehr- und Lerngegenstand (Dütthorn 2014, S. 103 ff.).

Damit käme dem Forschenden Lernen in dieser Rezeption die Funktion zuteil, emanzipatorisches und gesellschaftskritisches Denken sowie persönlichkeitsbezogene Bildungsgehalte in die Pflegelehrerbildung konzeptuell einzubinden.

Die dazu erforderliche Grundhaltung des Hochschullehrenden, im Sinne des Forschenden Lehrens, bedarf nach all dem Gesagten vor allem der Aufrechterhaltung wissenschaftlicher Neugierde, der Fähigkeit zum kreativen Denken und der Wahrnehmung von Diskrepanzen zu eigenem und allgemeinem Erkenntnisstand. Darüber hinaus verlangt das Forschende Lehren verstärkte Transparenz und Kooperation aller Beteiligten, und dies über Modulgrenzen hinaus (Heis und Mascotti-Knoflach 2010).

In der Konsequenz erfordert eine zielführende Realisierung des Forschendes Lernen und Lehrens unter dem hier argumentierten bildungstheoretischen Anspruch – da ist den Forderungen der BAK (2009, S. 31) zuzustimmen – auf hochschulpolitischer Ebene u.a. die Durchsetzung folgender demokratischer Bedingungen: „Vertretung der Forschenden Lernenden an Organen des Fachbereichs/ Bereitstellung finanzieller und apparativer Mittel

durch den Fachbereich/Abstimmung und Reduktion von zeitlichen Anforderungen im Hinblick auf die für das forschende Lernen benötigte Zeit/Verringerung des Prüfungsdruckes überhaupt, da die gegenwärtigen Prüfungsordnungen eine dem Forschenden Lernen feindliche Haltung und Atmosphäre erzeugen/Ermöglichung der Veröffentlichung der Ergebnisse" (BAK 2009, 31).

Mit diesen hochschulpolitischen Schlussfolgerungen verbunden ist eine abschließende hochschuldidaktische Forderung nach einer weiterführenden curricularen Verankerung des Konzeptes des Forschenden Lernens in vielfältige hochschulische Lehr- und Lernprozesse (Katenbrink und Wischer 2014). Forschendes Lernen kann erst dann einen Beitrag zur Entwicklung eines wissenschaftsorientierten, forschenden sowie eines situativ-reflexiven und persönlichkeitsbildenden Habitus leisten, wenn es verbindlich und über den Studienverlauf der Phasen Bachelor und Master kontinuierlich in hochschulische Bildungsprozesse eingebunden ist.

Literatur

Bundesassistentenkonferenz (BAK) (2009). *Forschendes Lernen – wissenschaftliches Prüfen. Ergebnisse der Arbeit des Ausschusses für Hochschuldidaktik*, Neuauflage der 2. Auflage 1970. Bielefeld: UVW.

Bolland, A. (2011). *Forschendes und biographisches Lernen. Das Modellprojekt Forschungswerkstatt in der Lehrerbildung*. Bad Heilbrunn: Klinkhardt.

Böhnke, U. & Straß, K. (2006). Die Bedeutung der kritisch-rekonstruktiven Fallarbeit in der LehrerInnenbildung – im Berufsfeld Pflege. *Printernet, 6.Jg., H.4*, 197–205.

Bonse-Rohmann, M., Hüntelmann, I. & Nauerth, A. (Hrsg.) (2008). *Kompetenzorientiert Prüfen. Lern- und Leistungsüberprüfungen in der Pflegeausbildung*. München: Elsevier.

Erpenbeck, J. & Rosenstiel, L., von (2007). *Handbuch Kompetenzmessung*, 2. überarb. Aufl. Stuttgart: Schäffer-Poeschel Verlag.

Ertl-Schmuck, R., Fichtmüller, F. & Böhnke, U. (2007). Reflexionen zur LehrerInnenbildung im Berufsfeld „Gesundheit und Pflege". *Pflege & Gesellschaft, Jg. 12(1)*, 20–33.

Dewe, B., Ferchhoff, W. & Radtke, F. O. (Hrsg.) (1992). *Erziehen als Profession. Zur Logik professionellen Handelns in pädagogischen Feldern*. Opladen: Leske & Budrich.

Dütthorn, N. (2015). Relationale Bildungsprozesse in der Pflege. In: R. Ertl-Schmuck & U. Greb (Hrsg.). *Pflegedidaktische Forschungsfelder*. Weinheim, Basel: Beltz Juventa, 148–176.

Dütthorn, N. & Busch, J. (2016). Rekonstruktive Fallarbeit in pflegedidaktischer Perspektive. In: M. Hülsken-Giesler, S. Kreutzer & N. Dütthorn (Hrsg.). *Rekonstruktive Fallarbeit in der Pflege*. Göttingen: V&R unipress, 187–214.

Dütthorn, N. (2014). *Pflegespezifische Kompetenzen im europäischen Bildungsraum. Eine empirische Studie in den Ländern Schottland, Schweiz und Deutschland*. Göttingen: V&R unipress.

Dütthorn, N., Walter, A. & Arens, F. (2013). Was bietet die Pflegedidaktik? Ein Analyseinstrument zur standortbestimmenden Untersuchung pflegedidaktischer Arbeiten. *PADUA, 8(3)*, 168–175.

Fichtmüller, F. & Walter, A. (2007). *Pflegen lernen. Empirische Begriffs- und Theoriebildung zum Wirkgefüge von Lernen und Lehren beruflichen Pflegehandelns*. Göttingen: V&R unipress.

Greb, U. (2010). Die Pflegedidaktische Kategorialanalyse. In: R. Ertl-Schmuck & F. Fichtmüller (Hrsg.). *Theorien und Modelle der Pflegedidaktik*. Weinheim, München: Juventa.

Heis, E. & Mascotti-Knoflach, S. (2010). *Zum Forschenden Lernen an Pädagogischen Hochschulen. Ein Beitrag zur Persönlichkeitsbildung von Lehrer/innen*. Innsbruck, Wien: StudienVerlag.

Hellmer, J. (2013). Forschendes Lernen an Hamburger Hochschulen – Ein Überblick über Potentiale, Schwierigkeiten und Gelingensbedingungen. In: L. Huber, J. Hellmer & F. Schneider (Hrsg.). *Forschendes Lernen im Studium. Aktuelle Konzepte und Erfahrungen*. 2. Aufl. Bielefeld: UVW, 200–223.

Horstkemper, M. & Beck, E. (2001). Forschen lernen. *Journal für Lehrerinnen- und Lehrerbildung, Jg. 1, H.3*, 4–6.

Huber, L. (2013). Warum forschendes Lernen nötig und möglich ist. In: L. Huber, J. Hellmer & F. Schneider (Hrsg.). *Forschendes Lernen im Studium. Aktuelle Konzepte und Erfahrungen*. 2. Aufl. Bielefeld: UVW, 9–35.

Huber, L. (2006). Forschendes Lernen in Deutschen Hochschulen. Zum Stand der Diskussion. In: A. Obolenski & H. Meyer (Hrsg.). *Forschendes Lernen. Theorie und Praxis einer professionellen LehrerInnenausbildung*. 2. Aufl. Oldenburg: DIZ Oldenburg, 17–38.

Katenbrink, N. & Wischer, B. (2014). Konzepte forschenden Lernens in der Osnabrücker Lehrerbildung. In: N. Katenbrink, B. Wischer & Y. Nakamura (Hrsg.). *Forschendes Lernen in der Osnabrücker Lehrerausbildung*. Osnabrück: MV-Verlag, 109–131.

Katenbrink, N., Wischer, B. & Nakamura, Y. (Hrsg.) (2014). *Forschendes Lernen in der Osnabrücker Lehrerausbildung*. Osnabrück: MV-Verlag.

Koch-Priewe, B. & Thiele, J. (2009). Versuch einer Systematisierung der hochschuldidaktischen Konzepte zum Forschenden Lernen. In: B. Roters, R. Schneider, B. Koch-Priewe & J. Wildt (Hrsg.). *Forschendes Lernen im Lehramtsstudium. Hochschuldidaktik, Professionalisierung, Kompetenzentwicklung*. Bad Heilbrunn: Klinkhardt, 271–292.

Obolenski, A. & Meyer, H. (2006). *Forschendes Lernen. Theorie und Praxis einer professionellen LehrerInnenausbildung*, 2. Aufl. Oldenburg: DIZ Oldenburg.

Remmers, H. (2000). *Pflegerisches Handeln. Wissenschafts- und Ethikdiskurse zur Konturierung der Pflegewissenschaft*. Bern, Göttingen, Toronto, Seattle: Huber.

Roters, B., Schneider, R., Koch-Priewe, B., Thiele, J. & Wildt, J. (Hrsg.) (2009). *Forschendes Lernen im Lehramtsstudium. Hochschuldidaktik, Professionalisierung, Kompetenzentwicklung*. Bad Heilbrunn: Klinkhardt.

Straß, K. (2013). „Reflexion und Fallverstehen". Forschendes Lernen als konstitutives Element eines Moduls im Dualen Studiengang Pflege. In: L. Huber, J. Hellmer & F. Schneider (Hrsg.). Forschendes Lernen im Studium. *Aktuelle Konzepte und Erfahrungen*, 2. Aufl., Bielefeld: UVW, 147–156.

Schneider, R. & Wildt, J. (2009). Forschendes Lernen in den Praxisstudien – Wechsel eines Leitmotivs. In: B. Roters, R. Schneider, B. Koch-Priewe, J. Thiele & J. Wildt (Hrsg.). *Forschendes Lernen im Lehramtsstudium. Hochschuldidaktik, Professionalisierung, Kompetenzentwicklung*. Bad Heilbrunn: Klinkhardt, 8–36.

Walter, A. (2015). Die hochschuldidaktische Arbeit mit authentischen Fällen in berufsbegleitenden Studiengängen. In: B. Klages, M. Bonillo, S. Reinders & A. Bohmeyer (Hrsg.). *Gestaltungsraum Hochschullehre. Potenziale nichttraditionell Studierender nutzen*. Berlin, Toronto: Budrich UniPress Ltd., 193–210 [online] http://www.pedocs.de/volltexte/2015/11442/pdf/Walter_Die_hochschuldidaktische_Arbeit.pdf. [letzter Zugriff 21.02.2017].

Weyland, U. (2010). *Zur Intentionalität schulischer Studien im Kontext universitärer Lehrerausbildung*. Paderborn: Eusl-Verlag.

Weyland, U. & Dütthorn, N. (2011). Erfahrung bildet. Beitrag schulischer Praxisphasen zur Entwicklung pflegepädagogischer Lehrkompetenz. *PADUA, 6.Jg., H.4*, 15-20.

Weyland, U. & Dütthorn, N. (2010). Informationsbroschüre zur Konzeption Schulpraktischer Studien: für die Studiengänge 'Bachelor-Studiengang Berufliche Bildung' und 'Master-Studiengang Lehramt an berufsbildenden Schulen'. Osnabrück: Universitätsdruck [Online] http://www.uni-osnabrueck.de/ZLBDokumente/LbS_Infobroschuere_Druckversion_Mai2010.pdf. [letzter Zugriff 21.02.2017].

Weyland, U. & Wittmann, E. (2010). *Expertise. Praxissemester im Rahmen der Lehrerbildung. 1. Phase an hessischen Hochschulen*. Berlin: (DIPF) [online] http://www.pedocs.de/frontdoor.php?source_opus=3070. [letzter Zugriff 21.02.2017].

Weyland, U. & Busch, J. (2009). Forschendes Lernen in Schulpraktischen Studien unter dem Fokus von ,Lehrergesundheit' und,Lehrerbelastung'. In: bwp@ Berufs- und Wirtschaftspädagogik – online, Ausgabe 17, 1-23. [Online] http://www.bwpat.de/ausgabe17/weyland_busch_bwpat17.pdf. [letzter Zugriff 21.02.2017].

Wischer, B., Katenbrink, N. & Nakamura, Y. (2014). Forschendes Lernen in der (Osnabrücker) Lehrerbildung –eine einführende Problemskizze. In: N. Katenbrink, B. Wischer & Y. Nakamura (Hrsg.). *Forschendes Lernen in der Osnabrücker Lehrerausbildung*. Osnabrück: MV-Verlag, 5-26.

Lernen und Lernbegleitung in Praxisphasen des Pflegestudiums

Karl-Heinz Sahmel, Armin Leibig

18.1   Theorie und Praxis im Pflegestudium – 210

18.2   Praktika und Praxissemester – 212

18.3   Kompetenzerwerb und Kompetenzmessung in einem
          Praxissemester Pflegepädagogik – 214

          Literatur – 220

18.1 Theorie und Praxis im Pflegestudium

Als Besonderheit von Fachhochschulen wird seit je ihr hoher Praxisbezug herausgestellt. Teilweise ist eine praktische Berufsausbildung als Voraussetzung für das Studium an der Fachhochschule gesetzt, in (fast) allen Studiengängen gibt es unterschiedlich lange Praxisphasen oder Praxissemester, die Forschung an Fachhochschulen soll praxisorientiert sein. So erklärt der Wissenschaftsrat 2010: „Die Fachhochschulen in Deutschland haben sich als ein wesentlicher Bestandteil des deutschen Hochschulsystems etabliert. Die Gründung der Fachhochschulen als eigenständiger Hochschultyp wurde im Abkommen der Länder zur Vereinheitlichung auf dem Gebiet des Fachhochschulwesens vom 31. Oktober 1968 beschlossen. Mit dem neuen Hochschultyp Fachhochschule sollten Institutionen im tertiären Bildungssektor etabliert werden, die Studierende auf wissenschaftlicher Grundlage praxisorientiert ausbilden und zu selbständiger Tätigkeit im Beruf befähigen sollten. Gegenüber Universitäten sollten sie sich durch einen herausgehobenen Anwendungsbezug sowie durch kürzere Studienzeiten auszeichnen" (Wissenschaftsrat 2010, S. 17). Seit dem Bologna-Prozess (▶ Abschn. 1.2) ist es zwar teilweise zu einer Annäherung von „Universities of Applied Sciences" und Universitäten gekommen, aber das Merkmal „Praxisorientierung" ist immer noch ein entscheidendes Differenzkriterium zwischen beiden Hochschultypen.

Dabei gilt es allerdings festzuhalten, dass „Praxisorientierung" eine sehr schillernde und unscharfe Kategorie darstellt. Sind Universitäten nicht praxisorientiert? Zielen nicht alle Studiengänge auf die Praxistauglichkeit ihrer Absolventen? Aber heißt das: Die Hochschule soll ihre Absolventen vornehmlich für die Praxis tauglich machen? Ist das zentrale Ziel der Hochschulbildung die „Employability"? Und: Welche Praxis? Wird stillschweigend vorausgesetzt, dass „die Praxis" gut ist, auf jeden Fall besser als „die Theorie"? Sollen die ganz offensichtlich vorhandenen Differenzen zwischen Theorie und Praxis überwunden werden – oder geht es um ihre Aufklärung? Brauchen wir nicht zunächst einmal eine differenzierte Analyse „der Praxis"? Sollte nicht auch eine wichtige Aufgabe des Studiums sein, sich kritisch mit „der Praxis" auseinanderzusetzen?

Schon in der Pflegeausbildung erfahren Auszubildende deutliche Diskrepanzen zwischen Theorie (dem, was in der Schule als richtig, begründet, wissenschaftlich evident nachgewiesen wird) und Praxis (dem, wie bestimmte Aktivitäten unter bestimmten – oftmals restriktiven – Bedingungen durchgeführt werden). Auch hier gibt es die zentrale Frage, ob der Konflikt ausgetragen oder verwischt werden soll (Sahmel 2015, S. 323ff.). Für die Schülerinnen und Schüler hat diese Erfahrung der Diskrepanz zwischen Theorie und Praxis erhebliche Auswirkungen insbesondere auf die berufliche Motivation. Schon während der Ausbildung tritt Ernüchterung und Frustration ein. Allerdings kommt es auch zur Tendenz, sich frühzeitig mit der Praxis zu arrangieren. Die Entwicklung eigenständiger Qualitätsansprüche bleibt unter diesen Umständen eher dem Zufall überlassen. „Der Bruch zwischen Theorie und Praxis hat somit, wenn ihm nichts entgegen gestellt wird, insbesondere eines zur Folge: die Schülerinnen machen die Erfahrung, dass sie den Pflegealltag besser bewältigen können und stärker akzeptiert werden, je mehr sie sich von den in der theoretischen Ausbildung vermittelten Ansprüchen, Modellen und Arbeitsweisen entfernen" (Domscheit et al. 1994, S. 143).

Fachhochschulen sollten die Chancen, die in der angestrebten Nähe von Studium und Lehre zur Praxis liegen, nutzen, um einen kritischen **Diskurs** zwischen Wissenschaft und Praxis unter allen Beteiligten anzuregen und zu führen. Es bietet sich an, auf Überlegungen, die Donald A. Schön in seiner Arbeit „The Reflective Practitioner" (1983) vorgelegt hat, zurückzugreifen. Er unterscheidet zwischen verschiedenen Stufen der Reflexion im Handlungsfeld. Der Handelnde tritt jeweils aus dem Handlungszusammenhang heraus und diese Distanzierung ermöglicht Reflexion über das Handeln (Urban 2009, S. 109f.). „Reflexionswissen entsteht in der Handlungssituation selbst. Das wiederholte Wechseln zwischen Aktion und Reflexion, zwischen der Vertiefung in die Sache und der Besinnung über die Sache lässt die Fähigkeit wachsen, eine ´Praktikertheorie´ zu entwickeln, um mit schwierigen oder neuartigen Situationen kompetent umzugehen." (Meyer 2001, S. 207f.)

Insbesondere die Praxisphasen im Studium bieten nun Raum für die Entwicklung dieser Reflexionskompetenz – und einen Diskurs zwischen Theorie und Praxis.

Auf die Entwicklung der unterschiedlichen Formen **dualer Studiengänge** in Pflege und Gesundheitsberufen wurde in verschiedenen Kapiteln dieses Buches schon ausführlich eingegangen. Hier soll nur noch einmal hervorgehoben werden, dass es in dieser Studienform drei bzw. vier Lernorte gibt:

- den Lernort Pflegeschule,
- den Lernort Skills Lab (sofern ausgebaut, ansonsten „praktische Ausbildung" im „Demonstrationsraum" der Pflegeschule),
- den Lernort Praxis und
- den Lernort Hochschule.

Offensichtlich findet an den Orten eine unterschiedliche Sozialisation statt und insbesondere der Raum für kritische Reflexion der Praxis ist verschieden groß. Im Zuge der berufspädagogisch intensiv geforderten Lernortkooperation ist allerdings ein steter Austausch über die unterschiedlichen Verständnisse von Theorie und Praxis notwendig.

> » Aktuelle Forderungen an professionelle Pflege und die Erweiterung um den Lernort Hochschule in der integrativen akademischen Pflegeausbildung machen eine systematische Verknüpfung zwischen theoretischen Inhalten, wissenschaftlichen Grundlagen und Erfahrungswissen unabdingbar.
> Die Kooperation der Lernorte und die Entstehung neuer Lernortkombinationen sind zentrale Punkte im Reformprozess der Pflegeausbildung (Vosseler 2015, S. 209).

In der Regel soll die/der Auszubildende/Studierende an den verschiedenen Einsatzorten der Praxis durch Praxisanleiter in das jeweilige Praxisfeld eingeführt und hier konkret angeleitet werden; daneben sieht der Gesetzgeber in den jeweiligen Ausbildungsregelungen ein unterschiedlich hohes Maß an Praxisbegleitung durch die Lehrenden der Schule vor. Die Ansprüche an Praxisbegleitung sind dabei hoch (Radke 2008; Arens [Hrsg.]2015) – in der Realität dürfte es allerdings deutliche Lücken geben (Sahmel

2015, S. 295ff.). Insbesondere die Qualität der Anleitung in Studiengängen muss noch empirisch überprüft werden. Hier haben die Hochschulen über den Abschluss entsprechender Kooperationsvereinbarungen bei der Akkreditierung von Studiengängen sicherlich Einfluss auf die Festsetzung von Standards.

Zu Praxisanleitung und Praxisbegleitung in Studiengängen liegen noch keine verlässlichen Daten vor. In einer empirischen Studie haben Aubröck et al. das Kompetenzprofil von Praxisanleitern in der akademischen Pflegeausbildung untersucht und kommen zu der Einschätzung, von Praxisanleitern wird „künftig eine grundlegende Forschungs- und vertiefte Pflegefachkompetenz, pädagogisch-didaktische aber auch methodische Anleitungskompetenz, Kommunikations-, Konflikt-, Reflexions- und Beurteilungskompetenz sowie Selbstkompetenz durch bewusste Selbstwirksamkeit als Rollenvorbild erwartet." (Aubröck et al. 2014, S. 263).

Zurzeit verfügen Praxisanleiter in der Regel über eine praktische Ausbildung und Berufserfahrung sowie eine pädagogische Weiterbildung zum Praxisanleiter. Wenn allerdings zukünftig die Ansprüche durch Akademisierung von Teilen der Grundausbildung steigen werden – etwa in Richtung der „Transfer-Coachings" (Schmied 2011, S. 72ff.) –, so wird wohl auch in diesem Bereich eine akademische Qualifikation unerlässlich werden.

Bohrer hat (2015) das Modell des Studiengangs BA Nursing an der Evangelischen Hochschule Berlin vorgestellt, in dem der gesamte theoretische Unterricht an der Hochschule angeboten wird. Entsprechend hoch sind auch hier die Ansprüche an Praxisanleitung: „Im Studiengang Bachelor of Nursing wurde und wird das gelebte Verständnis von Praxisbegleitung gemeinsam mit den Kooperationspartnern diskutiert und es findet seinen Ausdruck in der grundlegenden Konzeption, in den dazugehörenden Instrumenten und Dokumenten und nicht zuletzt in der teils vielfältig gelebten Praxis. Im Verständnis der Lehrenden ... liegt ein Schwerpunkt der Praxisbegleitung darin, Reflexionsprozesse der Studierenden in den Lernorten Hochschule und Pflegepraxis anzustoßen und zu begleiten" (Bohrer 2015, S. 339). Hinzu kommt die Beratung von Praxisanleitern durch Lehrende der Hochschule. „Die Lehrenden im Studiengang bringen dabei primär ihre Expertise in Hinblick auf Reflexion von Praxis ein – sie verstehen sich nicht als Experten für pflegerisches Handeln. Diesbezüglich profitieren sie von der Expertise der Praxisanleitenden und lernen von ihnen." (Bohrer 2015, S. 339f.).

18.2 Praktika und Praxissemester

Es gibt unterschiedliche Regelungen für Praktika und Praxissemester in Pflege- und Gesundheits-Studiengängen. Hier sollen exemplarisch drei verschiedene Formen vorgestellt und analysiert werden, an deren Durchführung und Begleitung die Autoren dieses Kapitels an der Hochschule Ludwigshafen am Rhein federführend beteiligt sind.

a) Praktika mit konkreter Aufgabenstellung

An der Hochschule Ludwigshafen am Rhein wird ein dualer Studiengang Pflege mit dem Abschluss Bachelor of Arts (BA) angeboten (Modulhandbuch BA Pflege dual HS LU). Die erste Phase des Studiums (1. bis 5. Semester) erfolgt ausbildungsintegrativ, nach dem Abschluss der Pflegeausbildung folgt ein dreisemestriges Vollzeitstudium (6. bis 8. Semester). In dieser zweiten Phase – im 7. und 8. Semester – ist ein Wahlmodul vorgesehen. Die Studierenden haben die Wahl zwischen dem Modul „W 1 – Praxisanleitung" und dem Modul „W 2 – Leitung einer Pflege- oder Funktionseinheit". Die Inhalte orientieren sich an den Landesvorgaben für die entsprechenden Weiterbildungen („Praxisanleitung" oder „Stationsleitung"). Damit soll den Absolventen die Möglichkeit eröffnet werden, neben einer Tätigkeit in der direkten (klinischen) Pflege sich auch für Funktionsbereiche zu qualifizieren.

Zum Wahlmodul W 1 gehören Lehrveranstaltungen zur Pflegepädagogik, zur Fachdidaktik Pflege, zur Gestaltung von Praxisanleitung, zum Pflegemanagement und zur Begleitung des Praktikums im Gesamtumfang von 9 Semester-Wochenstunden.

Als zentrale Zielsetzungen werden – neben dem Erwerb von Grundkenntnissen in der Disziplin Pflegepädagogik, im Pflegemanagement und in der Pflegedidaktik – vor allem genannt:

- „Die Studierenden kennen Methoden der Anleitung, der Beratung, des Lehrens und der Überprüfung von Lernerfolgen und die

reflektieren typische berufliche Situationen des Lehrens, Anleitens, Beratens, Beurteilens.
- Die Studierenden thematisieren das Theorie-Praxis-Problem der Pflegeausbildung und erörtern Möglichkeiten der konstruktiven Gestaltung …
- Die Studierenden setzen sich mit der künftigen Rolle als Praxisanleiter auseinander und diskutieren … auch das Spannungsfeld der Praxisanleitung zwischen pädagogischem Anspruch und Funktionalität im Pflegealltag." (Modulhandbuch BA Pflege dual HS LU, S. 24).

Die Studierenden werden in einer speziellen Veranstaltung auf das Praktikum vorbereitet (ein Veranstaltungstag à 8 Stunden) und erhalten Gelegenheit, an einem Studienbegleittag ihre Erfahrungen auszutauschen und ergänzende Informationen in dieser Lehrveranstaltung (8 Stunden) einzuholen.

Die Praxisaufgabe ist (in allgemeiner Form) vorgegeben: Begleitung von Prozessen der Praxisanleitung und wird im je einzelnen Fall zwischen den Studierenden und den Verantwortlichen in den Praxisstellen konkretisiert. Die Praxisstelle benennt einen Praxisanleiter bzw. Mentor für den Studierenden. Näheres regelt eine Vereinbarung zwischen Hochschule und Praxisstelle. Bei einem Mentorentreffen besteht die Möglichkeit der Abklärung von Erwartungen und des Austausches. Auch während des Praktikums besteht die Möglichkeit der Kontaktaufnahme des Studierenden mit dem verantwortlichen Hochschullehrer.

Nach dem Praktikum erstellen die Studierenden einen Praktikumsbericht, in dem sie die Institution analysieren und ihre Aufgaben im Praktikum rekonstruieren. Hier ist der Ort für die Reflexion der Praxiserfahrungen oder auch der kritischen Auseinandersetzung mit Widersprüchen zwischen Theorie und Praxis. Wenn etwa eine Teilnehmerin die Durchführung einer praktischen Anleitung am Leitbild der Klinik, in der diese durchgeführt wurde, misst und Diskrepanzen aufweist, so scheint hier beispielhaft die angestrebte Reflexionskompetenz auf.

b) Orientierungspraktikum Pflegepädagogik

Das sechswöchige Orientierungspraktikum (Modul 6.1) findet am Ende des dritten Semesters des siebensemestrigen BA-Studiengangs Pflegepädagogik an der Hochschule Ludwigshafen am Rhein statt (Modulhandbuch BA Pflegepädagogik HS LU).

Die Studierenden haben zu diesem Zeitpunkt ihres Studiums Lehrveranstaltungen in den Bereichen Fachwissenschaftliche Grundlagen, Pflegewissenschaft, Gesundheitswissenschaft und Allgemeine Didaktik absolviert, befinden sich aber noch in der ersten Phase des Pflegepädagogik-Studiums. Zur spezifischen Vorbereitung auf das Orientierungspraktikum gibt es eine Lehrveranstaltung „Qualitätssicherung in Bildungseinrichtungen".

Die Zielsetzung des Praktikums ist allgemein gehalten: „Im Orientierungspraktikum erkunden die Studierenden die komplexen Arbeitsfelder von Pflegepädagoginnen und –pädagogen. Sie lernen die Organisation, die Struktur und die Funktionsweise der jeweiligen Einrichtung kennen. Unter Qualitätssicherungsaspekten analysieren sie ausgewählte Abläufe in den Einrichtungen, präsentieren die Ergebnisse und stellen diese zur Diskussion" (HS LU Modulhandbuch Pflegepädagogik, S. 28).

Die Studierenden haben die Möglichkeit, ihr Orientierungspraktikum in verschiedenen Einrichtungen zu absolvieren:

- Pflegeschulen (Krankenpflege, Kinderkrankenpflege, Altenpflege, Hebammen, OTA u. ä.)
- Einrichtungen der pflegerischen Fort- und Weiterbildung
- pflegerische Beratungsstellen (z. B. Pflegestützpunkte),
- Krankenkassen,
- Gesundheitsämter,
- Ministerien für Gesundheit und Soziales (Land oder Bund)
- soziale Beratungsstellen (Mutter-Kind-Einrichtungen, Drogenberatungsstellen u. ä.)
- Behinderteneinrichtungen,
- Verlage u.v.a.m.

Im Sinne von Polyvalenz soll hier das breite künftige Feld möglicher Tätigkeiten von Pflegepädagogen angeboten werden – immer vorausgesetzt, die Einrichtungen sind bereit, Studierenden ein solches Praktikum – unter Begleitung durch einen Mentor – anzubieten. Näheres wird in einer Vereinbarung zwischen Hochschule, Studierendem und Praktikumsstelle festgelegt.

Die Praxisbegleitung der Studierenden erfolgt durch den bzw. die zuständigen Dozenten an zwei Einführungstagen und einem Studienbegleittag. Es wird seitens der Hochschule zu einem Mentorentreffen eingeladen, an dem die Studierenden ihr bisheriges Studium präsentieren, der begleitende Dozent die Aufgaben im Orientierungspraktikum erläutert und Studierende wie Mentoren die Gelegenheit haben, sich über ihre wechselseitigen Erwartungen für die sechs Wochen auszutauschen.

Die Studierenden fertigen über ihre Erfahrungen im Orientierungspraktikum einen Bericht an (Studienleistung). Dieser wird im kommenden Semester im Rahmen einer Auswertungsveranstaltung (im Umfang von einer Semesterwochenstunde) ausführlich besprochen. Hierbei geht es sowohl um Erfahrungen in der künftigen Lehrpraxis (Schulorganisation, Bewerberauswahl, Curriculumgestaltung, Unterricht), als auch um die Fragestellung, ob zukünftig Absolventen des Studiengangs auch in anderen Berufsfeldern tätig werden können bzw. welche zusätzlichen Kompetenzen notwendig sind (z. B. juristische Kenntnisse im Beratungsbereich). Weiterhin werden auftretende Probleme bzw. Konflikte in der Praxis bzw. zwischen Theorie und Praxis thematisiert. Außerdem gestalten die Studierenden des 4. Semesters eine Informations- und Austauschveranstaltung für Studierende des 2. Semesters Pflegepädagogik (BA) über die Lernmöglichkeiten im Orientierungspraktikum.

c) Praxissemester Pflegepädagogik

Das Praxissemester (Modul 6.2) liegt im fünften Semester des siebensemestrigen Bachelor-Studiengangs Pflegepädagogik an der Hochschule Ludwigshafen am Rhein. Es umfasst 16 Wochen (Vollzeit), die in Bildungseinrichtungen des Gesundheitsbereichs (Krankenpflege-, Altenpflege-, Kinderkrankenpflege-, Hebammenschulen und IBFs) absolviert werden. Die Studierenden sollen den Schulalltag kennenlernen, die Schul- und Ausbildungsorganisation analysieren, curriculare Strukturen erkunden und Unterrichte hospitieren. Im Zentrum steht die Planung, Durchführung und Reflexion von eigenen Unterrichten. Als Modulprüfung ist eine vollständige Unterrichtsplanung und –evaluation einzureichen (HS LU Modulhandbuch Pflegepädagogik, S. 29).

Bezüglich der Vorbereitung und Begleitung des Praxissemesters gibt es eine Übereinstimmung mit dem Orientierungspraktikum Pflegepädagogik:

— fachliche Vorbereitung der Studierenden durch spezifische Veranstaltungen zur Didaktik und Methodik in den vorausgegangenen Semestern;

— Vorbereitung des Praxissemesters in einer separaten Veranstaltung im Umfang von drei Tagen (à 8 Stunden);

— Begleitung der Studierenden im Praxissemester an vier Tagen (davon 6 Stunden Austausch im Plenum, anschließend Zeit für Einzelberatung);

— zusätzlich wird an den Studienbegleittagen Supervision angeboten.

Die Praxiseinrichtungen verpflichten sich per Vereinbarung, einen Mentor zur Begleitung, Beratung und Betreuung der Studierenden zu benennen, der von der Hochschule zu einem Mentorentreffen eingeladen wird. Auch hier geht es neben organisatorischen Fragen vor allem um den Austausch zwischen Theorie (Hochschule) und Praxis (Ausbildungsstätten).

Im sechsten Semester findet eine Lehrveranstaltung (im Umfang von vier Semesterwochenstunden) statt, in der die Erfahrungen im Praxissemester intensiv aufgearbeitet werden.

Die Erwartungen an praktische Studiensemester im Rahmen der Lehrerbildung sind hoch (Reiber 2007). In der „klassischen" Lehrerbildung spielten Praxisphasen lange Zeit nur eine untergeordnete Rolle, insbesondere weil es in der Regel nach dem wissenschaftlichen Studium eine zweite Phase der Lehrerbildung gibt (das Referendariat), in dessen Zentrum das Unterrichten steht. Dem gegenüber ist die Lehrerbildung in der Pflege – sofern sie an Fachhochschulen durchgeführt wird – ein Beispiel für eine einphasige Lehrerbildung (▶ Kap. 5). Entsprechend hoch sind die Ansprüche an Praxissemester. „Bezüglich der Anbahnung professioneller Lehrkompetenz wird … die These vertreten, dass gerade die schulischen Praxisphasen Möglichkeiten zur gezielten Förderung der theoretisch-reflexiven Komponente pflegepädagogischer Lehrkompetenz bieten." (Weyland und Dütthorn 2011, S. 15). Reiber stellt im Rahmen ihrer Überlegungen zu einem „Möglichkeitsraum Praxisphase" (Reiber 2008, S. 139) heraus, dass Studierende der Pflegepädagogik hier didaktisch-methodische Dimensionen der Lehrertätigkeit erproben, eine individuelle Standortbestimmung vornehmen und im Rahmen

kollegialer Beratung eine Einschätzung von Möglichkeiten und Grenzen pflegepädagogischen Handelns vornehmen können. Darüber hinaus führt „die Reflexion von Praxiserfahrung über Prozesse der Reorganisation und Integration zu neuen und veränderten Wissensstrukturen. Ein wichtiger Beitrag zur Reflexion der Bildungspraxis besteht darin, dass Studierende durch die gesamte Anlage und Konzeption von Praxisphasen dazu angeregt werden, eigene Bedeutungszuschreibungen vorzunehmen. Durch individuelle Schwerpunktsetzungen und Gewichtungen wird aus schulpraktischen Studien ein individueller Bildungsraum mit hoher subjektiver Relevanz" (Reiber 2008, S. 135).

18.3   Kompetenzerwerb und Kompetenzmessung in einem Praxissemester Pflegepädagogik

Die Studierenden sollen also im Praxissemester Pflegepädagogik „berufspädagogische Handlungskompetenz" erwerben (HS LU Modulhandbuch Pflegepädagogik, S. 29). Wie lässt sich dieser Kompetenzzuwachs messen?

Im Rahmen eines Praxissemesters wurden dazu Studierende 2016 u.a. mittels eines Paneldesigns zum Praxissemester befragt. Die Panelerhebung als dynamischer Ansatz wird auch als Längsschnittuntersuchung (Kromrey 2008, S. 73) benannt und zeichnet sich aus durch:

1. Werte der selben Variablen,
2. Erhebung zu mehreren Zeitpunkten,
3. Grundlage ist jeweils die gleiche Stichprobe (Diekmann 2008, S. 305).

Ziel war es, dass „Veränderungen auf der individuellen Ebene nachvollzogen werden" können (Diekmann 2008, S. 305). Um den Begriff der Kompetenz über seine Definition hinaus operationalisierbar zu machen, orientieren wir uns im Folgenden an den Kompetenzklassen von Erpenbeck und Rosenstiel (2007, S. XXIIIf.), die als personale Kompetenzen, Aktivitäts- und umsetzungsorientierte Kompetenzen, fachlich-methodische Kompetenzen und sozialkommunikative Kompetenzen bezeichnet werden.

Neben dem quantitativen Ansatz wurde im Forschungsdesign noch eine qualitative Methode eingefügt, wobei es sich bei der folgenden Erhebung somit im Gesamten um ein Triangulationsmodell handelt.

Die nachfolgende Untersuchung ist explorativ-deskriptiv ausgerichtet, da über Motive und Beziehungen wenig bekannt ist und primär ein Überblick über die unstrukturierte Lage der künftigen Pflegepädagogen gewonnen werden soll.

Für den **qualitativen Forschungsansatz** galten folgende Fragestellungen:

- Was ist im Praxissemester insgesamt gut gelaufen? (Erhebung 1 bis 5)
- Was ist im Praxissemester noch nicht passiert? (Erhebung 1 bis 4)
- Was ist im Praxissemester überhaupt nicht passiert? (Erhebung 5)

Im **quantitativen Forschungsansatz** ging es um die Fragestellung:

- Wie bewerten Sie die Kompetenzentwicklung während des Praxissemesters?

Die Fragen der qualitativen Erhebung wurden indirekt gestellt und waren damit für die Probanden weniger transparent. Die Forschungsfrage für die quantitative Erhebung wurde direkt auf die Kompetenzbereiche hin gestellt.

Insgesamt wurden fünf Erhebungen durchgeführt, wobei vier Erhebungen während der Praxisphase und eine Erhebung nach Abschluss des Praxissemesters stattfanden. Der zeitliche Abstand zwischen den Erhebungen 1 bis 4 war zwischen 3 und 5 Wochen; die fünfte Erhebung erfolgte zehn Wochen nach Abschluss des Praxissemesters und hatte retrospektiven Charakter.

Als Erhebungsmethode wurde für beide Schwerpunkte eine schriftliche Befragung gewählt. Der qualitative Ansatz war im Freitext zu beantworten, während der quantitative Ansatz mittels einer 360°-Matrix mit 20 anzukreuzenden Items durchgeführt wurde.

Das Sampling umfasste Studierende im Fach Pflegepädagogik (BA) im 5. Semester, die aktuell ihr Praxissemester absolvierten. Ausschlusskriterien für den qualitativen und quantitativen Teil der Erhebung war die Teilnahme an weniger als drei Erhebungen und unvollständig ausgefüllte Fragebögen der quantitativen Erhebung. Die ursprüngliche Gesamtkohorte umfasste n: 36 und hat sich im Laufe der Erhebungen auf n: 22 reduziert.

■ Ergebnisdarstellung – qualitative Erhebung

Die Auswertung der Fragestellungen erfolgte methodisch durch die qualitative Inhaltsanalyse von Mayring (2015, S. 69ff.). Aus dem Forschungsdesign heraus haben wir uns für die induktive Kategorienbildung entschieden. Die Antworten der Probanden wurden transkribiert und sprachlich leicht geglättet bzw. paraphrasiert, sind jedoch in der Rubrik des jeweiligen Erhebungszeitpunktes verblieben. Anschließend wurde durch die Methode der Subsumption die Kategorienbildung induktiv für die beiden jeweiligen Fragestellungen vorgenommen. Eine Zuordnung zu den eingangs erwähnten Kompetenzklassen erfolgte abschließend deduktiv. Die Ergebnisse werden in Kategorien inhaltlich gebündelt.

◨ Tab. 18.1 zeigt exemplarisch Kategorien aus der mittleren Erhebung. Deutlich wird, dass insbesondere im Bereich Fach- und Methodenkompetenz wichtige Entwicklungsprozesse stattgefunden haben.

Insgesamt auf alle Befragungen bezogen lassen sich folgende Arten von Kategorien identifizieren:

1. Unipolare Kategorien
2. Bipolare Kategorien
3. Perspektivisch-retrospektive Kategorien
4. Perspektivische Kategorien
5. Retrospektive Kategorien

1. Unipolare Kategorien Diese zeigen auf, dass im Rahmen des Praxissemesters die **Persönliche Kompetenz** in den Bereichen *Freiraum/Autonomie* (n:4), *Zeitmanagement Schule/Job* (n: 3) und *interessante Einblicke/tolle Menschen* (n: 2) als positiv empfunden wurde. Die Studierenden konnten sich inhaltlich in der Praxisphase „frei entfalten", haben viele Eindrücke und Einblicke bekommen, dies auch unter dem Manko, das Praxissemester mit der eigenen Berufstätigkeit vereinbaren zu müssen. Dies geschah in der Regel aus einer Teilzeitbeschäftigung heraus durch Abbau von Überstunden, Mehrarbeiten und/oder der Verplanung von Urlaub.

Im Bereich der **Aktivitäts- und Handlungskompetenz** wurden *Hospitationen* (n: 4), *Praxisbegleitung/-besuche* (n: 4), *eigener Unterricht* (n: 2) und *Verwaltungsaufgaben* n: 2) als positiv rückgemeldet.

◻ Tab. 18.1 Auswertung – dritte Erhebung (Auszug – eigene Darstellung)

Fragestellung "gut gelaufen"	Fragestellung "nicht passiert"
Personale Kompetenz	Personale Kompetenz
Interessante Einblicke, Entwicklung von Routine im Unterrichten	
Aktivitäts- und Handlungskompetenz	Aktivitäts- und Handlungskompetenz
Hospitationen, Praxisbesuche, Eigene Unterrichte Verwaltungsaufgaben	Einblick in Schulorganisation, Prüfungsreflexion Einblick Stundenplangestaltung
Fach- und Methodenkompetenz	Fach- und Methodenkompetenz
Vorbereitungszeit, Schulstrukturen, Betreuung (Mentor), Feedback durch Kollegium, Eigener Arbeitsplatz, Beteiligung an Leistungsnachweisen, Curriculare Arbeit, Projektbeteiligung	Prüfungsunterricht, Betreuung durch Mentor, Abnahme von Prüfungen, Unterrichte, Unterricht ohne Mentor, Evaluationsbogen für Schüler
Sozial-kommunikative Kompetenz	Sozial-kommunikative Kompetenz
Schülerdialoge, Aufnahme ins Team, Arbeitszeiten gewährt	Zeitproblem AG/Praxisstelle

Die erst genannten drei Kategorien zeigen eine nahezu durchgehende Aktivität in den Bereichen des theoretischen und praktischen Unterrichts auf. Die unter „nicht passiert" aufgeführten Antworten (*Schulorganisation, Einblick in Klinikalltag* und *Stundenplangestaltung*) wurden bei der ersten und zweiten Erhebung genannt, fanden bei den weiteren Erhebungen keine Erwähnung mehr, was bedeutet, dass die anfängliche Erwartungshaltung erfüllt wurde.

Die Entwicklung der **Fach- und Methodenkompetenz** zeigte sich bei den Studierenden in den Bereichen *Einblick in Schulstrukturen* (n: 5), *Unterstützung durch Kollegen* (n: 5), *eigener Arbeitsplatz* (n: 3), *curriculare Arbeit* (n: 2) und *Projektarbeit/Teamteaching* (n: 2) als positiv. Als durchgehend wichtig hat sich für die Studierenden der „eigene" Arbeitsplatz erwiesen. Dies ist auf der einen Seite einer Professionalität und Sachlichkeit der Praktikumstelle geschuldet, andererseits Ausdruck einer persönlichen Wertschätzung. Die Beteiligung an curricularer Arbeit und integrative Methoden haben sich zur Mitte des Praxissemesters gezeigt, hatten jedoch zu Beginn bzw. zum Ende hin keine Bedeutung mehr.

Als „nicht passiert" wurde der *Unterricht ohne Mentor, Einblick in Prüfungsvorbereitung* und *Evaluationsbogen für Schüler* angeführt. Auch hier zeigt sich, dass diese Kategorien zum Ende des Praxissemesters keine Erwähnung mehr finden. Das Interesse der Studierenden geht hier über eigene Unterrichtstätigkeit hinaus in angrenzende pädagogische Themen- und Interessenfelder.

Die Entwicklung der **Sozial-kommunikativen Kompetenz** zeigt sich in der *Schüler-Lehrer-Beziehung* (n: 5), der *Integration ins Team* (n: 5) und der *Begrüßung/Begleitung/Freundlichkeit* (n: 3). Alle drei Kategorien sind über das gesamte Praxissemester vorhanden und belegen die Bedeutung von Beziehungen innerhalb der Einrichtung. Als kritisch könnte angesehen werden, ob bei der Kategorie *Schüler-Lehrer-Beziehung* die Studierenden, die teilweise an der Krankenpflegeschule ihr Praxissemester absolvierten, an der sie ihre Ausbildung durchlaufen haben, bereits die professionelle pädagogische Distanz zu den Schülern aufgebaut haben.

2. Bipolare Kategorien *Unterrichtsplanungen* (n: 5/3) und *Betreuung durch Mentor* (n: 5/4) sind Kategorien, die sowohl bei „gut gelaufen" als auch bei „nicht passiert" generiert wurden. Auffallend ist hierbei noch, dass beide Kategorien ausschließlich aus dem Bereich der **Fach- und Methodenkompetenz** stammen, ein Beleg für eine hohe fachliche Ausrichtung. Was sich primär als gegensätzlich zeigt, erwies sich als gut auflösbar, da die o.g. Kategorien nur zum Anfang des Praxissemesters unter „nicht passiert"

(*Unterrichtsplanungen* und *Betreuung durch Mentor*) auftraten.

3. Perspektivisch-retrospektive Kategorien Dies sind Kategorien, die unter „gut gelaufen" nur bei der ersten und der letzten Erhebung generiert wurden. Die Kategorien *Teilnahme an Sitzungen* sowie *Angebot als Mitarbeiter/Aussicht auf Übernahme* sind unterschiedlichen Kompetenzbereichen zuzuordnen.

4. Perspektivische Kategorien *Bewerbungsverfahren, curriculare Arbeit, Klausurerstellung* und *praktische Prüfungen* zeigen sich in den „nicht passiert"-Antworten und geben dem Wunsch nach zusätzlichen Aufgabenfeldern Ausdruck. Alle Kategorien sind der Fach- und Methodenkompetenz zuzuordnen. Ob diese Aufgaben unter Betreuung entwickelt werden sollten, oder ob die Verantwortung auf den Studierenden übergehen, lässt sich anhand der Daten nicht beantworten.

5. Retrospektive Kategorien Sie zeigen Aufgabenfelder aus dem Bereich der **sozial-kommunikativen Kompetenz** auf, die während des Praxissemesters nicht bearbeitet worden sind. Dies sind: *Beratungsgespräche, Konfliktsituationen* und *Probezeitgespräche*. Auch hier kann argumentiert werden, dass diese Aufgaben nicht alleinverantwortlich an Studierende abgegeben werden sollten, da teils arbeitsrechtliche und ausbildungstechnische Folgen damit verbunden sind.

    Zusammenfassend lässt sich für die qualitative Erhebung sagen, dass in den einzelnen Kompetenzbereichen eine Vielzahl von Aktivitäten im Praxissemester erfolgt ist, wobei die individuelle Situation (finanzielle Situation, Verbindung Studium und Berufstätigkeit usw.) der Studierenden berücksichtigt werden muss. Eine Schlüsselposition haben die Mentoren inne, die den Lernprozess begleiten, aber auch ein Lernfeld eröffnen und Lernprozesse initiieren können. Dabei gilt es, den Studierenden eine weitreichende Handlungsautonomie zu gewähren. Ein Aufgabenportfolio o.ä. wird von der Hochschule aktuell nicht zur Verfügung gestellt. Die Studierenden haben auf die Frage „Wie kann die Hochschule Sie noch besser auf das Praxissemester vorbereiten?" im Rahmen einer Diskussion folgende Ansprüche geäußert:

- To-do-Liste für Mentoren
- Hospitationen durch Vertreter der Hochschule
- Implementierung von Tutorien
- Intensivierung der Methodenkompetenz für Unterrichte im Praxissemester
- Selbstreflexion (Lerntagebuch)

- **Ergebnisdarstellung – quantitative Erhebung**

Der quantitative Forschungsansatz mit der Frage „Wie bewerten Sie die Kompetenzentwicklung während des Praxissemesters?" wurde mittels des KODE®-X-Kompetenz-Explorer (Heyse 2007, S. 504f.) in Form eines Kompetenzrades erfasst. Die optische Darstellung in Form eines Rades lehnt sich an die becobi®-360°-Analytik von Janans et al (2007, S. 258ff.) an.

    Als Zielvorstellung galt die „Diagnose personenspezifischer Kompetenzpotentiale und Kompetenzausprägungen seitens der Kernpersonen" (Heyse 2007, S. 505). Der Ablauf lehnt sich an eine verkürzte Vorgehensweise von Heyse an und setzt primär die „Ableitung von … Kompetenzanforderungen für das Personal" (Heyse 2007, S. 506) voraus. Ausgehend von den vier Kompetenzklassen Personale Kompetenz (1), Aktivitäts- und Handlungskompetenz (2), Sozial-kommunikative Kompetenz (3) und Fach- und Methodenkompetenz (4) wurden aus dem Kompetenzatlas (Heyse 2007, S. 512) Kompetenzanforderungen für Pflegepädagogen ermittelt. Diese Merkmale stellen den Kern des Erhebungsinstrumentes in Form eines Rades (siehe ◘ Abb. 18.1) dar. Die metrische Einteilung zur Selbstbewertung erfolgte mittels einer 6er-Skala.

    Die Studierenden wurden in die „Kompetenz-Ist-Einschätzung" eingewiesen und hatten 15 Minuten Zeit, die Selbstbewertung vorzunehmen.

    Die **Auswertung** erfolgte mittels Excel, indem die einzelnen Bewertungen (mindestens 3 von 5 Erhebungen) gegenübergestellt addiert wurden. Die Summen bzw. Punkte ergaben im Überblick der Erhebungen eine Zu- oder Abnahme der Punktzahl. Ebenso können einzelne Teilkompetenzbereiche identifiziert werden, in denen es zu einer Zu- oder Abnahme der Kompetenz gekommen ist.

    Insgesamt haben 18 von 21 Probanden angegeben, einen Kompetenzzuwachs während des Praxissemesters erfahren zu haben. Bei einem Probanden hat sich keine Veränderung, bei zwei Personen eine

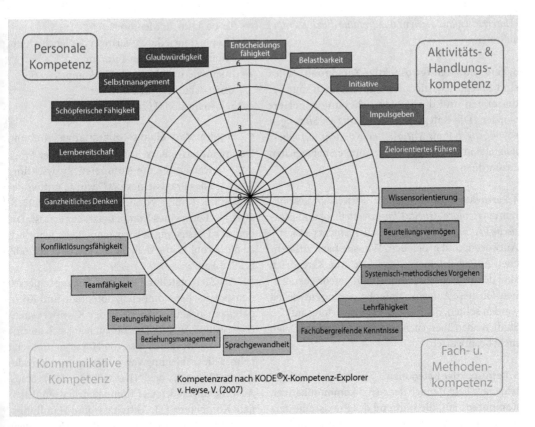

Personale
Kompetenz

Glaubwürdigkeit

Selbstmanagement

Schöpferische Fähigkeit

Lernbereitschaft

Ganzheitliches Denken

Konfliktlösungsfähigkeit

Teamfähigkeit

Beratungsfähigkeit

Beziehungsmanagement

Sprachgewandtheit

Entscheidungs
fähigkeit

Belastbarkeit

Initiative

Impulsgeben

Zielorientiertes Führen

Wissensorientierung

Beurteilungsvermögen

Systemisch-methodisches Vorgehen

Lehrfähigkeit

Fachübergreifende Kenntnisse

Aktivitäts- &
Handlungs-
kompetenz

Kommunikative
Kompetenz

Fach- u.
Methoden-
kompetenz

Kompetenzrad nach KODE®X-Kompetenz-Explorer
v. Heyse, V. (2007)

▣ Abb. 18.1   Kompetenzrad nach KODE(R)-X-Kompetenz-Explorer (Heyse 2007)

Verschlechterung ergeben, die jedoch mit -2 Punkten bei max. 120 Punkten gering ausgefallen ist. Bei beiden Probanden kann zur qualitativen Erhebung hin kein Zusammenhang hergestellt werden. Der Zuwachs an Kompetenzpunkten hatte eine Spannbreite von +1 bis +35.

In der Fach- und Methodenkompetenz (▣ Abb. 18.2) wurde mit 61 % die höchste Zuwachsrate, bei der kommunikativen und personalen Kompetenz mit jeweils 53 % der geringste Zuwachs angegeben. Eine Verschlechterung einer jeweiligen Kompetenzklasse zeigte sich mit 17 % bei der personalen Kompetenz, hier hat die Fach- und Methodenkompetenz mit 7 % die geringste Verschlechterung.

Betrachtet man die einzelnen Kompetenzanforderungen, so zeigt sich im Bereich der Aktivitäts- und Handlungskompetenz eine Entwicklung in der *Entscheidungsfähigkeit* und dem *zielorientierten Führen* (jeweils n: 16) sowie der Belastbarkeit (n:

10). Als abnehmend wurde in dieser Kompetenzklasse das *Impulsgeben* mit n: 5 bewertet.

Bei der Fach- und Methodenkompetenz zeigt sich im *Beurteilungsvermögen* und beim *systemisch-methodischen Vorgehen* mit jeweils n: 15 sowie der *Wissensorientierung* (n: 10) die größte Entwicklung. Die *Wissensorientierung* wird aber auch mit n: 3 als abnehmend beschrieben.

Die sozialkommunikative Kompetenz hat sich vor allem in der *Teamfähigkeit* (n: 13), der *Sprachgewandtheit* und beim *Beziehungsmanagement* mit je n: 12 entwickelt, dagegen wurde die *Beratungsfähigkeit* in n: 5 als abnehmend bewertet.

Die personale Kompetenz hat sich im Bereich *Selbstmanagement* (n: 13, im *ganzheitlichen Denken* (n: 12) und der *schöpferischen Fähigkeit* (n: 11) verbessert, bei der *Lernbereitschaft* wurde mit n: 8 eine Verminderung angegeben (▣ Abb. 18.3).

	Verschlechtert	Gleichstand	Verbessert
Aktivitäts- und Handlungskompetenz	15 %	30 %	55 %
Fach- und Methodenkompetenz	7 %	32 %	61 %
Sozialkommunikative Kompetenz	12 %	34 %	53 %
Personale Kompetenz	17 %	29 %	53 %

◘ **Abb. 18.2** Veränderungen in den Kompetenzklassen (eigene Darstellung)

Kompetenzklassen	⬇	➡	⬆	Abnahme/Zunahme (Extreme)
Aktivitäts- und Handlungskompetenz	16	31	58	Impulsgeben n: 5 Entscheidungsfähigkeit n: 16 Zielorient. Führen n: 16 Belastbarkeit n: 10
Fach- und Methodenkompetenz	7	34	64	Wissensorientierung n: 3 Beurteilungsvermögen n: 15 Systemisch-methodisches Vorgehen n: 15 Wissensorientierung n: 10
Sozialkommunikative Kompetenz	13	36	56	Beratungsfähigkeit n:5 Teamfähigkeit n: 13 Sprachgewandtheit n: 12 Beziehungsmanagement n: 12
Personale Kompetenz	18	30	56	Lernbereitschaft n: 8 Selbstmanagement n: 13 Ganzheitliches Denken n: 12 Schöpferische Fähigkeit n: 11

◘ **Abb. 18.3** Veränderungen in den Kompetenzanforderungen (eigene Darstellung)

▪ **Zusammenfassung**

Die Ergebnisse der qualitativen und quantitativen Erhebung zeigen eine Erweiterung der Kompetenzen im Rahmen des Praxissemesters. Von den Probanden wurde diese Erweiterung allerdings nicht durchgehend bejaht. Teilweise lagen die Gründe dafür in zu hohen Erwartungen und Ansprüchen (Beratungsgespräche führen, Konfliktsituationen lösen, Probezeitgespräche leiten) im Bereich der sozial-kommunikativen Kompetenz, aber auch in der unrealistischen Erwartung einer intensiven/intensiveren Betreuung durch Mentoren, Kollegen vor Ort und Vertreter der Hochschule für den Bereich der fachlichen und methodischen Kompetenz. Dies lässt sich auch aus den Zahlen der quantitativen Erhebung erkennen. Der Bereich der personalen sowie der Aktivitäts- und Handlungskompetenz wird insgesamt als gut bewertet, unter den „nicht passiert"-Antworten lassen sich hierzu nur wenige Rückmeldungen finden, unter den positiven Rückmeldung jedoch eine Vielzahl.

Die Probanden haben in einer Auswertungsveranstaltung nochmals die positiven Erlebnisse des Praxissemester angemerkt und sich dabei bezogen auf:

▬ Unterstützung durch das Kollegium

- Anerkennung/Respekt bei Auszubildenden und Kollegium
- Entscheidungsfindung über weitere Beruflichkeit
- Sich ausprobieren
- Komplexes Arbeitsfeld kennengelernt

Das Praxissemester stellt eine wichtige Schaltstelle für künftige Pflegepädagogen dar, wenn es gilt das Arbeitsfeld zu erfahren und dabei pädagogische Erfahrungen zu machen.

Literatur

Arens, F. (Hrsg.) (2015). *Praxisbegleitung in der beruflichen und akademischen Pflegeausbildung.* Berlin: wvb.

Aubröck, U. et al. (2014). Die Rolle von Praxisanleitern und Praxisanleiterinnen in der klinisch-praktischen Ausbildung von österreichischen Pflegestudierenden. Ergebnisse einer Expertenbefragung. In: *Pflege & Gesellschaft, 19.Jg., H.3*, 251–267.

Bohrer, A. (2015). Praxisbegleitung im Studiengang Bachelor of Nursing an der Evangelischen Hochschule Berlin. In: F. Arens (Hrsg.) *Praxisbegleitung in der beruflichen und akademischen Pflegeausbildung.* Berlin: wvb., 336–353.

Diekmann, A. (2008). *Empirische Sozialforschung.* 19. Aufl. Hamburg: rowohlt.

Domscheit, S. et al. (1994). *Gutachten zur praktischen Krankenpflegeausbildung in Berlin, im Auftrag der Senatsverwaltung für Gesundheit des Landes Berlin.* Berlin.

Erpenbeck, J. & Rosenstiel, L. von (2007). *Handbuch Kompetenzmessung.* 2. Aufl. Stuttgart: Schäfer-Poeschel.

Heyse, V. (2007). KODE®X-Kompetenz-Explorer. In: J. Erpenbeck & L. Rosenstiel, von (Hrsg.) *Handbuch Kompetenzmessung.* 2. Aufl. Stuttgart: Schäfer-Poeschel, 504–514.

Hochschule Ludwigshafen. Dualer Bachelor-Studiengang Pflege (BA) Modulhandbuch http://www.hs-lu.de/fileadmin/user_upload/typo3-schulung/dommes-trautmann/Modulhandbuch_Nov_2015_final.pdf. Zugegriffen am 3. Mai 2017).

Hochschule Ludwigshafen. Modulhandbuch Bachelor Pflegepädagogik (BA). http://www.hs-lu.de/fileadmin/_migrated/content_uploads/Modulhandbuch_Pflegepaedagogik_Stand_15.10.2014_02.pdf (Zugriff: 3.5.2017) (Zugegriffen am 3. Mai 2017).

Janas, D. et al. (2007). becobi®-Kompetenzcheck zur nachhaltigen Nutzung von personellen Potentialressourcen in Organisationen. In: J. Erpenbeck & L. Rosenstiel, von (Hrsg.) *Handbuch Kompetenzmessung.* S. 258–273, 2. Aufl. Stuttgart: Schäfer Poeschel.

Kromrey, H. (2008). *Empirische Sozialforschung.* 11. Aufl. Stuttgart: Lucius & Lucius.

Mayring, P. (2015). *Qualitative Inhaltsanalyse. Grundlagen und Techniken.* 12. Aufl. Weinheim, Basel: Beltz.

Meyer, H. (2001). *Türklinkendidaktik. Aufsätze zur Didaktik, Methodik und Schulentwicklung.* Berlin: Cornelsen Scriptor.

Radke, K. (2008). *Praxisbegleitung in der Pflegeausbildung. Theoretische Grundlagen und praktische Umsetzung.* Stuttgart: Kohlhammer.

Reiber, K. (2007). Das Praktische Studiensemester Pflegepädagogik im Spiegel wissenschaftlicher Lehrerbildung. *Pflege & Gesellschaft, 12.Jg., H.1*, 62–73.

Reiber, K. (2008). Gestaltung von Praxisphasen im Lehrerstudium der beruflichen Fachrichtung Pflege. In: C. Bischoff-Wanner & K. Reiber (Hrsg.). *Lehrerbildung in der Pflege.* Weinheim, München: Juventa, 133–147.

Sahmel, K.-H. (2015). *Lehrbuch Kritische Pflegepädagogik.* Bern Hogrefe.

Schmied, L. (2011). Bachelor of Science-Studiengang Pflege an der Berner Fachhochschule: Transfer-Coaching in der Praxisausbildung. In: E. Sittner (Hrsg.). *Wie wird Wissen zu Können? Die praktische Ausbildung in der Pflege als gemeinsamer Auftrag von Theorie und Praxis.* Wien 2011: facultas, 61–76.

Schön, D. A. (1983). *The Reflective Practitioner. How Professionals think in action.* o.O.: Basic Books.

Urban, O. (2009). Förderung von Reflexionskompetenz durch Praxisberichte. In: K.-H. Sahmel (Hrsg.). *Pflegerische Kompetenzen fördern.* Stuttgart: (Kohlhammer), 102-135.

Vosseler, B. (2015). Lernortkooperation: Standpunkte für die hochschulische Ausbildung in den Gesundheitsberufen am Beispiel der Pflegeausbildung. In: J. Pundt & K. Kälble (Hrsg.). *Gesundheitsberufe und gesundheitsberufliche Bildungskonzepte.* Bremen: Apollon University Press, 199–229.

Weyland, U. & Dütthorn, N. (2011). Erfahrung bildet. Beitrag schulischer Praxisphasen zur Entwicklung pflegepädagogischer Lehrkompetenz. *PADUA, 6.Jg., H.4*, 15–20.

Wissenschaftsrat (2010). Empfehlungen zur Rolle der Fachhochschulen im Bildungssystem, Berlin. https://www.wissenschaftsrat.de/download/archiv/10031-10.pdf (Zugegriffen am 3. Mai 2017).

Studium – Arbeit – Privatleben

Kapitel 19   Studierende in Pflege- und Gesundheitsberufen
vor besonderen Herausforderungen – 223
Karl-Heinz Sahmel, Yvonne Zenz

Studierende in Pflege- und Gesundheitsberufen vor besonderen Herausforderungen

Karl-Heinz Sahmel, Yvonne Zenz

19.1   Lernen an der Hochschule als Erwachsenenbildung – 224

19.2   Daten über Studierende – 226

19.3   Die Perspektive von Studierenden – 229

19.4   Funktionalität als Ideal? – 234

         Literatur – 235

© Springer-Verlag GmbH Deutschland 2018
K.-H. Sahmel (Hrsg.), *Hochschuldidaktik der Pflege und Gesundheitsfachberufe*,
https://doi.org/10.1007/978-3-662-54875-2_19

Wenn als eine wesentliche Voraussetzung für gelingendes Lehren und Lernen in der Hochschule eine gute Lehr-Lern-Atmosphäre gilt, so ist diese nur in gemeinsamer Verantwortung von Dozenten und Studierenden zu realisieren (Pfäffli 2015, S. 102f.). Trotz etlicher Bemühungen um Demokratisierung der Hochschule in den letzten Jahrzehnten muss konstatiert werden, dass weiterhin ein **Ungleichgewicht** vorhanden ist: die Lehrenden bestimmen, was in welcher Zeit zu lernen ist - und sie sind diejenigen, die am Ende des Moduls die Kompetenzfortschritte überprüfen. In der Evaluation dürfen die Studierenden dann ggf. Kritik üben – aber für die vorangegangenen Lehr-Lern-Prozesse ist es dann wohl zu spät.

Die Erwartungen von Lehrenden an ihre Studierenden sind oftmals sehr hoch:
- ständige Präsenz in allen Veranstaltungen,
- regelmäßige Mitarbeit,
- hohe (intrinsische) Motivation,
- Autonomie/Selbstbestimmung (Pfäffli 2015, S. 31ff.).

Daneben wird ein hohes Maß an Eigenarbeit vorausgesetzt, das sich insbesondere in der guten Vor- und Nachbereitung der Veranstaltung zeigt (Brauer 2014, S. 12ff.).

19.1 Lernen an der Hochschule als Erwachsenenbildung

Aber was wissen Lehrende an der Hochschule eigentlich über Lernen, genauer: über die unterschiedlichen Lernprozesse der Studierenden? Hier wird noch einmal Bezug genommen auf das „Didaktische Dreieck" (▶ Abschn. 1.3) – und nunmehr insbesondere mit Blick auf die Studierenden.

Im Verlaufe der letzten Jahrzehnte ist es in der Pädagogischen Psychologie zu einem deutlichen Wandel im Verständnis von **Lernen** gekommen. Die lange Zeit vorherrschende behavioristische Vorstellung von gut steuerbaren Reiz-Reaktions-Prozessen (Mietzel 2007, S. 139ff.; Holzkamp 1995, S. 41ff.) wurde immer stärker kritisiert und ist zurück getreten zugunsten von sozial-kognitivistischen Ansätzen und von Vorstellungen von Lernen als Selbststeuerung. Inzwischen sind in der Pädagogischen Psychologie konstruktivistische Lernvorstellungen

(Siebert 2017, S. 53ff.) mit einem subjektorientierten Ansatz verbunden worden. Klaus Holzkamp akzentuiert (in einem Gespräch mit Rolf Arnold) diese Position folgendermaßen: „Nach gängigen Vorstellungen kommt es zum 'Lernen' dann, wenn die Lernprozesse – etwa durch 'Verstärkung', 'Instruktion', 'Lernziel'- Vorgaben, 'Lehren' – von dritter Seite initiiert werden. Ich bin demgegenüber der Auffassung, dass intentionales, d. h. absichtliches und geplantes Lernen nur dann zustande kommt, wenn das Lernsubjekt selbst entsprechende Gründe dafür hat, wobei es von diesem Begründungszusammenhang abhängt, ob und inwieweit außengesetzte Lernbedingungen tatsächlich in Lernen umgesetzt werden oder dieses sogar behindern." (Holzkamp 2008, S. 29).

Wenn Lernen – im Sinne der sich an Holzkamp anschließenden Theorie des „Expansiven Lernens" (Faulstich und Ludwig [Hrsg.] 2008) – auf den Lebens- und Handlungsinteressen des Subjekts aufbaut, wird es wichtig, die zugehörigen Vorstellungen von Lehren kritisch in den Blick zu nehmen. Holzkamp kritisiert den „Lernkurzschluss", d. h. die „Unterstellung, 'Lehren' würde automatisch 'Lernen' bei den Belehrten implizieren. ... Vielmehr versuche ich in den verschiedensten Zusammenhängen zu zeigen, dass die Vorstellung, man könne etwa durch Lehrpläne, Lehrstrategien, didaktische Zurüstungen die Lernprozesse eindeutig vorausplanen, also Bedingungen herstellen, unter denen den Betroffenen nichts anderes übrigbleibt, als in der gewünschten Weise zu lernen, eine Fiktion darstellt: Tatsächlich erzeugt man durch derartige Arrangements über die Köpfe der Betroffenen hinweg vor allem Widerstand, Verweigerung, Ausweichen, wobei – sofern es überhaupt zum Lernen kommt – dieses als 'defensives Lernen' nicht auf das Eindringen in den Lerngegenstand, ein tieferes Verständnis der Lerninhalte etc. gerichtet ist, sondern lediglich darauf, die Lehrenden zur Abwendung von Sanktionen 'zufrieden zu stellen', d. h. Lernerfolge zu demonstrieren bis vorzutäuschen" (Holzkamp 2008, S. 31f.).

In der Hochschule haben wir es nunmehr mit **erwachsenen Subjekten** zu tun, Personen also, die bereits einen wichtigen Teil ihrer Entwicklung und Sozialisation durchlaufen haben. Lag in den vergangenen Jahren ein besonderer Schwerpunkt der Entwicklungspsychologie und der Pädagogischen Psychologie in Kindheit und Jugend, so ist inzwischen die gesamte Lebensspanne bis zum Alter in das Blickfeld der Psychologie gerückt. Die umfassenden Erkenntnisse zum Erwachsenenalter können hier nicht referiert werden (Mietzel 2012; Lang et al. 2012). Es soll lediglich darauf hingewiesen werden, dass es im Stadium des Erwachsenen neben körperlichen (im Sinne von Alterungsprozessen) vor allem kognitive (Denken, Intelligenz, Gedächtnis) und soziale Veränderungen gibt (Familie, Beruf, Freizeit). Die Persönlichkeit – in Kindheit und Jugend noch im stetigen Umbruch begriffen – wird gefestigt. Mit dem Begriff „Persönlichkeit" werden „Merkmale des Denkens, Erlebens und Verhaltens von Personen zusammengefasst, welche konsistent, d. h. unabhängig von der Situation und mittelfristig stabil sind, und in denen sich Menschen im Allgemeinen voneinander unterscheiden" (Lang et al. 2012, S. 142). Dies impliziert aber, dass es neben Stabilität auch Wandel von Persönlichkeitsstrukturen geben kann (Mietzel 2012, S. 257ff.).

Im Verlaufe des Erwachsenenlebens können sich persönliche Ziele und Pläne sehr wohl ändern – wie etwa bei dem Entschluss, nach der Ausbildung und der Berufstätigkeit in der Pflege noch ein Studium anzuschließen. Neben den finanziellen und sozialen Veränderungen – Übergang vom Status einer berufstätigen Person in den einer Studierenden – kommt es sicherlich auch zum Wandel von Einstellungen, Motiven und Haltungen. Die Aufnahme eines Studiums im Erwachsenenalter kann mit dem Wandel von **Lebenszielen** in Verbindung gebracht werden.

>> Ziele stellen das Fundament für eine beabsichtigte und erfolgreiche Lebensgestaltung dar, wobei individuelle Gestaltungsmöglichkeiten durch jeweilige Lebensumstände und Entwicklungsphasen begrenzt werden können. Ziele zeichnen sich durch zwei bedeutsame Charakteristika aus: Zum einen sind sie durch eine starke *Proaktivität* gekennzeichnet; zum zweiten weisen sie eine enge Verknüpfung mit der *Affektivität* eines Menschen auf. ... Ziele sind somit nicht nur richtunggebend und choreografieren Handlungen, vielmehr verweisen sie zusätzlich auf zukünftig wünschenswerte Endzustände (Lang et al. 2012, S. 131, Hervorh. im Orig.).

Es sollte aber nicht der Eindruck entstehen, als sei es möglich, als Erwachsener seine Ziele allein festzulegen oder zu ändern – hier gibt es ein gewachsenes Geflecht von emotionalen Bindungen und sozialen Bezügen, die großen Einfluss auf die Persönlichkeit haben (Mietzel 2012, S. 321ff.). Zugleich muss herausgestellt werden, dass ein Wandel immer auch mit „Krisen, Ambivalenzen, Ungewissheiten, Risiken" (Siebert 2017, S. 17) verbunden sein kann, die innerpsychisch sehr unterschiedlich verarbeitet werden.

Die für Hochschuldidaktik zentrale Frage, wie Erwachsene (heute) lernen, erfährt nun eine Erweiterung, wenn nicht nur die individuelle Lernbiographie (Faulstich und Bracker 2015), sondern auch die verschiedenen Lerntypen (Kaiser et al. [Hrsg.] 2007) und insgesamt die große **Diversität** von Identitätsbildung in den Blick genommen werden. Kerndimensionen von Vielfalt im Kontext von Erwachsenenbildung sind

- Alter,
- Geschlecht,
- sexuelle Orientierung,
- physische Fähigkeiten,
- psychische Verfassung,
- ethnische und soziokulturelle Herkunft sowie
- Religion und Weltanschauung (Schellhammer 2017, S. 92f.).

Hinzu kommt, dass in einer Gruppe von Studierenden Vertreter verschiedener **Generationen** von Erwachsenen miteinander kommunizieren. Jugendkulturforscher weisen darauf hin, dass gerade in Bildungsinstitutionen nicht nur im Verhältnis Lehrende – Studierende sondern auch innerhalb der Studierendenkohorten verschiedene Generationen aufeinanderprallen mit sehr unterschiedlichen Haltungen zu Gesellschaft, Politik, Freizeit, Sexualität, Gesundheit. Heinzlmaier (2013) beschreibt „Performer, Styler, Egoisten", eine Jugend, „der die Alten die Ideale abgewöhnt haben". In eine andere Richtung geht die aktuelle Diskussion um die ´Generation Y´ (Hurrelmann und Albrecht 2014): „Das Y steht für ´Why?´, für eine Generation also, die Fragen nach dem Warum und Wozu stellt, oder meint einfach nur die Generation, die auf jene ´Generation X´ folgt, womit die zwischen Ende der 1960er- und Anfang der 1970er-Jahre Geborenen gemeint sind, die zum ersten Mal Bekanntschaft mit

McJobs machten und Prekariat als Lebensperspektive hinnahmen. Zwischen der Generation X und der Generation Y hat sich die Welt grundlegend verändert. Schon lange nicht mehr wurde eine Generation derart hofiert wie heutige Endzwanziger, die vom Bildungs- ins Beschäftigungssystem wechseln" (Bude 2016, S. 79).

Eine wesentliche Differenz innerhalb wie zwischen Gruppen von Jüngeren und Älteren liegt in der Bedeutung von **digitalen Technologien**, die in unseren Alltag eingedrungen sind und unser Denken und Wissen fundamental beeinflussen (Serres 2013). Die mit dem Neoliberalismus verbundene Ökonomisierung auch der privaten Beziehungen ist dabei noch lange nicht breit ins öffentliche Bewusstsein gedrungen. Auch in der Hochschuldidaktik erscheint es notwendig, Verhaeghes Studie über „Identität in einer durchökonomisierten Gesellschaft" (2013) oder Simanowskis kritische Auseinandersetzung mit der „Facebook-Gesellschaft" (2016) zu rezipieren und in den Auswirkungen auf Lehren und Lernen zu diskutieren.

Bei allen allgemeinen Aussagen über Gruppen und Generationen muss festgehalten werden, dass Lernen (sowohl in Kindheit und Jugend als auch) im Erwachsenenalter eine individuelle Angelegenheit ist. Erwachsene lernen dabei meist nicht schneller oder langsamer als Jüngere – aber sie **lernen anders** (Schellhammer 2017, S. 20).

Entsprechend sollten einige zentrale **Thesen** zum Lernen festgehalten werden, die Horst Siebert aufgestellt hat:

- „Mit zunehmendem Alter wachsen die individuellen Eigenarten und Unterschiede des Lernens. ...
- Die Lernstile Erwachsener (z. B. induktiv/deduktiv, erfahrungsbezogen/begrifflich-theoretisch, pragmatisch/systematisch) sind relativ stabil – ebenso wie Deutungs- und Emotionsmuster.
- Lernstile und Lerninteressen werden geprägt von biografischen Erfahrungen, soziokulturellen Milieus, beruflichen Anforderungen und familiären Situationen.
- Lernerfahrungen können sich lernfördernd, aber auch lernhemmend auf Weiterbildung auswirken. Oft können solche Erfahrungen aber neu interpretiert werden.

- Das Verlernen von Gewohnheiten, Einstellungen, Weltanschauungen ist schwieriger als das Neulernen ....
- Mit zunehmendem Alter verfestigen sich die Wirklichkeitskonstruktionen und es wird vor allem das gelernt, was anschlussfähig und stabilisierend ist. ...
- Erwachsene lernen ökonomisch vor allem das, was ihnen momentan wichtig und nützlich (viabel) erscheint, aber auch das, was einen Neuigkeitswert hat. ...
- Je mehr ein Thema emotional verankert ist, desto nachhaltiger wird gelernt.
- Gelernt wird nur, was man lernen will.
- Lebenslanges Lernen ist nicht nur eine gesellschaftliche Notwendigkeit, sondern auch ein Habitus, ein Lebensstil. Lernen wird dann nicht als Zwang und Pflicht, sondern als Bereicherung empfunden. ...
- Lernfähigkeit und Lernmotive werden durch anregende Umwelten (Familie, Beruf, Freizeit) stimuliert.
- Je älter man wird, desto knapper und kostbarer wird die Zeit. Zwar brauchen Erwachsene mehr Zeit als Jüngere, um sich Wissen anzueignen, andererseits können sie neues Wissen mit vorhandenem verknüpfen." (Siebert 2017, S. 28f.).

19.2   Daten über Studierende

Vor allem auf Initiative des Bundesministeriums für Bildung und Forschung (BMBF) sind seit 1982 Untersuchungen zur Lebenssituation von Studierenden in Deutschland durchgeführt worden. Was wissen wir im Allgemeinen über die (Lebens-)Situation der Studierenden in Deutschland? Und welche Schlussfolgerungen lassen sich ziehen, wenn die Pluralisierung von Lebensformen auch in der Gruppe der Studierenden zunimmt?

Der letzte Survey des BMBF wurde im Wintersemester 2012/13 erhoben. Befragt wurden 3.594 Studierende an Universitäten und 1.077 Studierende an Fachhochschulen in Deutschland (BMBF 2014, S. 54). Es lassen sich einige Aspekte der Lebenssituation von Studierenden herausstellen.

Die soziale Herkunft wird durch den höchsten Bildungsabschluss der Eltern bestimmt. Studierende an Universitäten stammen häufiger aus Akademikerfamilien als Studierende an Fachhochschulen (BMBF 2014, S. 57). Es wird somit deutlich, dass Studierende je nach Hochschulart unterschiedliche soziale Hintergründe haben – Bildung steht in Abhängigkeit zum sozialen Status. Eine wesentliche Möglichkeit, um soziale Unterschiede innerhalb der Gesellschaft zu verringern, liegt in der Verringerung der Bildungsarmut. Anger und Orth stellen hier Erfolge in der Bildungspolitik heraus, sodass heute mehr Kinder aus Nichtakademikerfamilien einen Studienabschluss erwerben (Anger und Orth 2016, S. 7).

Dennoch unterliegt die Chance einer Hochschulbildung weiterhin der sozialen Selektion (Heine, 2010, S. 40). Der Beschluss der Kultusministerkonferenz, Personen mit beruflicher Qualifizierung den Hochschulzugang zu ermöglichen, erhöht in diesem Zusammenhang auch die Bildungsgerechtigkeit. Gerade die Möglichkeit der beruflichen Qualifikation durch ein Studium spielt für viele Personen in pflegebezogenen Studiengängen eine wichtige Rolle.

Neben dem sozialen Hintergrund der Eltern sollte auch die aktuelle ökonomische Situation der Studierenden analysiert werden. Der Studien-Survey des BMBF zeigt, wie Studierende ihren Lebensunterhalt bestreiten (◨Abb. 19.1):

Zum Arbeitsumfang gaben Studierende im Survey Auskunft über ihre Arbeitssituation: Während der Semesterzeit finanziert sich mehr als die Hälfte der Studierenden mit einer Erwerbstätigkeit. Nur etwa 7 % arbeitet bis zu vier Wochenarbeitsstunden. Hingegen arbeiten 12 % der Studierenden mehr als 16 Stunden in der Woche während des laufenden Semesters. Auch hier besteht zwischen den Hochschularten ein deutlicher Unterschied: Der Anteil der durchschnittlichen Wochenarbeitszeit während des laufenden Semesters von Studierenden an Fachhochschulen übersteigt den Anteil gegenüber Studierenden an Universitäten durchschnittlich um 1,7 Wochenstunden (BMBF 2014, S. 257). Beruflich Qualifizierte stehen im Zusammenhang mit der Finanzierung des Studiums in einer besonderen Situation. Es wird empfohlen, dass die Opportunitätskosten für diese Studierenden nicht zu hoch ausfallen (Anger und Orth 2016, S. 8).

Ob Studierende einer Erwerbstätigkeit nachgehen, steht auch im Zusammenhang mit ihrer bisherigen beruflichen Biographie. Hier gibt es ebenfalls einen deutlichen Unterschied zwischen Universitäten und Fachhochschulen. Der Anteil der Studierenden mit beruflichen oder berufsähnlichen Erfahrungen an Fachhochschulen ist signifikant höher als der Anteil

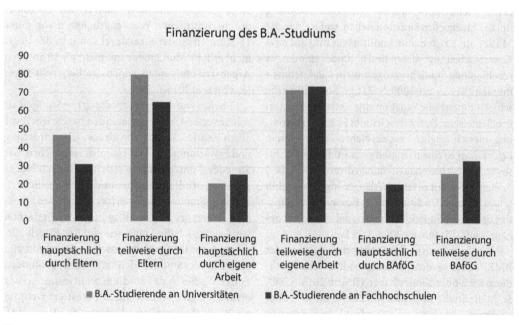

◨ **Abb. 19.1** nach BMBF 2014, S. 256

der Studierenden mit solchen Erfahrungen an Universitäten (BMBF 2014, S. 65). Dies deckt sich mit dem Anspruch der Fachhochschulen nach anwendungsbezogenem Lehren und Lernen. So sind beispielsweise Praxissemester häufig ein fester Bestandteil im Studium an einer Fachhochschule. Es mag so kaum verwundern, dass eine berufliche Tätigkeit für Studierende an Fachhochschulen häufig einen größeren Stellenwert einnimmt als bei anderen Studierenden.

Neben der Erwerbstätigkeit bestimmt auch die Elternschaft das Leben etlicher Studierender. Der Anteil von Studierenden mit Kindern unterscheidet sich hierbei je nach Hochschulart: Im Studien-Survey des BMBF gaben 5 % der Studierenden an Universitäten und 12 % der Studierenden an Fachhochschulen an, auch Eltern zu sein. In den Sozialwissenschaften an den Fachhochschulen lässt sich der größte Anteil an Studierenden mit Kind ausfindig machen: 21 %, was auch im Zusammenhang mit dem höheren Altersdurchschnitt steht (BMBF 2014, S. 76 f.). Die Studierenden mit Kind(ern) stehen vor verschiedenen Herausforderungen (z. B. mangelnden finanziellen und zeitlichen Ressourcen), jedoch kann die Familie ebenso als Ressource dienen, um das Studium zu unterstützen (Müller, Husemann und Buß 2015, S. 11). Ebenso weist Krenmayr darauf hin, dass eine Mutterrolle Einfluss auf den Studienverlauf nehmen kann. Dies kann auch im Zusammenhang mit der finanziellen Situation stehen, sodass manche Mütter am Existenzminimum leben und auf eine Erwerbsarbeit angewiesen sind und/oder eine daraus resultierende Studienverzögerung in Kauf nehmen müssen (Krenmayr 2008, S. 21f.). „Meist löst eine schlechte materielle Situation eine Kettenreaktion an Problemen aus. Durch die Geldnot ist Kinderbetreuung unerschwinglich bzw. ein Nebenjob notwendig, beides führt zu einem langsameren Studienfortschritt sowie dem Nichteinhaltenkönnen diverser (Abgabe-)Fristen und somit zu einer Verlängerung der ohnehin schon belastenden Situation. ... Besonders ungünstige finanzielle Situationen weisen dabei Alleinerziehende auf." (Krenmayr 2008, S. 28).

Dies kann auch in dem Studierenden-Survey des BMBF belegt werden, da Studierende in Teilzeit-Studium auch öfter Kinder haben (BMBF 2014, S. 8f.). So ist die Studiensituation von Eltern, die nebenher studieren, sicherlich als besondere Lebenssituation zu deuten.

Daneben gibt es eine Vielzahl weiterer möglicher Lebenssituationen, die als besondere Herausforderung gelten können. Zu nennen wären hier beispielsweise Studierende mit Migrationshintergrund oder Studierende mit Behinderungen oder chronischen Erkrankungen.

Auch wenn bisher (kurz) dargestellt wurde, vor welchem Hintergrund und mit welchen Finanzierungsstrategien Studierende ein Studium aufnehmen, so bleibt die Frage nach den Auswirkungen auf die Personen offen. Eine mögliche Antwort liegt in der **Stressbelastung**, welche durch eine aktuelle Studie der AOK abgebildet wurde. In dem Online-Survey gaben 18.214 Studierende Auskunft. So wurde etwa das Stresslevel bezüglich einer Erwerbstätigkeit im Studium ermittelt: Über die Hälfte der Befragten geben an, einer Erwerbstätigkeit während des Studiums nachzugehen. Von diesen Studierenden verwendet etwa die Hälfte 5 bis 15 Stunden pro Woche für die Arbeit. 36,5 % dieser arbeitenden Studierenden arbeiten mehr als 15 Stunden pro Woche. Der Umfang der Erwerbstätigkeit wirkt sich auf die investierte Zeit für das Studium aus, sodass Studierende mit mehr Arbeitsstunden generell weniger Zeit in ihr Studium investieren (Herbst et al 2016, S. 18ff.).

Welche Bedeutung hat dies nun für das jeweilige Stressempfinden? Generell muss eine Nebenbeschäftigung den Stresslevel nicht erhöhen. Bei einer durchschnittlichen Wochenarbeitszeit von unter 15 Stunden ist der Stresslevel somit in der Regel nicht erhöht. Studierende mit mehr als 15 Stunden Arbeitszeit empfinden jedoch deutlich mehr Stress (Herbst et al 2016, S. 24).

Ebenso wurde der Stress durch das Studium als solches erfasst. Die Studierenden beschrieben vor allem Zeitdruck, Leistungsdruck, Überforderung und Erwartungsdruck als Hauptstressursachen. Die Stresslevel unterscheiden sich jedoch nach Hochschulart, Studienstandort und nach Studienart. Bachelor-Studierende zeigen hier den größten Stresslevel. Wenn der Studienalltag insgesamt betrachtet wird, stellt sich die Frage, wie viel Arbeitszeit Studierende für ihr Studium einsetzen. Insgesamt gibt ein Drittel der Studierenden an, mehr als 40 Stunden in der Woche in das Studium zu investieren, nur etwa 21 % der Studierenden investiert weniger als 20 Wochenstunden (Herbst et al 2016, S. 18). Auch der Studienverlauf spiegelt sich im Stresslevel wider:Studierende, die erwarten, ihr Studium in der Regelstudienzeit abzuschließen, zeigen einen geringeren Stresslevel (Herbst et al 2016, S. 24).

Wie gehen Studierende mit diesem Stress um? Ein großer Teil der Bewältigungsstrategien liegt im privaten Bereich (Herbst et al 2016, S. 41f.). Bei einer hohen Stundenzahl in Studium, Beruf oder anderen Verpflichtungen stellt sich die Frage, inwiefern diese Ressourcen Raum im Leben der Studierenden finden können. Wie sehr können sich Studierende überhaupt Bereichen widmen, die sich nicht um ihre Existenzsicherung, ihre Verpflichtungen und/oder studienspezifische Inhalte drehen? Die bisherigen Surveys geben diesbezüglich nur in einem eingeschränkten Ausmaß Informationen. In der Stressstudie der AOK werden freizeitspezifische Angebote vor allem auf ihre Möglichkeit, den Stress zu reduzieren, erfragt. In dem Survey des BMBF wird der private Bereich nicht spezifisch thematisiert. Bezüglich des politischen Engagements von Studierenden zeigen die Ergebnisse eine bedenkliche Entwicklung. Demnach sinkt seit den 1990er-Jahren die Einschätzung von Studierenden, das politische Geschehen sei sehr relevant. An Universitäten ist die Zahl der Studierenden, die Politik als wichtig einschätzen, höher,(BMBF 2014, S. 409ff.). Für eine solche Entwicklung sind mehrere Ursachen denkbar. Eine Hypothese möchten wir formulieren: Politisches Engagement und zugehörige Informiertheit benötigen Zeit – Zeit die Studierende nur noch wenig zu haben scheinen. Dieser Aspekt wird am Ende (in Abschn. 19.4) erneut aufgegriffen.

Die bisher vorgestellten Ergebnisse können nur einen kleinen Einblick in die Lebens- und Studiensituation von Studierenden geben. Wie einzelne Studierende lernen, lässt sich anhand von allgemein erhobenen Daten nicht einschätzen.

Und inwieweit lassen sich aus diesen Ergebnissen Rückschlüsse auf die Situation der Studierenden im Bereich der Pflege- und Gesundheitswissenschaften ziehen? In dieser Studienlandschaft lässt sich tatsächlich von einem sehr vielfältigen Angebot mit unterschiedlichen Zugangsvoraussetzungen und entsprechend verschiedenen Bildungsbiographien sprechen. Ein großer Teil dieser Studiengänge mit dem Anspruch des Anwendungsbezuges wird an Fachhochschulen angeboten. Für die Mehrzahl der pflegebezogenen Studiengänge genügt die

Fachhochschulzugangsberechtigung, häufig ist daneben die Berufsausbildung eine Voraussetzung.

In diesen Studiengängen können wir mit einer besonderen Zusammenstellung der Studierenden rechnen, die sich erheblich von den traditionell Studierenden unterscheidet. Die Mehrheit der Studierenden ist weiblich. Wenn das Studium erst nach einer dreijährigen Pflegeausbildung aufgenommen wird, so sind in diesen Studiengängen unterschiedliche Altersstufen zu erwarten. Einige beginnen bereits direkt nach Erwerb der Zugangsqualifikation ihr Studium, andere beginnen ihr Studium erst nach einer längeren Phase der Berufstätigkeit. Und diese Berufstätigkeit ist mit besonderen **Belastungsfaktoren** verbunden. In Ausbildung und Berufstätigkeit vor dem Studium wie in einer Tätigkeit während des Pflegestudiums gibt es eine Reihe von großen Arbeitsbelastungen, die sich im subjektiven Belastungserleben von Pflegekräften deutlich niederschlagen (Höhmann et al. 2016, S. 75ff.). Die Verarbeitung dieser Stressfaktoren durch Pflegekräfte ist Gegenstand von Forschungen insbesondere zur Gesundheitsförderung (Schilder et al. 2012) und zeigen dabei ein äußerst vielfältiges Bild.

Insgesamt bringen zwar die Studierenden vielfältige praktische Pflegeerfahrungen in das Studium ein, jedoch sollte man nicht in den Fehler verfallen, in diesem Zusammenhang von einer homogenen Gruppe auszugehen. Im Gegenteil: Die Lebenssituationen und die Lebenswelten sind so unterschiedlich wie die Studierenden selbst. Daher ist es kaum möglich, allgemeingültige Aussagen in Bezug auf die Herausforderungen und Besonderheiten des Studiums für diese Personengruppe zu treffen.

19.3 Die Perspektive von Studierenden

In der Praxis werden Studierende nicht nur begrüßt. So berichtet Bohrer aus Interviews mit Praxisanleitern, dass etwa das in der Hochschule geförderte Stellen von Fragen von Praktikern eher als störend eingeschätzt wird. „Das Fragen stellen (hindert) Studierende daran, in der Routine des Arbeitsalltags zu funktionieren … *Ich beobachte bei uns im Team, dass nicht alle Kolleginnen die Studierenden gleich gut finden. Ich sage mal, es sind vor allem die Älteren, die da kritischer sind. Wenn die Studentin dann zu lange mit der Ärztin spricht, und manchmal Dinge nachfragt und genauer wissen will, dann höre ich schon mal von einer älteren Kollegin ‚Die redet da jetzt so lange herum und ich soll jetzt die Patienten waschen.'"* (Bohrer 2016, S. 221).

Und wie sehen Studierende sich selbst? Im Folgenden sollen die Perspektiven von zwei Studierendengruppen genauer in den Blick genommen werden: Personen in einem „dualen Pflegestudium" und Personen im Studium der „Pflegepädagogik".

▪ Studierende der grundständigen dualen Pflegestudiengänge

Primärqualifizierende Pflegestudiengänge bilden in Deutschland immer noch eine Ausnahme, die meisten Pflege-Studiengänge werden in Deutschland in dualer Form angeboten (Lademann et al 2016, S. 334). Für die Lernprozesse der Studierenden bedeutet das Lernen an drei Standorten – pflegerische Praxis, Pflegeschule und (Fach-)Hochschule.

In einem studentischen Forschungsprojekt an der Hochschule Ludwigshafen am Rhein gaben Studierende hierüber Auskunft. So sahen Studierende einen Vorteil dieses Studiums in der Förderung der (kritischen) Pflegepraxis (Eckrich et al 2015, S. 65). Die akademische Qualifikation in der Pflege soll unter anderem auch dazu dienen, den zukünftig steigenden Anforderungen angemessen zu begegnen. Dies stellt Studierende vor große Herausforderungen.

Wie erleben Studierende die einzelnen Orte des Lernens?

Zunächst zum **Lernort Praxis**: Dieser Lernort (mit regelmäßigen Schichtdiensten) wirkt sich häufig negativ auf das Privatleben der Studierenden aus. Daneben steht eine defizitäre Pflegepraxis, die (auch) von den Studierenden verändert werden soll. Im Lernprozess beschreiben Studierende jedoch, wie schwierig die Umgestaltung dieser Pflegepraxis ist (Eckrich et al 2015, S. 59). Ob und in welchem Umfang die Hochschule mit für die praktische Ausbildung verantwortlich ist, unterscheidet sich je nach Studiengang. Manche Hochschulen sind hier nicht involviert, während andere Praxisbegleitungen gestalten, die Praxiseinsätze organisieren oder bei praktischen Prüfungen beteiligt sind (Bohrer 2016). Wenn Hochschulen an der praktischen Ausbildung beteiligt sind, werden unterschiedliche Methoden

zur Förderung der Handlungsfähigkeit eingesetzt: z. B. Projektarbeiten, Einüben von spezifischen Methoden oder Simulationslabore (Lademann et al 2016, S. 334ff.).

Belzner hat die Erfahrungen von dual Studierenden der Evangelischen Hochschule Nürnberg qualitativ erforscht und dabei u.a. festgestellt, dass die Studierenden durch die Vorbildfunktion von Pflegekräften der Praxis lernen: Studierende lernen von kompetenten Pflegekräften, die sich Gedanken über die eigene Pflegetätigkeit machen. Auch die Rahmenbedingungen und das Wissen über den Studiengang in der Pflegepraxis spielen eine Rolle für die Studierenden (Belzner 2014, S. 55ff.). Problematisch wird es, wenn der Lernprozess von der Praxis eingeschränkt wird: „Gerade in der Anfangssituation der praktischen Ausbildung brauchen die Lernenden häufiger Unterweisungen, sie möchten vieles wissen, werden aber teilweise darin gebremst. *‚Am Anfang wollte ich viel lernen, alles wissen und machen. Da wurde ich viel gebremst. Dann wollte ich nichts mehr wissen, ich dachte, dann macht's halt ihr. … '* Zusätzlich treffen die Studierenden auf Praxisanleiter, die kaum über fachkundiges Wissen in Bezug auf den Modellstudiengang Pflege Dual verfügen." (Belzner 2014, S. 51f., Hervorh. im Orig.).

Die Studierenden befinden sich in einer schwierigen Situation: Da die akademische Qualifikation noch nicht die Regel ist, wirkt sich der Doppelstatus (Schüler und Student) auf das Lernen und Leben in der Berufspraxis stark aus. Wie erleben die Studierenden dies? Belzner erörtert mehrere Subkategorien: Der Status der Studierenden wird nicht überall positiv bewertet. Ebenso sehen sich manche Studierende als „Versuchskaninchen", andere als „Pioniere" (Belzner 2014, S. 56ff.).

Was kennzeichnet den Lernprozess für Studierende am **Lernort Pflegeschule**? Neben positiven (Lern-) Erlebnissen berichten Studierende an der Hochschule Ludwigshafen am Rhein auch über Schwierigkeiten. Die befragten Studierenden geben Auskunft über die Situation im dualen Abschnitt, in dem sie an einem Studientag in der Woche an der Hochschule anwesend sind. Diese Anwesenheit in der Hochschule führt zu Problemen am Lernort Pflegeschule: Unterrichtsinhalte werden an diesem Tag verpasst und müssen aufgearbeitet werden. Neben dieser organisatorischen Herausforderung und dem

Lernaufwand müssen die Studierenden auch mit den Reaktionen von Seiten der Schule umgehen: So werden an sie zum Teil (im Gegensatz zu den anderen Auszubildenden) höhere Erwartungen gestellt. Von Seiten der Mitschülerinnen und Mitschüler gibt es neben den positiven Reaktionen (wie z. B. dem „Respekt vor der Doppelbelastung") auch negative Reaktionen (z. B. „Diskriminierung bei Verwendung von Fachbegriffen") (Eckrich et al 2015, S. 58–65).

Der **Lernort Hochschule** ist durch Studieninhalte, Studienorganisation und Studienstruktur geprägt. Dabei unterscheiden sich sowohl die Länge der Studiengänge (von 6 bis 11 Semester), die spezifischen Zielsetzungen und die Studieninhalte (Lademann et al 2016). Daneben hat die Studienform (z. B. in Vollzeit oder berufsbegleitend) Einfluss auf das Lernen der Studierenden. Da sich die Studiengänge hierbei stark unterscheiden (▶ Kap. 6 Reuschenbach und Darmann-Finck), lassen sich kaum verallgemeinerbare Aussagen treffen.

Bezüglich der Koordination zwischen den einzelnen Lernorten kommt der Schule eine wesentliche Rolle zu; an der Evangelischen Hochschule Nürnberg ist die Berufsfachschule für die Koordination verantwortlich. Dennoch beeinflusst auch die komplexe Struktur des Lernortes Hochschule das Erleben der Studierenden (Belzner 2014, S. 44f.). Dabei spielt es auch eine Rolle, an welchen Tagen die Studierenden den Lernort Hochschule besuchen. Während manche Studierende Inhalte der theoretischen Ausbildung der Pflegeschule nachholen, verpassen andere Studierende der Evangelischen Hochschule Nürnberg vor allem Erfahrungen in der praktischen Ausbildung: „Viele in der Praxis haben gesagt, dass man merkt, dass wir Studenten sind und dass uns Praxis fehlt, da wir ja an der HS sind. Ich sehe das auch so." (Belzner 2014, S. 47). Und trotzdem – die Zeit für die hochschulische Ausbildung ist zu kurz, um sich auch mal intensiver mit Inhalten des Studiums zu beschäftigen (Belzner 2014, S. 47 f.). Studierende in der Evangelischen Hochschule Nürnberg beschreiben jedoch auch eine Ressource durch die Anbindung an die Hochschule – es bilden sich Peergroups, die sich gegenseitig unterstützen (Belzner 2014, S. 65f.).

Dass das grundständige Pflegestudium noch nicht die Regel-Ausbildung in Deutschland ist, führt zu einer unklaren Zukunftsperspektive. So besteht Unsicherheit in Bezug auf das spätere Arbeitsfeld generell, wie auch in Bezug auf die spätere Vergütung. Dies beschreiben Studierende an unterschiedlichen Hochschulen (Eckrich et al 2015, S. 67; Belzner 2014, S. 63f.).

- **Studierende des Studiengangs Pflegepädagogik an der Hochschule Ludwigshafen am Rhein**

Bisher haben wir versucht, die Perspektive von Studierenden literaturgestützt darzustellen. Die referierten Ergebnisse können bestenfalls Hinweise auf die Studiensituationen und Auswirkungen der Struktur von Studiengängen liefern. Der Heterogenität von Lebenswelten der Studierenden wird dies nicht gerecht.

Um die Perspektive von Studierenden noch stärker in den Diskurs der Hochschuldidaktik einzubringen, haben wir uns entschlossen, in einen direkten Austausch mit Studierenden zu treten. Auf unsere Einladung hin nahmen vier Studierende aus dem 4. Semester des BA-Studiengangs Pflegepädagogik an der Hochschule Ludwigshafen am Rhein an einem **Round-Table-Gespräch** über ihre Studien- und Lebenssituation teil. Dieses Gespräch dauerte eine Stunde, wurde aufgezeichnet, transkribiert und systematisch ausgewertet.

Obgleich es sich um Studierende desselben Semesters handelte, war die Gruppe doch heterogen: So sind drei der Studierenden Mütter, eine Studierende hat vier unterschiedliche Jobs und keine Kinder, eine Studierende mit Kindern arbeitet nebenbei. Das Alter der Studierenden unterscheidet sich und somit auch die Generation. Das Gemeinsame der Studierenden ist der Stand des Studiums: Sie sind alle im 4. Semester des Bachelorstudienganges Pflegepädagogik.

In der angenehmen Gesprächsatmosphäre wurde deutlich, dass sich alle Studierenden in verschiedenen Lebenssituationen befinden und auch ihre Studiensituation unterschiedlich bewerten – selbst wenn gewisse Merkmale (z. B. die Berufstätigkeit) übereinstimmen. Die Studierenden wurden im Vorfeld darüber informiert, welche Themenbereiche angesprochen werden: Studium, Arbeit und Privatleben.

Um einer möglichst großen Authentizität willen werden im Folgenden wesentliche Inhalte des Gespräches referiert und durch wörtliche Zitate gestützt (P = Probandin).

Die erste Frage lautete: **Wie haben Sie bisher Ihr Studium erlebt?**

Die Studierenden beschreiben unterschiedliche Aspekte, die mit Stressbelastung zusammenhängen. Stress ergibt sich z. B. durch größeren Arbeitsaufwand für aktuell (im 4. und 5. Semester) laufende studentische Forschungsprojekte, allerdings beschreiben die Studierenden, dass die Stress-Belastung je nach Studienabschnitt variiert:

„Letztes Semester hat mich das viele Lesen belastet ... " (P1).

Aber Stress äußert sich nicht nur an punktuellen Belastungen mit hohem Arbeitsaufwand während des Studiums: So wird beschrieben, dass die Kombination von persönlichen Rahmenbedingungen (z. B. Berufstätigkeit) und Studium eine starke Belastung darstellt. Eine Studierende beschreibt eine hohe Belastung, die vor allem durch Ängste und Unsicherheiten zu Beginn des Studiums auftraten:

„Ich hatte anfangs Panik, denn wie lerne ich, wie lese ich die Texte, verstehe ich da alles?" (P2).

Dieser Stress konnte durch studiengangspezifische und hochschulweite Unterstützungsangebote verringert werden, die die Studentin als hilfreich beschreibt.

Auch über Lernprozesse im Studium geben die Studierenden Auskunft: Zwei Studierende reflektieren, dass sie den „roten Faden" des Studiums nicht immer klar erkannt haben. Eine Studentin benennt in diesem Zusammenhang die Notwendigkeit von Geduld, damit sich die Dinge sortieren. Vor allem dort, wo Themen zunächst nur oberflächlich behandelt werden, die im späteren Verlauf des Studiums wieder aufgegriffen werden, entsteht Unsicherheit. Eine andere Studentin kritisiert dies als Einschränkung ihres eigenen Lernens:

„Ja es widerspricht ja eigentlich auch dem eigenen Lernprozess. Man sagt eigentlich, man muss die Neugier wecken und nur dadurch lernt man, wenn einen was interessiert. Und dann interessiert einen schon einmal was und dann darf man aber nicht weiter, weil das kommt dann zwei Semester später." (P3).

Lernen findet stets in einem bestimmten Klima statt. So bemerkt eine Studentin, dass die *„Leute die direkt aus der Praxis kommen ja genau wissen, was sie wollen"*(P3). Sie vermissen in theorieorientierten Phasen häufig den Praxisbezug.

Der Übergang von der Berufstätigkeit zum Studierendenalltag stellte sich für eine Studentin besonders schwierig dar. Für sie war es entscheidend, *„dass man gut an die Hand genommen worden ist"* (P2). Wenn studentische Lernprozesse als selbstorganisiert angesehen werden, (Großmann und Hofmann 2009, S. 98), so sind die Unterstützungsangebote der Hochschule für einige Studierende wichtig, um diese Übergangsphase zu meistern.

Das Studium Pflegepädagogik B.A. an der Hochschule Ludwigshafen am Rhein soll zu wissenschaftlichem und pädagogischem Handeln im Pflegebereich befähigen. Viele Studierende beginnen das Studium mit dem konkreten Berufswunsch, später an einer Pflegeschule tätig zu werden. Der Studienverlauf sieht nun allerdings in den ersten Semestern mehr grundlegende Lehrveranstaltungen in den Pflege- und Bezugswissenschaften vor als die Vorbereitung auf die konkrete künftige pädagogische Praxis. Dieser Verlauf wird von mehreren Studierenden kritisch angesprochen.

„Also was mich letztes Semester wahnsinnig genervt hat, war dieses viele wissenschaftliche Denken und Arbeiten. Das war so stark fokussiert, dass man gedacht hat, das Studium besteht eigentlich nur noch daraus und eigentlich will ich doch was ganz anderes machen." (P3).

In Bezug auf die konkreten Berufsperspektiven der Studierenden war es interessant zu sehen, dass der Wunsch nach einer schnellen Handlungsfähigkeit für die Berufspraxis bei den Studierenden vorhanden war. Eine Studentin beschreibt, dass sie in den ersten beiden Semestern irritiert war und sich dort mehr pädagogische Themen gewünscht hat. Auch wird von einer anderen Studentin der Wunsch nach pädagogischen Tools geäußert, um diese im Praxissemester umsetzen zu können. Den Sinn von Themen außerhalb des pädagogischen Bereiches sieht eine Studentin vor allem darin, dass sie nun ein Forschungsprojekt planen und durchführen soll. Dennoch – *„eigentlich will ich Pflegepädagogik".* (P3).

Die zweite grundsätzliche Frage an die Studierenden lautete: **Wie erleben Sie eine Berufstätigkeit neben dem Studium?**

Nur eine der Studierenden ist neben dem Studium im Pflegebereich tätig. Eine Studierende arbeitet in einem Bereich außerhalb der direkten pflegerischen Versorgung, zwei Studierende sind aus dem Pflegebereich ausgestiegen.

Die Studentin, die im Pflegebereich tätig ist, beschreibt ihre Berufstätigkeit folgendermaßen:

„Also gut, ich muss gestehen, ich bin auch selbst schuld. Mit …, also vier Berufe eben nebenher irgendwie zu koordinieren und eigentlich ein 100% Studium zu besuchen. Ja, es gestaltet sich als schwierig." (P1).

Sie bemerkt weiter die besonderen Probleme ihrer Erwerbstätigkeit in der Pflege. Hier ist sie abhängig davon, dass die Dienstplangestaltung ihren Terminplan als Studentin berücksichtigt. Trotz fester Einplanung ihrer Dienste wird sie häufig angerufen, um einen Dienstausfall auf der Pflegestation spontan zu überbrücken. Die Zeit zum Lernen wird dadurch knapp.

„Es ist schwierig, wann lerne ich. Momentan weiß ich ehrlich gesagt selbst nicht, wie ich das bewerkstellige." (P1).

Sie sieht derzeit keine Alternative, um auf die Erwerbstätigkeit (zum Teil) zu verzichten:

„Und ich merke auch, je älter man wird oder je älter man ist in einem Studium, finde ich, desto schwerer wird es einem gemacht. Bei manchen Stipendien kommt es darauf an, wie alt man ist." (P1).

Innerhalb des Pflegealltags erleben Studierende, dass die Kolleginnen und Kollegen im Pflegeteam zwar phasenweise Verständnis für die Doppelbelastung aufbringen, aber zum Teil auch der Eindruck entsteht, dass die Studierenden viel Freizeit haben:

„Aber dienstplantechnisch ist es halt so, dass es für die immer aussieht ‚frei, frei, frei, frei, frei', dann kommt sie wieder mal zwei Tage." (P1).

Eine andere Studierende betont: „Also ich muss sagen, die Kolleginnen haben das irgendwann verstanden, das ich eigentlich 3 Monate weg bin und ich nur an den Wochenenden arbeite Und ich war dann auch bereit, in der vorlesungsfreien Zeit einzuspringen für bestimmte Kolleginnen." (P 4).

Zwei Studierende beschreiben, dass es eine Distanz zwischen Studium/Wissenschaft und dem Alltag auf Station gibt.

„Da [in der Hochschule] fühlen die [Kollegen] sich völlig fremd, das ist gar nicht ihr Milieu." (P1).

Auch die Arbeit im Pflegealltag selbst ist für die Studierenden eine Belastung. Aus diesem Grund vermutet eine Studentin, dass andere das Studium aufnehmen, um nicht mehr in der Pflege arbeiten zu müssen. Eine weitere Studentin erzählt, dass die Pflegepraxis es bedauert, dass immer mehr Pflegekräfte sich beruflich umorientieren.

Im dritten und letzten Teil der Gesprächsrunde wurden die Studierenden befragt: **Wie erleben Sie ihr Privatleben?**

Eine Studentin antwortet folgendermaßen:

„Schon, Privatleben hat man. Familienleben ist ja da. Dem muss man gerecht werden. Ob das immer so optimal läuft? Mein Mann und ich geben uns momentan so immer die Türklinke in die Hand. Und man muss einen guten Wochenplan haben, dass man weiß, wie man sich organisiert, damit es funktioniert." (P2).

Die Studentinnen, die somit durch Arbeit und Studium bereits gefordert sind, sollen ihren Stress möglichst auch wieder abbauen können. Der Bereich, in dem Studierende die Möglichkeit finden sollen, der Stressbelastung entgegenzuwirken, kann neben der Ressource durch den Familienrückhalt auch als zusätzlicher Bereich gedeutet werden, dem „man gerecht werden muss".

Die Studentinnen mit Kindern beschrieben u.a., dass die Belastung durch die Mutterrolle auch abhängig ist vom jeweiligen Alter und der Selbstständigkeit der Kinder. Dennoch ist das Leben durchgeplant und nach Möglichkeit sollte nichts diesen Plan durchkreuzen.

Besondere Herausforderungen ergeben sich für die studierende Mutter mit vier Kindern: „ … ich habe irgendwie das Gefühl, man füllt sich sein Level so auf, bei manchen ist das so, dass man es gerade so hinbekommt. Ich bin eigentlich auch eher der Typ, der viele Dinge und gleichzeitig macht. Ich habe ein Stipendium, das macht es einfach. Da fällt das schon mal weg. Und ich glaube, wenn meine Kinder jünger wären, dann könnte ich das nicht machen." (P3).

Sie kann und muss sich mit dem Ehemann „gut absprechen und so, aber meine eine Tochter meinte dann ‚Ach wäre ja auch schön, wenn du zu Hause bist, wenn wir auch da sind'. Also die merken dann … sagt aber nur die Eine. Und ich bin mir schon fast 100%ig sicher, dass mein 15-jähriger Sohn sagt ‚Ach ist ja mal gut, wenn die mal weg ist'. … Sie erfahren da auch ein Stück an Selbstständigkeit, was auch gut ist ab einem gewissen Alter. Dass die Mutter nicht immer alles mitbekommt, was so passiert. Das hat so Vor- und Nachteile." (P 3).

Für eine Probandin stellt das zusätzliche **Pendeln** zur Hochschule eine Schwierigkeit dar. So verwendet sie täglich zwei Stunden, um von ihrem Wohnort nach Ludwigshafen zu kommen. Ohne ein eigenes Auto hätte sie bereits das Studium abgebrochen.

19.4   Funktionalität als Ideal?

Nicht nur in dem oben referierten Round-Table-Gespräch fällt auf, dass Studieren in Pflege- und Gesundheitsberufen zunehmend durch eine Tendenz zur Funktionalität charakterisierbar ist. Zwar gehört wohl gerade zum Studieren neben der Ausbildung oder nach einer beruflichen Ausbildung ein hohes Maß an Interesse und Motivation. Aber der dabei als grundlegend angesehene Idealismus wird in unserer Gesellschaft insgesamt eher brüchig (Sahmel und Steudter 2015). Die seit Bologna modularisierte und durchgetaktete Studienstruktur (insbesondere aber nicht nur) an Fachhochschulen lässt in Verbindung mit – meist nicht explizit ausgesprochenen – hohen wissenschaftlichen wie persönlichen Erwartungen von Lehrenden an Studierende endgültig verschwinden, was (in früheren Jahrhunderten) als „akademische Freiheit" postuliert wurde.

Studierende müssen sich mit diesen normativen Ansprüchen auseinandersetzen – und oftmals kommt es hier zur Übernahme von Vorschriften, ohne zu erkennen, dass auch andere Möglichkeiten der Gestaltung von Studium und Leben bestehen. Verhaeghe spricht hier vom weit verbreiteten „TINA-Syndrom – There Is no Alternative" (Verhaeghe 2013, S. 219).

Alternativen sollten jedoch in Prozessen der **Bildung** aufscheinen. Jedoch droht dieses Ideal der Bildung gerade an der Bildungs-Institution ´Hochschule´, wie jedoch auch in unserer Gesellschaft, in Vergessenheit zu geraten (Sahmel 2017).

Bildung benötigt **Zeit**. Zeit, die weder Lehrenden noch Studierenden vom System zugesprochen wird. Das Studium soll in möglichst kurzer Zeit durchlaufen werden. Dabei wird die Zeit in Studienverlaufsplänen und Modulhandbüchern mit Kompetenzvorgaben gefüllt und gelenkt („work loads"). Diese Lenkung der Zeit der Studierenden lässt sich mit Foucault radikal kritisch fassen (Foucault 2004). Nach Foucault „haben wir so gut wie keine Handhabe gegen die uns aufgezwungene ´Biopolitik´, also eine Politik, die das Leben, bios, in all seinen Aspekten bestimmt, angefangen bei der Liebe über Erziehung, Ernährung, Bildung und Wohnen bis hin zur medizinischen, psychologischen und sozialen Betreuung, von den Medien bis zur Umwelt." (Verhaeghe 2013, S. 166).

Es gibt Widerspruch gegen ´das System´, aber eine Veränderung ist nur durch politisches Handeln möglich, eine Alternative, die jedoch von immer weniger Studierenden realisiert wird bzw. realisiert werden kann – wegen fehlender Zeit.

Das neoliberale System bestimmt aber nicht nur über die zunehmend standardisierte (Guggenbühl 2016, S. 122ff.) Zeit des Studiums, sondern auch über die anderen Bereiche der Lebenswelt.

Lässt das Studium den Studierenden noch Zeit für sonst in unserer Gesellschaft ebenfalls (zugunsten der Arbeit) immer weiter zurückgedrängte Elemente

- Freizeit,
- Freunde.
- Hobbies,
- Kultur oder
- Politik
- soziales Engagement

(hier bewusst in alphabetischer Reihenfolge aufgelistet, nicht in einer Rangfolge)?

Wird Studierenden noch Zeit und Raum für diese Lebensbereiche zugestanden? Und umgekehrt: Können sie sich in einer immer enger werdenden Lebenswelt noch Zeit für diese Aspekte nehmen?

Studierende müssen die verschiedenen Anforderungen der diversen Dimensionen ihrer Lebenswelt erfüllen und geraten in Spannungsverhältnisse, die entweder zu Leiden führen können, oder zu flachem Pragmatismus. **Funktionalität** wird zum Ideal. Eine Studierende aus dem Round-Table-Gespräch bringt dies auf den Begriff: *„Schon, Privatleben hat man, Familienleben ist ja da. Dem muss man gerecht werden"* (P 2). Das Ideal des Systems – möglichst reibungsloses Funktionieren – wird vom Individuum internalisiert. Spannungen oder gar Brüche sollen vermieden werden. Wenn eine Studierende als Mutter dieses Ideal ihren Kindern vorlebt, kann erwartet werden, dass auch diese zum Funktionieren des Systems beitragen werden.

Aber es bleiben Fragen. „Ist es nicht deshalb schwierig, erwachsen zu werden, weil es keinen Ort gibt, an dem man stillstehen, eine Pause einlegen, eine Frage stellen oder nach-denken kann, weil heute jeder Raum als ein produktiver Raum erscheint, das heißt als ein Raum, in dem unternehmerisch, berechnend und investierend gelebt und gelernt werden (können) muss, als ein Durchgangs- oder

Austauschraum, weil das Öffentliche nur der kürzeste Weg zum nächsten Unternehmen ist?" (Masschelein und Simons 2005, S. 93).

Literatur

Anger, C. & Orth, A. K. (2016). *Bildungsgerechtigkeit in Deutschland. Eine Analyse der Entwicklung seit dem Jahr 2000*, hg. v. Konrad-Adenauer-Stiftung, Online verfügbar unter http://www.kas.de/wf/doc/kas_45395-544-1-30.pdf?160602110035. (Zugegriffen am 06. Januar 2017).

Belzner, M. (2014). *Pflege dual. Erfahrungen mit einem primärqualifizierenden Studiengang*. Lage: Jacobs.

Bohrer, A. (2016). „Ach, Du bist so ein Bachelor!" Anleitung von Studierenden in der Pflegepraxis. In: E. Brinker-Meyendriesch & F. Arens (Hrsg.). *Diskurs Berufspädagogik Pflege und Gesundheit*. Berlin: wvb, 210–232.

Brauer, M. (2014). *An der Hochschule lehren. Praktische Ratschläge, Tricks und Lehrmethoden*. Berlin, Heidelberg: Springer VS.

Bude, H. (2016). *Das Gefühl der Welt. Über die Macht von Stimmungen*. München: Hanser.

Bundesministerium für Bildung und Forschung (BMBF) (2014). *Studiensituation und studentische Orientierungen. 12. Studierendensurvey an Universitäten und Fachhochschulen*. Unter Mitarbeit von Ramm, M., Multrus, F., Bargel, T. & Schmidt, M. Online verfügbar unter https://www.bmbf.de/pub/Studierendensurvey_Ausgabe_12_Langfassung.pdf. (Zugegriffen am 16. Februar 2017).

Eckrich, E., Fretz, D., Schimbold, J. & Schmitt, S. (2015). *Das Erleben der Dual Studierenden - Ein Spagat zwischen drei Lernorten*. Forschungsprojekt an der Hochschule Ludwigshafen am Rhein (unveröff.).

Faulstisch, P. & Bracker, R. (2015). *Lernen – Kontext und Biografie. Empirische Zugänge*. Bielefeld: transcript.

Faulstich, P. & Ludwig, J. (Hrsg.) (2008). *Expansives Lernen, 2. Aufl.* Baltmannsweiler: Schneider Hohengehren.

Foucault, M. (2004). *Geschichte der Gouvernementalität II: Geburt der Biopolitik*. Frankfurt/M.: Suhrkamp.

Großmaß, R. & Hofmann, R. (2009). Übergang ins Studium – Entwicklungsaufgabe und Statuspassage im Spiegel von Beratungserfahrungen. In: TriOS Forum für schulnahe Forschung, Schulentwicklung und Evaluation. *Übergang Schule – Hochschule*, 4, (1), 97–106.

Guggenbühl, A. (2016). *Die vergessene Klugheit. Wie Normen uns am Denken hindern*. Bern: Hogrefe.

Heine, C. (2010). *Soziale Ungleichheit im Zugang zu Hochschule und Studium*. Expertise für die Hans-Böckler-Stiftung, hg. v. Hans-Böckler-Stiftung (Demokratische und Soziale Hochschule, Arbeitspapier 213).

Heinzlmaier, B. (2013). *Performer, Styler, Egoisten. Über eine Jugend, der die Alten die Ideale abgewöhnt haben*. Berlin: Archiv der Jugendkulturen.

Herbst, U., Voeth, M., Eidhoff, A. T., Müller, M. & Stief, S. (2016). *Studierendenstress in Deutschland – eine empirische Unter-*suchung, hg. v. AOK Bundesverband. Universität Potsdam; Universität Hohenheim; AOK Bundesverband. Online verfügbar unter http://aok-bv.de/imperia/md/aokbv/presse/pressemitteilungen/archiv/2016/08_projektbericht_stressstudie_druck.pdf. (Zugegriffen am 06. Januar 2017).

Hirt, J., Münch, M., Sticht, S., Fischer, U., Strobl, R. & Reuschenbach, B. (2016). Politische Partizipation von Pflegefachkräften (PolPaP) – Ergebnisse einer Online-Erhebung. *Pflege und Gesellschaft* 21 *(4)*, 346–361.

Höhmann, U. et al. (2016). Belastungen im Pflegeberuf: Bedingungsfaktoren, Folgen und Desiderate. In: K. Jacobs et al. (Hrsg.). *Pflege-Report 2016. Schwerpunkt: Die Pflegenden im Fokus*. Stuttgart: Schattauer, 73–89.

Hofmann, I. (2012). Die Rolle der Pflege im Gesundheitswesen. Historische Hintergründe und heutige Konfliktkonstellationen. In: *Bundesgesundheitsblatt, Gesundheitsforschung, Gesundheitsschutz (9)*, 1161–1167.

Holzkamp, K. (1995). *Lernen. Subjektwissenschaftliche Grundlagen, Studienausg.* Frankfurt, New York: Campus.

Holzkamp, K. (2008). Wider den Lehr-Lern-Kurzschluss. Interview zum Thema 'Lernen'. In: Faulstich & Ludwig (Hrsg.) *Expansives Lernen, 2. Aufl.* Baltmannsweiler: Schneider Hohengehren, 2008, 29–38.

Hurrelmann, K. & Albrecht, E. (2014). *Die heimlichen Revolutionäre. Wie die Generation Y unsere Welt verändert*. Weinheim, Basel: Beltz.

Kaiser, A. et al. (Hrsg.) (2007). *Lernertypen – Lernumgebung – Lernerfolg. Erwachsene im Lernfeld*. Bielefeld: Bertelsmann.

Krenmayr, J. (2008). *Studieren mit Kind. Studentinnen zwischen Hörsaal und Kinderzimmer* (Diplomarbeit). Universität Wien. Online verfügbar unter http://othes.univie.ac.at/2520/1/2008-10-15_0103752.pdf. (Zugegriffen am 16. Februar 2017).

Lademann, J. et al. (2016). Primärqualifizierende Pflegestudiengänge in Deutschland – eine Übersicht über Studienstrukturen, -ziele und -inhalte. *Pflege & Gesellschaft* 21 *(4)*, 330–344.

Lang, F. R. et al. (2012). *Entwicklungspsychologie – Erwachsenenalter (Bachelorstudium Psychologie)*. Göttingen: Hogrefe.

Masschelein, J. & Simons, M. (2005). *Globale Immunität oder Eine kleine Kartographie des europäischen Bildungsraums*. Zürich: Diaphanes.

Mietzel, G. (2007). *Pädagogische Psychologie des Lernens und Lehrens, 8. Aufl.* Göttingen: Hogrefe.

Mietzel, G. (2012). *Entwicklung im Erwachsenenalter*. Göttingen: Hogrefe.

Müller, R., Husemann, B. & Buß, I. (2015). *Studienbezogene Charakteristika und Bedarfe von Studierenden mit Kind und berufstätigen Studierenden. Erste Ergebnisse aus dem Forschungs- und Entwicklungsprojekt "Studium? Divers! Offenes Studienmodell Ludwigshafen"*, hg. v. Stabsstelle Studium und Lehre. Hochschule Ludwigshafen am Rhein (Arbeitspapier der Hochschule Ludwigshafen am Rhein, Nr. 1 - September 2015).

Pfäffli, B. K. (2015). *Lehren an Hochschulen. Eine Hochschuldidaktik für den Aufbau von Wissen und Kompetenzen.* Bern: Haupt/UTB.

Sahmel, K.-H. (2017). Bildung im Wandel der Zeit. *pflegen: palliativ, 33,* 4–8.

Sahmel, K.-H. & Steudter, E. (2015). Der Versuch ist der wahre Idealismus. Über Sinn und Zweck des Idealismus in der Pflegepädagogik. In: *PADUA, 10.Jg., H.3,* 185–191.

Schellhammer, B. (2017). *Wie lernen Erwachsene (heute)? Eine transdisziplinäre Einführung in die Erwachsenenbildung.* Weinheim: Beltz Juventa.

Schilder, M. et al. (2012). Ein blinder Fleck? Arbeitsbelastung von Pflegeschülern und Pflegestudenten. *Pflegewissenschaft, 14.Jg., H.10,* 559–568.

Serres, M. (2013). *Erfindet euch neu! Eine Liebeserklärung an die vernetze Generation.* Berlin: Suhrkamp.

Siebert, H. (2017). *Lernen und Bildung Erwachsener, 3. Aufl.* Bielefeld: Bertelsmann.

Simanowski, R. (2016). *Facebook-Gesellschaft.* Berlin: Matthes & Seitz.

Verhaeghe, P. (2013). *Und ich? Identität in einer durchökonomisierten Gesellschaft, 2. Aufl.* München: Antje Kunstmann.

Serviceteil

Stichwortverzeichnis – 238

© Springer-Verlag GmbH Deutschland 2018
K.-H. Sahmel (Hrsg.), *Hochschuldidaktik der Pflege und Gesundheitsfachberufe*,
https://doi.org/10.1007/978-3-662-54875-2

Stichwortverzeichnis

A

Ad-hoc-Beratung 21
Advanced Practice Nursing (APN) 137
akademische Logopädie,
   Ausbildungsstandards 115
Akademisierung 110
Akademisierung der
   Gesundheitsberufe 88
Akademisierung der Pflegelehrer 43
Aktivitäts- und
   Handlungskompetenz 215
Äquivalenzprüfungen 80
Arbeitsumgebungen
– lern- und kompetenzförderliche 71
Arten von Prüfungen 24
Assoziationsbilder 150
Ausbildung am Patienten 110
Ausbildung zur Pflegeassistenz 134
Ausbildung zur
   Pflegefachassistenz 135
Ausbildungen zum Gehobenen Dienst
   für GuKP 135
authentische Fallerzählungen 205

B

BA/MA-Modell 45
Bachelor of Science in Nursing 125
Bachelorstudium an
   Fachhochschulen 132
Bedeutung von digitalen
   Technologien 226
Belastung 229
berufliche Handlungskompetenz 88
Berufsbefähigung 100
Berufsbildungsgesetz (BBG) 123
Berufsfachschulen 82, 88
Berufsgesetz der Logopäden 111
Berufsgesetze 88
Berufsmaturität 124
berufspädagogische
   Handlungskompetenz 214
Beruftätigkeit neben dem
   Studium 232
Beschäftigungschancen 48
Bestimmung von Zielen 31
Bewältigungsstrategien 229
Bewertung und Benotung von
   Prüfungen 24
Beziehungs- und
   Berührungsarbeit 146

Bezugswissenschaften 111
Bildungsabschlüsse 126
Bildungsforschung 91
Bildungssystematik 123, 126
Bildungstradition 125
Biografie 148
biographisches Lernen 204
BMG 90
Bologna 45
Bologna-Prozess 210
Brecht'sche Lehrstückarbeit 144

C

Casemanagement 58
Curriculum des Bachelorstudiengangs
   Pflege 174

D

darstellend-entwickelnde Lehrform 17
Denkmal 150
Dequalifizierung von Pflegelehrern 47
Deutscher Qualifikationsrahmen 113
Didaktikdiskussionen, in den
   Gesundheitsberufen 91
didaktische Reduktion 30
didaktisches Setting 35
Didaktisierung
– Kritik an der 33
differenzierte Analyse \„der
   Praxis\" 210
Diplom-Studiengänge
– Pflegepädagogik 44
Diplomstudiengänge 55
Diskurs zwischen Wissenschaft und
   Praxis 210
disziplinübergreifende
   Lerneinheiten 201
Diversität von Identitätsbildung 225
Doktoratsstudium der
   Pflegewissenschaft 138
doppelte Handlungslogik 196
duales Studium 66

E

E-Learning 33
ECTS-System 112
Eigenverantwortlichkeit 128

Einfühlung 148
Einfühlungsfragen 148
emotionsbetonte
   Lerngegenstände 203
Employability 60
entdeckendes Lernen 201
Entwurf eines Pflegeberufsgesetzes 49
erfahrungsbezogene Ausbildung 145
erfahrungsbezogener Unterricht 144
Ermöglichungsdidaktik 103
Erwartungen an praktische
   Studiensemester 214
Erwerbstätigkeit 227
EU-Richtlinie von 2013 79
Evaluation der
   Modellstudiengänge 64
Evaluation 81
Evaluationsfragebogen
– standardisierter 36
evidenz-basierte Praxis 92
Evidenzbasierung 101
Expertiseentwicklung 102
explizites Wissen 101

F

Fach- und Methodenkompetenz 216,
   218
Fachdidaktik Ergotherapie 92
fachdidaktische Forschung 94
Fachhochschulen 44, 58
Fachhochschulstudiengang
   Logopädie 112
Fachhochschulstudiengang Pflege
   (fhg und UMIT) 136
Fallarbeit 203
Feedback 26
Feedback-Kultur 188
Fehler 25
flexibleres Verständnis von
   Leistungsüberprüfung 25
Forschenden Lernen 145, 196, 198
– Ansatz des Forschenden Lernens 95
Forschungsprozesse 199
Forschungswerkstätten 200
fragend-entwickelnde Form des
   Lehrgesprächs 17
fünfstufige Bildungspyramide 133
Funktionalität 234
Funktions- und Organisationswandel
   des Krankenhauses 55

G

Gefühls-, Emotions- und Körper- bzw.
  Leibarbeit 146
gelingendes Prüfungsgeschehen 22
Generationen von Erwachsenen 225
Gesundheitsberufegesetz 127
gesundheitsbezogene
  Studiengänge 88
Gesundheitsmanagement 58, 60
Gesundheitsversorgung 122, 128
Gesundheitswesen 54
Grenze der Beratungsmöglichkeiten
  durch Hochschullehrer 22
Grundhaltung 100
Gruppengröße 19

H

Habitus 148
Handlungsfeldermodell 113
Handlungskompetenz 104, 113
Hebammenwissenschaft 83
HebAPrV 78
heilkundliche Tätigkeiten 70
hermeneutische Fallkompetenz 197
Highlight der GuKG-Novelle 138
Hilfe zur Selbsthilfe 20
Hochschul- und Berufsrecht
– Inkompatibilitäten 70
HöFa I 123
HöFa II 123, 125
Höhere Fachbildungen Pflege 123, 127
holistischer PBL-Zyklus 173

I

Idealismus 234
implizites Wissen 101
Interaktions- und
  Beziehungsgestaltung 104
Interdisziplinarität 117

K

Karrieremöglichkeiten 122
Kernkompetenz 100
Kleingruppen 18
kohärente Gesundheits-Bildungs-
  Politik 83
Kompetenz 214
Kompetenzen
– der Lernenden 31
Kompetenzorientierung 101, 112
Kompetenzziele 65

Konkurrenz
– Universität und Fachhochschule 46
Konsekutive Masterstudien der
  Pflegewissenschaft 138
Konstruktivismus 101, 147
Kooperations-Programm 139
Kooperationsmodelle 118
kooperative Promotionen 81
Körperbezogenheit 104
Körperpflege 91
Krankenversicherungsgesetz 128
kriteriengeleitete Hospitation 204
Kritik an der Leistungsmessung 24
Kultur der Verständigung, 22
Kunden- und
  Dienstleistungsorientierung 104

L

lebenslanges Lernen 104, 201
Lebenssituation von Studierenden 226
Lebenswelt 234
Lehr-Lern-Gespräch 17
Lehrer zweiter Klasse 42, 49
Lehrerhaltung 146
Lehrgänge auf Niveau 1 137
Lehrgänge auf Niveau 2 137
Lehrveranstaltung
– Inhalte 30
Leitungsfunktion 58
Lernen 224
– arbeitsgebundenes 70
– arbeitsorientiertes 70
– arbeitsverbundenes 70
Lernentwicklungen 188
Lernfeldkonzept 104
Lernort Hochschule 231
Lernort Pflegeschule 230
Lernort Praxis 230
Lernorte 211
Lernportfolios 188
Lernprozesse der Studierenden 224
Lernwiderstände 36

M

Maastricht
– Universität 125
Managementlehre 56
Master of Science in Nursing 125
Masterstudiengänge 80
Medien 33
Mehrwert eines Studiums 90
Metakognition 102
Methoden des Lehrens 32
Methodenreservoir

– theoriegeleitetes 33
Modellklausel 80, 89
Modellstudiengänge 81
Modulprüfungen 115

N

Nachdiplomkurse (NDK) 123
Nachdiplomstudiengänge (NDS) 123
Novelle zum Gesundheits- und
  Krankenpflegegesetz 2016 132

O

Offenheit 32
Organisationsentwicklung 57
Orientierungspraktikum 212
Osnabrücker Modell 79

P

pädagogische Professionalität 202
Paradoxien professionellen
  Lehrerhandelns 205
Patientenedukation 103
patientenorientierte Forschung 118
PDL 54
Performanz 103
personale Kompetenz 218
Personalentwicklung 57
personenorientierter
  Dienstleistungsberuf 104
persönliche Kompetenz 215
Perspektive von Studierenden 231
Perspektiven der Lehrerbildung 46
Pflege- und Casemanagement 59
Pflegeakademisierung 122
Pflegeausbildung
– allgemeine 123
Pflegedidaktik 91
pflegedidaktische Kernelemente 207
Pflegedienstleitungen 54
Pflegeexperten 123
Pflegefachpersonen 122
Pflegepädagogik 126
PhD-Programm der
  Pflegewissenschaft 138
Physiotherapeutisches
  Denkmuster 102
Planung
– von Veranstaltungen 30
Polyvalenz 213
Portfolio 201
Power-Point-Präsentation 33
Praktika 212

Praxisanleitung 211
Praxisaufgabe 212
Praxisausbildung 114
Praxisbegleitung 211
Praxisbezug 210
Praxisphasen im Studium 211
Praxissemester 213
primärqualifizierende
    Studiengänge 82, 88
Primärqualifizierung 80
Primärversorgerinnen 78
Prinzipien für die Gestaltung von
    Prüfungen 23
Privatleben 233
Problem-based Learning 124, 172
Problemlösungsfähigkeit 94
professionelle Lehrkompetenz 196
Programmakkreditierung 128
Projektstudien 200

Q

Qualifizierung
– für die Pflege 42
Qualität der Beratung 20
qualitative Erhebung 215
Qualitätsmanagement 57
quantitative Erhebung 217

R

Rahmenbedingungen 30, 35
Referentenentwurf 65
Reflexion der Berufsbiografie 146
Reflexion der Bildungspraxis 214
Reflexionsfragen 149
Reform der Lehrerbildung 42, 46
rekonstruktive Fallarbeit 203
Robert-Bosch-Stiftung 89
Rolle 148

S

Schlüsselkompetenzen 128
Selbst-Evaluation 36
selbstgesteuertes Lernen 19, 201
Selbstorganisationsprozesse 198
Selbstreflexion 146, 188
selbstreflexive
    Deutungsperspektiven 198
SELUBA-Modell 103
Seminar 18
sensomotorische
    Selbstbestimmtheit 100
Simulation komplexer Situationen 201

situationsbezogenes Standbild 150
Skills-Lab 95, 115
Sokratische Methode 17
Sozial-kommunikative
    Kompetenz 216, 219
Sozialisation 211
Spezialausbildungen
    (Sonderausbildungen) 137
Spezialisierung 116
Spielleiterweiterbildung 147
Sprechstunde 21
Standards für die Lehrerbildung 45
Stärkenorientierung 188
Störungen 35
Stress 228, 232
Strukturmodelle 47
Studiengangstrukturmodelle 66
Studierende mit Kindern 228
Studierenden-Referat 18
Studium regulare\" der
    Pflegewissenschaft 133
studiumsbegleitende Praktika 115
szenische Interpretation 144
szenische Lerneinheiten 145
szenische Rekonstruktion 150
szenisches Gedächtnis 147
szenisches Lernen 147

T

technische Fertigkeiten 101
Teilnehmerorientierung 32
Tertiärstufe A 124
Tertiärstufe B 123
Themen der Beratung 20
theoretisch-reflexive
    Kompetenzen 196
Theorie-Praxis-Bezug 102
Therapie 91
Trägerschaft 48
Transfer 117

U

universitäre Lehrerbildung 42
universitäre Parallelausbildungen 116

V

Veränderte Versorgungssituation 64
Verbesserung der
    Versorgungsqualität 93
vernetztes Lernen 199
Versorgung im Bildungssystem 110
Verwissenschaftlichung 54

Visualisierung 33
Vollakademisierung 79
Vorlesung 16

W

Wandel von Lebenszielen 225
Weiterbildungsstudiengänge 126
Weiterqualifikation 122
Wertschätzung 34
Wissenschaftsrat 83

Z

Zielgruppenanalyse 30
zukunftsorientierte
    Handlungskompetenz 95